Karin Caro

MENSCH, DASS DU DAS KANNST

Das hospizliche Ehrenamt als bürgerschaftliches
Engagement im Wandel der Zeit

Franz Steiner Verlag

Umschlagabbildung:
Ferdinand Hodler (1853–1918), „Die Sterbende", 24. Januar 1915. (Valentine Godé-Darel,
1873–1915, ab 1908 Hodlers Geliebte, auf dem Sterbebett.) Kunstmuseum Basel. © akg-images

Bibliografische Information der Deutschen Nationalbibliothek:
Die Deutsche Nationalbibliothek verzeichnet diese Publikation in der Deutschen
Nationalbibliografie; detaillierte bibliografische Daten sind im Internet über
<http://dnb.d-nb.de> abrufbar.

© Franz Steiner Verlag, Stuttgart 2021
Layout und Herstellung durch den Verlag
Satz: Fotosatz Buck, Kumhausen
Druck: Beltz Grafische Betriebe, Bad Langensalza
Gedruckt auf säurefreiem, alterungsbeständigem Papier.
Printed in Germany.
ISBN 978-3-515-13032-5 (Print)
ISBN 978-3-515-13034-9 (E-Book)

Dank

Viele Menschen haben mich auf ganz unterschiedliche Weise bei diesem Vorhaben unterstützt, ohne sie wäre diese Arbeit nicht zustande gekommen.

An erster Stelle steht natürlich das gesamte Team des ehemaligen Lehrstuhls Organisationsethik und Palliative Care der Alpen-Adria-Universität unter der Leitung von Prof. Dr. Andreas Heller und Ass.-Prof. Dr. Katharina Heimerl, die mein Promotionsvorhaben angenommen hatten, mit Anregungen und Kritik zur Seite standen, die ausführlichen Diskussionen mit meinen Dissertationskolleg*innen und den Gastdozent*innen im DoktorantInnen-Kolleg eingeschlossen.

Besonderer Dank gebührt Katharina Heimerl, die mich unermüdlich durch diese Arbeit begleitet hat, immer ein offenes Ohr hatte und sich jedem Disput stellte.

Großer Dank geht auch an die Interviewpartner*innen, sie haben sich Zeit für mich genommen und wertvolle Erkenntnisse mit großer Offenheit an mich weitergegeben, welche ich in dieser Studie auswerten konnte. Lieber Dirk Blümke, Prof. Dr. Däubler-Gmelin, Prof. Dr. Dr. Klaus Dörner, Gerda Graf, Prof. Dr. Dr. Reimer Gronemeyer, Susanne Haller, Prof. Dr. Winfried Hardinghaus, Hanna Huber, Susanne Kränzle, Erich Lange, Leena Pelttari, Sepp Raischl, Dr. Anja Schneider, Prof. Dr. Werner Schneider, Prof. Dr. Raymond Voltz und Dr. Birgit Weihrauch, sie alle haben großen Anteil an dieser Arbeit.

Und natürlich auch einen großen Dank an meinen Ehemann, der viele Wochenenden und Feiertage ohne mich oder mit mir, aber über Hospiz und Ehrenamt diskutierend, verbringen musste.

Vorwort

Die Hospizbewegung war und ist eine Bürger*innen-Bewegung. An ihrer Wiege Mitte der 1960er Jahre standen zwei Frauen, deren Wirken von Zivilcourage und Machtkritik geprägt waren, die eine mehr widerständig – Elisabeth Kübler-Ross – die andere mehr im Einklang mit den Verhältnissen – Cicely Saunders. An der Wiege der Hospizbewegung standen auch unzählige ehrenamtlich engagierte Frauen und Männer. Zunächst jene, die im Rahmen ihrer Berufstätigkeit als Ärzt*innen, Pflegende oder Seelsorger*innen den inakzeptablen Umgang mit den Sterbenden in den Institutionen, in denen sie tätig waren, nicht mehr hinnehmen wollten. Sie haben zusätzlich zu ihrer Berufstätigkeit die ersten Hospizvereine und später die ersten Hospize gegründet. Und sie haben die tragende Säule der Hospizbewegung – die ehrenamtlichen Bürgerinnen (überwiegend Frauen) – nachgeholt.

Die dann langsam einsetzende Institutionalisierung der Hospizbewegung – unter dem Titel Palliative Care oder auch Palliativmedizin – ist eine zweischneidige Sache. Inzwischen gibt es nationale Pläne, Gesetze, Budgetvereinbarungen, Lehrstühle, standardisierte Fortbildungen, sowie zahlreiche Betten und Teams, die allen, die es brauchen einen Zugang zur Palliativversorgung ermöglichen sollen. Bis heute ist die Hospizbewegung nicht ohne die Ehrenamtlichen denkbar, wie wohl sie bedaulicher Weise und als „Nebenwirkung" der Professionalisierung, an den Rand gedrängt werden.

Diese Entwicklung zeichnet Karin Caro in ihrem Band nach, vermutlich – aber das wird sich erst im Nachhinein definitiv sagen lassen – zu einem entscheidenden Moment am Ende einer Ära der Hospizbewegung. Die Ära war geprägt vom altruistisch motivierten Ehrenamt der ersten Stunde und von jenen Pionier/Expert*innen, die in den Interviews mit Karin Caro die Geschichte des hospizlichen Ehrenamts im Rückblick nachvollziehbar machen.

Die Autorin gibt in diesem Band zu bedenken: Die Hospizbewegung ist eine Bürger*innenbewegung, die „als Garant für eine bedürfnisorientierte Begleitung" steht. Will sie das weiterhin bleiben, so muss sie nicht nur den Sterbenden und ihren Angehörigen, sondern auch den Bürger*innen, die sich ehrenamtlich engagieren, zuhören und ihnen Beteiligung und Mitsprache ermöglichen. Im Sinne aller an der Hospizbe-

wegung Beteiligten und aller, die durch den Erfolg der Hospizbewegung am Lebensende Unterstützung, Begleitung und Erleichterung von Leid erfahren haben und noch
werden, wünsche ich dem Band gute Verbreitung – mögen Karin Caros Bedenken gehört werden.

Wien, 11.3.2021   Katharina Heimerl

Inhaltsverzeichnis

Einleitung

2009 stellte ein Forscher*innenteam in den USA die Frage:

„How can one ever find people who are willing to be volunteers with dying and grieving patients?"
(Rawlings, T. D., Houska A., 1986 zit. nach Planalp/Trost 2009a, 188)

Wer möchte ein solches Ehrenamt als Begleiter*in von Sterbenden und deren Nahestehenden ausüben und warum? Viele Ehrenamtliche hören, wenn sie von ihrem hospizlichen Ehrenamt erzählen, in ihrem Freundes- und Familienkreis oftmals die Äußerung: „Das könnt' ich nie!" Dabei war und ist es nicht eine Frage des Könnens.

Die Geschichte der deutschen und österreichischen Hospizbewegung beginnt Ende der 70er Jahre als Protest gegen die damals gängige Sterbepraxis in den Krankenhäusern. Sterbende wurden ins Badezimmer geschoben und starben dort unversorgt und alleine. Doch es gab Menschen, die diese Praxis verändern wollten und es in die Tat umsetzten. Ehrenamtlich engagierte Menschen machten ein Sterben in Würde durch ihr einfaches Da-Sein und ihre Begleitung möglich. Sie waren erfolgreich, doch mit ihrem Erfolg änderten sich die Strukturen und Rahmenbedingungen, aber auch die Gesellschaft, der die Ehrenamtlichen entstammten, hat sich verändert und ändert sich weiterhin. All dies hat auch einen Wandel beim hospizlichen Ehrenamt hervorgerufen und dieser ist noch nicht abgeschlossen. In der vorliegenden Forschungsarbeit soll nun zum einen der Frage nachgegangen werden, warum sich Menschen ehrenamtlich im Hospiz engagieren, welche Rollen ihnen zugewiesen werden, welche Rollen sie für sich selbst sehen und welche Aufgaben sie wahrnehmen. Zum anderen soll untersucht werden, aufgrund welcher Faktoren Veränderungen aufgetreten sind und voraussichtlich auftreten werden und welche Folgen das für das hospizliche Ehrenamt hatte, hat und haben wird.

Die Analyse wird in zwei Schritten vollzogen. Begonnen wird mit einer umfangreichen Literaturrecherche und der Auswertung englisch- und deutschsprachiger Studien zu diesem Themenkreis. Anschließend werden 12 Interviews mit Expert*innen geführt, in welchen diese Fragen erörtert werden. Die Gespräche wurden aufgezeichnet, transkribiert und mit Hilfe der qualitativen Inhaltsanalyse ausgewertet. Die Veränderungen sind grundlegend, die Auswirkungen auf das hospizliche Ehrenamt wesentlich.

Anzumerken ist: Im Mittelpunkt der Betrachtungen steht das hospizliche Ehrenamt, welches Betroffene und deren Nahestehende begleitet, denn das ist das Einzigartige am hospizlichen Ehrenamt. Ehrenamtliche Tätigkeiten wie organisatorische oder andere Aufgaben, wie beispielsweise Fundraising oder Öffentlichkeitsarbeit, sind zwar sehr wichtig für das Funktionieren mancher Hospize, unterscheiden sich jedoch nur marginal von der gleichen ehrenamtlichen Tätigkeit in anderen Vereinen und werden deshalb nur am Rande erwähnt.

Zur Sprache kommt hier das hospizliche Ehrenamt in Deutschland und Österreich mit einem Schwerpunkt auf der Entwicklung in Deutschland. Es entstand kein durchgängiger Vergleich der beiden Länder, dies hätte den Rahmen der vorliegenden Arbeit gesprengt. Um dennoch ein vergleichendes Element zur deutschen Entwicklung einbringen zu können, werden ausgewählte Aspekte auch im deutschsprachigen Nachbarland Österreich untersucht und eine österreichische Expertin herangezogen.

Teil I Vorgehensweise und Methodik

In diesem Kapitel werden die Forschungsfrage – oder genauer gesagt: die Teil-Forschungsfragen – vorgestellt. Für die Beantwortung dieser Fragen wurden unterschiedliche Methoden verwendet, um der Vielschichtigkeit der Fragen gerecht zu werden. Zum Abschluss dieses Kapitels werden die Forschungsmethoden kritisch hinterfragt.

1 Forschungsfrage

1967 eröffnete Cicely Saunders das St. Christopher's Hospice in London. 1969 erschien das Buch „Interviews mit Sterbenden" von Elisabeth Kübler-Ross. Daraus entstand in Großbritannien und in den USA ein neues Bewusstsein gegenüber Sterbenden und ein neuer Umgang mit dem Sterben.

Noch in den 60er Jahren des vergangenen Jahrhunderts wurden in österreichischen und deutschen Krankenhäusern Sterbende ins Badezimmer geschoben und starben dort nicht versorgt und allein. Die Entwicklungen in Großbritannien und in den USA verbreiteten sich in den 80er Jahren des vergangenen Jahrhunderts auch in Deutschland und zeitverzögert in Österreich. Ein neues Bewusstsein gegenüber der damals gängigen „Sterbepraxis" in den Krankenhäusern entwickelte sich und führte zur Entstehung der Hospizbewegung, die es sich zum Ziel gesetzt hatte, Menschen eine sorgende Begleitung bis zuletzt zu ermöglichen. Dieser Anspruch der damals entstehenden Hospizbewegung organisierte sich in ihren Anfängen ausschließlich ehrenamtlich, getragen von Bürger*innen und von Menschen, die aus beruflichen Gründen mit Sterbenden konfrontiert waren. Seit dieser Zeit haben sich die Rahmenfaktoren geändert.

Ende der 90er Jahre wurden mit Inkrafttreten des § 39a SGB V in Deutschland erstmals hospizliche Leistungen grundsätzlich als von den Krankenkassen zu finanzierende Leistungen anerkannt. Heute sind ambulante und stationäre Hospize etablierte Teile des Gesundheitswesens, und pflegerisch-medizinische und psychosoziale Leistungen, die Koordination der Ehrenamtlichen im Hospiz werden von den Kranken- und Pflegekassen finanziert. Die Institutionalisierung, Professionalisierung und Ökonomisierung in Hospiz und Palliative Care, die damit einhergegangen ist, hat

Auswirkungen auf die Bürger*innenbewegung Hospiz und die dort tätigen Ehrenamtlichen.

Aber auch die gesellschaftlichen Rahmenbedingungen haben sich verändert: Demografie und voraussichtlich drohender Pflegenotstand und damit verbunden die Frage der Finanzierbarkeit, medizinischer Fortschritt und verschiedene Sterbewelten, Wertewandel, Frauenbewegung und das heutige Verständnis von bürgerschaftlichem Engagement. All dies sind Einflussfaktoren auf die Hospizbewegung und das hospizliche Ehrenamt.

Im Rahmen dieser Arbeit wird die Frage gestellt, ob, wie und warum sich das hospizliche Ehrenamt aufgrund der genannten Einflussfaktoren seit seinen Anfängen verändert hat; zugleich wird der Versuch unternommen, die Zukunft des hospizlichen Ehrenamtes weiterzudenken, d. h. die Auswirkungen auch künftiger Entwicklungen in der Hospizbewegung und die veränderten Rahmenbedingungen in Gesellschaft und Gesundheitswesen einzuschätzen und zu bewerten.

Um diesen Fragen nachgehen zu können, wird die Forschungsfrage in mehrere Teil-Forschungsfragen unterteilt. Zuerst wird sie in zwei Dimensionen aufgeteilt: Zum einen werden Kriterien festgelegt, die hospizliche Ehrenamtlichkeit charakterisieren und beeinflussen, zum anderen müssen Kriterien festgelegt werden, die den Wandel aufzeigen können.

Bezüglich der Charakterisierung des hospizlichen Ehrenamtes werden typische Eigenschaften der Ehrenamtlichen, deren Motivation, Rolle, Aufgaben untersucht. Des Weiteren werden die Rahmenbedingungen, die Einfluss auf das hospizliche Ehrenamt haben, miteinbezogen. Diese unterteilen sich in aus der Gesellschaft kommende Faktoren und solche Faktoren, die sich aus der Veränderung der Hospizbewegung ergeben haben.

Um den Wandel sichtbar machen zu können, werden die gleichen Fragen über verschiedene Zeithorizonte abgefragt. Für die Vergangenheit wird nach den Anfängen in den 1980/90er Jahren gefragt. Verglichen werden dann diese Aussagen mit der heutigen Situation und einer Prognose für die (nähere) Zukunft.

Ziel dieser Arbeit ist es, den Wandel des hospizlichen Ehrenamtes als Teil der Hospizbewegung anhand verschiedener Kriterien darzustellen und zukünftige Entwicklungsszenarien aufzuzeigen.

2   Herangehensweise

Um die Forschungsfragen zu beantworten, wurde im ersten Schritt eine umfangreiche Literaturanalyse durchgeführt. Die Erkenntnisse dieser Analyse wurden mit Hilfe von leitfadenorientierten Expert*inneninterviews diskutiert und verdichtet. Zudem wurden Zukunftsprognosen generiert. Die Interviews wurden mit der Methode der qualitativen Inhaltsanalyse ausgewertet.

2.1   Literatur- und Dokumentenanalyse

Im ersten Schritt wurden relevante wissenschaftliche Literatur und Dokumente (May-ring, 2002) zu diesem Thema systematisch erfasst und ausgewertet, in den einzelnen Unterthemen war jedoch eine unterschiedliche Breite und Menge an Literatur vor-handen. Grund dafür war, dass die Hospizbewegung als Graswurzelbewegung und die Ehrenamtlichkeit in Hospiz und Palliative Care bislang wenig Beachtung in der Wissenschaft gefunden hat und heute auch noch nicht findet. Demzufolge wurde zu-sätzlich Fach-, Sach- und graue Literatur miteinbezogen.

In den Teilen I Vorgehensweise und Methodik, Teil II Hintergrund und Teil III Das hospizliche Ehrenamt in den Anfängen der modernen Hospizbewegung konnte auf umfangreiche Literatur zurückgegriffen werden.

Im vierten Teil gestaltete sich dies nicht so. Dort wurden Motive, Rollen und Auf-gaben der Ehrenamtlichen untersucht. Um im deutschsprachigen Raum zu fundierten Erkenntnissen zu gelangen, mussten neben einigen wenigen Studien hier Monogra-fien und Beiträge aus Fachbüchern und -zeitschriften herangezogen werden. Bereits 2011 wiesen Lindqvist et al. und 2014 Smeding im Rahmen des OPCARE9-Projektes[1] in ihrer Literaturrecherche darauf hin, dass im nicht englischsprachigen Raum kein systematischer „Review" möglich war und auch hier mit Grauer Literatur gearbeitet werden musste (Smeding, 2014/2014a).

Ehrenamtliche Hospizarbeit und Palliative Care kommen aus der Praxis oder – an-ders formuliert – ehrenamtliche Hospizarbeit entstand durch anderes/neues Handeln und ist damit immer auch durch die Praxis zu verstehen. Deshalb bietet es sich auch an, in dieser Arbeit nicht-wissenschaftliche aus der Praxis kommende Literatur zu verwenden, die in den Anfängen auch von Ehrenamtlichen der Hospizarbeit verfasst wurden.

Um diese Forschungslücke schließen zu können, zog Smeding (2014/2014a) des-halb in ihre Untersuchung US-amerikanische und kanadische Ehrenamtlichen-For-schung aus den Bereichen Hospiz und Palliative Care hinzu. Im englischsprachigen Raum stehen peer-reviewed-Zeitschriften, die wissenschaftliche Studien zum Thema der Arbeit veröffentlicht haben, zur Verfügung. Auch in dieser Arbeit wurden 15 inter-nationale, meist US-amerikanische und kanadische Forschungen miteinbezogen.

---

1 OPCARE9: A European Collaboration to optimise research of the care of cancer patients in the last days of life; die Zahl neun steht für die neun an dieser Studie teilnehmenden Länder. Die Studie bestand aus fünf work packages: WP1 Signs and Symptoms of Approaching Death, WP2 End of Life Decisions, WP3 Complementary Comfort Care, WP4 Psychological and Psychosocial Support to Patients, Families, Caretakers, WP5 Voluntary Services. Der Endbericht der Studie ist unter https://cordis.europa.eu/result/rcn/162502_en.html zu finden.

2.2   Expert*inneninterviews

Die in dieser Arbeit gestellten Forschungsfragen sind so bis heute wenig erforscht. Mit Hilfe der Expert*inneninterviews soll nun Wissen über die in der Forschungsfrage definierten Inhalte generiert werden, wobei Expert*innen als Personen verstanden werden,

> *„die sich – ausgehend von einem spezifischen Praxis- oder Erfahrungswissen, das sich auf einen klar begrenzbaren Problemkreis bezieht – die Möglichkeit geschaffen haben, mit ihren Deutungen das konkrete Handlungsfeld sinnhaft und handlungsleitend für Andere zu strukturieren."*
> (Bogner, Littig, Menz, 13, 2014, im Original kursiv gedruckt)

Der/die Expert*in besitzt nicht nur herausragendes Wissen, Expert*in wird man erst, wenn diese Person zugleich in der Praxis orientierungs- und handlungsleitend von anderen Menschen gehört wird. Bogner, Littig und Menz (2014, 14) bezeichnen *„… den Experten als Personifikation einer charakteristischen Macht-Wissen-Konfiguration."* Experte bzw. Expertin werden oder Experte bzw. Expertin sein ist eine Zuschreibung aus der Praxis, keine personale Eigenschaft (Bogner, Littig, Menz, 2014, 11).

Meuser und Nagel (2009) hingegen stellen das spezialisierte Sonderwissen in den Vordergrund des Expert*innentums. Sie koppeln dieses Sonderwissen nicht nur an die Berufsrolle, da aus ihrer Sicht dies zu einer Verengung des Problems führen kann, sondern erweitern Expert*innenwissen mit aktiver Partizipation auf dem jeweiligen Gebiet. Zur Expert*in wird die Person nur in Abhängigkeit vom jeweiligen Forschungsthema, nicht als Person an sich. Macht ist bei diesem Autor*innenteam keine Voraussetzung für das Expert*innentum. Meuser und Nagel (2009) sehen beispielsweise bei kommunalen Angelegenheiten auch Aktivist*innen in Bürger*innenbewegungen und Ehrenamtliche als Expert*innen. Bei der Auswahl der Expert*innen empfehlen sie deshalb, diese so festzulegen, dass verschiedene Perspektiven des Problems abgebildet werden.

In der vorliegenden Arbeit werden die Interviewten als Funktions-, Wissens- oder Machtträger*innen, nicht als Person an sich befragt. Ob diese Trennung möglich ist, ist umstritten. Persönliche Erfahrungen und Einstellung haben grundsätzlich Einfluss auf Interpretationen von Fakten (Meuser, Nagel, 2009). Bei den hier befragten Expert*innen tragen Funktionen, Macht, anerkanntes Wissen und eine entsprechende öffentliche Wahrnehmung ausdrücklich zum Expert*innentum bei. Die persönlichen Erfahrungen und Einstellungen der Expert*innen wurden in dieser Arbeit als wertvolle Ressource für das Verständnis von Entwicklungen angesehen.

Um im Rahmen dieser Arbeit eine Entscheidung bezüglich der Auswahl von Expert*innen fällen zu können, muss vorab auf die Wissensform, die abgefragt werden soll, eingegangen werden. Bogner, Littig und Menz (2014) unterscheiden zwischen technischem, Prozess- und Deutungswissen, wobei Meuser und Nagel (2009) Deutungswissen als Kontextwissen bezeichnen. Technisches Wissen im Sinne einer personenunabhängigen Informationsbereitstellung sollte in der vorliegenden Forschungsarbeit nicht abgefragt werden.

Prozesswissen, das aus Handlungsabläufen, Interaktionen und Konstellationen generiert wird, Wissen das aus Erfahrung entsteht – diese Wissensform war für die vorliegende Arbeit von hoher Bedeutung. Prozesswissen kann wesentlich dazu beitragen, die Veränderungen erfahrbar und nachvollziehbar zu machen. Fragen nach den Eigenschaften, Motiven, Rollen und Aufgaben der Ehrenamtlichen und deren Veränderungen können als Beispiele für das Prozesswissen in dieser Arbeit genannt werden.

Als dritte Wissensform wurde das Deutungswissen genannt. Deutungswissen beinhaltet neben der Information Sichtweisen, Interpretationen und Wertungen. Diese Wissensform sollte in den Interviews gerade in Hinblick auf die Zukunft erfragt werden. Bei ihrem Blick in die Zukunft können Expert*innen ihre Einschätzungen und Gewichtungen aufgrund ihres Erfahrungswissens einbringen.

2.2.1 Auswahlkriterien

Bogner, Littig und Menz orientieren sich bei der Auswahl der Interviewpartner*innen an den Forschungsfragen, die Interviewpartner*innen sollen über die Forschungsfragen Auskunft geben können. Im Hospizbereich haupt- und ehrenamtlich Tätige bewegen sich grundsätzlich in einem interdisziplinären, multiprofessionellen Umfeld, d. h., dass bei der Ausübung ihrer Tätigkeit (fast) immer mehr als nur die eigene Profession beteiligt ist, wobei das Ehrenamt auch als eine Profession angesehen werden kann und soll. Grundsätzliche Kenntnisse über die beteiligten Professionen und vor allem das Zusammenwirken der verschiedenen Professionen sind für das Verständnis von Hospizarbeit notwendig und bei den Expert*innen vorhanden (Bogner, Littig, Menz, 2014). Dies musste bei der Auswahl zusätzlich bedacht werden.

Um die Multiprofessionalität und Interdisziplinarität im Hospiz und Palliative Care gut abdecken zu können, war die Forscherin bemüht, ein möglichst breites Spektrum an Berufsgruppen und Disziplinen in die Expert*inneninterviews einzubinden. Auch Meuser und Nagel (2009) empfehlen, die Expert*innen so auszuwählen, dass verschiedene Perspektiven des Themas abgedeckt werden. Es wurde 16 Expert*innen in 14 Interviews befragt, wobei die Expert*innen unterschiedliche Expertisen einbrachten. Kriterien für die Auswahl der Expert*innen waren: langjährige Erfahrung und ein fundiertes Wissen in Praxis und/oder Forschung, eine rege Publikationstätigkeit, Referent*innen, die mehrmals im Jahr auf Kongressen, Tagungen oder Hospiztagen Vorträge halten, ehemalige oder aktive Mitgliedschaft in Vorständen oder leitende Mitarbeiter*innen in Institutionen, die sich mit Hospiz und Palliative Care befassen und Entscheidungen treffen können. Ihre „Macht" oder deren Einfluss auf die Themenfelder ist aufgrund ihrer beruflichen oder ehrenamtlichen Stellung vorhanden.

Die Expert*innen kamen aus unterschiedlichen Bundesländern in Deutschland und aus Österreich, gehörten jeweils zur Hälfte dem weiblichen oder dem männlichen Geschlecht an und bewegten sich bezüglich ihres Alters zwischen Mitte 40 bis Mitte 80 (das genaue Geburtsdatum wurde nicht abgefragt).

Die Interviewpartner*innen wurden nach Absprache namentlich genannt. Die Nennung des Namens begründete sich zum einen aus der nur unzureichend möglichen Anonymisierung (Beispiel: eine ehemalige Vorstandsvorsitzende des DHPV e. V.; diese Person ist allgemein bekannt). Zum anderen vertreten gerade Verbandsmitglieder/-vorstände eine offizielle Verbandsmeinung. Diese sollte durch die Namens- und Funktionsnennung kenntlich gemacht werden. Ähnlich bei den Berufsgruppen; dort gründet sich das Expert*innentum auf eine Profession, aus deren Blickwinkel Hospiz und Palliative Care betrachtet und bewertet werden.

In der nachfolgenden Grafik werden die Interviewpartner*innen nach Geschlecht, disziplinärer Herkunft, Funktion, geografischer Herkunft und Wissensform charakterisiert. Da alle Interviewten ihr Wissen aus langjährigen, multidisziplinären, praktischen Erfahrungen und interdisziplinäre Fort- und Weiterbildungen vervollständigt haben, kann von einem breiten Wissen auch außerhalb ihrer eigenen Profession ausgegangen werden.

Tabelle 1: Auswahl Expert*innen

Nr.	Name, Titel	Geschlecht	disziplinärer Hintergrund	Funktion	(Bundes-) Land	Wissensform
1	Blümke, Dirk	m	Theologie	Leiter Fachstelle Hospizarbeit, Palliativmedizin & Trauerbegleitung	D/NRW	PW/DW
2	Däubler-Gmelin, Herta, Prof.Dr.	w	Jura	Politik, Schirmherrin DHPV e. V.	D/BW	PW/DW
3	Dörner, Klaus, Prof.Dr. Dr.	m	Medizin	Wissenschaft, ehem. Klinikleiter	D/Hamburg	PW/DW
4	Graf, Gerda	w	Pflege	Ehrenvorsitzende DHPV e. V., Pflegeheimleiterin i. R., ehrenamtliche Hospizbegleiterin	D/NRW	PW/DW
5	Gronemeyer, Prof. Dr. Dr.	m	Soziologie und Theologie	Wissenschaft, Professur für Soziologie	D/Hessen	PW/DW
6	Haller, Susanne	w	Pflege	Leiterin Akademie, Fort- und Weiterbildung Hospiz und Palliative Care	D/BW	PW/DW

Tabelle 1: Auswahl Expert*innen

Nr.	Name, Titel	Ge-schlecht	disziplinärer Hintergrund	Funktion	(Bundes-) Land	Wissens-form
7	Hardinghaus, Prof. Dr.	m	Medizin	Leiter Palliativstation, Vorstandsvorsitzender DHPV e. V.	D/Berlin	PW/DW
8	Huber, Hanna	w	Pflege	Palliative Care-Pflege-kraft, Referentin, Koordinatorin	D/Bayern	PW/DW
9	Kränzle, Susanne	w	Pflege	Vorstandsvorsitzende HPVBW, Hospizleiterin	D/BW	PW/DW
10	Lange, Erich	m	Pflege und kaufmännische Aus-bildung	Vorstandsmitglied DHPV e. V., Hospiz-leitung	D/NRW	PW/DW
11	Pelltari, Leena, Mag.a	w	Soziologie und Wirt-schaftswis-senschaft	Geschäftsführerin Hospiz Österreich	Öster-reich/Wien	PW/DW
12	Raischl, Sepp	m	Soziologie und Theo-logie	Leiter Institut für Bildung und Begeg-nung, stellvertreten-der Hospizleiter	D/Bayern	PW/DW
13	Schneider, Anja, Dr.	w	Pflege	Mitglied des Ge-schäftsführenden Vorstand des DHPV e. V., Hospizleiterin	D/Sach-sen-Anhalt	PW/DW
14	Schneider, Wer-ner, Prof. Dr.	m	Soziologie	Wissenschaft, Lehr-stuhl für Sozioloie	D/Bayern	PW/DW
15	Voltz, Raymond, Prof. Dr.	m	Medizin	Leiter Palliativstation, ehem. Vorstand und Vize-Präsident der DGP	D/NRW	PW/DW
16	Weihrauch, Birgit, Dr.	w	Medizin	Politik, ehemalige Vorstandsvorsitzende DHPV e. V.	D/NRW	PW/DW

D = Deutschland, DGP= Deutsche Gesellschaft für Palliativmedizin, DHPV = Deutscher Hospiz- und PalliativVerband e. V., HPVBW = Hospiz- und PalliativVerband Baden-Württemberg e. V., Pw = Prozess-wissen, Dw= Deutungswissen

Die starke Betonung der Expert*innen aus Verbänden rührte daher, dass gerade in den Verbänden übergeordnet Strukturen und deren Entwicklungen nicht nur erfasst wur-den, sondern auch deren Beurteilung wichtiger Bestandteil ihrer Verbandsarbeit war. Sowohl Hospiz Österreich als auch der Deutsche Hospiz- und PalliativVerband e. V. (DHPV) vertreten die ihnen angeschlossenen Hospize, in welchen sich die Ehrenamt-lichen engagieren.

Acht der befragten Personen waren oder sind ehrenamtlich in der Hospizarbeit tätig und arbeiten, soweit noch beruflich aktiv, mit Ehrenamtlichen zusammen. Die oben genannten Wissenschaftler*innen haben Ehrenamtliche im Hospiz mehrfach beforscht.

2.2.2   Interviewanbahnung

Als langjährige Verlegerin der hospiz verlag Caro & Cie. oHG ist die Verfasserin selbst Akteurin in der Hospizbewegung in Deutschland und in Österreich und verfügt über ein weitreichendes beruflich-hospizliches Netzwerk. Zudem haben 14 der 16 Interviewpartner*innen in der Vergangenheit ein Fachbuch und/oder einen Fachartikel in einem der Periodika des Verlages veröffentlicht. Das bedeutet, dass allen Interviewten die Interviewanfragende bekannt war. Ein guter Zugang zum Feld war daher von Anfang an gegeben, es bedurfte keiner weiteren Türöffner.

Alle Interviewpartner*innen wurden schriftlich angefragt. Alle Angefragten stimmten einem Interview zu, und ein Interviewtermin wurde vereinbart. Vor Beginn des Interviews wurde den Teilnehmer*innen eine Einverständniserklärung übergeben, die unterschreiben werden musste. Dies war von besonderer Bedeutung, da die Interviewpartner*innen namentlich in der Veröffentlichung genannt wurden.

2.2.3   Interviewleitfaden

Bei den vorliegenden Expert*inneninterviews handelt es sich um teilstrukturierte, offene Interviews, die mit Hilfe eines Leitfadens durchgeführt wurden.

Der Interviewleitfaden befindet sich im Anhang. Bei der Formulierung der Fragen erfolgte eine thematische Vorstrukturierung entlang der Forschungsfrage.

Die Fragen sollten, wie Vogt und Werner (2014) es formulierten, nicht als Fragen im eigentlichen Sinn beantwortet werden, sondern dienten als Erzählaufforderungen.

Das Interview wurde in drei getrennte Blöcke eingeteilt, die aufgrund der Darstellung des Wandels notwendig waren. Gesprächseinleitend wurde nach dem ersten persönlichen oder beruflichen Kontakt mit dem Thema Hospiz gefragt. Der erste Block Fragen befasste sich mit den Anfängen des hospizlichen Ehrenamtes und den Anfängen der Hospizbewegung in Deutschland. Im zweiten Block wurden die gleichen Fragen für die Gegenwart gestellt, im dritten Block sollten die Befragten mögliche Zukunftsszenarien bezüglich der Forschungsfragen äußern. Im zweiten und dritten Block wurde zudem nach den Veränderungen gefragt. In jedem Block wurde einerseits nach den typischen Eigenschaften der Ehrenamtlichen im Hospiz und Palliative Care, deren Motiven, Rollen und Aufgaben gefragt. Andererseits wurde die Entwicklung der Hospizbewegung als Bürger*innenbewegung und deren Auswirkungen auf das Ehrenamt hinterfragt.

Dem Fragenkatalog des Leitfadens lag inhaltlich die vorab getätigte Literaturrecherche zugrunde. Die Fragen entstanden nicht nur aus dem dort gewonnenen Wissen, sondern auch aus den dort aufgeworfenen offenen Fragen oder Wissenslücken.

Es wurde ein Probe-Interview durchgeführt, das jedoch zu keiner Veränderung des Leitfadens geführt hatte. Dieses Interview wurde deshalb auch in die Auswertung aufgenommen.

2.2.4 Durchführung der Interviews

Es wurden 12 persönliche Einzelinterviews im Zeitraum von Juni 2016 bis November 2017 geführt. Der Geschäftsführende Vorstand des DHPV, bestehend aus drei Personen, nahm an einem Gruppeninterview im gleichen Zeitraum teil. Dies geschah aus Zeitgründen von Seiten der geschäftsführenden Vorstände und war auch dadurch zu rechtfertigen, dass diese drei Personen in ihrer Funktion als Vorstände des für die Ehrenamtlichen im Hospiz zuständigen Verbandes tätig waren und auch im Rahmen dieser Funktion befragt wurden. Frau Prof. Dr. Däubler-Gmelin, ehem. Justizministerin, Rechtsanwältin und aktive Politikerin, konnte aufgrund ihres Zeitmangels nur eine schriftliche (Teil-)Befragung zulassen. Da ein persönliches Interview nicht möglich war, flossen nur geringe Teile dieser Befragung in die Auswertung ein.

Die persönlichen Interviews fanden bei den Befragten statt. Dies geschah entweder an deren Arbeitsplatz oder in zwei Fällen in deren privaten Arbeitsräumen. Das Gruppeninterview fand in einem Konferenzraum am Rande einer Tagung statt.

Vorab wurde den Befragten der konkrete Gesprächsgegenstand, nämlich die Veränderungen des Ehrenamtes als bürgerschaftliches Engagement in der modernen Hospizbewegung in Deutschland, schriftlich mitgeteilt. Das Interview wurde als offenes Leitfadeninterview geführt, d. h. es wurde nicht nach restriktiven Vorgaben, wie z. B. der Einhaltung einer festen Reihenfolge eingeengt (Flick, 222, 2011). Hier ist anzumerken, dass nicht alle Interviewpartner*innen alle Fragen erörterten, da sie sich teilweise auf einigen Gebieten nicht als Expert*innen sahen. Die elektronisch aufgezeichneten Interviews dauerten im Durchschnitt eineinhalb Stunden. Im Anschluss wurden sie wortwörtlich transkribiert und ausgewertet.

Tabelle 2: Überblick über die Interviewtypen

Nr.	Interviewte Personen	Form des Interviews	Dauer
1	Blümke, Dirk	persönliches Einzelinterview	1 h 39 min
2	Däubler-Gmelin, Herta, Prof. Dr.	schriftliches Interview	unbekannt
3	Dörner, Klaus, Prof. Dr. Dr.	persönliches Einzelinterview	1 h 16 min
4	Graf, Gerda	persönliches Einzelinterview	1 h 14 min

Tabelle 2: Überblick über die Interviewtypen

Nr.	Interviewte Personen	Form des Interviews	Dauer
5	Gronemeyer, Prof. Dr.	persönliches Einzelinterview	1h 07 min
6	Haller, Susanne	persönliches Einzelinterview	1 h 10 min
7	Hardinghaus, Prof. Dr.	Gruppeninterview	1 h 06 min
8	Huber, Hanna	persönliches Einzelinterview	53 min
9	Kränzle, Susanne	persönliches Einzelinterview	49 min
10	Lange, Erich	Gruppeninterview	1 h 06 min
11	Pelltari, Leena	persönliches Einzelinterview	1 h 15 min
12	Raischl, Sepp	persönliches Einzelinterview	2 h 12 min
13	Schneider, Anja, Dr.	Gruppeninterview	1 h 06 min
14	Schneider, Werner, Prof. Dr.	persönliches Einzelinterview	1 h 25 min
15	Voltz, Raimund, Prof. Dr.	persönliches Einzelinterview	1 h 05 min
16	Weihrauch, Birgit, Dr.	persönliches Einzelinterview	1 h 23 min

2.2.5   Auswertung der Interviews mit Hilfe der qualitativen Inhaltsanalyse

Ziel war es, aufgrund der unterschiedlichen Expertisen der Befragten aus verschiedenen Blickwinkeln die Veränderungen und möglichen Weiterentwicklungen anhand bestimmter Kriterien im hospizlichen Ehrenamt aufzuzeigen.

Bis heute gibt es keine eigenständige Auswertungsmethode für das Expert*inneninterview, die Auswahl des Verfahrens hängt von der Funktion des Interviews im Forschungsdesign und dem Forschungsinteresse ab.

Wie bereits in Abschnitt 2.2 Expert*inneninterviews erwähnt, sollte im Interview Prozess- und Deutungswissen abgefragt werden – oder anders formuliert: Es sollten explorative und systematisierende Informationen gewonnen werden. Bogner, Littig und Menz (2014) sehen in der qualitativen Inhaltsanalyse das dafür passende Auswertungsverfahren. Auch Mayring (2010) sieht die qualitative Inhaltsanalyse als Prozessanalyse als deren hauptsächlichen Anwendungsbereich.

Bei der qualitativen Inhaltsanalyse wird *„das Wissen der Experten ... als eine Ansammlung von Informationen konzeptualisiert"* (Bogner, Littig, Menz, 2014, 72), die Aussagen der Expert*innen werden als Fakt angesehen, denn es wird davon ausgegangen, dass Expert*innen in der Lage sind, die Gegebenheiten richtig einschätzen und deuten zu können.

Nach Mayring (2010) gibt es nun drei Grundformen, um die Interviews auswerten und/oder interpretieren zu können: die Zusammenfassung, die Explikation und die Strukturierung. Für die vorliegende Arbeit wurde die Strukturierung gewählt, da es hier Aufgabe war,

*„bestimmte Aspekte aus dem Material herauszufiltern, unter vorher festgelegten Ordnungskri-
terien einen Querschnitt durch das Material zu legen oder das Material aufgrund bestimmter
Kriterien einzuschätzen"* (Mayring, 2010, 65).

Als Strukturierungsdimensionen diente das bereits für den Interviewleitfaden festgelegte Kategoriensystem.

Alle Interviewaussagen wurden nun dahingehend deduktiv untersucht, ob und
welcher Kategorie sie zugeordnet werden konnten. Die entsprechenden Textstellen
wurden bezeichnet und in einem weiteren Schritt systematisch geclustert, d. h., die
Textstellen mit den gleichen Codes wurden zusammengestellt, um sie miteinander in
Beziehung zu setzen. Einige Textstellen wurden zusätzlich quantitativ erfasst. Beispiel
dafür sind die Mehrfachnennungen von bestimmten Motiven, im hospizlichen Ehrenamt tätig zu sein. Im nächsten Schritt wurden die Textstellen inhaltlich extrahiert. Ziel
war es, die Antworten zu den einzelnen Aspekten der Forschungsfragen aus den Interviews zusammenzufassen und zu interpretieren (Mayring, 2010).

Zur Auswertung der Daten stand das EDV-Programm MAXQDA12 zur Verfügung.
Es wurde ein Codierungssystem erstellt, d. h., jede „Unter"-Forschungsfrage erhielt
einen Code. Dann wurden die transkribierten Interviews importiert. Die Interviews
wurden nach Aussagen sequentiell bearbeitet und den einschlägigen Textstellen
Codes zugeordnet (Kuckartz, 2014). In einem weiteren Schritt erfolgte die Auswertung der Codes, d. h., mit *„Hilfe von Text-Retrievals werden die Textstellen pro Kategorie
bzw. Subkategorie zusammengestellt"* (Kuckartz, 2014, 148). Als Text-Retrievals bezeichnet Kuckartz (2014) die kategorienbezogene Zusammenstellung von zuvor codierten
Textpassagen. Die Liste der Codes befindet sich im Anhang

Im letzten Schritt wurden die Text-Retrevials interpretiert.

3   Methodenkritik

Lüders sieht Kritikpunkte, mit welchen sich die qualitative Sozialforschung auseinandersetzen muss. Um dem entgegenzutreten, sind eine Reihe von (zu) allgemeinen
Standards entwickelt worden, doch gibt es bis heute keinen forschungspraktischen
verbindlichen Konsens (Lüders, 2013, 634). Sowohl zu den Expert*inneninterviews
als auch zur qualitativen Inhaltsanalyse gibt es kritische Anmerkungen in der Literatur.
Die wesentlichen Kritikpunkte sollen bezüglich ihrer Relevanz für diese Arbeit betrachtet werden. Dazu gehören Standardisierung, Objektivität, Einflüsse, die aus der
komplexen sozialen Interaktion des Interviews entstehen, insbesondere Geschlechter-
problematik und Status, und die Gültigkeit der Ergebnisse.

Wie bereits in Abschnitt 2.2 Expert*inneninterviews diskutiert, stellte sich in dieser
Arbeit die Frage, wer hier den Expert*innen zuzurechnen ist. Die Forschungsfragen
könnten nahelegen, dass hier Ehrenamtliche als Expert*innen aus dem Hospizbereich

befragt werden können oder sollten, sind sie doch Gegenstand der vorliegenden Arbeit. Dem stehen zwei Argumente entgegen: Zum einen müsste dafür eine sehr große Anzahl von Ehrenamtlichen befragt und eine hermeneutische Interviewform gewählt werden. Das würde den Rahmen dieser Arbeit sprengen. Zum anderen besitzen Ehrenamtliche oftmals keine Kenntnisse über übergeordnete Strukturen, auch nicht über Zeitabläufe und die damit verbundenen Veränderungen, und verfügen dadurch nur sehr eingeschränkt über Deutungswissen.

Bogner, Littig und Menz (2014) merken an, dass das Expert*inneninterview als zu standardisiert wahrgenommen werde. Die klar strukturierte Interviewführung stehe dem Ideal der Offenheit und der Nichtbeeinflussung der Interviewpartner*innen entgegen. Die Autor*innen selbst setzen dem entgegen, dass es *das* Expert*inneninterview nicht gebe.

Für die hier untersuchten Interviews wurden offene Leitfragen formuliert, die sich an den Forschungsfragen orientierten. Diese Fragen zielten aber darauf ab, den Interviewpartner*innen ins Erzählen zu bringen. Zudem wurden die Fragen nicht systematisch und in immer der gleichen Reihenfolge abgefragt, sondern passten sich dem Erzählfluss der Interviewten an. Oftmals berichteten die Interviewten über Themenbereiche, die erst in späteren Fragen angeschnitten worden wären, hier wurde der Leitfaden flexibel genutzt. Eine starre Interviewführung entlang dem Leitfaden lag in dieser Arbeit deshalb nicht vor. Die Struktur soll an dieser Stelle aber nicht völlig vernachlässigt werden, denn ohne eine Strukturierung wären zur Forschungsfrage passende Antworten zufällig oder gar nicht entstanden.

Bei der Beurteilung der Objektivität der Interviewten stellt sich die Frage, inwieweit die Forschende diese gewährleisten kann? Aufgrund des vorhandenen Wissens der Forschenden kann ein gewisser Grad an Subjektivität nicht abgesprochen werden. Denn auch die Forschenden ordnen ihr Wissen ein und/oder reflektiert und deuten es. Nach Meuser und Nagel (2009) ist die*der Forschende sogar selbst bereits aufgrund ihres Wissens ein*e Experte*in, was bedeutet, dass die*der Forscher*in ebenso eigene Deutungen zumindest mitdenkt. In diesem Zusammenhang stellt sich die Frage, ob Objektivität grundsätzlich möglich ist. Aus epistemologischer Sicht ist Objektivität so nicht gegeben, denn das Fremdverstehen, in dieser Arbeit das vollständige Verstehen des Gesagten der Interviewten, ist nicht möglich (Soeffner, 2013). Verstehen besteht darin, dem selbst Erfahrenen einen Sinn zu geben. Fremdverstehen bedeutet, dass das Ich einer Erfahrung einen anderen Sinn verleiht, wobei der andere bereits dieser Erfahrung seinen Sinn gegeben hat. Dabei kann nun der Sinn, den das Ich sieht, vom Sinn des anderen abweichen. Grund dafür ist, dass das Verstehen, der Sinn des anderen, sich aus drei Sinnesebenen zusammensetzt: dem objektivierten, intersubjektiv gültigen Sinn, einem subjektiven Sinn und einem okkasionellen Sinn. Möchte das Ich den Sinn des Gesagten des anderen verstehen, muss das Ich die subjektiven und okkasionellen Sinnbezüge des anderen rekonstruieren. *„Damit dürfte plausibel werden, dass Verstehen fremden Sinns nur näherungsweise gelingen kann"* (Soeffner, 2013, 166). Das gilt für Interviewende und Interviewte gleichermaßen. Weitergehend kann die Frage gestellt werden, ob Objektivität an dieser Stelle notwendig und sinnvoll ist. Das hier Erfragte oder Erzählte, im Besonderen bei den Fragen nach der Zukunft, wird aus dem persönlichen Blickwinkel der einzelnen interviewten Personen, also einer subjektiven Perspektive mit hohem Deutungswissen, entwickelt. Dies sind zwar begründete, aber, da sie in der Zukunft liegen, nicht verifizierbare Aussagen. Somit ist Objektivität nicht möglich. Durch die Zusammen- und Gegenüberstellung von einzelnen Aussagen und vorhandenen Studien können dennoch zumindest Strömungen festgestellt werden.

Bogner, Littig und Menz (2014) nehmen darüber hinaus in den Blick, dass es sich bei einem Interview um eine komplexe soziale Interaktion handelt. Interviews sind unterschiedlichen Einflüssen ausgesetzt. Das Autor*innenteam weist auf die Dimensionen Sympathie/Antipathie, Doing Gender, wechselseitige Rollenerwartungen, sprachliche oder fachliche Kompetenzen hin. Meuser und Nagel (2009) sehen diese Problematik ähnlich. Als besonders bedeutsam für den Verlauf des Interviews sehen sie die Statusrelation und die Geschlechterrelation an. Ist die Statusrelation ausgewogen, wird die Interviewerin als kompetente Gesprächspartnerin wahrgenommen, wodurch der *„Ertrag eines Experteninterviews"* (Meuser, Nagel, 2009, 475) steigt. Bei der Geschlechterrelation geht das Autor*innenteam von einer geschlechterhierarchisch strukturierten Gesellschaft aus, in der aufgrund der historischen Entwicklung von Berufen die Expert*innen meist männlichen Geschlechts sind. *„Forscherinnen wird oftmals die Anerkennung des professionellen Status verweigert"* (Meuser, Nagel, 2009, 475). Diesen Nebeneffekten des Interviews wurde im Rahmen dieser Arbeit zwar nicht explizit nachgegangen, doch den von Meuser und Nagel genannten Einflussfaktoren können Argumente entgegengesetzt werden: Die Forscherin war den Interviewten als kompetente Verlegerin zu diesen Themenkomplexen bekannt, die Gesprächsatmosphäre war dementsprechend gegenseitig ausgewogen und wohlwollend. Zudem sind in der Hospizbewegung Tätige, insbesondere die Ehrenamtlichen in Hospiz und Palliative Care, zum überwiegenden Teil weiblich und genießen eine hohe soziale Anerkennung. Eine Diskriminierung des weiblichen Geschlechts kann deshalb nicht ausgeschlossen werden, aber aufgrund des hohen Frauenanteils in führenden Positionen als minimal angesehen werden. Auch bei der Auswahl der Expert*innen wurde auf ein ausgewogenes Geschlechterverhältnis geachtet, acht Personen waren weiblichen und acht männlichen Geschlechts.

Doch Beeinflussung oder Nichtbeeinflussung ist nicht nur von der Interviewer*innenseite zu betrachten. Auch die Interviewten mit anerkanntem Expert*innenstatus können zugleich als konkrete, soziale Akteur*innen versuchen zu beeinflussen. Zudem war den Interviewten bekannt, dass die vorliegende Arbeit veröffentlicht werden würde. Dies trifft bewusst oder unbewusst auf die hier befragten Expert*innen zu. Dem war entgegenzuhalten, dass, wie Bogner, Littig, Menz (2014) anmerkten, den Expert*innen zwar Vertrauen entgegengebracht werde, dieses Vertrauen aber nicht blind sei. Der Status der Expert*innen werde durch Gegenexpertisen relativiert. Dies ist auch der Grund, warum in den vorliegenden Interviews die Expert*innen möglichst breit gestreut und in ausreichender Anzahl befragt wurden.

Bude und Lüders (2013) befassen sich zudem mit dem Kriterium der Plausibilität. Nach Bude entsteht die Plausibilität einer Studie erst in der Kunst des Schreibens. Die Ergebnisse qualitativer Sozialforschung werden zu kontextualistischen Erklärungen von befristeter Gültigkeit und perspektivischer Relevanz (Bude, 2013, 576). Auch Lüders befasst sich mit der Plausibilisierung als Ersatz von Präzision und Nachvollziehbarkeit. Ziel ist es, *„den Autor als glaubwürdige Autorität zu inszenieren, um dem Leser das Gefühl zu vermitteln, die Ergebnisse könnten plausibel sein"* (Lüders, 2013, 634). Lüders kritisiert, dass hier eher literarische Mittel eingesetzt würden, die eine Überprüfung von außen nur selten möglich machten. Plausibilität, wie hier beschrieben, kann somit nicht als alleiniges Gütekriterium herangezogen werden.

Wie bereits am Anfang dieses Abschnittes erwähnt, gibt es keine allgemeingültigen Kriterien der Beurteilung. Dies trifft auch auf die hier durchgeführte Studie zu. Deshalb wurde der Befragung eine umfangreiche Literaturrecherche zugrunde gelegt, um eine von außen sichtbare Plausibilität sicherzustellen.

Bogner, Littig und Menz (2014) stellen bei ihrer Kritik an Expert*inneninterviews die Gültigkeit der aus der quantitativen Methodenforschung kommenden Gütekriterien Objektivität, Reliabilität und Validität grundsätzlich in Frage. Das Autor*innenteam ersetzt die herkömmlichen Gütekriterien durch die Forderung nach Transparenz des Erhebungs- und Auswertungsprozesses.

> *„Um die Güte der Untersuchung beurteilen zu können, ist es notwendig, anhand des Untersuchungsverlaufs nachvollziehen zu können, ob tatsächlich die umfassende Bearbeitung der Fragestellung gelungen ist"* (Bogner, Littich, Menz, 2014, 93),

wobei die Interpretation des Datenmaterials immer einen gewissen subjektiven Spielraum beinhaltet. In diesem Sinne wurde die vorliegende Untersuchung durchgeführt.

Teil II Hintergrund

Um den Forschungsfragen nachgehen zu können, müssen vorab die damit in Zusammenhang stehenden grundlegenden Begriffe geklärt und definiert werden. Ergänzend sollen vorhandene Strukturen, die in direktem Zusammenhang mit dem hospizlichen Ehrenamt stehen, aufgezeigt werden. Im Mittelpunkt stehen geschichtliche Herkunft und philosophische Herleitung des hospizlichen Ehrenamtes mit einem ersten Blick auf die zukünftigen Entwicklungen. Ob Ehrenamt heute noch zeitgemäß ist, darauf wurde versucht, eine Antwort zu geben.

1 Wegbereiter*innen der modernen Hospizbewegung

Um die Anfänge der heutigen Hospizbewegung zu ergründen, muss auf die sozialen Auswirkungen der Industriellen Revolution, beginnend in der zweiten Hälfte des 18. Jahrhunderts, deren Auswirkungen erst im 19. Jahrhundert in der Breite wirksam wurden, zurückgegangen werden. Die arbeitende Bevölkerung in den Städten konnte ihre Kranken und Alten aufgrund der veränderten Arbeitssituation (alle arbeitsfähigen, d. h. auch Kinder, Familienangehörigen arbeiteten außer Haus) nicht mehr selbst zuhause versorgen. Als Antwort darauf entstanden in dieser Zeit die ersten Krankenanstalten, die als Vorläufer unserer heutigen Krankenhäuser gesehen werden können. Zudem erzielte in dieser Zeit die naturwissenschaftlich orientierte Medizin, insbesondere bei der Bekämpfung vieler Infektionskrankheiten, große Erfolge. Nun trat die Krankheit beziehungsweise deren Bekämpfung in den Vordergrund (Kirschner, 1996). Nicht mehr der ganze Mensch wurde behandelt, das Symptom, die Krankheit und deren Heilung standen im Vordergrund. Verstarb der Mensch, wurde dies als medizinisches Versagen gewertet, der Tod wurde so zum Misserfolg (Fink, 2012). Auch die Pflege professionalisierte sich. Die Krankenschwester wurde von der Sorgenden zur Wissenden (Käppeli, 2004). Effektivitätssteigerung und Ökonomisierung als Grundprinzip der Industriellen Revolution führten zu zunehmender Arbeitsteilung, die den Blick auf den kranken Menschen nicht mehr zuließ. Sterbende besaßen eine Krankheit, die nicht mehr behandelt werden konnte. Deshalb wurden sie zum Sterben ins

Badezimmer oder eine Kammer abgeschoben und starben dort alleine ohne jegliche Sorge und Versorgung.

Auf der anderen Seite gab es die Überreste der christlichen Krankenpflege und -sorge, es gab noch Orte, wo gestorben werden konnte. Die Vorläufer der heutigen Hospize entstanden Ende des 19./Anfang des 20. Jahrhunderts in England, Irland, Australien, Frankreich und Deutschland (Heller et al., 2013).

Die moderne Hospizbewegung, auf die sich die heutige Situation der Ehrenamtlichen im Hospiz gründet, ist im Besonderen mit zwei Pionierinnen verbunden: Dame Cicely Saunders und Elisabeth Kübler-Ross.

Cicely Saunders, geboren 1918 in Großbritannien, wurde aufgrund ihres christlichen Glaubens und der Geschehnisse des II. Weltkrieges Krankenschwester, konnte diesen Beruf jedoch aus gesundheitlichen Gründen nicht sehr lange ausüben. Um sich weiterhin um kranke Menschen kümmern zu können, ließ sie sich zur medizinischen Sozialarbeiterin ausbilden und arbeitete im St. Thomas Hospital. Dort traf sie auf ihrer ersten beruflichen Station nach ihrer Ausbildung 1947 auf David Tasma, einen 40-jährigen polnischen Juden, der das Warschauer Ghetto überlebt hatte und nun an einer unheilbaren Krebserkrankung litt. Sie begleitete ihn sehr intensiv bis zum Tod. Folgt man ihrer Biografin Shirley du Boulay (1984), so schien Cicely Saunders nach Tasmas Tod *„nun endlich zu wissen, was sie mit ihrem Leben beginnen wolle"* (du Boulay, 1984, 42). Auf die Frage, wann ihre (Cicely Saunders) Idee, eine Institution wie das St. Christopher's Hospice zu gründen, entstanden sei, antwortete sie selbst in einem Interview: *„Ja, natürlich hat eigentlich alles schon 1948 angefangen mit jenem ersten Patienten, David Tasma"* (Saunders, 1999, 15). In dieser Begegnung entwickelte sie bereits ihre Grundprinzipien für ihre Haltung gegenüber sterbenden Menschen: Offenheit, Ganzheit und Einheit von Herz und Verstand sowie geistige Freiheit. Offenheit, damit bezeichnet sie eine aufgeschlossene Haltung gegenüber der Welt, den Patient*innen, den Angehörigen, den Familien, aber auch den Religionen und, wie Cicely Saunders in einem Interview betonte, offen gegenüber neuen Herausforderungen, die sie gerne annahm. Ganzheit und Einheit von Herz und Verstand bedeutete bei ihr, neben der Sorge ein hoher wissenschaftlicher Anspruch an ihre Arbeit, insbesondere an ihre Forschung in der Schmerztherapie. Das bedeutete aber auch, sich wissenschaftlich mit Familiendynamik und menschlichem Fühlen und Denken zu befassen. *„All das muss aber immer mit einer Freundschaft des Herzens verbunden sein"* (Saunders, 1999, 16). Das Grundprinzip der geistigen Freiheit setzte Saunders mit der Vorstellung gleich, dass es den Betroffenen möglich sei, ihren persönlichen Weg zu gehen, mit der eigenen Würde(-vorstellung) und der eigenen Durchsetzung der Freiheit bis zuletzt. Cicely Saunders sagte in einem Interview:

> *„I knew from what patients were saying that this wasn't just a physical problem and I knew from my previous nursing and social work that anxiety and depression were major components. I was certainly alert to the fact that family problems were difficult, very often adding to distress and*

I also felt that a search for feeling that they were wanted, and were still important people was a spiritual pain. So out of what one patient said, very neatly describing her pain to me, developed the idea of ,total pain' with those four components"(Clark et al., 2005, 22).

Diese Komponenten nannte sie physical symptoms, mental distress, social problems und emotional problems bekannt unter dem Begriff des *total pain* (Clark et al., 2005).

Ihr Ziel war die Gründung einer Institution, in der sterbende Menschen und deren An- und Zugehörige nach diesen Prinzipien bestmöglich bis zuletzt versorgt werden können. 1951 studierte sie mit diesem Ziel Medizin.

1967 öffnete das St. Christopher's Hospice seine Pforten. Diese damals einzigartige und unabhängige Organisation wurde das erste moderne Hospiz und unterschied sich in einigen Bereichen von z. B. späteren Hospizen im deutschsprachigen Raum deutlich. St. Christopher's bestand aus drei miteinander verbunden Bereichen: einem Heim/Zuhause für sterbende Menschen mit besonderer medizinischer Versorgung, einer Forschungs- und einer Bildungseinheit (Clark et al., 2005). Bereits kurz nach Eröffnung des Hospizes *„it quickly became a source of inspiration to others"* (Clark et al., 2005, 2).

Im St. Christopher's Hospiz gab es von Beginn an Ehrenamtliche, doch anders als in deutschen Hospizen, waren die Ehrenamtlichen im Transportbereich, den Wohlfahrtsläden, der Cafeteria, nicht aber in der Sterbe- und in der Trauerbegleitung tätig. Als Cicely Saunders einmal gefragt wurde, ob sie der Meinung sei, ein Hospiz könne alleine von Ehrenamtlichen geführt werden, bejahte sie die Frage mit der Zusatzbemerkung, dies sei möglich, wenn einer von ihnen ein Arzt sei (Saunders, 1999).

Ihre Erkenntnisse, insbesondere ihr Konzept des *total pain*, wurden in der entstehenden österreichischen und deutschen Hospizidee aufgenommen. Dort jedoch nahmen sich von Beginn an die Ehrenamtlichen der sozialen, der emotionalen und der spirituellen Ebene des *total pain* an.

Zudem verbreitet sich die Hospizidee auch aufgrund der kontinuierlichen, vielfältigen Publikationen, Reisen und Netzwerke, die Cicely Saunders weltweit unterhielt (Heller et al., 2013, Saunders, 1999).

Die zweite wichtige Wegbereiterin der Hospizidee war Elisabeth Kübler-Ross. Ihr Wirken ist stark mit ihrer Lebensgeschichte verbunden. 1926 wurde sie in Zürich, Schweiz, geboren. Da der Vater ihr das Studium der Medizin versagte, wurde sie Laborassistentin. Nach dem II. Weltkrieg, dessen Gräuel sie stark berührten, schloss sie sich dem Internationalen Friedensdienst (IF) an, einer Organisation, die nach dem Krieg von Nazi-Deutschland zerstörten Ländern beim Wiederaufbau half. 1951 konnte sie dann Medizin in Zürich studieren. Während des Studiums lernte sie den US-amerikanischen Medizinstudenten Kenneth Ross kennen, den sie gegen Ende seines Studiums heiratete und mit dem sie nach Abschluss des Studiums nach New York ging. Ursprünglich wollte sie Pädiaterin werden, doch aufgrund einer Schwangerschaft durfte sie diese Stelle nicht antreten und ging aufgrund akuten Geldmangels stattdessen in die psychiatrische Abteilung des Manhattan State Hospital. Darüber war sie nicht begeistert, „… *denn diese Nervenklinik war ein öffentlicher Verwahrungsort für überall unerwünschte und hochgradig gestörte Menschen"* (Kübler-Ross, 1997, 133); und die Psychiatrie stand bei ihrer Wahl des Spezialgebietes an letzter Stelle. Sie erlitt eine Fehlgeburt, aber sie blieb in der psychiatrischen Abteilung. Sie veränderte in ihrer Abteilung des Manhattan State Hospital den Umgang mit den dortigen Patient*innen: weg von körperlichen Strafen und betäubenden Medikamenten hin zu Gesprächen und Selbstständigkeit. In ihrer nächsten Stellung übernahm sie unter anderem den psychiatrischen Konsiliardienst, der von den anderen Abteilungen des Krankenhauses angefordert werden konnte. Dort kam sie erstmals mit Sterbenden in Kontakt. Die Ärzte gingen der Realität des Todes aus dem Weg, indem sie den Patient*innen nicht die Wahrheit sagten und sie schlecht behandelten, sie mieden und unsensibel mit ihnen umgingen. Kübler-Ross saß nun

> *„an vielen Betten, hielt Hände und führte stundenlang Gespräche. Ich lernte, daß es keinen einzigen sterbenden Menschen gab, der sich nicht nach Liebe, Berührung oder Kommunikation sehnte"* (Kübler-Ross, 1997, 145).

Ein wichtiger Schritt in ihrem Leben war die unerwartete Übernahme einer Vorlesung für Medizinstudent*innen, in der sie zukünftigen Ärzt*innen das notwendige Wissen über die Psychiatrie vermitteln sollte. Sie suchte nach einem Thema – und entschied sich, über Sterben und den Tod zu sprechen; der Tod trifft alle und war zudem, gemäß ihren eigenen Erfahrungen, das größte Tabu der Medizin. In der Vorlesung stellte sie ein 16-jähriges, unheilbar an Leukämie erkranktes Mädchen den Student*innen vor und bat die Student*innen, sie zu befragen. Die Vorlesung und deren Fortsetzungen erregten viel Aufsehen, bald hielt sie an anderen Stellen ähnliche Formate ab. Sie wurden stets gut besucht, es wurden Berichte über ihre Arbeit veröffentlicht, und Kübler-Ross wurde bekannt. Nach eigener Aussage war die Ablehnung und Verweigerungshaltung der Ärzteschaft, deren Mangel an Mitgefühl, Einfühlungsvermögen und Verständnis für sie ihre größte Herausforderung. Die Ärzteschaft dieser Zeit mied den Kontakt und das Gespräch mit Sterbenden. Dies wollte sie ändern. 1969 kam ein US-amerikanischer Verlag auf sie mit der Bitte zu, ein Buch über ihre Arbeit mit sterbenden Menschen zu schreiben. Beim Schreiben dieses Buches erkannte sie, dass

> *„alle sterbenden Patienten und alle Menschen, die einen großen Verlust erleiden, fünf ähnliche Stadien durchlaufen. Zuerst reagieren sie mit Schock und Ablehnung, mit Zorn und Wut und dann mit Kummer und Schmerz. Später feilschen sie mit Gott. Sie werden depressiv und fragen: „Warum gerade ich?" Schließlich ziehen sie sich ein Weilchen in sich selbst zurück, um sich von den anderen abzusondern, während sie hoffentlich ein Stadium von Frieden und Hinnahme erreichen (und nicht Resignation, zu der es kommt, wenn niemand ihre Tränen und Wut mit ihnen teilt)"* (Kübler-Ross, 1997, 197).

Das Buch wurde in den USA 1969 unter dem Titel *On Death and Dying* veröffentlicht, in deutscher Sprache erschien es 1971 unter dem Titel *Interviews mit Sterbenden.* Der Erfolg des Buches war weltweit überwältigend, Kübler-Ross weltbekannt. Sie referierte weltweit, hielt Seminare und Workshops. Den wissenschaftlichen Nachweis für ihre Theorie, ihr Phasenmodell, erbrachte sie nie und war deshalb teilweise sehr umstritten. Aber Kübler-Ross trug nachhaltig dazu bei, dass Sterben, Tod und Trauer in der Gesellschaft thematisiert wurden (Heller et al., 2013). Sie referierte und leitete viele Seminare im deutschsprachigen Raum und nahm mit ihrer Empathie und dem Mitgefühl für Sterbende viele Menschen, die sich daraufhin für das hospizliche Ehrenamt engagierten, mit (Klumpp, 2017).

2   Hospiz und Palliative Care

Der Begriff Hospiz sollte nicht ohne den Begriff Palliative Care genannt werden. Beide Begriffe können Gleiches, Ähnliches oder auch Unterschiedliches bedeuten, zumindest im Sprachgebrauch gibt es keine eindeutige Abgrenzung (Radbruch et al., 2011). Vor allem aber sind die beiden Begriffe mit zwei Menschen eng verbunden: Cicely Saunders und dem kanadischen Mediziner Balfour Mount.

Im vorangegangenen Kapitel wurde bereits auf Saunders und ihr Eintreten für Hospiz hingewiesen. Balfour Mount, 1939 in Kanada geboren, erfuhr 1970 erstmals von Cicely Saunders über die Lektüre und Diskussion mit Student*innen über das Buch von Kübler-Ross „On death and Dying" (1969). Er arbeitete damals am Royal Victoria Hospital in Montreal; und ihm und der Klinikleitung war zu dieser Zeit bekannt *„and I knew we had a problem",* so Mount in einem Interview (McGill, 2019), gemeint war damit ein Problem mit dem Umgang mit Sterbenden in ihrem Krankenhaus. Er rief Cicely Saunders an, fuhr zu ihr und lernte bei ihr in London, wie in St. Christopher's Sterbende begleitet wurden (Mount, 2017). Zurück in Kanada, machte er es sich zum Ziel, Sterbende in seiner Heimat besser zu versorgen. Im Jahr 1975 gründete er in Kanada die erste Einrichtung für sterbende Menschen, den Royal Victoria Hospital Palliative Care Service (Mount, 2017). Diese Pionier-Einrichtung und dessen Gründer Balfour Mount wurden in Kanada und den USA sehr schnell bekannt. Das Wort Hospiz verwendete er nicht, da das Wort im Französischen bereits mit einer anderen Bedeutung existierte. Er ‚kreierte' und verwendete stattdessen den Begriff Palliative Care. In seinen Vorträgen zu Palliative Care, die er weltweit hielt, stand im Gegensatz zu Cicely Saunders total pain die pathophysiologische Symptomenkontrolle im Vordergrund.

Zwei Begriffe aufgrund unterschiedlicher Kulturen – daraus entwickelten sich in vielen Ländern unterschiedliche Vorstellungen, wie und von wem sterbende Menschen betreut und begleitet werden soll(t)en. Auch die Weißbuch-Empfehlungen der Europäischen Gesellschaft für Palliative Care weisen darauf hin, dass in Europa unterschiedliche Begrifflichkeiten existieren und diese meist auf unterschiedliche kulturelle Gegebenheiten in den einzelnen Ländern zurückzuführen sind (Radbruch et al., 2011).

Die Begriffe Hospiz und Palliative Care besitzen im deutschsprachigen Raum eine jeweils unterschiedliche Konnotation: Werden die Begriffe Palliative Care, Palliativmedizin oder Palliative Pflege/Versorgung benutzt, wird krankheitsorientiert auf den Menschen gesehen und er wird in diesem Zusammenhang auch als Patient*in bezeichnet. Im stationären Hospiz werden die Sterbenden als Gäste, im ambulanten Hospiz als Mitmenschen auf Augenhöhe bezeichnet (DHPV, o.J.b, Radbruch et al., 2011). Das Ehrenamt wird in der Palliativversorgung nach einer langen Aufzählung der verschiedenen Professionen zuletzt genannt, aber als unverzichtbar bezeichnet (Radbruch et al., 2011). Das Hospiz hingegen gründet grundsätzlich seine Existenz auf das Ehrenamt (Heller et al., 2013).

2.1   Hospiz

Der Begriff Hospiz ist im deutschsprachigen Raum mehrdimensional zu verstehen; Hospiz ist eine bestimmte Haltung zum Leben und zum Sterben, zugleich ein Handlungsprinzip; und Hospiz hat den Anspruch, das Sterben und den Tod wieder in der Mitte der Gesellschaft zu integrieren. Wird über Hospiz gesprochen, dann ist damit oftmals aber die Versorgung/Sorge durch ambulante Hospize und/oder nur das stationäre Hospiz gemeint. Eng mit dem Begriff verbunden sind Hospizidee, Hospizgedanke, Hospizkultur; während Hospizidee und -gedanke die innere Haltung ansprechen, geht der Begriff der Hospizkultur weiter, hier soll der Hospizgedanke in der Gesellschaft als Bestandteil des Lebens verankert werden. Davon abzugrenzen ist die Hospizbewegung, sie ist der organisatorische Vorgang, wie der Hospizgedanke gelebt und umgesetzt und in die Gesellschaft integriert werden kann.

Hospiz als Hospizkultur oder Hospizidee im Sinne von Haltung ist die innere Einstellung, mit der Haupt- und im Besonderen Ehrenamtliche den Betroffenen und deren An- und Zugehörigen begegnen. Sie bejahen das Leben bis zuletzt, stehen den Betroffenen und An- und Zugehörigen zur Seite, sind bei ihnen, begleiten sie. Dies geschieht auf Augenhöhe und zu jeder Zeit an den Bedürfnissen der Betroffenen orientiert. Gerade die Ehrenamtlichen mit ihrer Absichtslosigkeit, ihrer Offenheit gegenüber den Betroffenen schaffen den sozialen Raum, der notwendig ist, um ein würdiges Sterben zu ermöglichen oder zuzulassen (Gronemeyer, Heller, 2007). Ehrenamtliche – anders als Professionelle – handeln, indem sie „nur" mitfühlen, mitleiden, Zeit schenken und Einfaches anbieten, während Hauptamtliche stets ein meist medizinisch-pflegerisches Ziel verfolgen (müssen).

Hospizliches Handeln bedeutet, multiprofessionell und interdisziplinär gemeinsamen an den Bedürfnissen der Betroffenen orientiert zu handeln. Dies gilt für Haupt-

und Ehrenamt gleichermaßen. Dieser Handlungsaspekt stand auch bei Cicely Saunders im Vordergrund:

> *„Es geht uns darum, den Patienten und ihren Familien in jeder Hinsicht zu geben, was sie brauchen, um mit der Realität einer tödlichen Krankheit fertig zu werden"* (Saunders, 1999, 40).

Im Sterben als der existentiellsten Form des Lebens können starke Gefühle oder schwerwiegende Probleme auftreten. ... *zu geben, was sie brauchen* ... setzt Offenheit und Empathie voraus, das zu erkennen und zu verstehen, *was sie brauchen* – und das bringen Ehrenamtliche in hohem Maß ein.

Auch Katharina Heimerl beschreibt, dass die Hospizbewegung einen anderen Umgang mit Sterbenden anstrebt:

> *„... Nicht maximal lebensverlängernd, sondern mit Bedacht auf Lebensqualität bis zuletzt; nicht unter Missachtung von Schmerzen, sondern schmerzlindernd; nicht im Krankenhaus sondern im Hospiz oder zu Hause; nicht durch MedizinerInnen sondern interdisziplinär; nicht technokratisch-verwaltend sondern individuell und spirituell; nicht hierarchisch organisiert, sondern basisbewegt"* (2008, 21).

Frank Ostaseski, ein Zen-Buddhist und jahrzehntelang haupt- und ehrenamtlich Tätiger im Hospiz, erläutert in einem Interview, was Hospiz für ihn bedeutet. Der nachfolgende Interviewausschnitt ist ungewöhnlich lang, schildert aber in sehr eindrucksvoller Weise die besondere Komplexität, die eine schwierige Begleitung umfasst, und macht das, was als hospizliche Haltung bezeichnet wird, deutlich:

> *„So, it's not just my strength of my expertise, it's my weakness that helps, and my fear that helps, and my helplessness helps because they become meeting places with other people. Like my friend, John, he was dying of AIDS, and there were a few of us taking care of him, and it was my day. So I went to his house, and in one morning he lost his ability to stand, to hold a fork, or to speak in any intelligent way – everything that came out of his mouth was garbled, confusing. It was my day to take care of him, so through the day I took care of him, and it was a lot of work, and John had anal tumours and constant diarrhoea and, so, to take care of him was a lot of work, you know, we had to go from the toilet to the bath dozens, many, many times, and I was so tired. And I just wanted him to go to sleep and to somehow wake up in the morning have this nightmare be over. You know? It's a lot of work to be a care giver ... So, I'm with John, and I treated him like a child, you know, I was manipulative and I treated him like an infant sometimes because I couldn't understand, where was my friend? And in one of these moves from the bath to the toilet, he was sitting on the toilet with his pyjamas around his ankles, and I was washing my hands in the sink, and I looked in the mirror and he was trying to say something to me, so he turned around and he said to me, ‚You are trying too hard.‘ And I was. Me. Trying to be Mr. Hospice, you know? And I sat down beside the toilet and I just cried. I really wept. And it was the most intimate time of our whole relationship because, right there, next to the toilet, you know, we were both in it together: we were both helpless together. I'd been afraid to be helpless, I was supposed to be the helper, but*

> *now we were helpless together. And we didn't stay helpless forever, the situation showed us what to do next, but we couldn't know that until we were willing to enter into that territory together. So, if we stay stuck in our role in a certain persona, or identity, we can't meet the person where they are. So we have to bring our whole self, our strength and our experience, but also our weakness"* (Ostaseski, 2017, 8).

Einige Aspekte der hospizlichen Begleitung sollen nochmals explizit erwähnt werden:

> *„So, it's not just my strength of my expertise, it's my weakness that helps, and my fear that helps, and my helplessness helps because they become meeting places with other people ..."* (Ostaseski, 2017, 8).

Ehrenamtliche und Betroffene beide sind keine Profis, begegnen einander auf Augenhöhe, nicht das professionelle Handeln, sondern das Ein- und Mitfühlen ist das Begleitende des Ehrenamtlichen.

> *„... It was my day to take care of him, so through the day I took care of him, and it was a lot of work, and John had anal tumours and constant diarrhoea and, so, to take care of him was a lot of work, you know, we had to go from the toilet to the bath dozens, many, many times, and I was so tired ..."* (Ostaseski, 2017, 8).

Hospiz ist Haltung, das Sorgen um den anderen, und seine Bedürfnisse stehen im Vordergrund. Der Sterbende gibt die Aufgabe vor – auch wenn sie, wie in diesem Beispiel, schwer ist.

Die besondere Schwierigkeit dieser Begleitung, *„... and I treated him like a child, you know, I was manipulative and I treated him like an infant sometimes because I couldn't understand ..."* (Ostaseski, 2017, 8) zeigt, dass Ehrenamtliche ihr eigenes Nichtverstehen und die unter Umständen daraus resultierende falsche Handlung akzeptieren müssen.

Gerade das Nichts-tun-Können und das Nichtverstehen zu akzeptieren, ist für Betroffene und für Ehrenamtlich schwer auszuhalten, aber aufgrund des gemeinsamen Durchlebens der so schwierigen Situation entsteht eine sorgende Begleitung auf Augenhöhe.

> *„... and he said to me, ,You are trying too hard.' And I was. Me. Trying to be Mr Hospice, you know? And I sat down beside the toilet and I just cried. I really wept. And it was the most intimate time of our whole relationship because, right there, next to the toilet, you know, we were both in it together: we were both helpless together. I'd been afraid to be helpless, I was supposed to be the helper, but now we were helpless together ..."* (Ostaseski, 2017, 8).

Den Betroffenen nicht alleine lassen, mit ihm sein, so schwer und so unverständlich die Situation auch sein kann, aber die Gemeinschaft macht es doch erträglicher.

Im Weiteren erzählt Ostaseski, dass dieses ,Aufgeben' aber zu etwas ganz Wichtigem in der Begleitung geführt hat:

> *„And we didn't stay helpless forever, the situation showed us what to do next, but we couldn't know that until we were willing to enter into that territory together. So, if we stay stuck in our role in a certain persona, or identity, we can't meet the person where they are. So we have to bring our whole self, our strength and our experience, but also our weakness"* (Ostaseski, 2017, 8).

Das Einfühlen, die Empathie und die radikale Orientierung am Betroffenen, die Absichtslosigkeit des Ehrenamtlichen, daraus entsteht das Handeln oder auch Nichthandeln des Ehrenamtlichen, das was wirklich gebraucht wird. Das ist hospizliches Handeln und Begleiten.

Eine weitere Dimension von Hospiz bedeutet, das Sterben und den Tod wieder in die Gesellschaft zu integrieren – Hospiz trat von Anfang an für einen anderen, offenen Umgang mit Sterben, Tod und Trauer in der Gesellschaft ein. Höver und Graf (2006) gehen noch einen Schritt weiter und verlangen neben einem Leben in Würde bis zuletzt auch eine neue dauerhafte Kultur des Sterbens im Sinne einer neuen ars moriendi; d. h. , der Hospizgedanke soll eine ganze Gesellschaft verändern – eine große Aufgabe, die ein hohes Maß Bürger*innenbeteiligung erfordern würde.

Auch Gronemeyer und Heller (2007) sehen das zivilgesellschaftliche Potential des Hospizgedankens. Die Gemeinschaftlichkeit und Sozialität des Hospizgedankens als eine neue Kultur des Helfens könnte, was die Vorstellungen von Höver/Graf übertreffen würde, sich so entwickeln und verwirklichen. Das ursprüngliche Anliegen hospizlich bewegter Menschen, Sterben, Tod und Trauer in die Gesellschaft zurückzuholen, würde dadurch eine neue Kultur der Mitmenschlichkeit erfahren, nicht nur im Sterben.

Mit dieser Auffassung von Hospiz ist hospizliches Handeln nicht ohne Ehrenamt und nicht ohne bürgerschaftliches Engagement zu denken, würde diese Veränderung alle in der Gemeinschaft betreffen. Hospiz ist nicht ein abgeschiedener Ort – das stationäre Hospiz als medizinisch/pflegerische Einheit –, sondern eine in der Gesellschaft verankerte Kultur gegenüber dem Leben, dem Leben bis zuletzt aber auch gegenüber Sterben, Tod und Trauer.

Die Hospizbewegung stellt, wie bereits angesprochen, die organisatorische Umsetzung der Hospizidee, des Hospizgedankens dar; sie entstand, weil dieses Sterben, allein und abgeschoben in das Badezimmer eines Krankenhauses, von Menschen so nicht mehr hingenommen werden wollte.

> *„Wie viele andere sozialen Bewegungen wie etwa die Jugend-, Studenten-, Frauen-, Öko- und Friedensbewegung weist sie auf einen Mangel oder ein Defizit in der Gesellschaft hin, greift ein Tabu an und mischt sich ein. Jede Gesellschaft entwickelt und wandelt sich, greift relevante Themen und Bedürfnisse der Menschen auf ..."* (Keil, 2013).

So sehr Cicely Saunders Idee des hospizlichen Sterbens im deutschsprachigen Raum, besonders in Deutschland, beachtet wurde, die organisatorische Verbreitung und Entwicklung nahm jedoch von Anfang an einen anderen Verlauf als in Großbritannien.

> *„Ohne jeden staatlichen oder gesetzlichen Auftrag und ohne finanziellen Rückhalt suchten Menschen nach Antworten auf den Leidensdruck schwerstkranker und sterbender Menschen, die keine Fürsprecher hatten und deren Recht auf Schmerz- und Symptomlinderung sowie psychosozialen und spirituellen Beistand allzu oft vernachlässigt wurde"* (Hardinghaus, 2017, 8).

Im deutschsprachigen Raum wurde die Hospizidee, die Idee, sterbenden Menschen beizustehen, an vielen Orten und von vielen Menschen gleichzeitig übernommen. Es bildeten sich lose Gruppierungen, die einfach ‚machten'. Mit der erfolgreichen Verbreitung der Hospizidee und deren Anwendung forderten die hospizlichen Ehrenamtlichen – denn es gab zunächst nur Ehrenamtliche – Rechte und staatliche (auch finanzielle) Beteiligung ein. Der Erfolg führte zur Organisation und Institutionalisierung der Bürger*innenbewegung.

Heller und Schneider würdigten die Hospizbewegung als

> *„… eine Bewegung, die sich einreiht in eine lange Menschenrechtstradition … die Würdigung von Menschen am Lebensende braucht würdige, anerkennende Interaktionsformen und ebenso würdige, wertschätzende Organisations- und Versorgungsformen. Ein solches Zusammenspiel von kundiger Hilfe und engagierter Professionalität aus der Mitte der Gesellschaft – kennzeichnend für die Hospizarbeit und verdichtet im Typus der ehrenamtlichen Hospizhelferin – charakterisiert Philosophie und Praxis der Hospizbewegung"* (Heller/Schneider, 2017, 17).

Auf europäischer Ebene hat die European Association of Palliative Care (EAPC) in ihrem White Paper on standards and norms for hospice and palliative care nicht Hospiz, aber hospizliche Versorgung/Sorge definiert:

> *„Hospice care is for the whole person, aiming to meet all needs – physical, emotional, social and spiritual. At home, in day care and in the hospice, they care for the person who is facing the end of life and for those who love them. Staff and volunteers work in multiprofessional teams to provide care based on individual need and personal choice, striving to offer freeedom from pain, dignity, peace and calm"* (Radbruch et al., 2009).

Diese Definition zielt auf die direkte Versorgung der Betroffenen ab. Ehrenamtliche sind ausdrücklich erwähnt, aber in einem Arbeitskontext. Aus den Worten *„… to offer … dignity, peace and calm"* kann auf eine innere Haltung gegenüber den Betroffenen geschlossen werden, diese wird aber nicht explizit genannt. Den gesellschaftlichen Auftrag, Sterben, Tod und Trauer in die Gesellschaft zurückzubringen, enthält diese Definition nicht und definiert damit nur teilweise den Begriff Hospiz.

Bei der Unterscheidung von Hospiz und hospice care ist zudem die Bedeutung des Wortes care zu beachten. Care lässt sich nicht ohne Weiteres ins Deutsche übersetzen, bedeutet dieser Begriff im Englischen zugleich „sorgen" und „versorgen", d. h., Care bedeutet nicht nur medizinisch-pflegerische Dienstleistung, Care bedeutet immer im Sinne des englischen Care-Begriffes auch Sorge, Sorge um den Anderen, um den Betroffenen und dessen An- und Zugehörige. Diese Unterscheidung hat Auswirkungen auf das hospizliche Ehrenamt; Ehrenamtliche versorgen nicht, sie tragen Sorge. Gerade bei der Begriffsbestimmung von Palliative Care werden diese doppelte Bedeutung und deren Konnotation bedeutend.

Nicht vergessen werden darf, dass eine europäische Definition einen Minimalkonsens der beteiligten Länder darstellt und Hospiz, Ehrenamt und Palliative Care können in unterschiedlichen Ländern auch Unterschiedliches bedeuten.

In nachfolgenden Text wird oftmals das Wort Hospiz verwendet. Gemeint sind damit immer ambulante und stationäre Hospize, begleiten doch in beiden Institutionen Ehrenamtliche. Muss zwischen den beiden Einrichtungen unterschieden werden, sie wurde dies auch ausdrücklich vermerkt.

2.2   Palliative Care

International wurde der Begriff Palliative Care von professioneller Seite zum Standardbegriff für die Betreuung am Ende des Lebens. Erstmals 1990 entwickelte die WHO ein Betreuungskonzept, das 2002 aktualisiert wurde:

> *„Palliative care is an approach that improves the quality of life of patients and their families facing the problem associated with life-threatening illness, through the prevention and relief of suffering by means of early identification and impeccable assessment and treatment of pain and other problems, physical, psychosocial and spiritual. Palliative care:*
> * *provides relief from pain and other distressing symptoms;*
> * *affirms life and regards dying as a normal process;*
> * *intends neither to hasten or postpone death;*
> * *integrates the psychological and spiritual aspects of patient care;*
> * *offers a support system to help patients live as actively as possible until death;*
> * *offers a support system to help the family cope during the patients illness and in their own bereavement;*
> * *uses a team approach to address the needs of patients and their families, including bereavement counselling, if indicated;*
> * *will enhance quality of life, and may also positively influence the course of illness;*
> * *is applicable early in the course of illness, in conjunction with other therapies that are intended to prolong life, such as chemotherapy or radiation therapy, and includes those investigations needed to better understand and manage distressing clinical complications (WHO, o. J.)"*

Diese Definition von Palliative Care spricht von Patient*innen, nicht von Menschen und richtet damit den Blick einseitig auf das Krankheitsbild, das Defizit der Patient*innen – ihre Krankheiten. In dieser Definition, oder präziser formuliert in diesem Postulat, was Palliative Care sein soll, wird ein umfangreicher Angebote-Katalog gefordert: provide relief, offer support, use a team, enhance quality, manage complications. Diese professionellen Begriffe können das hospizliches Ehrenamt entbehrbar machen. Ehrenamtliche oder engl. *volunteers* werden mit keinem Wort erwähnt. Somit schließt diese Definition von Palliative Care eine rein professionell organisierte Versorgung des Menschen am Ende des Lebens nicht aus. Das kann dazu führen, dass wieder in Institutionen, nicht in der Mitte der Gesellschaft, betreut von unterschiedlichen Professionellen, wieder (symptomfrei) gestorben werden kann. Care könnte so zu einer rein professionellen Versorgung werden.

2009 definierte die EAPC ihrerseits den Begriff Palliative Care:

> *„Palliative Care is the active, total care of the patient whose desease is not responsive to curative treatment. Control of pain, of other symptoms, and of social, psychological and spiritual problems is paramount. Palliative Care is interdisciplinary in its approach and encompasses the patient, the family and the community in ist scope. In a sense, palliative care is to offer the most basic concept of care – that of providing fort he needs of the patient whereever he or she is cared for, either at home or in the hospital. Palliative care affirms life and regards dying as a normal process; it neither hastens nor postpones death. It sets out to preserve the best possible quality of life until death"* (Radbruch et al., 2009, 280 f.).

Auch in dieser Definition von Palliative Care spricht das Autor*innenteam von Patient*innen, die (professionell) interdisziplinär versorgt werden (sollen). Wie dies geschehen soll, kann technokratisch interpretiert werden. An dieser Stelle soll festgehalten werden, dass die WHO nur Palliative Care definiert. Auf der europäischen Ebene hingegen wurden hospice care (siehe vorangegangenes Kapitel) und palliative care auf der gleichen Ebene definiert (Radbruch et al., 2009) und dabei der kulturelle Hintergrund betont. Sorgen und versorgen stehen dort gleichberechtigt nebeneinander, nicht so bei der WHO-Definition.

Knipping und Heller (2006, 39) formulieren kurz und knapp: *„Was ist Palliative Care? Eine Haltung von Personen und eine Orientierung in und zwischen Organisationen."* Dabei betonen beide ausdrücklich, dass professionelles, fachliches Wissen und Kompetenzen zwingend notwendige Voraussetzung sein müssen, oberstes Prinzip allen Handelns, aber von einer *„menschlichen Haltung der Solidarität, einer Kultur mitleidenschaftlichen Helfens getragen werden"* (Knipping, Heller, 2006, 41) muss. Das In-Beziehung-Treten, das Mitleiden mit der fremden, der schwachen Person, der solidarische Einsatz für die Betroffenen stehen im Vordergrund.

Heller (2007) benennt in diesem Zusammenhang sechs Prinzipien, an welchen sich Palliative Careorientieren muss:

- Radikale Betroffenenorientierung; mit dem anderen in eine Beziehung eintreten, um die Bedürfnisse des Anderen zu erkennen, seine Individualität erkennen und entlang der Bedürfnisse die Sorge und Versorgung gestalten.
- Interdisziplinarität; verschiedene Disziplinen, die sich mit Sterben befassen, schauen aus unterschiedlichen Blickwinkeln gemeinsam auf das Zusammenspiel ihrer Disziplinen zugunsten des Betroffenen.

- Interprofessionalität; unterschiedliche Berufsgruppen und Ehrenamtliche begleiten den Betroffenen partnerschaftlich und kollegial.
- Interorganisationalität; für Menschen am Ende des Lebens sollte auch bei unterschiedlichen Versorgungskontexten Betreuungskontinuität möglich sein.
- Interreligiosität; die Religionen und weltanschaulichen Bindungen respektieren, aber auch für das Leiden eine Sprache finden.
- Interkompetenzen; Ziel der palliativen Sorge und Versorgung ist, den ganzen Menschen zu sehen. Damit dies möglich ist, müssen Wissen und Handeln, Erfahrung und Wissenschaft, Rationalität und Emotionalität, fachliche und bio-psycho-soziale und spirituelle Kompetenzen im Miteinander entstehen.

Hier wurde Care als Sorgen mit guter Versorgung verbunden. Hier wird von Menschen und nicht von Patient*innen gesprochen. So ergeben sich viele Räume, die hospizlich ehrenamtliches Engagement nicht nur möglich machen, sondern geradezu erfordern: Zeit haben, Da-Sein, In-Beziehung-Treten, absichtsloses Begleiten. Dadurch öffnen sich Räume, in denen Bedürfnisse erkannt und wo Würde im Sterben möglich werden können.

Palliative Care ist zwar nicht auf die pflegerisch-medizinische Komponente zu reduzieren, dennoch ist eine technokratischere Sicht auf den Menschen am Ende des Lebens zu erkennen, wobei Heller und Knipping dies für den deutschsprachigen Raum um die zwischenmenschliche Beziehung und das Mitleiden erweitern. Aus deutschösterreichischer Sicht ist der Begriff Palliative Care erst sehr spät zu dem Begriff Hospiz hinzugetreten, wurde doch in den Anfängen der Hospizbewegung die Auseinandersetzung mit den Themen Sterben, Tod und Trauer als ethische Herausforderung immer mit dem Begriff Hospiz verbunden. Mit ihrem Erfolg professionalisierte sich die Hospizbewegung. Medizinisch-pflegerische Professionen entstanden und waren von Beginn an, basierend auf Balfour Mount, international mit den Begriff Palliative Care verbunden. So wurde der Begriff auch im deutschsprachigen Raum bei medizinisch-pflegerischen Professionellen bald bekannt. 1995 etablierte die Medizin mit ihrer damals gegründeten Deutschen Gesellschaft für Palliativmedizin erstmals den Begriff palliativ im professionellen Bereich in Deutschland.

Der Begriff Palliative Care erfuhr in Deutschland keine von allen akzeptierten Übersetzung, da der Deutsche Hospiz- und PalliativVerband e. V. und die Deutsche Gesellschaft für Palliativmedizin sich auf keine gemeinsam akzeptierte Übersetzung einigen konnten. Sorge oder Versorgung haben eine unterschiedliche Konnotation, Care wurde von den verschiedenen Akteur*innen unterschiedlich gesehen. So riet die Dt. Gesellschaft für Palliativmedizin in ihren Definitionen zur Verwendung des Begriffs Palliativversorgung (DGP, 2016). Der Begriff der Versorgung stellt aber die medizinisch-pflegerischen Aufgaben (zu sehr) in den Vordergrund, wie dies in der Definition der WHO bereits deutlich wurde. Stünde die medizinisch-pflegerische Dienstleistung am Lebensende im Vordergrund, könnte dies aus hospizlicher Sicht zu einer Medikalisierung, Institutionalisierung und Ökonomisierung am Lebensende führen, und die Sorge wäre nicht mehr zwingend vorgesehen (Gronemeyer, Heller, 2007). Der Hospizgedanke wäre hier nicht mit abgedeckt.

Thöns, ein bekannter deutscher Palliativmediziner, prangert in seinem Buch die systematisch angewandte Übertherapie im Gesundheitswesen am Lebensende an. Nur ein Kapital widmet er explizit der Palliativversorgung, und in diesem Kapitel sieht er die Palliativmedizin als Lösung an. Das interdisziplinäre Team wird unter Palliativmedizin zusammengefasst, im Vordergrund steht die medikamentöse Behandlung. Bei ihm wird die Palliativmedizin und Palliative Care zum Dienstleister am Ende des Lebens. Medizintherapeutische und Medikamententherapie werden von ihm als Lösung und als (Für-)Sorge angesehen. Er erwähnt kein Ehrenamt und keinen hospizlichen Gedanken. Es besteht die Gefahr, dass hier eine neue Art der Übertherapie entsteht (Thöns, 2016).

Folgt man Thöns, dann benötigen 90 Prozent der Sterbenden diese palliativmedizinische Versorgung. Es stellt sich die Frage, ob der Mensch überhaupt noch ohne ärztliche Hilfe sterben darf. Und es könnte ein neuer medizinisch-pflegerischer Markt am Lebensende entstehen (Thöns, 2017). Die Abrechnungsziffern in diesem Bereich sind bereits gegenüber der hausärztlichen Versorgung deutlich erhöht worden, siehe das Hospiz- und Palliativgesetz (HPG) aus dem Jahr 2015 in Deutschland. Der Hospizgedanke findet hier keine Anwendung.

Die Bundesarbeitsgemeinschaft (BAG) Hospiz, die deutsche Dachorganisation der Hospize, die aus dem Ehrenamt entstanden war, benannte sich 2009 um und integrierte den Begriff „Palliative Care" in ihren Vereinsnamen. Sie hieß von diesem Zeitpunkt an Deutscher Hospiz- und PalliativVerband e. V. (DHPV), als Symbol für die inhaltliche Überschneidung beider Begriffe, denn Hospiz im Sinne des Verbandes beinhaltet neben der Sorge um Betroffene und Angehörige auch eine medizinisch-pflegerisch gute Versorgung der Betroffenen (Bolze, 2012).

In der Bevölkerung ist der Begriff palliativ wegen seines vorwiegenden Gebrauches im medizinisch-pflegerischen Kontextes bis heute kaum verankert. Laut einer Bevölkerungsumfrage des DHPV e. V. aus dem Jahr 2012 kannten 89 Prozent der Befragten den Begriff Hospiz, und 66 Prozent konnten diesen Begriff auch richtig zuordnen, während nur 49 Prozent den Begriff palliativ kannten und nur 32 Prozent diesen Begriff auch richtig zuordnen konnten (DHPV, 2012b).

Das hospizliche Ehrenamt ist grundlegender Bestandteil von Hospiz im Sinne von Sorgen und Versorgung. Beim Begriff Palliative Care könnte Ehrenamt entbehrlich werden, und es besteht die Gefahr der Verdrängung am Sterbebett.

2.3 Organisationsstrukturen der Hospiz- und Palliativversorgung

Die radikale Orientierung an den Bedürfnissen der Sterbenden und deren Zugehörigen erfordert eine Organisation der Hospiz- und Palliativversorgung, die als multiprofessionelles, interdisziplinäres Netzwerk gedacht werden muss oder zumindest sollte. Nicht jede*r Patient*in oder Angehörige benötigt alle Angebote, doch aufgrund der großen fachlichen Breite soll(t)en unterschiedliche Angebote für die verschiedenen Bedürfnisse zur Verfügung stehen. Verschiedene Einrichtungen organisieren diese Angebote. Ehrenamtliche hospizliche Begleitung sollte dabei immer Bestandteil dieses Netzwerkes sein.

Die EAPC hat in ihrem White Paper die Bausteine der abgestuften Hospiz- und Palliativversorgung zusammengefasst. Hierbei unterscheidet sie zwischen palliativem Versorgungsschutz, spezialisierter Unterstützung für allgemeine Palliativversorgung und spezialisierter Palliativversorgung, abhängig vom Betreuungsbedarf, in dem sich der unheilbar erkrankte Mensch befindet (Radbruch et al., 2011). Diese Einteilung geht zurück auf eine Darstellung des Österreichischen Bundesinstituts für Gesundheit (ÖBIG), das bereits 2004 sein Versorgungskonzept in nachfolgender Grafik dargestellt hatte. Im Gegensatz zur EAPC-Darstellung veröffentlichte die ÖBIG zusätzlich den wichtigen Hinweis, dass 80 bis 90 Prozent der Sterbefälle die Grundversorgung benötigen und lediglich zehn bis 20 Prozent der Sterbefälle der spezialisierten Hospiz- und Palliativversorgung zuzurechnen sind.

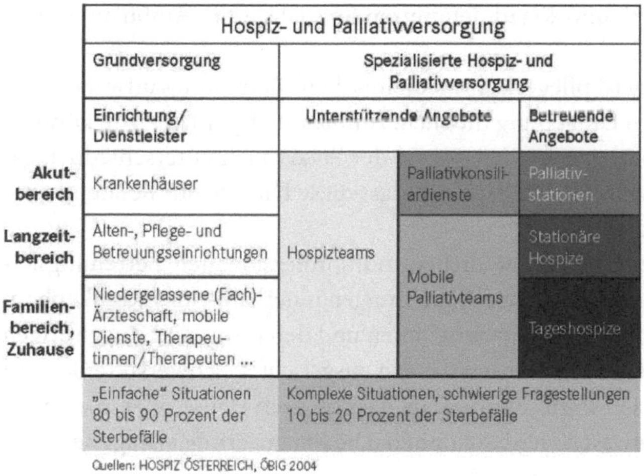

Hospiz- und Palliativversorgung			
	Grundversorgung	Spezialisierte Hospiz- und Palliativversorgung	
	Einrichtung/ Dienstleister	Unterstützende Angebote	Betreuende Angebote
Akut-bereich	Krankenhäuser		Palliativkonsiliardienste	Palliativstationen
Langzeit-bereich	Alten-, Pflege- und Betreuungseinrichtungen	Hospizteams		Stationäre Hospize
Familien-bereich, Zuhause	Niedergelassene (Fach)-Ärzteschaft, mobile Dienste, Therapeutinnen/Therapeuten ...		Mobile Palliativteams	Tageshospize
	„Einfache" Situationen 80 bis 90 Prozent der Sterbefälle	Komplexe Situationen, schwierige Fragestellungen 10 bis 20 Prozent der Sterbefälle	

Quellen: HOSPIZ ÖSTERREICH, ÖBIG 2004

Abbildung 1: Hospiz- und Palliativversorgung in Österreich

In den Anfängen der deutschen Hospizbewegung entstanden ambulante Hospize/Hospizgruppen. Ausschließlich auf ehrenamtlicher Basis begleiteten Ehrenamtliche Sterbende und ihre Angehörigen zuhause, leisteten selbst die Koordination der Einsätze und traten mit ihren Themen an die Öffentlichkeit, eine wie oben erwähnte Abstufung existierte nicht. Heute bestehen ambulante Hospizdienste aus ehrenamtlichen Begleiter*innen, unterstützt und organisatorisch geleitet von einer/einem hauptamtlichen Koordinator*in. Sie orientieren sich an den Bedürfnissen der Sterbenden und deren Zugehörigen und leisten psychosoziale und emotionale Unterstützung, um die Lebensqualität der Betroffenen zu unterstützen. Die Begleitung durch hospizliche Ehrenamtliche kann heute auch in Altenheimen, Palliativstationen oder als Teil der spezialisierten Hospizversorgung erfolgen. Die Begleitung und Unterstützung muss nicht mit dem Tod enden; An- und Zugehörige können auch in der Trauer auf verschiedenste Art begleitet werden. Aufgrund ihrer Verankerung in der Gesellschaft und ihrer Tätigkeit in der Öffentlichkeit tragen sie dazu bei, dass Sterben, Tod und Trauer in der Gesellschaft wieder wahrgenommen werden (DHPV, o.J.d, Radbruch et al., 2011a).

Finanziert werden die Sachkosten und die hauptamtlichen Koordinierungskräfte von den Gesetzlichen Krankenkassen gemäß § 39a Abs. 2 SGB V und dem Hospiz- und Palliativgesetz. Alle weiteren Kosten finanzieren die jeweiligen Hospizvereine durch Spenden.

Der Palliative Konsiliardienst berät und unterstützt andere (außer der Palliativstation) Klinikabteilungen, Patient*innen und deren An- und Zugehörige. Ob hier ehrenamtliche Hospizbegleiter*innen eingesetzt werden, ist allein von den einzelnen Diensten abhängig und kann nicht eingefordert werden. Das ambulante Palliativ(-pflege-)team versorgt Betroffene und deren An- und Zugehörige zuhause und bietet Beratung für andere Dienste und Patient*innen an. Dies entspricht der in Deutschland im SGB V § 37b und § 132d definierten Spezialisierten Ambulanten Palliativversorgung (SAPV).[2]

Sie macht trotz hohen (meist pflegerisch-medizinischen) Betreuungsaufwandes ein Verbleiben in der häuslichen Umgebung möglich. Ambulante Hospizdienste können, müssen aber nicht mit einbezogen werden, was in der Praxis auch unterschiedlich gehandhabt wird. Zudem besteht die Möglichkeit, dass diese Dienste nur beratend tätig werden (Radbruch et al., 2011a).

Palliativstationen, als Teil des ganzheitlichen multiprofessionellen Betreuungsansatzes, sind in Deutschland und Österreich Abteilungen innerhalb eines Krankenhauses, die auf die Betreuung von Palliativpatient*innen und deren An- und Zugehörigen spezialisiert sind. Palliativstationen werden danach ausgerichtet, schwerstkranke und sterbende Menschen in Krisen so zu stabilisieren, dass sie nach Hause oder in eine andere Versorgungseinheit entlassen werden können. Die Finanzierung erfolgt nach der

---

2 Die spezialisierte ambulante Palliativversorgung (SAPV) beinhaltet insbesondere spezialisierte palliativärztliche und -pflegerische Beratung und/oder (Teil-)Versorgung, einschließlich der Koordination von notwendigen Versorgungsleistungen bis hin zu einem umfassenden, individuellen Unterstützungsmanagement. Multiprofessionalität, 24-stündige Erreichbarkeit an sieben Tagen in der Woche und Spezialistenstatus (durch Weiterbildung und Erfahrung) der primär in der Palliativversorgung tätigen einzelnen Leistungserbringer sind unverzichtbar (Ausschnitt aus der Definition DGP und DHPV, 2009).

regulären Krankenhausfinanzierung nach dem DRG-System oder Pflegesätzen (Radbruch et al., 2011).

Auf der Palliativstation müssen Ehrenamtliche nicht unbedingt mit einbezogen werden. Falls Ehrenamtliche dort tätig werden, gibt es die unterschiedlichsten Ausformungen: Die Palliativstation gibt die Aufgabe an einen ambulanten Hospizdienst weiter, oder die Palliativstation bildet selbst Ehrenamtliche aus und betreut sie. Umfang und Aufgaben der Ehrenamtlichen werden von den Palliativstationen vorgegeben. Diese können stark variieren.

Stationäre Hospize sind Sterbeorte für Menschen, die einerseits nicht mehr zuhause oder in ihrer gewohnten Umgebung bis zuletzt leben können und andererseits keine Krankenhausbehandlung benötigen. Sterbende, die im Hospiz Gäste genannt werden, werden ganzheitlich und multiprofessionell begleitet, die Wünsche und Bedürfnisse des Sterbenden und deren An- und Zugehörige stehen im Vordergrund, palliativpflegerisch-medizinisch orientierte Organisationen sprechen hier meist von Gewährleistung und/oder Verbesserung der Lebensqualität. Stationäre Hospize binden Ehrenamtliche als festen Bestandteil des Teams mit in die Begleitung ein, die Arten des Einsatzes können von Hospiz zu Hospiz variieren. So kann es feste „Dienstzeiten" für Ehrenamtliche geben, oder ähnlich dem ambulanten Hospiz wird ein Sterbender von einer Ehrenamtlichen begleitet; Ehrenamtliche können auch nach Aufgaben unterschieden werden; Mischformen aller Art sind möglich. Die Entscheidung fällt die Leitung und/oder der Träger.

Seit 1997 sind stationäre Hospize Teil des staatlichen Gesundheitssystems; die Kosten werden zu 95 Prozent von den jeweiligen Kranken- und Pflegekassen der Patient*innen/Gäste getragen. Die verbleibenden 5 Prozent müssen die Hospize durch Spenden finanzieren (DPHV, o. J.). Die Unterfinanzierung der Hospize ist selbst gewählt, da Hospize so mit ihrem Anliegen an die Öffentlichkeit und in die Gesellschaft gehen müssen, um Spenden zu erhalten. Damit erfüllen sie die selbst auferlegte Aufgabe, Sterben und Tod in die Gesellschaft wieder zu integrieren.

In Österreich gibt es, seit 2004 im dortigen Gesundheitssystem verankert, als zusätzliches Angebot Tageshospize – ein Modell, das sich langsam in Deutschland zu etablieren scheint. Stand 2018 gab es in Österreich vier Tageshospize, in Deutschland nur drei, davon sind zwei Kindertageshospize. Tageshospize können in Krankenhäusern, in stationären Hospizen untergebracht, aber auch als eigenständige Einrichtung, auch von Kommunen, geführt werden. Ziel ist es, die Menschen nicht nur medizinisch-therapeutisch, sondern ganz besonders sozial zu betreuen, um Isolation zu verhindern und An- und Zugehörige und Betreuende zu entlasten. In Deutschland stellt die Finanzierung der Tageshospize ein großes Problem dar. Es gibt keine eigenständigen gesetzlichen Grundlagen für Tageshospize, die Ableitung aus den bestehenden Regelungen für stationäre Hospize ist unzureichend (Pleschberger, 2016, Rösch, 2016).

In Großbritannien, dem Mutterland der modernen Hospizbewegung, hat sich dieses Modell seit Jahrzehnten bewährt. Die Aufgaben der Ehrenamtlichen differieren jedoch stark. Während in Großbritannien Hilfsleistungen, wie Essen geben und Krankentransporte, häufig genannt werden (Burbeck et al., 2014a), werden in Deutschland und Österreich Ehrenamtliche mit den Aufgaben betreut, die sie auch im stationären Hospiz erfüllen.

2.4   Sterbeorte

Wo möchten Menschen sterben und wo sterben sie tatsächlich?

2004 veröffentlichte die WHO Europe dazu einige Daten. Demnach ergab sich aus verschiedenen Studien, dass 75 Prozent der befragten Menschen zuhause sterben möchten.[3] Dem gegenüber standen, gemäß der nachstehenden Abbildung, tatsächliche Sterbeorte.

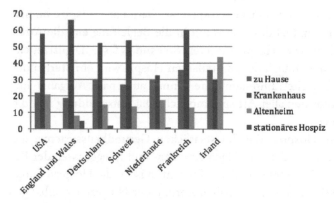

Abbildung 2: Sterbeorte in sieben ausgewählten Ländern[4]
Quelle: Davies, Higginson, 2004, 11

Aufgrund der mangelhaften Quellen- und Entstehungsdaten können diese Zahlen nur als vage Annahmen gewertet werden (Davies, Higginson, 2004). Dennoch ist klar zu erkennen, dass die überwiegende Bevölkerung in diesen Ländern zuhause sterben möchte, aber mit Ausnahme Irlands überwiegend im Krankenhaus stirbt.

---

3 Zu der hier angesprochenen Studie finden sich keine Angaben zum Verfasser, zur Erhebungsmethodik, zur Anzahl der Befragen.
4 Sources USA: Weizen SMS et al.; England and Wales: Office of National Statistics 2000; Switzerland: extrapolations from Federal Statistics 1985; France: INSERM 1999; Netherlands: Central Office of Statistics in the Netherlands, 2000, M. Ribbe, personal communication, Germany: Thomas Schindler, personal communication; Irland: Julie Ling, personal communication. Note: Data from different countries are collected in different ways and sometimes not at all. This has limited the comparison that can be drawn, but highlights the meed for health care systems across Europe to begin to collect this information routinely. Some 15 % of deaths in the Netherlands also occur in residential homes for the elderly, and these are not included in the praph above (Davies, Higginson, 2004, 11).

2012 wurden von Gomez et al. eine länderübergreifende Studie mit folgendem Titel veröffentlicht: *Preferences for place of death if faced with advanced cancer: a population survey in England, Flanders, Germany, Italy, the Netherlands, Portugal and Spain.* An der randomisierten Telefonumfrage, die 28 Fragen umfasste, nahmen 9 344 von ursprünglich 45 242 angefragten Personen teil. Gefragt wurde, welchen Sterbeort sie beispielsweise bei einer fortgeschrittenen Krebserkrankung bevorzugen würden, was ihnen helfen würde, persönliche Einstellungen und eigene Erfahrungen mit Krankheit, Sterben, Tod. Zudem wurden Angaben zu ihrem Gesundheitszustand und den soziodemografischen Daten gemacht. Im Durchschnitt dauerte ein Interview 15,4 Minuten.

Auf die Frage nach dem bevorzugten Sterbeort gaben 69,2 Prozent der Befragten an, entweder zuhause (68,2 Prozent) oder bei einem Freund/einer Freundin/Verwandten (0,9 Prozent) sterben zu wollen. Doch ergaben sich große Unterschiede zwischen den einzelnen Ländern. Während in den Niederlanden 83,1 Prozent zuhause oder Freund*innen sterben wollten, waren es in Portugal nur 50,3 Prozent. Im Länderdurchschnitt gaben 19,7 Prozent an, in einem Hospiz oder einer palliativen Einrichtung sterben zu wollen. Auch hier wurden große Unterschiede in den einzelnen Ländern sichtbar; in Flandern wollten 9,9 Prozent, in Portugal 35,7 Prozent in einem Hospiz sterben. In einem (Akut-) Krankenhaus wollten nur 6,6 Prozent, im Pflegeheim 2,3 Prozent und an einem anderen Ort 2,2 Prozent sterben. Es stellten sich mehr Frauen (66,1 Prozent) als Männer der Befragung. Auffällig an der Studie waren die Erfahrungswerte der Teilnehmer*innen; 70,3 Prozent der Teilnehmer*innen haben in den letzten fünf Jahren einen nahen Verwandten und/oder Freund*in durch Tod verloren, bei 64,8 Prozent erkrankte in den letzten fünf Jahren ein*e nahe*r Verwandte*r/Freund*in schwer, und 53,1 Prozent haben in den letzten Monaten eine*n nahe*n Verwandte*n/Freund*in ver-/gesorgt (Gomes et al., 2012). Das lässt die Schlussfolgerung zu, dass Menschen aufgrund ihrer momentanen Betroffenheit für dieses Thema sensibilisiert waren und sich deshalb zu diesen Themen Gedanken gemacht und an dieser Befragung teilgenommen hatten.

Die Studie zeigt, dass eine starke Mehrheit – in dieser Studie waren es über 2/3 der Befragten – zuhause oder in einem engen Freundschafts-/Familienort sterben möchten. Die Realität, wie bereits in der oben angeführten Studie von Davies und Higginson (2004), sah anders aus, die meisten Menschen in Europa versterben in einem Krankenhaus.

In jedem Land wurden ca. 1 300 Personen befragt, die Einwohner*innenzahlen der jeweiligen Länder differierten jedoch stark. Während Flandern als kleinstes teilnehmendes (Teil-)Land 6,44 Mio. Einwohner*innen umfasst, liegt die Einwohner*innenzahl beim größten teilnehmenden Land, Deutschland, bei 82,67 Mio. Einwohner*innen. Das bedeutet, dass in Flandern ca. 0,2 Prozent der Bevölkerung befragt wurden, in Deutschland hingegen nur 0,016 Prozent der Bevölkerung. Die Größen der Stichproben sind sehr unterschiedlich, dadurch war z. B. die Aussagekraft für Flandern höher als für z. B. Deutschland.

Bei der Frage nach den Erfahrungen mit Krankheit und Sterben gab es zudem keine Angaben zum Alter der Teilnehmer*innen der Befragung. Dieses wäre aber sinnvoll gewesen, um die Ergebnisse besser interpretieren zu können. Auch wurde nicht untersucht, inwieweit den Befragten palliative Angebote bekannt waren.

Seit einiger Zeit gibt es auch Untersuchungen darüber, wo Menschen in Deutschland sterben möchten. 2012 gab der Deutsche Hospiz- und PalliativVerband e. V. anlässlich seines 20-jährigen Jubiläums bei der Forschungsgruppe Wahlen eine repräsentative Telefon-Bevölkerungsbefragung zum Thema *„Sterben in Deutschland – Wissen und Einstellungen zum Sterben"* in Auftrag. Befragt wurden 1 044 Deutsche ab 18 Jahren.

Der Frage zum gewünschten Sterbeort ging die Frage voraus, ob sich die Befragten bereits mit ihrem eigenen Sterben auseinandergesetzt haben. Wurde diese Frage bejaht, mussten die Befragten im Anschluss sich bezüglich ihres möglichen gewünschten Sterbeortes entscheiden: *„Wenn ich bald sterben müsste, möchte ich entweder zuhause, in einer Einrichtung der Sterbebetreuung, im Krankenhaus, im Alten-/Pflegeheim sterben oder keine Angaben dazu machen."* 66 Prozent der Befragte wollten zuhause, 18 Prozent in einer Einrichtung der Sterbebetreuung, drei Prozent im Krankenhaus und ein Prozent im Alten-/Pflegeheim sterben. 12 Prozent machten keine Angaben (Bolze, 2017). Der Verband wiederholte diese Umfrage mit gleicher Fragestellung und gleichen Bedingungen wie 2012 im Jahr 2017 und stellte die Auswertungen gegenüber.

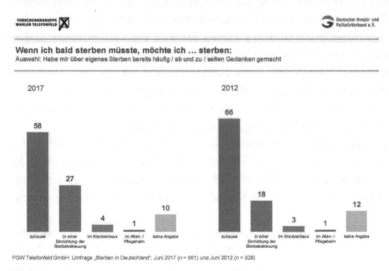

Abbildung 3: Umfrage des DHPV e. V. zum gewünschten Sterbeort
Quelle: DHPV, o. J.a

Wie aus der Abbildung ersichtlich, haben sich die Antworten verschoben. Während die Zahl der Menschen, die zuhause sterben möchten, um acht Prozent zurückging, stieg die Zahl derer, die nun in einer Einrichtung der Sterbebetreuung sterben möchten, um neun Prozent an. Der Sterbeort Krankenhaus blieb unverändert bei einem Prozent, nur noch zehn Prozent machten keine Angaben. Die Verschiebung zugunsten der Einrichtungen der Sterbebetreuung sieht der *Verband „als Folge der besseren Bekanntheit stationärer Hospiz- und Palliativangebote (…) und allgemein als Anerkennung der Hospizarbeit…"* (Bolze, 2017).

Bereits 2016 griff die DAK-Pflegereportumfrage auf eine nicht öffentlich zugängige Allensbach-Umfrage aus dem Juli 2015 zurück. Hier äußerten 60 Prozent der Befragten, dass sie zuhause versterben möchten, 16 Prozent nannten ein Hospiz, vier Prozent das Krankenhaus und zwei Prozent das Pflegeheim. Bemerkenswert an dieser Studie war, dass zwischen der allgemeinen Bevölkerung und Menschen, die bereits einen Sterbenden begleitet haben, unterschieden wurde. Letztere Gruppe möchte sogar zu 76 Prozent selbst oder für nahe Angehörige, dass sie zuhause sterben können, nur acht Prozent im Hospiz und jeweils zu zwei Prozent im Krankenhaus oder im Alten-/ Pflegeheim. Dies deutet darauf hin, dass die Menschen, die bereits einen Angehörigen zuhause bis zum Tod begleitet haben, diese Begleitung auch als positiv empfunden haben (Allensbach in Klie, 2016a).

Betrachtet man die hier aufgeführten Ergebnisse zusammen, so kann daraus der Rückschluss gezogen werden, dass ein Großteil der Deutschen (und der Befragten in anderen Ländern, aber mit unterschiedlicher Gewichtung) in einer häuslichen Umgebung sterben möchten.

Doch diese Aussage muss relativiert werden. Befragt wurden Menschen von der Straße, gemeint ist damit, sie haben ein durchschnittliches Alter, sind mit hoher Wahrscheinlichkeit weder gebrechlich, schwerstkrank noch sterbend, und der Tod ist für sie emotional noch in weiter Ferne. Diese Menschen können ihre eigene Sterbesituation in einer Umfrage nicht antizipieren.

Zudem stellt sich die Frage, was noch als ein Sterben zuhause zu betrachten ist. Hier herrscht die Vorstellung vor, dass die Betroffenen in ihrem eigenen Bett, in ihrem eigenen Schlafzimmer nach wenigen Tagen versterben. Doch die Realität kann sich vollkommen anders gestalten: Das Pflegebett steht im Wohnzimmer, der Sterbende ist an Schläuche und Diagnostikgeräte angeschlossen, eine 24-Stunden-Betreuung durch Pflegekräfte wird gewährleistet. Ob diese Sterbesituation noch als Zuhause empfunden werden kann, muss dem Einzelnen überlassen werden. Zweifel sind aber angebracht (Gronemeyer, Heller, 2014).

Dem gegenüber stehen die tatsächlichen Sterbeorte. In Deutschland werden die Sterbeorte nicht statistisch erfasst, weshalb die Erhebung dieser Zahlen Schwierigkeiten aufwarf.

2015 veröffentlichten Dasch et al. eine Studie zu Sterbeorten in Deutschland und deren Veränderungen zwischen den Jahren 2001 und 2011. Es wurden in ausgewählten Regionen in Deutschland in den Gesundheitsämtern die Todesbescheinigungen ausgewertet. Insgesamt wurden 24 009 Totenscheine ausgewertet, 11 585 aus dem Jahr 2001 und 12 424 aus dem Jahr 2011. Danach starben 2001 mehr als die Hälfte der Personen im Krankenhaus (57,6 Prozent), 2011 waren es nur 51,2 Prozent. Auch die Rate der Todesfälle im häuslichen Umfeld sank von 27,5 Prozent in 2001 auf 23,0 Prozent im Jahr 2011.

Die Sterbefälle auf Palliativstationen hingegen stiegen von null auf ein Prozent. Stationäre Hospize verzeichneten im angegebenen Zeitraum auch einen Zuwachs. 2001 verstarben dort zwei Prozent der Menschen, zehn Jahre später waren es 4,6 Prozent. Den größten Zuwachs an Sterbefällen in diesem Zeitraum verzeichneten die Alten- und Pflegeheime, hier wuchs die Zahl der Sterbefälle von 12,2 auf 19,0 Prozent an, eine Zuwachsrate von 6,8 Prozent in zehn Jahren (Dasch et al., 2015).

Addiert man nun die Zahlen für Sterbeorte, die eine stationäre Einrichtung darstellen, also Krankenhaus, Pflegeheim, Palliativstation und stationäres Hospiz, so verstarben in diesen Einrichtungen im Ersterhebungsjahr 71,8 Prozent der Menschen in dieser Studie. Zehn Jahre später war diese Zahl auf 75,8 Prozent angestiegen. Die Wahrscheinlichkeit, in einer stationären Einrichtung zu versterben, ist im Untersuchungszeitraum gestiegen. Zuhause sterben zu können, wurde hingegen unwahrscheinlicher. Die Anzahl der Menschen, die im angegebenen Zeitraum zuhause gestorben sind, war rückläufig, von 27,5 Prozent sank die Zahl auf 23,0 Prozent.

Doch die hier genannten Zahlen müssten genauer hinterfragt werden. Der Buchtitel von Klaus Dörner *Leben und Sterben, wo ich hingehöre* (2007) weist darauf hin, denn auch der Begriff Zuhause ist in diesem Fall nicht eindeutig. Menschen, die in einer stationären Altenpflegeeinrichtung, die im Betreuten Wohnen, in Alters-WGs und ähnlichen Wohnformen leben – wo sind sie zuhause? Hier müsste genauer nachgefragt werden. Fest steht, dass Menschen, die über einen längeren Zeitraum in einer stationären Pflegeeinrichtung gelebt haben, diese auch als ihr Zuhause wahrnehmen können.

Tabelle 3: Sterbeorte in Deutschland nach der Untersuchung von Dasch et al., 2015

	2001 (in %)	2011 (in %)	Veränderung
Häusliches Umfeld	27,5 %	23,0 %	–4,5 %
Krankenhaus	57,6 %	51,2 %	–6,4 %
Palliativstation	0,0 %	1,0 %	1,0 %
Alten- und Pflegeheim	12,2 %	19,0 %	6,8 %
Hospiz	2,0 %	4,6 %	2,6 %
sonstiger Ort	0,6 %	0,6 %	0,0 %
keine Angabe	0,1 %	0,6 %	0,5 %
Quelle: Dasch et al., 2015, 498			

Eine Studie der Bertelsmann-Stiftung zum Thema Palliativversorgung weist eine Abbildung auf, in der der *„Anteil der Im Krankenhaus Verstorbenen an allen Verstorbenen im Alter von 65 und mehr Jahren"* nach Bundesland abgebildet wurde (Grote-Westrick,

Volbracht, 2015, 4). Laut dieser Untersuchung versterben zwischen 41 Prozent in Baden-Württemberg und 49 Prozent in Nordrhein-Westfalen der Betroffenen im Krankenhaus. Andere Sterbeorte wurden nicht betrachtet. Die Untersuchungsgrundlagen und die Methodik der Untersuchung wurden nicht veröffentlicht und können somit nicht nachvollzogen werden. Grund dafür kann die Einbeziehung eines kommerziellen Marktforschungsinstituts sein. Die dort angegebenen Zahlen können deshalb nur als grobe Orientierung gelten.

Stellt man nun den tatsächlichen Sterbeorten die gewünschten gegenüber, so ergeben sich Divergenzen. Da die jeweiligen Erhebungen nicht im gleichen Jahr stattfanden und die Verfasserin keinen Einblick in die Erhebungen kommerzieller Marktforschungsunternehmungen besitzt, können nur Tendenzen aufgezeigt werden.

Der Sterbeort Krankenhaus wurde 2011 bei Dasch et al. mit 51,2 Prozent angegeben, die Erhebung der Bertelsmann-Stiftung, deren Datenerhebung laut dem Autor*innenteam zwischen 2011 bis 2013 erfolgte, mit 41 bis 49 Prozent. Zum (fast) gleichen Zeitpunkt, 2012, erhob der DHPV Zahlen zum gewünschten Sterbeort. Nur drei Prozent der Befragten wollten dort im Krankenhaus sterben (DHPV,2012a).

Für die weiteren Sterbeorte können wir nur auf die Studie von Dasch et al. zurückgreifen. 2011 starben 19 Prozent der Menschen im Alten- und Pflegeheim, laut DHPV wollte zu dieser Zeit, 2012, aber nur ein Prozent dort sterben. Zuhause sterben zu können, wünschten sich 2012 in der DHPV-Umfrage 66 Prozent, tatsächlich starben aber nur 23 Prozent dort. Wunsch und Realität sind also weit voneinander entfernt.

Das bedeutet, Menschen sterben in Institutionen. Was bedeutet das für die Sterbenden und deren An- und Zugehörigen? Institutionen benötigen geregelte Abläufe und Standards für Arbeitsteilung und ökonomisches Handeln. Entsteht so ein neues, standardisierte Sterben? Kein abwegiger Gedanke; hier trifft ein standardisierter Ablauf in einer Institution auf individuelle Bedürfnisse von Sterbenden und deren Zugehörigen. Die Bedürfnisse Sterbender sind nicht standardisierbar. Es stellt sich demnach die Frage, ob es den Institutionen möglich ist, dennoch auf die individuellen Bedürfnisse einzugehen.

Ein weiterer Grund für das De-facto-Sterben im Krankenhaus ist, dass Sterbende oftmals nicht selbst darüber bestimmen können/dürfen, wo sie sterben. Altenpflegeheime oder Menschen, die zuhause gepflegt werden, werden oftmals in ihren letzten Tagen in ein Krankenhaus eingewiesen. Grund dafür ist, dass An- und Zugehörige und/oder das Pflegepersonal in Alten-/Pflegeheimen sich die Pflege und die Begleitung bis zuletzt nicht (mehr) zutrauen und dann den*die Haus- oder Notarzt*ärztin rufen, der eine Krankenhauseinweisung vornimmt (Klie, 2016a).

Diese Einlieferungen ins Krankenhaus können mit hospizlicher, insbesondere ehrenamtlicher, ambulanter Hospiztätigkeit reduziert werden. Ehrenamtliche können Sterbenden und deren Nahestehenden in der Begleitung die notwendigen Informationen geben, um deren Verunsicherung, die zu Krankenhauseinweisungen führt, zu lindern. Zudem können sie Ruhe in die Situation bringen, oftmals auch die Betroffenen und deren Nahestehende entlasten, stärken und auch damit helfen, Krankenhauseinweisungen am Ende des Lebens zu vermeiden.

Die Inanspruchnahme hospizlicher Angebote ist in den letzten Jahren kontinuierlich angestiegen, wobei es keine Erhebungen über ambulante Hospizarbeit gibt. Eine genaue Anzahl der ambulanten Hospize ist nicht bekannt. Laut einem Bericht im Bundes-Hospiz-Anzeiger (2017) von Bolze kann angenommen werden, dass dort, wo Hospizarbeit wahrgenommen wird, sie auch anerkannt wird.

Für das hospizliche Ehrenamt, das größtenteils im ambulanten Bereich tätig ist, kann dies bedeuten, dass die Nachfrage nach hospizlicher Begleitung deutlich ansteigen könnte. Sollte die Schlussfolgerung von Bolze stimmen, würde hier auch eine verstärkte Nachfrage entstehen. Es stellt sich dann die Frage, ob es möglich sein wird, so viele Ehrenamtliche gewinnen zu können – ein Gedanke, der in den Expert*inneninterviews aufgegriffen wurde.

2.5   Versorgungsstrukturen in der Hospiz- und Palliativversorgung

In den Anfängen der modernen Hospizbewegung trafen sich mitfühlende Menschen, Pionier*innen, die die Hospizidee umsetzen wollten. Sie trafen sich im Freundes- oder Betroffenenkreis, fanden sich durch persönliche Kontakte und fingen an, etwas zu tun. Sie handelten ohne Organisation, ohne finanzielle Ressourcen, ohne feste Inhalte, Strukturen oder Aufgaben. Dies waren die Keimzellen der Bewegung. Ihre Ausformungen und Weiterentwicklungen hingen von den vorhandenen Personen ab, sie handelten selbstverantwortlich, nur den Betroffenen und sich selbst verpflichtet. So entstand eine Vielzahl unterschiedlicher hospizlicher Gruppierungen mit unterschiedlichen Vorstellungen und Zielen, in denen eigenständig entschieden wurde, ob beispielsweise ein stationäres Hospiz und/oder der Ausbau der ambulanten Strukturen forciert werden sollte und sie konnten selbst bestimmen, wie diese Einrichtungen aussehen sollten. Mit Einzug in das gesetzlich verankerte Gesundheitssystem in Deutschland im Jahr 1997 (§ 39a SGB V trat zum 1. Januar 1997 in Kraft) veränderte sich das Bild (DHPV, 2016). Nun wurde Hospizarbeit in Teilen vom Gesundheitswesen finanziert. Als Teil des gesetzlich reglementierten Gesundheitssystems akzeptierten die Hospize damit aber auch, dass zumindest zum Teil nun andere die Regeln aufstellen durften. Zukünftig wurde den Gruppierungen/Vereinen die Entscheidung, wie die Gesundheitsleistungen erbracht werden, Entscheidungen, die ehemals der Hospizverein selbst treffen durfte, aus der Hand genommen. Die anderen sind im deutschen Gesundheitssystem Gemeinden, der Bundesgesundheitsminister, der Gesetzgeber, kassenärztliche Vereinigungen, die Ärztekammer und die großen Krankenkassen, die nun mitbestimmen durften. Damit sind sie in der Lage, Akzente in der Versorgung am Lebensende zu setzen (Grote-Westrick, Volbracht, 2015). Aber es gibt auch hospizliche, insbesondere ambulante Einrichtungen, die sich ganz bewusst entschieden haben, nicht Teil dieses Systems zu werden. Sie erhalten keine Leistungen aus dem Gesundheitssystem und müssen sich deshalb auch nicht deren Regelungen anpassen. Ehrenamtliche Hospizarbeit ist somit trägerabhängig geworden.

Verschiedene Versorgungsstrukturen haben sich, teilweise neu, entwickelt, in diesen unterschiedlichen Versorgungstrukturen wird unterschiedlich gestorben. So hängt z. B. die Sterbehäufigkeit im Krankenhaus (auch) von den im regionalen Umfeld vorhandenen palliativen und hospizlichen Strukturen ab. Nachfolgend sollen die vorhandenen Strukturen unter dem Blickwinkel des Einsatzes von hospizlichen Ehrenamtlichen aufgezeigt werden.

Doch welche Strukturen, welche Einrichtungen werden benötigt, um den Bedürfnissen der Sterbenden gerecht zu werden? Dazu erarbeitete die European Association of Palliative Care (EAPC) mithilfe einer Delphi-Studie ein Zahlenwerk:

- 80–100 Palliativ- und Hospizbetten pro eine Mio. Einwohner*innen.
- Ein palliativer Konsildienst je 250 Betten
- Ein ambulantes Palliativteam[5] pro 100 000 Einwohner*innen
- Ein ambulanter Hospizdienst pro 40 000 Einwohner*innen

Die Expert*innen merken jedoch an, dass aufgrund der unterschiedlichen Gegebenheiten in den beteiligten Ländern und auf lokaler Ebene, andere Konstellationen auch sinnvoll sein können. Deshalb gingen die Meinungen und Zahlen der einzelnen Expert*innen teilweise auseinander, hier wurden mit der Delphi-Methode grobe Richtwerte aufgebaut, die länderspezifisch angepasst werden sollten (Radbruch, 2011a).

Einiges ist hier anzumerken. Die Expert*innen sprechen von einer bestimmten Anzahl von Palliativ- und Hospizbetten. Hier keine Unterscheidung und keine Gewichtung zwischen stationärem Hospiz und Palliativstation vorzunehmen, wurde mit den unterschiedlichen länderspezifischen Gegebenheiten begründet und ist sinnvoll. In Deutschland beispielsweise unterscheidet sich die Zielsetzung der beiden Einrichtungen, die diese Betten bereitstellen, wobei den Palliativstationen die Palliativbetten und den stationären Hospizen die Hospizbetten zugeordnet werden. Auf der Homepage des DHPV e. V. werden die Ziele einer Palliativstation wie folgt definiert: *„Ziele der Behandlung sind eine Verbesserung oder Stabilisierung der jeweiligen Krankheitssituation sowie die anschließende Entlassung – soweit möglich – nach Hause"* (DHPV, o.J.c). Nach eigenen Aussagen der Gesellschaft für Palliativmedizin ist die weitestgehende Linderung der Symptome und Verbesserung der Lebensqualität Zielsetzung einer Palliativstation (DGP, o.J.). Palliativstationen sollen keine Sterbeorte sein. Für stationäre Hospize gilt nach Aussage des DHPV eine andere Zielsetzung: *„Ziel der Hospizarbeit ist es, ein Sterben zuhause, in der gewohnten Umgebung zu ermöglichen. Sofern dies nicht*

---

5 Spezialisierten Ambulanten Palliativ-Versorgungs-Teams (SAPV) in Deutschland entsprechen nicht den hier genannten ambulanten Palliativteams, da die allgemeine ambulante Palliativversorgung dort nicht erfasst wird.

möglich ist und eine Krankenhausbehandlung nicht notwendig oder gewünscht ist, kann die Aufnahme in einem stationären Hospiz erfolgen" (DHPV, o. J.b). Werden Betroffene in ein stationäres Hospiz aufgenommen, wird davon ausgegangen, dass diese Menschen auch dort versterben werden, aber in ihrer letzten Lebensphase nach ihren Bedürfnissen bis zum Tod begleitet werden.

Auch bezüglich des Einsatzes von Ehrenamtlichen gibt es Unterschiede. Während im stationären Hospiz der Einsatz von Ehrenamtlichen verpflichtend ist, hängt deren Einsatz auf Palliativstationen von der jeweiligen Einrichtung ab. So kann eine Palliativstation keine oder sehr viele Ehrenamtliche in die Begleitung mit einbeziehen; die einzelnen Einrichtungen, nicht die Ehrenamtlichen selbst, können zudem Rolle und Aufgaben der Ehrenamtlichen definieren.

Mobile Palliativteams werden so in Deutschland nicht erfasst. In Deutschland wird zwischen der allgemeinen (AAPV) und der spezialisierten ambulanten Palliativversorgung (SAPV) unterschieden, Zahlen zur allgemeinen ambulanten Palliativversorgung werden nicht erfasst, die Zahlen der SAPV-Teams sind nur unzureichend erfasst. Grund dafür: *„Eine valide Aussage zum tatsächlichen Leistungsgeschehen wird erst dann möglich sein, wenn die meisten SAPV-Leistungserbringer ihre zusätzlichen Angaben zur Struktur und zum Versorgungsumgang (…) in den Wegweiser eingetragen haben …"* (Melching, 2015, 23–24).

Konsildienste werden ebenso nicht erfasst. Der Einsatz von hospizlichen Ehrenamtlichen ist damit in diesen Bereichen nicht bekannt.

Bei der Erhebung von ambulanten Hospizdiensten ergeben sich ähnliche Lücken. Es gibt keine genauen Zahlen, weder bezüglich Anzahl der ambulanten Hospizdienste noch bezüglich der Anzahl an Ehrenamtlichen. Die Anzahl an Ehrenamtlichen je Hospiz differiert jedoch erheblich; die Bandbreite liegt zwischen Kleinstvereinen bis hin zur Größenordnung kleiner Betriebe.

Trotz dieser ungesicherten Datenlage versuchte Melching im Faktencheck Gesundheit der Bertelsmann-Stiftung im Jahr 2015 die in Deutschland vorhandene Versorgungsstruktur darzustellen. Als Datengrundlage verwendete er den Wegweiser Hospiz und Palliativversorgung*, der von der Deutschen Gesellschaft für Palliativmedizin (DGP) erfasst wird (www.wegweiser-hospiz-palliativmedizin.de). Wie Melching 2015 im Faktencheck Gesundheit festhält, kann kein Anspruch auf Vollständigkeit erhoben werden, da die dort aufgeführten Einrichtungen sich selbst eintragen. Zugleich geht Melching davon aus, dass mehr als 90 Prozent aller Dienste im Wegweiser eingetragen sind. Bei Palliativstationen und stationären Hospizen mag das stimmen, bei ambulanten, im Besonderen bei sehr kleinen Hospizvereinen, die nicht gefördert werden, ist die Zahl anzuzweifeln.

Ambulante Hospizdienste werden nur gefördert, wenn sie die Anforderungen der Rahmenvereinbarung, vorgegeben von den Krankenkassen, Wohlfahrtsverbänden und dem DHPV, erfüllen. Dazu gehört die Mindestzahl von Ehrenamtlichen und bestimmte Qualitätsmerkmale, die in der Rahmenvereinbarung nach § 39a Abs. 2 Satz 7

SGB V zu den Voraussetzungen der Förderung sowie zu Inhalt, Qualität und Umfang der ambulanten Hospizarbeit vom 03.09.2002, i. d. F. vom 14.03.2016 festgehalten sind. Ambulante Hospizdienste, die diese Anforderungen nicht erfüllen können oder nicht erfüllen möchten, sind nicht Teil des Netzwerkes Hospiz, das die Verbände aufgebaut haben. Deshalb ist die Vermutung, dass diese Hospize im Wegweiser bei einem Verband, dem sie nicht angehören, registriert sind, nicht nachvollziehbar.

Laut einer Auswertung des Wegweisers Hospiz- und Palliativversorgung gab es 2016 in Deutschland 230 stationäre Hospize und 324 Palliativstationen mit durchschnittlich neun Betten in beiden Einrichtungsarten. Die Anzahl der Betten pro Einwohner*in differiert in den einzelnen Bundesländern stark (DGP, 2017a).

Gut erfasst sind die Betten in Palliativstationen und stationären Hospizen. Werden die Betten aus beiden Einrichtungen addiert, so ergibt sich die Anzahl der Palliativbetten. Werden nun die hier genannten Werte mit den von der EAPC angesetzten als notwendig erachteten Zahlen verglichen, erfüllt in Deutschland nur in Mecklenburg-Vorpommern diesen Richtwert.

Tabelle 4: Anzahl an Hospizbetten, Betten auf Palliativstationen, Palliativbetten und ambulanten Hospizdiensten pro eine Mio. Einwohner*innen nach Bundesland in Deutschland

Bundesland	Hospizbetten			Betten auf Palliativstationen		
	2015	2016	Zuwachs	2015	2016	Zuwachs
Baden-Württemberg	17,31	17,74	0,43	29,72	31,16	1,44
Bayern	11,58	13,94	2,36	33,56	37,68	4,12
Berlin	56,40	57,95	1,55	18,70	24,43	5,73
Brandenburg	35,11	35,82	0,71	22,46	2696	4,50
Bremen	24,34	23,83	−0,51	33,47	32,76	−0,71
Hamburg	40,66	47,55	6,89	26,91	26,30	−0,61
Hessen	26,63	27,69	1,06	24,65	21,21	−3,44
Mecklenburg-Vorpommern	40,09	49,62	9,53	43,22	47,76	4,54
Niedersachsen	24,65	31,29	6,64	30,68	33,68	3,00
Nordrhein-Westfalen	31,07	35,66	4,59	24,47	28,15	3,68
Rheinland-Pfalz	14,77	22,45	7,68	37,05	35,78	−1,27
Saarland	26,24	26,11	−0,13	46,43	51,23	4,80
Sachsen	19,28	22,77	3,49	32,62	35,74	3,12
Sachsen-Anhalt	15,15	21,38	6,23	20,94	27,17	6,23
Schleswig-Holstein	26,99	26,59	−0,40	26,99	30,78	3,79
Thüringen	26,84	32,25	5,41	36,01	35,93	−0,08
Deutschland (Mittelwert)	27,32	30,8		30,50	33,00	

Bundesland	Palliativbetten insgesamt			ambulante Dienste		
	2015	2016	Zuwachs	2015	2016	Zuwachs
Baden-Württemberg	47,03	48,50	1,47	28,22	28,49	0,27
Bayern	45,14	51,62	6,48	12,30	12,54	0,24
Berlin	75,10	82,39	7,29	9,35	9,66	0,31
Brandenburg	57,57	62,78	5,21	8,57	9,26	0,69
Bremen	57,80	56,59	−1,21	18,25	19,36	1,11
Hamburg	74,44	73,85	−0,59	11,45	11,19	−0,26
Hessen	53,26	48,90	−4,36	17,04	16,84	−0,20
Mecklenburg-Vorpommern	83,31	97,37	14,06	10,02	9,30	−0,72
Niedersachsen	58,79	64,97	6,18	18,87	19,55	0,68
Nordrhein-Westfalen	59,07	63,81	4,74	17,93	18,08	0,15
Rheinland-Pfalz	54,33	58,23	3,90	14,02	13,82	−0,20
Saarland	72,67	77,34	4,67	23,22	27,12	3,90
Sachsen	53,38	58,51	5,13	14,58	15,18	0,60
Sachsen-Anhalt	36,09	48,54	12,45	10,25	12,47	2,22
Schleswig-Holstein	53,98	57,37	3,39	19,53	20,64	1,11
Thüringen	68,49	68,18	−0,31	15,27	14,74	−0,53
Deutschland (Mittelwert)	59,4	63,7		15,6	16,1	

Quellen: Berechnungen DGP 2016, Berechnung DGP 2015 in: Melching 2015, Datengrundlage: Auswertung Wegweiser Hospiz- und Palliativversorgung Deutschland

Die EAPC hat, wie bereits oben erwähnt, ausdrücklich darauf hingewiesen, dass die Verteilung auf Hospiz- und Palliativstationsbetten an die Ländereigenheiten angepasst werden muss. Melching (2015) geht nun davon aus, dass diese Anzahl der Betten zu annähernd gleichen Teilen vorgehalten werden müssen. Er sieht zudem *„diese Annahme … im Krankenhausplan Nordrhein-Westfalen bestätigt"* (Melching, 2015, 10). Diese Annahme ist anzuzweifeln. Um die Zahl an Betten festzulegen, müssen alle, ambulant wie stationär, in der jeweiligen Region vorhandenen Versorgungsstrukturen gemeinsam betrachtet werden, um dann erst die jeweilige Bettenzahlen für die einzelnen Bereiche festlegen zu können. Bedenkt man zudem, dass die Mehrheit der Menschen zuhause sterben möchte, wäre es sinnvoll, im Besonderen die ambulanten Strukturen zu stärken, um die Nutzung der Palliativbetten so weit wie möglich zu reduzieren und sich nicht an einer von einer Gesundheitseinrichtung vorgegebenen Zahl zu orientieren.

Betrachtet man nun die Zahlen, die Melching für die Bettenzahl in stationären Hospizen erhoben hat, so liegt Berlin mit 56,40 Betten pro eine Mio. Einwohner*innen mit großem Abstand an erster Stelle, während das Saarland nur 19,28 und als Schlusslicht Bayern mit 11,58 Betten pro eine Mio. Einwohner angegeben wird. Melching interpretiert diese Zahlen so: „… *während bei den Palliativstationen ein deutlicher Mangel fest-stellbar ist: … Berlin bildet das Schlusslicht"* (Melching, 2015, 14). Ein *„deutlicher Mangel … in … Berlin"* (Melching, 2015, 14), diese Aussage ist aufgrund der Zahlen nicht nachvollziehbar. Das White Paper der EAPC sprach ausdrücklich von Hospiz- und Palliativbetten. Berlin hat mit 56,40 Hospiz- und 18,70 Palliativstationsbetten insgesamt 75,1 Betten nach EAPC-Definition und ist damit kein Schlusslicht. Das ist zwar noch unter der geforderten EAPC-Bettenanzahl, es ist aber die zweitgrößte Bettendichte im gesamten Bundesgebiet.

Legt man bei der Bedarfsplanung bezüglich ambulanter Hospizdienste die Richtzahlen der EAPC zugrunde, dann sollte es in Deutschland (flächendeckend) bei ca. 81 Mio. Einwohner*innen ca. 2 000 ambulante Hospize geben, abhängig von Größe und Einzugsgebiet könnte sich die Zahl stark verändern. Im Jahr 2015 waren in Wegweiser Hospiz- und Palliativversorgung 1 370 ambulante Dienste (inklusiv 117 Kinder- und Jugendhospizdienste) enthalten, wobei auch hier kein Anspruch auf Vollständigkeit besteht, eine Unterversorgung aber nicht ersichtlich ist. Doch wie bereits bei anderen Versorgungsformen kann auch ein ambulantes Hospiz erst nach näherer Betrachtung eingeordnet werden (Anzahl der Ehrenamtlichen, Stadt/Land, Einzugsgebiet, Aufgaben, finanzielle Ausstattung etc.).

Wie andere Versorgungsformen ist auch die Verteilung der ambulanten Hospize je nach Bundesland unterschiedlich. Während Baden-Württemberg die Bedarfszahl erfüllt, sind ambulante Hospizdienste in Brandenburg wesentlich seltener zu finden.

Auch die Anzahl der Ehrenamtlichen im Hospiz und in der palliativen Versorgung wurde und ist nicht erfasst. Die Schätzungen bewegen sich zwischen rund 34 000 und 100 000 Ehrenamtlichen (Melching, 2015a). Nach Aussage Melchings waren am 29.9.2015 im Wegweiser 1 274 ambulante Hospizdienste registriert (2015). Doch es ist davon auszugehen, dass weitere Dienste, insbesondere kleine ambulante Hospizvereine, existieren. Somit können keine Aussagen bezüglich der Anzahl an hospizlichen Ehrenamtlichen und damit einhergehend keine verlässlichen Zahlen bezüglich einer ausreichenden Versorgung mit hospizlichen Ehrenamtlichen getroffen werden. Bei der Festlegung der EAPC-Richtlinie für ambulante Hospizdienste gab es bei den Expert*innen sehr große Unterschiede in der Einschätzung, wie viele ehrenamtliche Hospizteams für die Begleitung von Sterbenden und deren Nahestehenden notwendig seien. Die Zahl variierte zwischen einem ambulanten Hospizteam pro 40 000 Einwohner bis zu einem Team pro 80 000 Einwohner*innen (Radbruch, Payne, 2009). Wird diese Zahl auf Deutschland angewendet, dann würden dort (81,4 Mio. Einwohner*innen) ungefähr zwischen 1 000 und 2 000 solcher Dienste notwendig. Leider wurde aber im White Paper nicht erwähnt, aus wie vielen Ehrenamtlichen diese Hospizteams bestehen sollten.

In der Hospiz- und Palliativversorgung gibt es, wie aufgezeigt wurde, eine große Vielfalt an möglichen Versorgungsstrukturen und -netzwerken. Wie sich diese Strukturen zukünftig entwickeln werden und vor allem von welchen Faktoren die zukünftigen Entwicklungen abhängen, darüber soll hier nicht spekuliert werden. Es soll aber aufgezeigt werden, dass die zukünftige Begleitung und Versorgung Sterbender und deren Nahestehender davon abhängt, welche Versorgungsformen sich verstärken und/oder zukünftig durchsetzen werden. Wie stark sich die einzelnen Strukturen in Zukunft entwickeln werden, hängt auch von der Initiative der einzelnen Organisationen, aber auch vom politischen Willen, der lenkend darauf Einfluss nehmen kann, ab. Hier wird nun ein Blick auf Palliativstationen, ambulante und stationäre Hospize geworfen. Ambulante, medizinisch-pflegerische Dienste werden nicht betrachtet – zum einen, weil hier keinerlei Daten vorhanden sind, und zum anderen, weil sie keinen bedeutenden Einfluss auf die Ausübung des Ehrenamtes haben, da die ambulanten Hospizdienste vollkommen unabhängig zuhause begleiten können.

Palliativstationen werden vom Gesundheitssystem initiiert. Der Krankenhausbetreiber als Teil des Gesundheitssystems entscheidet, ob und wie eine Palliativstation entsteht, ausgestaltet und weiterentwickelt wird. Da die Rentabilität des einzelnen Krankenhauses eine große Rolle für deren Existenz spielt, können und/oder müssen finanzielle Anreize gegeben sein. Die Frage, ob eine Palliativstation entstehen soll oder nicht, hängt somit nicht von der tatsächlichen und/oder optimalen Versorgung Sterbender ab, sondern von deren finanzieller Lukrativität. Einfluss können zudem gesundheitsplanerische, gesundheitspolitische Entscheidungen haben, die interessens- und nicht bedarfsgesteuert sind.

Ambulante Hospize entstanden in der Vergangenheit meist aus dem Bürgerwillen, die Bürger*innen haben die Initiative ergriffen. Bundesländer mit einer hohen Zahl an ambulanten Hospizen spiegeln deshalb auch den Willen wider, einerseits von Mensch zu Mensch etwas für Sterbende zu tun und andererseits auch das Zuhause-Sterben zu fördern. Ein Großteil der Bevölkerung befürwortet das. Anzumerken ist hier, dass im Besonderen kleine ambulante Hospizvereine nicht Teil des Gesundheitssystems sind und so ihre Unabhängigkeit erhalten haben. Aber auch hier sind heute mehr als die Hälfte der ambulanten Hospizvereine in kirchlicher oder wohlfahrtsunternehmerischer Trägerschaft (Siehe Abschnitt 3.6).

Bei stationären Hospizen gestaltet sich die Einschätzung schwieriger. Da die Gründungen vieler stationärer Hospize aus ehemaligen ambulanten Hospizdiensten hervorgingen, liegt es nahe, dass diese stationären Hospize Ausdruck des Bürger*innenwillens sind. Doch sind heute ca. 50 Prozent der Träger der stationären Hospize (siehe Teil II, Kap. 3.6) kirchliche, wohlfahrtorientierte oder andere Einrichtungen des Gesundheitswesens. Diese sind oftmals Teil des Gesundheitssystems mit deren Logiken. Ehrenamt wird hier nicht zwingend als Bürger*innenwillen ausgelegt. Würden bürgerschaftlich orientierte stationäre Hospize durch Hospize in Händen der Wohlfahrtverbände, kirchlichen Trägern und anderen Einrichtungen des Gesundheitswesens verdrängt, dann würde die Freiheit der Bürgerlichkeit durch die Systemlogik der Institutionen ersetzt. Ob Ehrenamt dort seine Freiheit erhalten kann oder ob Ehrenamtliche dort noch eingesetzt werden, ist offen. Zu beachten ist auch, wie in 3.4 Entstehung

und Entwicklung des Ehrenamtes aufgezeigt, dass Wohlfahrtsorganisationen Ehrenamtlichkeit verdrängen oder zumindest an den Rand drängen können. Auch dürfen
hier ökonomische Gesichtspunkte nicht außer Acht bleiben, die Träger unterliegen
auch dem Wirtschaftlichkeitsprinzip.

In den einzelnen Versorgungsstrukturen wird das hospizliche Ehrenamt unterschiedlich beurteilt und eingesetzt. Das ambulante Hospiz wird von hauptamtlichen
Koordinator*innen organisiert und geleitet, die Ehrenamtlichen sind dennoch das
zentrale Moment des ambulanten Hospizes, denn nur die Ehrenamtlichen betreuen
und begleiten die Sterbenden und deren An- und Zugehörige. Im stationären Hospiz
umsorgt ein multiprofessionelles Team, zu welchem auch Ehrenamtliche gehören, die
Betroffenen. Zu bedenken ist aber, dass in nicht von bürgerschaftlichem Engagement
getragenen Einrichtungen eine Tendenz zur Professionalisierung im Sinne des heutigen Gesundheitswesens vorhanden sein könnte. Dies könnte das Ehrenamt in seiner
ursprünglichen Form beschneiden oder es sogar überflüssig machen.

Palliativstationen hingegen sind Einheiten eines Krankenhauses. Die medizinisch-
pflegerische Aufgabe steht im Mittelpunkt und wird von multiprofessionellen Teams
geleistet. Ehrenamtliche können eingesetzt werden. Ob, wie, wann und wofür, hängt
von der Stations- und/oder Klinikleitung ab. Nicht selten sind Ehrenamtliche gar
nicht vorhanden, wie beispielsweise das „Konzept zur Implementierung palliativer
Kompetenz und hospizlicher Kultur" am Marienhaus Klinikum Hetzelstift in Neu-
stadt/Weinstraße zeigt (Heine et al., 2018, 39 ff.).

3   Bürgerschaftliches Engagement und Ehrenamt

> *„Mit unterschiedlichen Begrifflichkeiten – Ehrenamt, Selbsthilfe, Freiwilligenarbeit, bürger-
> schaftliches Engagement, Volunteering – werden etwas unterschiedliche Akzente gesetzt. Letzt-
> lich geht es aber um dieselbe Sache: Bürger übernehmen – außerhalb ihrer beruflichen Tätigkeit
> und außerhalb des rein privaten, familiären Bereichs – Verantwortung im Rahmen von Grup-
> pierungen, Initiativen, Organisationen oder Institutionen"* (Rosenbladt, 2001, 33),

so der Herausgeber des ersten Freiwilligensurvey von 1999, der ersten Untersuchung
über Ehrenamt und Freiwilligenarbeit, den der Deutsche Bundestag in Auftrag gegeben hatte.

Das Ehrenamt hat in Deutschland eine lange Tradition, seine Anfänge gegen zurück
in das frühe 19. Jahrhundert (siehe 3.3). Seit den 90er Jahren des vergangenen Jahrhunderts erkennt die Politik die sozialstaatliche Bedeutung des ehrenamtlichen Engagements der Bürger*innen an (Evers, Klie, Roß, 2015, Rosenbladt, 2001). Dies war
auch der Anlass für die 1998 erstmals vom Ministerium für Familien, Senioren, Frauen
und Jugendlichen (MBFSFJ) in Auftrag gegebene, repräsentative Erhebung zum Thema Freiwillige, die Studie wurde in der Kurzform „Freiwilligensurvey 1999" genannt.

Alle Formen des Ehrenamtes und des bürgerschaftlichen Engagements sollten erfasst werden, um erstmals der Politik einen Überblick über vorhandene Gruppierungen, Initiativen, Projekte und Selbsthilfe zu geben (Rosenbladt, 2001).

Dennoch: Ehrenamt und Freiwilligenarbeit, bürgerschaftliches und zivilgesellschaftliches Engagement sind Begriffe, die nicht eindeutig definiert sind. Was ihnen aber gemeinsam ist, sind Unentgeltlichkeit und Engagement für die Gemeinschaft (Stricker, 2011, Sachße, 2002, 2011, Fleckinger, 2018, Bundesregierung, 2017).

Olk und Hartnuß (2011) weisen in ihren Ausführungen zu den beiden Begriffen Ehrenamt und Bürgerschaftliches Engagement auf einen weiteren wichtigen Aspekt hin: Sowohl der Begriff des Bürgerschaftliches Engagements als auch der des Ehrenamtes sollten nicht als rein wissenschaftliche Termini betrachtet werden. Vielmehr entstehen die Begriffe in der Praxis und werden als Leitbegriffe für Abgrenzung und für die Plausibilität im organisatorischen Kontext (beispielsweise als Abgrenzung zum Hauptamt, wie dies im Bereich Hospiz praktiziert wird) verwendet. Dadurch können die Begriffe unscharf werden. Zudem entstand das Ehrenamt Anfang des 19. Jahrhunderts, die wissenschaftliche Beschäftigung mit dem Ehrenamt entstand erst in den 80er Jahren des vergangenen Jahrhunderts (Neumann, 2016).

In den 1998 und 2009 durchgeführten Freiwilligensurveys bezeichneten die Befragten ihre Tätigkeit zu 32 Prozent als ehrenamtliche Tätigkeit und 48 Prozent als Freiwilligenarbeit. Auffallend war dabei, dass ältere Menschen (66 Jahre und älter) den Begriff Ehrenamt am häufigsten benutzten, während die 14- bis 30-Jährigen am seltensten diesen Begriff wählten (Gensicke, Geiss, 2010). In der Abgrenzung der beiden Begriffe ist ein demografischer Unterschied zu erkennen. Der Begriff des Ehrenamtes hält sich in den drei Erhebungen (aus den Jahren 1999, 2004 und 2009) des Freiwilligensurveys sehr stabil, wobei die älteren Jahrgänge den Begriff Ehrenamt, die jüngeren Jahrgänge den Begriff Freiwilligenarbeit bevorzugen. Dass jüngere Menschen den Begriff Freiwilligenarbeit vorziehen, kann auf das „neue" Selbstverständnis der jüngeren engagierten Bürger*innen zurückzuführen sein, die sich freiwillig in frei gewählten Aktivitäten engagieren, die ihren subjektiven Bedürfnissen, Interessen und Sinnorientierungen entsprechen und damit *„als Ausdruck eines individuellen Lebensstils – und nicht als Ausdruck von Pflichterfüllung ausgeübt wird"* (Olk/Hartnuß, 2011, 146) – womit das Ehrenamt, dem altruistische Motive unterstellt werden, oft verbunden wird.

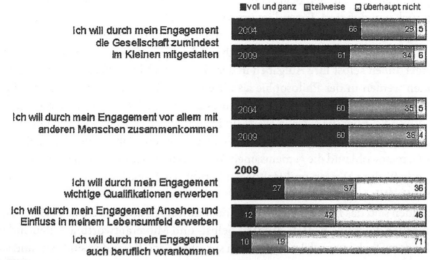

Warum man sich freiwillig engagiert (2004, 2009)
Alle Engagierten ab 14 Jahren (Angaben in %)

Abbildung 4: Warum man sich freiwillig engagiert
Quelle: Gensicke, Geiss, Hauptbericht des Freiwilligensurveys 2009

Wie bereits im vorangegangenen Abschnitt beschrieben, steht nicht die (altruistische) Pflicht, ein Ehrenamt auszuüben, im Vordergrund, sondern das Mitgestalten der Gesellschaft, in der man lebt und stirbt.

3.1   Bürger*innentugend als Ursprung für bürgerschaftliches Engagement

Das bürgerschaftliche Engagement einschließlich des Ehrenamtes ist seit den 1960er Jahren kontinuierlich angestiegen, die Gesellschaft hat sich dahingehend verändert, dass die Bürgerschaft bei gesellschaftlichen und politischen Aktivitäten im Staat mitwirken möchte. Im zweiten Bericht über die Entwicklung des bürgerschaftlichen Engagements in der Bundesrepublik Deutschland, kurz Engagementbericht genannt, der vom Ministerium für Familie, Senioren, Frauen und Jugend in Auftrag gegeben wurde, werden nicht nur die einzelnen Ausformungen und Ausdifferenzierungen von bürgerschaftlichem Engagement untersucht, sondern Klie et al.[6] richten in dieser Untersu-

---

6 Klie als Vorsitzender der zweiten Engagementberichtskommission und einer der Mitverfasser von Expertisen für den zweiten Engagementbericht.

chung ein besonderes Augenmerk auf die Frage, auf welcher Grundlage die Motivation für bürgerschaftliches Engagement entsteht (BMFDFJ, 2017).

Wegner greift hier auf den Begriff der (Bürger-)Tugend, einen philosophischen Begriff, zurück und definiert Tugend im ursprünglichen Sinn als ein freies und nur sich selbst verpflichtetes Nachdenken über Haltung und Habitus. Tugenden beeinflussen unser Handeln. In Bezug auf das bürgerschaftliche Engagement bedeutet dies, dass die Bürger*innen selbst ihre Aufgaben in der Gesellschaft hinterfragen. Tugend oder Tugenden werden in der Philosophie als für ein gutes Zusammenleben notwendige Voraussetzung/-en gesehen. Denn für ein gutes Zusammenleben in einer Gesellschaft ist es notwendig, über die eigenen Werte und Haltungen frei nachzudenken und diese dann mit der Gemeinschaft zum Wohle aller abzustimmen. Dabei muss der Egoismus für das Gemeinwohl und die gemeinsamen Anliegen überwunden werden. Auf diesen gemeinschaftlichen Werten und Haltungen beruht das Funktionieren der modernen Demokratie (Wegner, 2017).

Tugenden sind das Bindeglied zwischen dem Einzelnen und der Gemeinschaft. Tugenden haben die fundamentale Aufgabe, Selbst- und Mitverantwortung miteinander zu verbinden. Doch von welchen Tugenden sprechen wir? Tugenden sind zeit- und situationsabhängig, sie haben einen ausgeprägt praktischen Bezug, aber ein hohes Maß an eigenverantwortlicher Interpretation und Bewertung durch den Einzelnen. Tugenden sind eingeübte Muster als Antwort auf Herausforderungen, die situationsabhängig sind, und entstehen aus Haltungen und Werten, die über einen längeren Zeitraum prägen. Tugenden sind immer auf das Handeln in der Gemeinschaft ausgerichtet. Die Verwirklichung von Tugenden ist auf konkretes Handeln in der Gemeinschaft ausgerichtet (Wegner, 2017).

Im zweiten Engagementbericht werden die Bürgertugenden, durch dessen Ausübung die Bürger*innen als Mitgestalter*innen tätig sind, nach Höffe genau benannt (1999): Rechtssinn, Gerechtigkeitssinn, Bürgersinn und Gemeinsinn. Diese Tugenden sind stark auf gesellschaftliches, konsensorientiertes Handeln ausgerichtet und für eine Gesellschaft deshalb wichtig. Tugenden sollten aber nicht auf die hier genannten reduziert werden, alle Bürgertugenden, die das Verhältnis von Bürger*innen zum Staat eigenverantwortlich regeln, sind hier angesprochen.

3.2 Bürgerschaftliches Engagement – eine Definition

Eine Unterscheidung in bürgerschaftliches Engagement und Ehrenamt in dieser Arbeit vorzunehmen, beruht auf dem Gedanken, dass einerseits geschichtlich das eine, bürgerschaftliches Engagement, aus dem anderen, Ehrenamt, hervorgegangen ist und andererseits der Begriff des bürgerschaftlichen Engagements als ein Oberbegriff, der Ehrenamt beinhaltet, verstanden werden kann.

Klein definiert bürgerschaftliches Engagement

„als eine sozial wie politisch integrierende Tätigkeit, die in der Einstellung von Bürgerinnen und Bürger eines politischen Gemeinwesens wurzelt. Bürgerinnen und Bürger nehmen Verantwortung im öffentlichen Raum wahr und bringen sich in die Gestaltung des Gemeinwesens in der ganzen Breite (…) ein" (2015, 10).

„Gemeinsinn und die Bereitschaft zu freiwilligen Beiträgen zum Gemeinwohl, die Zuordnung des Engagements zum öffentlichen Raum sowie die Unentgeltlichkeit des Engagements kommen als definitorische Bestandteile noch hinzu" (Deutscher Bundestag, 2002, 58).

Heutiges bürgerschaftliches Engagement fußt auf dem Konzept der Zivilgesellschaft, dem Anspruch eines erweiterten Politikverständnisses, der Erweiterung von Staat um bürgerliche Partizipation und Gestaltung. Die Zivilgesellschaft sucht nach neuen Wegen, wo eine Gesellschaft aktiver Bürger*innen das Gemeinwesen durch Partizipation und Mitbestimmung mitgestalten kann (Sachße, 2002).

Moderne ausdifferenzierte Gesellschaften bezeichnen sich als ein Gefüge aus unterschiedlichen zum Teil auch konkurrierenden Teilsystemen/Sektoren (welfare mix oder Wohlfahrtsmix), die zur Bedürfnisbefriedigung führen. Diese Bedürfnisbefriedigung wird immer durch das Zusammenspiel verschiedener Akteur*innen, aus einem Mix, hergestellt, wobei jeder dieser Sektoren jeweils eigene Funktions-, Handlungs- und Steuerungslogiken aufweist (Klein, 2015). Dieses Modell bestand bereits im Mittelalter, ist also nicht neu, aber es kann sich verändern und unterliegt dem Wandel in dreifacher Weise: die Kontextbedingungen, die Gewichtung der Zusammensetzung in Form und Umfang der Mitwirkung und damit verbunden das Rollenverständnis der Beteiligten (Klie, Roß, 2007, 68). Klie und Roß (2007) unterteilen in die Sektoren Staat, Markt, Primäre Netze und die Assoziationen (Dritter Sektor). Klein (2015) unterteilt in Staat, Markt, Privater Sektor und Zivilgesellschaft. Grundsätzlich stimmen die beiden Einteilungen überein. Bei Staat und Markt herrscht Einigkeit, Privatsphäre und Primäre Netze beinhalten beide Familie, Freund*innen und die nähere Umgebung. Lediglich bei Assoziationen/Dritter Sektor und Zivilgesellschaft gibt es im Detail Divergenzen. Grund dafür sind Unschärfen und/oder Überschneidungen mit anderen Sektoren, einzelnen Akteur*innen oder Institutionen, die nicht immer eindeutig einem Sektor zugeordnet werden können. Als Beispiel hierfür verweisen Klie und Roß (2007) auf die deutschen Wohlfahrtsverbände. Einerseits sind sie den Assoziationen oder dem dritten Sektor zuzurechnen, andererseits reichen deren Tätigkeiten in den Marktsektor hinein.

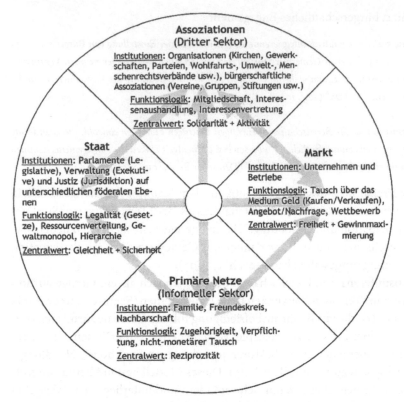

Abbildung 5: Welfaremix nach Klie und Roß
Grafik aus Klie/Roß, Welfare-Mix: Sozialpolitische Neuorientierung zwischen Beschwörung und
Strategie, in: Klie/Roß, Sozialarbeitswissenschaft und angewandte Forschung in der Sozialen
Arbeit, 2007, S. 71.

Die vier Sektoren tragen nach ihren eigenen Fähigkeiten und Bereitschaften zum
„Welfare-Mix" oder nach Klein (2015) zur Solidarität im Sinne einer zivilgesellschaftlichen Handlungslogik bei. Bürgerschaftliches Engagement und Ehrenamt, als Teil des
bürgerschaftlichen Engagements, ist dem Dritten Sektor/den Assoziationen oder der
Zivilgesellschaft eindeutig zuzurechnen. Hierzu gehören (Hospiz-)Vereine, Non-Profit-Organisationen und Institutionen (Olk, Hartnuß, 2011).

In einer hospizlichen Begleitung kann das so aussehen: Die Ehefrau als Primäres
Netz betreut ihren Ehemann in der letzten Lebensphase zu Hause. Zu ihrer Unterstützung benötigt sie aus dem Markt einen professionellen Pflegedienst. Damit diese
Pflege auch finanziell gesichert ist, tritt der Staat als Garant mit der Zahlung der Pfle-
geversicherung dafür ein. Der ambulante Hospizverein als Assoziation ermöglicht der
Ehefrau eine Ruhepause in der Betreuung, indem Ehrenamtliche sie in der Begleitung
unterstützen. Dieses Beispiel kann beliebig verändert und erweitert werden (Klie, Roß
2005).

Ein weiterer Aspekt von Bürgerschaftlichem Engagement kann auch in der Eigenschaft als Regulativ, als *„Schutz-, Mahn- und Warninstitution"* (Evers, Olk 2002 , 10) zu staatlicher Sozialpolitik mit seiner Wohlfahrtsstruktur gesehen werden.

Seit den 1990er Jahren nimmt Politik und Gesellschaft die Bedeutung des Dritten Sektors, der Zivilgesellschaft, vermehrt in den Blick. Freiwilliges bürgerschaftliches Engagement im Sinne der Zivilgesellschaft als wichtiger Bestandteil der Daseinsvorsorge wurde in Betracht gezogen (Evers et al., 2015). Der Bundestag setzte Anfang der 2000er Jahre deshalb einer Enquete-Kommission „Zukunft des Bürgerschaftlichen Engagements" ein. In dem daraus entstandenen Bericht definiert der Vorsitzender der Enquete-Kommission Michael Bürsch, MdB, Bürgerschaftliches Engagement so:

> *„Bürgerschaftliches Engagement ist eine unverzichtbare Bedingung für den Zusammenhalt der Gesellschaft"* – *mit dieser Grundüberzeugung hat der Deutsche Bundestag im Dezember 1999 die Enquete-Kommission „Zukunft des Bürgerschaftlichen Engagements" eingesetzt und ihr den Auftrag erteilt, „konkrete politische Strategien und Maßnahmen zur Förderung des freiwilligen, gemeinwohlorientierten, nicht auf materiellen Gewinn aus- gerichteten bürgerschaftlichen Engagements in Deutschland zu erarbeiten" (Bürsch, 2002, 2).*

Im zweiten Engagementbericht der Bundesregierung sprechen nun die Verfasser*innen aufgrund der starken Pluralität des Engagements nicht mehr von Freiwilligen oder Ehrenamt, sondern nennen nur noch das Engagement *„als eine Art Dachbegriff für Handlungen und Tätigkeiten mit und für andere, die ihren Schwerpunkt außerhalb der Welt der Erwerbstätigkeit und der privaten Gemeinschaft haben"* (BMFSFJ, 2016, 77). Diese Neudefinition lässt Raum für eine große Vielfalt von Formen und Kategorien (siehe Abschnitt 3.6).

3.3   Ehrenamt – eine Definition

Da es keine allgemeingültige Definition des Begriffs Ehrenamt gibt, behilft sich Stricker (2011) mit einer Eingrenzung auf Charakteristika, über die aus seiner Sicht Einvernehmen besteht:

> *„Der Begriff des Ehrenamtes umschreibt einen Teilaspekt des gesamten bürgerschaftlichen Engagements. Im Kern wird Ehrenamt als Synonym für eine klassische und historisch gewachsene Form von gemeinwohlorientierten Tätigkeiten verstanden. Typischerweise wird vom Ehrenamt dann gesprochen, wenn Bürgerinnen und Bürger sich in strukturierten Organisationsformen, z. B. in kirchlichen Institutionen, Sport- und Kulturvereinen, Wohlfahrtsverbänden, sozialen Organisationen, staatlichen Einrichtungen oder Organen engagieren, die Tätigkeit unentgeltlich erbracht wird und öffentlich bzw. im öffentlichen Raum stattfindet" (Stricker, 2011, 163).*

Im Bereich der Hospizarbeit finden wir einen weiteren, besonderen Aspekt zum Begriff des Ehrenamtes. Dort verwendet man den Begriff, um eine klare und eindeutige

Abgrenzung zum Begriff des Hauptamts darzustellen (Olk/Roß, 2011). Hierzu erläutert Bödiker:

> *„Ehrenamtliche in der Hospizbewegung sind im Gegensatz z. B. zu Hauptamtlichen, Ärzten und Pflege frei von wirtschaftlichem Interesse. Das bedeutet u. a., dass ihre Wahrnehmung in Bezug auf Wünsche und Bedürfnisse der betroffenen Gruppen der sterbenden Menschen und ihrer Angehörigen offener ist. Sie müssen mit ihrem Ehrenamt nicht machen, nicht leisten, mit ihren Aufgaben kein Geld verdienen"* (2011a, 51).

Dass sich die Tätigkeiten der Hauptamtlichen von jenen der Ehrenamtlichen deutlich unterscheiden, wird von Heller, Lehner und Metz (2000, 162) sogar als *„Markenzeichen erfolgreicher ehrenamtlicher Tätigkeit"* bezeichnet. Bei der Unterscheidung von Haupt- und Ehrenamt spielen Geld, Geldwert und Wertschöpfung immer eine große Rolle. Ehrenamtliche erbringen eine persönliche Leistung, die nicht über Märkte bezahlbar ist und somit auch nicht nach Kriterien der Wertschöpfung gemessen werden kann (Heller, Lehner, Metz, 2000).

Die Abgrenzung Haupt- zu Ehrenamt ist immer auch die Abgrenzung von Professionalität und Laientum. Der Laie besitzt keine professionellen Fachkenntnisse, vielmehr ist die wichtigste Aufgabe des Laien *„eine Haltung von Wärme und Nähe, von Gegenwärtig sein"* (Heller, Lehner, Metz, 2000, 168). Doch diese Auffassung ist nicht mehr ungeteilt, Professionalisierungstendenzen sind erkennbar: Regeln und Anforderungskataloge, Prüfungen und Eignungsprofile, ein breites Angebot an Aus- und Weiterbildung zeugen davon (Heller, Lehner, Metz, 2000). Dies deutet auf eine teilweise mangelnde Anerkennung des Laien durch Professionelle hin. Der Aspekt des Normalen und Alltäglichen, der gerade für das hospizliche Ehrenamt so wichtig ist, wird dadurch entwertet. Ehrenamtliche versuchen sich durch „Bildung" aufzuwerten.

3.4   Entstehung und Entwicklung des Ehrenamts in Deutschland

Helfen, diese Eigenschaft ist älter als der homo sapiens. Die Mutter hilft dem Kind, die Familienmitglieder helfen einander, die Mitglieder der Gemeinschaft helfen sich gegen eine gemeinsame Bedrohung. Dieses Einander-Helfen erscheint in der Mutter-Kind-Beziehung, in der Familie und einer überschaubaren Gemeinschaft möglich. Doch spätestens seit der Verstädterung im Zeitalter der Industriellen Revolution war dies nicht mehr möglich. Die Hilfe für Bedürftige benötigte aufgrund der Lebensbedingungen einen institutionellen Rahmen, aus dem heraus gehandelt werden konnte (Harari, 2013).

Aufbauend auf den Werten der Aufklärung und unter Einfluss der französischen und der industriellen Revolution entstand im 19. Jahrhundert im aufstrebenden städtischen Bürgertum zunehmend der Wunsch nach politischer und gesellschaftlicher Gestaltungsmöglichkeit im Staat.

In der Preußischen Städteordnung von 1808 wurde das Bürgertum erstmals mit Eigenverantwortung bedacht. Die Bürger*innen erhielten erstmals Selbstverwaltungsrechte, aber zugleich auch Selbstverwaltungspflichten. Der allumfassende Staat zog sich in einigen Bereichen zurück und überließ diese den privaten Bürger*innen, woraus die kommunale Selbstverwaltung und die bürgerliche Vereinskultur entstanden (Olk/Hartnuß, 2011). Die *„Städteordnung bestimmte, dass die Bürger zur Übernahme „öffentlicher Stadtämter" verpflichtet waren, ohne dafür ein Entgelt beanspruchen zu können"* (Sachße, 2011, 18). Dies war der Anfang des Ehrenamtes. Es wurde ein Amt *„i. S. der Ausübung öffentlicher Gewalt"* (Sachße, 2011) übernommen. Die Selbstverwaltung war grundsätzlich auf der lokalen Ebene begrenzt. Im Jahr 1853 entstand mit dem Elberfelder System erstmals eine Institution der bürgerlichen Armenpflege, die von den Bürger*innen ehrenamtlich geleitet und betrieben wurde. Das soziale Ehrenamt in der öffentlichen kommunalen Selbstverwaltung war entstanden (Ernst, 2003).

In diese Zeit fallen auch die ersten Vereinsgründungen, die auch ihr Aufkommen dem Entstehen der bürgerlichen Gesellschaft verdanken. Einerseits organisierten sich Bürger*innen in diesen Vereinen, um politische und gesellschaftliche Themen zu diskutieren, sie wollten Verantwortung übernehmen und gelten als Vorläufer*innen der heutigen Parteien (Zimmer, 2011). Andererseits besetzten Vereine mit zunehmender Eigenverantwortung *„genau jenen Freiraum, den die Freisetzung der Gesellschaft vom Staat hinterließ und … als bürgerliche Öffentlichkeit"* bezeichnet wurde (Sachße 2011, 19). Mit der Industrialisierung und damit verbunden mit der Urbanisierung entstanden Vereine in den Städten aufgrund der dort herrschenden extremen Armut der unteren Schichten. *„Die bürgerlichen Klassen"* reagierten damit, *„in der Breite mit der Gründung tausender Vereine der Nachbarschaftshilfe"* (Dörner, 2012, 32). Auch ihr Wirkungskreis lag ausschließlich im lokalen Bereich und existierte neben der öffentlichen, kommunal organisierten Wohltätigkeit.

Ende des 19. Jahrhunderts kamen von privater und öffentlicher Seite Bestrebungen auf, dieses Nebeneinander von privater und öffentlicher Wohltätigkeit planvoll zu organisieren. Daraufhin entstanden in den 1890er Jahren in den deutschen Großstädten lokale Zentralinstanzen, Armenpflege wurde so Teil der Kommunalpolitik (Sachße, 2011 und 2002). Auch auf reichszentraler Ebene wurde die Koordination der öffentlichen und privaten Fürsorge gewünscht. Es entstanden überregionale, professionelle Vereine (Vorläufer der Wohlfahrtsverbände) mit allgemeinpolitischer Motivation, weit entfernt von der traditionellen Privatwohltätigkeit und der Lokalität. Das bürgerschaftliche Engagement wurde *„nicht mehr über die räumliche Nähe zum Problem motiviert, sondern – abstrakter – über Zentralwerte gesteuert und in Wertegemeinschaften organisiert"* (Sachße, 2011, 21), die Bürokratisierung und Professionalisierung durch die kommunale Sozialpolitik verdrängte das Ehrenamt (Sachße, 2011). In diesen neuen Vereinigungen, unterstützt durch die Etablierung des Wohlfahrtsstaates (Bismarck'sche Sozialgesetzgebung 1883), setzte sich *„eine staatsfixierte Sicht der Sozialpolitik"* (Evers/Olk, 2002, 7) in Deutschland durch, das bürgerliche-liberale Sozialengagement ging zu Ende (Evers/Olk, 2002). Sachße bezeichnet diesen Wandel als *von einer Institution bürgerlicher Selbstorganisation zur professionellen Großbürokratie"* (Sachße, 2002, 5). Dörner sieht hier zwar in den Bismarck'schen Sozialgesetzen eine große soziale Errungenschaft, weist aber auch darauf hin, dass damit die Bürger*innenhilfe überflüssig gemacht wurde (Dörner, 2012).

In der Weimarer Republik etablieren sich die Wohlfahrtsverbände so nachhaltig, dass das eigenständige Ehrenamt dieser Entwicklung zum Opfer fiel, die kommunale Selbstverwaltung, freiwilliges Sozialengagement und private Wohlfahrtskultur wurden im Wohlfahrtsstaat durch die professionellen Wohlfahrtverbände ersetzt, und privates Sozialengagement fristete in einigen Bereichen nur noch ein Randdasein (Sachße, 2005 u. 2002). In den Wohlfahrtverbänden existierte weiterhin das ‚herkömmliche' Ehrenamt als Übernahme langfristiger, verbindlich geregelter Aufgaben in einem festen organisatorischen Rahmen (Evers/Olk, 2002).

Der von Sachße herausgearbeitete Zusammenhang, dass Institutionalisierung, Professionalisierung und Bürokratisierung den Rückgang des Ehrenamtes und des bürgerschaftlichen Engagements in der Vergangenheit verursacht haben, wird diese Arbeit begleiten.

3.5   Neue soziale Bewegungen

Ende der 1960er Jahre, bestimmt durch die Student*innenrevolten (68er) und die neue sozialliberale Regierung 1969 unter Willy Brandt, die weitgreifende Reformen in Aussicht stellte, entstand eine generelle Reform- und Aufbruchsstimmung. Willi Brandts „Mehr Demokratie wagen" unterstützte das partizipative Demokratieverständnis. Dies verstärkte die rasche Verbreiterung von Bürger*inneninitiativen (Brand, 2011).

Ende der 60er und in den 70er Jahren des vergangenen Jahrhunderts entstehen neue soziale und politische Bewegungen. Bei ihnen stand der Protestcharakter, der aktive Widerstand und das Aufkommen neuer Formen der Selbstorganisation im Mittelpunkt (Evers, Klie, Roß, 2015). Es wurden nun auch Themen politisiert oder diskutierbar gemacht, die vormals gleich einer Naturgewalt als unveränderbar galten (Roth, 1999), wie z. B. Waldsterben und Sterbepraxis in den Krankenhäusern. Die sozialen Bewegungen zeigten Mangel und/oder Defizite in der Gesellschaft auf. Die Bürger*innen, das bürgerschaftliche Engagement ergriff die Initiative (Keil, 2013), wie z. B. die Frauenbewegung, die Friedensbewegung, die Ökologiebewegung oder die Hospizbewegung. Betroffene organisierten sich selbst, vorbei an den etablierten Wohlfahrtverbänden (Olk/Hartnuß, 2011) oder staatlichen Systemen, teilweise sogar als Kritik am vorhandenen System – was auch in der Hospizbewegung erkennbar ist (Heller et al., 2013).

Die Wirkungsweise der sozialen Bewegungen dieser Jahre, denen auch die Hospizbewegung zuzurechnen ist, muss aus zwei Perspektiven betrachtet werden: der symbolisch-diskursiven und der organisatorisch-institutionellen. Ein symbolisch-diskursiver

Beginn der sozialen Bewegungen macht auf meist moralische, vorhandene Probleme oder Defizite aufmerksam, gerne nach dem David-Goliath-Prinzip. Sie werden aber nur dann als gesellschaftliche Akteur*innen wahr- und ernst-genommen, wenn es ihnen gelingt, ihre Problemwahrnehmung ins öffentliche Bewusstsein zu bringen. Dadurch wird die gesellschaftliche Wahrnehmung eines Problems oder eines Defizits neu definiert, es werden neue Problemprioritäten gesetzt. Diese Problemstellung geht stets einher mit einer Kritik bis hin zu einer radikalen Infragestellung der alten, bisher herrschenden Problemstellung. Diese wird skandalisiert. Soziale Bewegungen haben keine institutionelle Macht oder Einfluss, aber sie können die Definitionsmacht in der Gesellschaft erringen. Diese Neudefinition der Problemstellung lässt die alte als unangemessen, ungerecht, skandalös erscheinen, womit herrschende institutionelle Strukturen, Herrschaftsgeflechte und Interessen aufgebrochen werden können. Aber jede gesellschaftliche Bewegung befindet sich in einem organisatorisch-institutionellen Umfeld. Das definiert sich in der jeweiligen politischen Chancenstruktur und in den vorhandenen finanziellen, organisatorischen und personellen Ressourcen. Dort wird versucht, auch institutionell Einfluss zu nehmen, Machtpositionen zu erlangen, Gesetze zu beeinflussen (Brand, 1999).

Der Erfolg sozialer Bewegungen liegt in unterschiedlichen Bereichen. Es kann etwas Neues entstehen (neuer Umgang mit dem Tod), die Themen finden Eingang in Gesellschaft und Politik (Ökologie), werden parteiprogrammatisch genutzt, und/oder es entstehen Gesetze (Brand, 1999).

Mit diesem Erfolg entstehen Institutionen, Kooperationspartner*innen, Verbände und Interessensvertreter*innen, damit die Veränderung sich möglichst breit etabliert. Mit einher geht eine Professionalisierung, fachliche Qualifizierung wird zunehmend wichtig, die Wissenschaft wird ebenso bedeutend. Aus den alten Konfliktparteien werden Kooperationspartner*innen. Es stellt sich die Frage nach dem Ende der sozialen Bewegung (Brand, 1999).

Es ließe sich hier ein Vergleich mit der Äußerung von Sachße, s. o., ziehen. Bürgerschaftliches Engagement wird durch Professionalisierung, Institutionalisierung und Bürokratisierung verdrängt.

Den entscheidenden Unterschied arbeitet Brand (1999, 253) heraus: Institutionalisierung

> *„bedeutet keineswegs automatisch das Ende sozialer Bewegungen. Während ‚Organisation‘ ohnehin kein Gegensatz zu ‚Bewegung‘ darstellt, Bewegungsorganisationen für den Erfolg von Mobilisierungsprozessen vielmehr eine entscheidenden Bedeutung besitzen, sind Institutionalisierungsaspekte wie Professionalisierung, arbeitsteilige Ausdifferenzierung, Hierarchisierung oder Verrechtlichung keineswegs identisch mit Bürokratisierung oder Oligarchisierung.“*

Um eine soziale Bewegung zu bleiben, müssen die Akteur*innen weiterhin auf die vorhandenen Probleme öffentlich hinweisen, nur müssen sie mit den anderen Akteur*innen im auf Gemeinsamkeit zielenden Dialog stehen (Brand 1999).

Die Hospizbewegung als soziale Bürger*innenbewegung, die auf dem Ehrenamt fußt, hat, wie in den nachfolgenden Kapiteln dargestellt, diese Phasen in ihrer eigenen Ausformung durchlaufen. Viele Einflussfaktoren haben sich verändert und haben nachhaltigen Einfluss auf die heutige und zukünftige Entwicklung. Es stellt sich im Nachfolgenden die Frage, ob die Hospizbewegung und damit verbunden das Ehrenamt noch Teil einer Bürger*innenbewegung ist.

Aufgrund ihrer Geschichte als Bürger*innenbewegung und der Geschichte des Begriffs Ehrenamt läge der Begriff der Freiwilligenarbeit dem Hospizgedanken näher als der Begriff des Ehrenamtes. Dass der Begriff des Ehrenamtes dennoch hier verwendet wird, liegt in der altruistisch gebenden Rolle, die den Hospizbegleitenden oftmals zugeschrieben wird. Darauf wird in den nachfolgenden Kapitel Bezug genommen.

Betrachtet man nun diese unterschiedliche Konnotation der Begriffe bürgerschaftliches Engagement und Ehrenamt, so gibt es im Hospiz auch beide Ausprägungen. Bürgerschaftliches Engagement in Hospizen und Hospizvereinen, die von der Bürgerschaft getragen werden, lassen Mitbestimmung, Verantwortung und in der Ausformung des Ehrenamtes einen größeren Handlungsspielraum zu, als dies, wie Stricker oben dargestellt hat, in kirchlichen Institutionen und Wohlfahrtsverbänden möglich ist. Hier wird das „klassische" Ehrenamt ohne Mitsprache praktiziert (siehe Entwicklung und Entstehung des Ehrenamtes).

3.6   Heutige Entwicklung des Ehrenamtes, der Freiwilligenarbeit und ein Ausblick

Die heutige Entwicklung begann in den 1990er Jahren. Politik und Staat veränderten ihre Sichtweise auf das Ehrenamt. Dies hängt einerseits mit der oben erwähnten Entwicklung von Bürger*innenbewegungen und andererseits mit der Erkenntnis zusammen, dass Sozialstaatlichkeit angesichts des demografischen Wandels anders gedacht werden muss.

Die Alterung der Gesellschaften im deutschsprachigen Raum, gepaart mit steigender Lebenserwartung, die wiederum mit steigender Multimorbidität und langen Pflege- und Sterbezeiten verbunden ist, führt zu einem stark ansteigenden, in der Geschichte noch nie dagewesenen Hilfe- und Pflegebedarf. Diese Problematik mithilfe von Professionalisierung, Ökonomisierung und vor allem Institutionalisierung zu lösen, würde zu einer dramatischen Kluft zwischen Arm und Reich führen, wie sie in Ansätzen heute bereits Realität ist, oder das System kollabiert aus finanziellen Gründen. Auch Dörner sieht aufgrund der Demografie und des Zuwachses an Alterspflegebedürftigen und Dementen in den kommenden Jahren den größten Hilfebedarf der Menschheitsgeschichte auf unsere Gesellschaft zukommen (Dörner, 2012).

Ein weiterer Aspekt für das erneute Erstarken des bürgerschaftlichen Engagements entstand aus der in den 00-er Jahren unseres Jahrhunderts entstandenen Ökonomisierung und der Effizienzsteigerung in den sozialen Organisationen und Institutionen und den daraus resultierenden Einschränkungen des Sozialstaates. Ist der Sozialstaat noch bezahlbar? Bereits in den 00-er Jahren zeigt der Gesundheitsmarkt Versorgungslücken auf (Evers/Olk 2002). Das seit den 1980er Jahren deutlich ansteigende, bürgerschaftliche und soziale Engagement kann zum Teil als sehr frühe Reaktion auf diese Entwicklung angesehen werden.

Auch Olk/Hartnuß (2011) sehen zwei wesentliche Gründe für das Erstarken des Engagements in dieser Zeit als wesentlich an:

* Die Reform des Sozialstaats, d. h. einerseits finanzielle Entlastung des unfinanzierbaren Sozialstaates und andererseits Weiterentwicklung sozialer Einrichtungen durch den systematischen Einbezug bürgerschaftlicher Beiträge
* *„Die Zukunft der Arbeitsgesellschaft, d. h. die Erweiterung des Arbeitsbegriffs und „die Stärkung von Alternativen zur Erwerbsarbeit zu einer Ausweitung des Spektrums identitätsstiftender und produktiver Tätigkeiten beizutragen und damit Probleme der Engführung der Sinnsuche und Teilhabe auf dem Erwerbsarbeitsmarkt zu überwinden"* (Olk, 2011, 147). Dies bezieht sich im Bereich hospizlicher „Arbeit" auch auf Menschen im vierten Lebensalter (Gronemeyer, 2013), die laut Dörner sich für *„den Hilfebedarf fremder Anderer"* (Dörner, 2012, 13) öffnen.

Mit der fortschreitenden Digitalisierung wird sich zudem die Arbeitswelt drastisch verändern. Eine Freisetzung von Arbeitskräften in nicht vorstellbaren Maßen wird prognostiziert. Auch hier gibt es Denkansätze, bürgerschaftliches Engagement so zu verändern, dass durch die freigesetzte Arbeitskraft Mischformen von privater und Arbeitswelt neu entstehen könnten (Frey, Osborne, 2013).

Nun steht Engagement nicht mehr für Protest, sondern für ein Element der Stärkung der Demokratie, Engagement für den Zusammenhalt der Gesellschaft und zur Sicherung der Daseinsvorsorge (Evers, Klie, Roß, 2015). Aber auch im zweiten Engagementbericht der Bundesregierung stellen die Verfasser*innen fest, dass aufgrund der Säkularisierung, des Pluralismus und des befürchteten Werteverfalls beziehungsweise der Werteveränderung der Ethik wieder eine besondere Bedeutung zukommt. Ganz im Sinne Aristoteles' stehen Tugenden im Vordergrund, die auf das gelingende Zusammenleben der Gemeinschaft ausgerichtet sind (Wegner, 2016).

Das Autor*innenteam Evers, Klie, Roß (2015) sehen heute einen weiteren Entwicklungsschritt und damit einhergehend ein sich veränderndes Verständnis für das bürgerliche Engagement und die ehrenamtliche Tätigkeit. Dies entsteht aufgrund der sich wandelnden gesellschaftlichen Gegebenheiten. Unsere Gesellschaften sind nicht nur wegen der Flüchtlinge pluralistischer geworden, die strikte Unterteilung in Erwerbs- und Freiwilligenarbeit löst sich auf, Singlehaushalte, neue Arbeits-, Lebens- und Familienformen lösen diese strikte, aus der Zeit der Industriellen Revolution kommende Unterteilung in Privat- und Arbeitswelt ebenso auf. Themen wie Inklusion, Vielfalt, Teilhabe und Sozialraumorientierung stehen auf der sozialpolitischen Agenda der Gesellschaft, all das kann ohne bürgerschaftliches Engagement nicht gedacht werden. Es wäre ohne Freiwilligentätigkeit auch nicht finanzierbar. Die Pluralität der Gesellschaft und die damit einhergehende Vielfalt der Aufgaben einer Gesellschaft bringen auch neue Formen des bürgerschaftlichen Engagements hervor. Für den zweiten Engagementbericht wählten die Verfasser*innen des Berichtes deshalb ein neues Denkmodell, das qualitative Dimensionen zur Grundlage nimmt:

> *„Der Bericht empfiehlt die Breite des Engagements zu analysieren. Er ordnet das Engagement zwischen formalen und informellen Formen, zwischen homogenen und heterogenen Gruppen, zwischen Mitsprache und Mittun, bewahrenden und innovativen Tätigkeiten, Geselligkeit und gesellschaftlichen Aufgaben"* (BMFSFJ, 2017, 75).

Mit Hilfe dieser Kategorisierung kann bürgerschaftliches Engagement gezielter unterstützt oder auch reguliert werden.

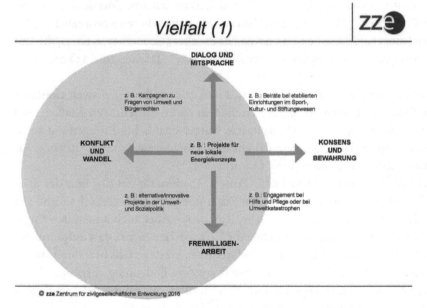

Abbildung 6: Bürgerschaftliches Engagement zwischen Konflikt und Wandel, Konsens und Bewahrung, Dialog und Mitsprache und Freiwilligenarbeit
Quelle: Klie, 2016b

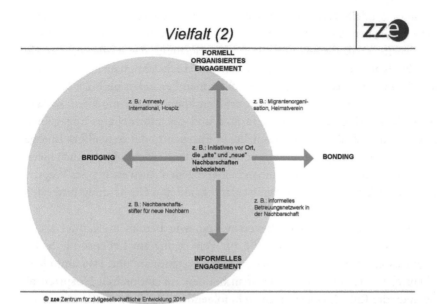

Abbildung 7: Bürgerschaftliches Engagement zwischen formell und informell organsierten Engagement, Bridging und Bonding
Quelle: Klie, 2016b

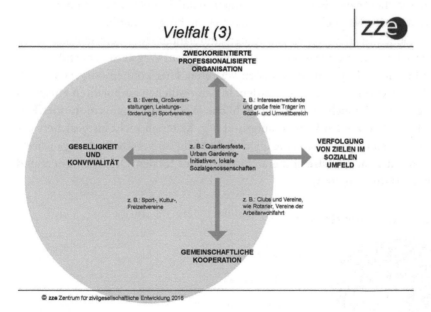

Abbildung 8: Bürgerschaftliches Engagement zwischen zweckorientierter, professionalisierter Organisation, gemeinschaftliche Kooperation, Geselligkeit und Konvivialität und der Verfolgung von Zielen im sozialen Umfeld
Quelle: Klie, 2016b

Mit Hilfe dieses Modells lassen sich verschiedene Formen von bürgerschaftlichen Engagements einordnen, auch ehrenamtliche Hospizarbeit. Klie positioniert Hospiz im Modell Vielfalt (2) als formell organisiertes Engagement, das in die gesamte Gesellschaft verbindend wirken kann. Diese Aussage berücksichtigt nicht die enorme Vielfalt von hospizlichem Engagement. Betrachtet man besonders ambulante Hospize, die den § 39a Abs. 2 Satz 7 SGB V nicht erfüllen können oder möchten, so kann hier ein wesentlich geringerer Organisationsgrad und ein informelleres Engagement angenommen werden. Zudem hängt hospizliches Ehrenamt oder freiwilliges Engagement, wie es gelebt wird, in starkem Maße vom Träger der Einrichtung ab. Auch hierzu gibt es keine gesicherten Zahlen, aber anhand einer eigenen Auswertung des Wegweisers Hospiz- und Palliativversorgung Deutschland kann eine Gewichtung festgestellt werden.

Im Wegweiser Hospiz- und Palliativversorgung, wie bereits in Kapitel 2.3 erwähnt, können sich alle Einrichtungen, die zur Versorgung am Lebensende beitragen, eintragen lassen. Am 1. März 2018 waren dort 218 stationäre und 1 159 ambulante Hospiz(-dienste) verzeichnet. Betrachtet man bei den 218 stationären Hospizen die Eintragung unter der Rubrik Träger, so entsteht folgendes Bild: Bei 81 stationären Hospizen ist ein kirchlicher Träger, bei 28 ein nichtchristlicher Wohlfahrtsverband oder eine Institution des Gesundheitswesens eingetragen. 107 stationäre Hospize tragen im Namen keinen der genannten Träger, was nicht gleichbedeutend damit sein muss, dass bei allen diesen stationären Hospizen ein bürgerschaftlicher Hospizverein der Träger ist. Es besteht nur die Möglichkeit, dass es sich hier um bürgerschaftliche Hospizvereine handeln könnte. Bei den 1 159 eingetragenen ambulanten Hospizeinrichtungen waren die Träger, bei denen keine weitere Institution aus dem Wegweiser ersichtlich war, mit 576 ambulanten Hospizen am stärksten vertreten. Hier können bürgerschaftlich organisierte Einrichtungen vermutet werden. In den restlichen ambulanten Hospizen ist der Träger eine kirchliche oder nichtkirchliche Wohlfahrtsorganisation oder Kirchengemeinden. Die Zahlen können aufgrund o. g. Kriterien nicht als gesichert bezeichnet werden, eine Tendenz ist aber ersichtlich. Nicht bürgerschaftlich organisierte Institutionen mit zum Teil streng hierarchischen oder totalen Organisationen sind stark vertreten (Goffman, 1973).

218 stationäre Hospize

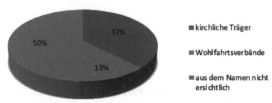

Abbildung 9: Auswertung stationärer Hospize nach Trägern
Quelle: Wegweiser Hospiz- und Palliativversorgung, eigene Auswertung, erhoben 2018

1159 ambulante Hospize

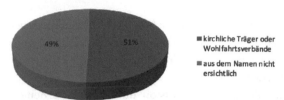

49%　51%

■ kirchliche Träger oder Wohlfahrtsverbände

■ aus dem Namen nicht ersichtlich

Abbildung 10: Auswertung ambulanter Hospize nach Trägern
Quelle: Wegweiser Hospiz- und Palliativversorgung, eigene Auswertung, erhoben 2018

Dies führt nun zu einer Unterscheidung der hospizlichen Ehrenamtlichen. Entsprechend den Dimensionen nach Klie ist die Ausübung des hospizlichen Ehrenamtes in einer (totalen) Institution des Gesundheitswesens, Wohlfahrtorganisation oder bei einem kirchlichen Träger nicht grundsätzlich von Mitsprache oder Beteiligung an Entscheidungen gekennzeichnet. Ein Informationsrecht besteht nicht. Es ist möglich, dass Ehrenamtliche sich in eine Organisation ein- oder unterordnen müssen. Ein eigenständiges Ehrenamt ist bei diesen Trägerschaften in den Organisationen nicht vorgesehen (Sachße, 2005, 2002). In einem bürgerschaftlich organisierten Hospizverein ergeben sich andere Rahmenbedingungen. Der Verein muss seinen Mitgliedern seine Tätigkeit, seine Pläne für die Zukunft und sein Mittelaufkommen und deren Verwendung darlegen. Die Mitglieder des Vereins entscheiden per Abstimmung über Tätigkeiten, Mittel und wählen selbst den Vorstand des Vereins. Informationspflicht und Mitsprache bei der eigenen Tätigkeit sind hier vorhanden. Die Sitzungen sind öffentlich und damit für Ehrenamtliche grundsätzlich transparent. Ein eigenständiges Ehrenamt ist gewollt.

Diese Unterscheidung muss auch bei den in Teil IV betrachteten Motiven berücksichtigt werden, denn werden bestimmte Bedürfnisse, wie z. B. Mitspracherecht der potentiellen Ehrenamtlichen, nicht erfüllt, kann dies Auswirkungen auf die Aufnahme oder das Verbleiben in diesem Ehrenamt haben.

Ehrenamtliches Engagement unterliegt, wie in diesen Ausführungen ersichtlich wird, verschiedenen Einflussfaktoren, die meist einen evolutionären Prozess durchlaufen. Ehrenamt verändert sich mit der Gesellschaft, auf die möglichen Einflussfaktoren wird in den nächsten Kapiteln näher eingegangen. Aber auch Sozialstaatlichkeit, Demografie, Migration, Veränderungen der Arbeitswelt und sich wandelnde Werte wie Nachhaltigkeit oder Klimaschutz verändern und werden weiterhin das Verständnis und die Bereitschaft für Ehrenamt verändern. Insbesondere die Veränderungen in der Arbeitswelt, Stichwort Digitalisierung, werden zu einer Flexibilisierung und auch Freisetzung von Arbeitszeit im herkömmlichen Sinne führen. Erwerbs- und Freiwilligenarbeit, auch im hospizlichen Bereich, könnten neue Formen annehmen (Eichhorst et al., 2016). Aber auch der Wunsch, mitzugestalten und Einfluss zu nehmen auf das eigene Engagement, stellt neue Anforderungen an die Institutionen.

3.7   Das hospizliche Ehrenamt

Im *White Paper der European Association for Palliative Care* (EAPC) wurde eine „*typology of HPC volunteers*" vorgenommen, die auf einem Vortrag von Smeding auf dem Prager Symposium der EAPC basiert. Danach gibt es drei Kategorien, die D-Freiwilligen, die C-Freiwilligen und die B-Freiwilligen.[7]

D-Freiwillige sind Ehrenamtliche, die in ihre Profession unentgeltlich arbeiten. Dies geschieht meist in der Anfangsphase, in der hospizliches Tätigwerden aufgrund eines Mangels an Strukturen meist nicht bezahlbar ist. Dies gilt auch für einzelne Leistungen in Organisationen, die spendenbasiert sind.

C-Freiwillige sind „community-based" Ehrenamtliche, wobei community mit (informeller) Gemeinschaft, aber auch (formellem) Gemeinwesen übersetzt werden kann. Aufgrund der in den einzelnen Ländern unterschiedlichen Ausformungen von hospizlichem Ehrenamt sollten beide Übersetzungen nebeneinander stehen, denn im Mittelpunkt steht die lokale Gemeinschaft, die Zeit schenkt, eine Brücke zum „normalen" Leben und zur professionellen Versorgung darstellt. Diese Gruppe kann nochmals in zwei Untergruppen aufgeteilt werden. Die eine Gruppe begleitet direkt Sterbende und deren Nahestehende, während die zweite Gruppe in der „indirekten" Versorgung tätig wird, wie z. B. Büroarbeiten, Transportfahrten oder Gartenarbeiten (Goossensen et al., 2016).

B-Freiwillige sind unbezahlte Führungskräfte in Non-Profit-Organisationen.

Im Rahmen dieser Arbeit stehen die C-Freiwilligen/Ehrenamtlichen, die in der direkten Begleitung der Sterbenden und deren An- und Zugehöriger tätig sind, im Mittelpunkt.

3.7.1   Sorgekultur als Grundlage des hospizlichen Ehrenamtes

'Hospiz ist Haltung', eine oft zitierte Aussage; Bödiker, Graf und Schmidtbauer benannten ihr Kurshandbuch Ehrenamt (2011) ebenso. Die Autor*innen sehen es als Ziel der Hospizbewegung, den ganzen Menschen im Blick zu haben, sich der Sorge und Fürsorge für den ganzen Menschen anzunehmen und sich in der Begleitung des anderen, des betroffenen Menschen ganzheitlich dessen Bedürfnissen zu widmen. Begleiten ist im hospizlichen Kontext immer eine Sorge-Beziehung, sich dem anderen gegenüber zu öffnen, sich zu kümmern, auf ihn zu achten, sich um ihn zu sorgen. Heller und Gronemeyer definieren eine Ethik der Sorge und des Sorgens so:

---

7 Der Begriff Freiwillige*r wurde hier verwendet, da volunteer auf europäischer Ebene mit Freiwillige übersetzt wird. Anmerkung der Verfasserin dieser Arbeit: Es gibt keine A-volunteers.

„Sorgen ist das Streben nach einem guten Leben, dem Bewahren von Würde und der Ermöglichung von Achtung angesichts von Leid und (natürlicher) Gewalt – durch helfenden Beistand, Verständnis, Anteilnahme" (Heller, Gronemeyer, 2014, 255).

Doch warum sorgen wir uns um andere? Zwei sehr unterschiedliche Ansätze für das Sorgen um den anderen gibt es: zum einen das der christlichen Nächstenliebe, die über Jahrhunderte aufgrund der Macht der Kirche das Leben der Menschen bestimmte, und zum anderen das Sorgen über das Gemeinwohl einer Gemeinschaft nach sokratischem Verständnis. Beide Motive sind Bestandteil ehrenamtlichen hospizlichen Handelns.

3.7.1.1   Die christliche Sorgekultur

„Die Begleitung Schwerstkranker und Sterbender ist und bleibt eine urchristliche Kernaufgabe", so Schönhofer-Nellessen (2017, 7) in einem hospizlichen Geleitwort. *„Der Dienst an den Kranken galt schon seit der Frühzeit des Christentums als eine bevorzugte Art der Frömmigkeit …"* (Hilpert, 2009, 23). *„Ich liebe Menschen, und mein christliches Weltbild drängt mich, den Kranken, Sterbenden und Trauernden beizustehen"*, dies schrieb eine Ehrenamtliche eines ambulanten Hospizdienstes, die laut eigenen Angaben seit 23 Jahren der Hospizbewegung *„mit Leib und Seele"* verbunden ist (Götz, 2014, 11).

In der jüdisch-christlichen Religion, insbesondere im Neuen Testament, in der Menschwerdung Gottes in Jesu, finden wir einen den Menschen zugewandten liebenden Gott, der sich um den Menschen sorgt. Aufgrund der Gottesebenbildlichkeit Jesu wird dessen Leben und Leiden zum Ideal vom Menschen, das in der Hingabe, dem (Kranken-)Dienst am anderen, der Nächstenliebe und der Fürsorge steht (Käppeli, 2004). Diese Sorge um den anderen finden wir an vielen Stellen des Neuen Testamentes. In besonderem Maße wird dies in der Geschichte vom barmherzigen Samariter (Lk, 10) erkennbar. Dort fordert Jesus und damit auch Gott die Nächstenliebe ein. Ein Mann wird von Räubern überfallen und liegt schwer verletzt am Boden. Ein Priester und ein Levit gehen achtlos an ihm vorbei, *„ein Mann aus Samarien"* hilft dem *„Kranken"*, er lässt sich anrühren, er lässt ihn nicht allein und übernimmt die Sorge für ihn. Jesus stellt die Frage, wer von den dreien sich als Nächster erwiesen hat? Die Antwort lautet: der Samariter und Jesus gibt dann den klaren Auftrag an die Christenheit: *„Dann geh und handle genauso!"* (Lk, 10)

Das Neue Testament ist durchzogen von diesem Grundgedanken der permanenten Hinwendung Jesu zu Armen, Kranken und von der Gesellschaft ausgeschlossenen Menschen (Mt 25, Lk 7, Mk 1, Lk 9, 1–6), verbunden mit der Aufforderung an die Christen: *„Was ihr für einen meiner Brüder getan habt, das habt ihr mir getan"* (Mt25, 31–40). Es ist Christenaufgabe, in der Nachfolge Jesu als Sohn Gottes barmherzig und fürsorglich für den anderen, den Kranken, den Gebrechlichen zu sein. Dieser Auftrag, wie beim barmherzigen Samariter, geht nicht an den Arzt und an die Ärztin oder die Krankenpflege, sie geht an den Mitmenschen, der vom Leid angerührt wird und für den anderen einsteht – ein klarer Auftrag an den Christenmenschen, jedermann und jederfrau als Mensch beizustehen. Damit steht zumindest der christlich geprägte Ehrenamtliche in der Hospizarbeit in der Nachfolge Christi.

Bereits in der frühchristlichen Kirchengemeinde wird die Krankenpflege besonderen Amtsträger*innen übertragen (Käppeli, 2004). In der christlichen Geschichte, insbesondere der des Mittelalters, finden wir Märtyrer*innen und Heilige, wie z. B. Elisabeth von Thüringen (1207–1231), die dem Ideal Christi der Hilfe für Bedürftige nachkamen. Die ist auch der Grund, warum im Mittelalter gerade die Heilkunst bei den Klöstern, besonderen kirchlichen Amtsträger*innen, lag, wobei das medizinisch-pflegerische Können nicht im Vordergrund stand, sondern der Kern der Aufgabe lag *„in der leibseelischen Sorge und in der rettend-heilenden Begleitung von Menschen"* im Geiste Gottes (Hilpert, 2009). Oder denken wir an Vincenz von Paul (1581–1660), auch für ihn war Krankenpflege Gottesdienst (Käppeli, 2004). Selbst in der Neuzeit ist dieses Denken noch vorhanden. Anfang der 1990er Jahre trat in Deutschland erstmals die Krankheit AIDS auf. Zu dieser Zeit gab es noch keine Heilungsmöglichkeiten, die Krankheit führte innerhalb weniger Wochen oder Monate unausweichlich zum Tod. Ärzteschaft und Pflege hatten starke Berührungsängste mit dieser Krankheit, denn über die Ansteckungsrisiken existierten keine Kenntnisse. Hinzu kam, dass im Besonderen schwule Männer davon betroffen waren, auch hier gab es gesellschaftliche Berührungsängste. Um diese Männer zu versorgen, sollte ein Hospiz gegründet werden, gefragt wurden die Franziskanerinnen von Gengenbach. Sie sagten sofort zu, sie sahen es als ihre Aufgabe als Franziskanerinnen, gemäß Ihrem Auftrag als Christinnen, diese Menschen bis zum Tod zu pflegen (Müller, 2012).

Diese Art der Kranken-„Sorge" kann nicht mit den heutigen Gesundheitsberufen verglichen werden. Im Vordergrund stand nicht eine professionelle, effiziente Krankenpflege, es wurde keine fachliche Eignung für einen Gesundheitsberuf angedacht. Die moderne professionelle Krankenpflege entstand erst mit der aufkommenden Industrialisierung. Mann und oftmals auch Frau und Kinder mussten außer Haus, meist in der Fabrik, arbeiten. Die Krankenpflege konnte die Familie nicht mehr übernehmen; neue Institutionen, Alten-, Behinderten- und Krankenanstalten, und der Beruf der Pflege entstanden, die Fürsorge geriet in den Hintergrund. Laut einer Studie von Beines (2017) ist Sorge oder Fürsorge im Krankenhaus und beim Sterben im Krankenhaus von heute nicht mehr zu finden.

3.7.1.2   *Sorgekultur in der sokratischen Philosophie*

Über das Leben des Sokrates ist wenig bekannt; geboren 469, gestorben 399 vor Chr. Er kämpfte in den Peloponnesischen Kriegen gegen Sparta, kehrte nach dem Krieg nach Athen zurück und bekleidete dort verschiedene politische Ämter. Nach dem Tod seines Vaters konnte er von seinem Erbe seinen Lebensunterhalt bestreiten und betätigte sich ab diesem Zeitpunkt als Philosoph, der mit den Bürgern Athens über das gute Leben diskutierte. 399 v.Ch wurde er zum Tode verurteilt. Der Grund für diese Verurteilung ist nicht eindeutig überliefert; bekannt ist die Anklage, er habe die Jugend Athens verführt. Er soll aber außerdem unter dem Verdacht gestanden haben, an einem Komplott beteiligt gewesen zu sein. Im gleichen Jahr starb er im Gefängnis durch die Einnahme von Gift, dem berühmten Gifttrunk aus dem Schierlingsbecher (Buckingham et al., 2011).

Sokrates galt als intelligentester Mensch seiner Zeit. Als Philosoph entwickelte er keine eigene Philosophie, Sokrates stellte den Athenern die Frage nach dem guten Leben. In diesen Gesprächen ist die eigene Lebensführung mit den eigenen Überzeugungen und Erfahrungen Voraussetzung für den philosophischen Dialog, in dem diese Lebensführung, die praktische und vorgängige Lebenswahl reflektiert wird. Wichtig ist Sokrates dabei, dass durch das Gespräch, den Dialog mit dem anderen, neue Erfahrungen gemacht werden und die Erkenntnis entsteht, etwas anders sehen zu können. Diese neue Erfahrung beeinflusst und/oder verändert das Selbst und dadurch auch das Handeln des Einzelnen (Schuchter, 2016).

Im sokratischen Gespräch gibt *„Sokrates (gibt) uns das erste Beispiel induktiven … Denkens"* (Buckingham et al., 2011, 49). Sokrates beginnt das Gespräch mit Alltäglichem und „führt" seinen Gesprächspartner zu den Tugenden des guten Lebens.

Die Gespräche enden meist aporetisch, Sokrates weiß keine Lösung, er selbst fragt und sucht (ich weiß, dass ich nichts weiß).

Wo finden wir nun dort die Sorge? Im Gegensatz zur christlichen Sorgekultur blickt die Philosophie der griechisch-hellenistischen Antike, im Besonderen von Sokrates und dessen Nachfolgern, aus einem ganz anderen Blickwinkel auf die Sorge. Nach Sokrates ist Ziel allen Philosophierens das gute Leben, das Einüben des guten Lebens und das nicht endende Hinterfragen der eigenen Lebensführung.

> *„Das Ziel des Philosophierens ist kein theoretisches Wissen, sondern das gute Leben, das eingeübt werden muss, indem etwa bestimmte Grundsätze oder Fragen (…) immer wieder an die eigene Lebenserfahrung und Lebensweise gerichtet werden"* (Schuchter, 2016, 80).

Das gute Leben erfordert bei Sokrates die Sorge um sich selbst. Vorbild hierfür war, ähnlich dem christlichen Glauben, seine Gottesvorstellung, die der griechischen Antike. Während im jüdisch-christlichen Glauben Gott für Fürsorge, Mitleiden und Hingabe steht, war in der griechisch-epikureischen Götterwelt die Selbst-Sorge, die Autonomie und die Autarkie das Vorbild für den Menschen (Schuchter, 2016). Sorge dich um dich selbst, darunter versteht Sokrates aber nicht die Anhäufung von Macht, Reichtum oder Schönheit, sondern bei Sokrates ist es die Seele und die Tugend, um die sich selbst gesorgt werden muss.

Doch wie steht Sokrates zur Für-Sorge? – Ein Begriff, den er explizit nicht erwähnt und ein Begriff mit dem Sokrates und sein Denken nicht in direkten Zusammenhang gebracht wird. Schuchter geht in seinem Werk dieser Frage nach, um dadurch *„möglicherweise (ein) neues Verständnis der Fürsorge zu gewinnen"* (Schuchter, 2016, 85).

Sokrates sieht den Menschen nicht vereinzelt und losgelöst von allem, sondern immer als Teil einer gut funktionierenden Gemeinschaft, der Polis Athens, und das gute Leben findet in dieser Gemeinschaft statt. Damit diese Gemeinschaft eine gute Gemeinschaft wird, fordert er seine Mitmenschen, in diesem Falle die Athener auf, sich um ihre Seele zu kümmern. Um die Seele kümmern, heißt bei ihm, Tugenden herauszubilden, eigene und gemeinschaftliche (Apologie 30 und 36). Aufgrund dieses gemeinschaftlichen Denkens, das Leben in der Polis, ist die Selbstsorge immer mit dem guten Leben des anderen, also auch der Fürsorge für den anderen, verbunden. Es muss uns gemeinsam zu einem guten Leben führen, das ohne die Sorge um den anderen sonst nicht möglich ist. Sokrates definiert die Sorge über das Verhältnis der Menschen zueinander in der Gemeinschaft.

Im Phaidon (91c) spricht Sokrates über das Verhältnis der Menschen zueinander. Kümmert euch nicht um mich, sondern folgt mir nur, wenn ich aus eurer Sicht das Richtige sage, wenn nicht, dann widersprecht mir (und handelt auch so). Damit sagt Sokrates, wichtig ist das Richtige, die Wahrheit aus der Sicht des anderen. Ich, Sokrates, stehe hier mit meinem gelebten Verständnis für die/meine Wahrheit und bin dadurch ein Beispiel mit meiner Wahrheit für andere. Andere können an meinem Beispiel/meiner Sache neue Erfahrungen machen, wobei die Wahrheit immer einen Sachbezug besitzt. Die Beziehung zwischen zwei Menschen ist ohne die Sache/die Wahrheit nicht möglich. Das In-Beziehung-Kommen entsteht über den Sachbezug. In Bezug auf die Sorge bedeutet das nun, indem Sokrates sich um seine Seele sorgt, gibt er anderen ein Beispiel, dabei soll der andere nicht auf Sokrates, sondern darauf schauen, wie Sokrates sich um sich sorgt, und wird dadurch *„befähigt, selbst für sich und andere Sorge zu tragen"* (Schuchter, 2016, 132). Der andere macht eine neue Erfahrung. Um für andere sorgen zu können, muss ich selbst von der Sache überzeugt sein, dass sie richtig ist, dafür stehe ich, dafür bin ich ein Beispiel und danach lebe ich, so die Fürsorge Sokrates.

Diese Auffassung von Fürsorge unterscheidet sich deutlich von der christlichen Nächstenliebe. Wie sich bei der Befragung von Ehrenamtlichen in verschieden Studien in Teil IV, 2. zeigt, werden beide Auffassungen von Fürsorge als Motivation genannt, ein hospizliches Ehrenamt aufzunehmen.

3.8   Ehrenamt – eine Notwendigkeit oder nicht mehr zeitgemäß?

Das Ehrenamt steht grundsätzlich zwei „Konkurrent*innen" gegenüber: dem Expert*innentum und dem Markt; Expert*innen versus Laien/Ehrenamtliche und Nicht-Bezahlbares (Ehrenamt) versus Marktleistung. Im Gesundheitswesen ist diese Trennung so nicht vorhanden, da die Expert*innen, wenn sie auch den Markt nicht geschaffen, dann zumindest doch wesentlich zu seinem Wachstum und zum eigenen Interesse beigetragen haben.

3.8.1   Ehrenamt versus Markt

Michael Sandel beginnt sein Buch „Was man mit Geld nicht kaufen kann" mit folgenden Sätzen: *„Manches ist mit Geld nicht zu kaufen. Aber nicht mehr viel"* (Sandel, 2014, 9).

Wenn auch unsere Kulturen Unterschiede aufweisen, entdecken wir in USA und in Deutschland Dinge, die noch vor zwanzig Jahren als nicht käuflich galten, heute aber käuflich sind: Arzttermine, Staatsbürgerschaften, Zugang zu Bildung, Leihmütter und vielleicht auch bald die ewige Jugend, die laut einem Artikels in DER ZEIT bald käuflich werden könnte (Bahnsen, 2017).

Anfang der 1980er Jahre begannen die westlichen Industrienationen, im Besonderen Großbritannien und die USA, auf eine angebotsorientierte Wirtschaftspolitik umzuschwenken. Thatcher und Reagan, die damaligen Regierungschefs der beiden Länder, glaubten an die Gerechtigkeit der Märkte. Von nun an sollten die Märkte möglichst uneingeschränkt agieren, der Markt werde sich selbst zum Wohle aller regulieren. Nach dem Zusammenbruch des „real existierenden Sozialismus" der Sowjetunion und den angegliederten Ostblockländern, sahen sich die westlichen Industrienationen mit ihren kapitalistischen Systemen als Siegerinnen, andere Szenarien waren nicht mehr denkbar, der Wirtschaftsliberalismus wurde die vorherrschende Doktrin der westlich orientierten Gesellschaften. 2009 erlebten die westlichen Industrienationen die Finanzkrise, doch die Kritik am System war gering, ein Umdenken fand nicht statt.

Ein „bisschen Attac", ernsthafte politische Debatten blieben aus, doch warum? Sandel sieht den Grund hierfür in der *„moralischen Entleerung der Politik"* (Sandel, 2014, 21). Die Politik und die Öffentlichkeit fragen und diskutieren nicht mehr über das gute oder das richtige Leben, moralische und spirituelle Überzeugungen gehören nicht mehr in den politischen Diskurs. Welche Werte sollen in der Gesellschaft wichtig sein? Wie soll das Zusammenleben gestaltet werden? Diese Fragen kann der Markt nicht beantworten, dennoch überlassen wir ihm immer mehr Bereiche des Lebens.

Aus ehemals unentgeltlichem freiwilligem Engagement wird eine käufliche Ware. Als Beispiel dient hier das Blutspenden. Ehemals ein freiwilliger, unbezahlter Dienst der Mitmenschlichkeit wurde in den USA zu einer Einnahmequelle, insbesondere für arme Schichten.

Machen wir aus einem ursprünglich nicht bezahlbaren ein käufliches Gut, wozu auch die ursprünglich ehrenamtliche Tätigkeit, die in eine bezahlte Dienstleistung verwandelt wird, gehört, müssen wir die Frage stellen: Was verändert sich? Sandel (2014) sieht zwei wichtige Faktoren: erstens Fairness und zweitens Korruption.

Fairness bedeutet, dass in allen Bereichen, in denen Dinge zu Marktpreisen erworben werden können, der reichere Mensch dem ärmeren überlegen ist, jener kann kaufen, dieser nicht. Das mag bei einem Mobiltelefon keine Rolle spielen, aber bei Gesundheit, beim Sterben oder der Ausbildung? Bei reinem Marktdenken ist die Frage eindeutig zu beantworten, nur wer es bezahlen kann, bekommt, was er möchte.

Korruption heißt, es gibt viele Dinge, die wir gerne als nicht käuflich sehen möchten, denn ihr Wert würde sich verändern. Korruption in diesem Zusammenhang bedeutet die Entwürdigung und Entwertung eines Gutes. Jede einzelne Sache bezieht sich auf einen anderen Wert oder ein anderes Ideal, das an zwei Beispielen erläutert werden soll.

Sandel nutzt zur Veranschaulichung der Korruption eine Studie, die in israelischen Kindergärten durchgeführt wurde: Problem der Erzieherinnen eines Kindergartens war, dass einige wenige Eltern ihre Kinder nicht pünktlich vom Kindergarten abholten und die Erzieherinnen deshalb länger im Kindergarten bleiben mussten. Um die Eltern mit einer Maßnahme zu einem pünktlicheren Abholen zu bewegen, griffen sie zu folgender Maßnahme: die Eltern mussten bei Zu-spät-Abholen ein Bußgeld bezahlen. Dieses Bußgeld führte jedoch nicht zur erwünschten Reaktion der Eltern, sondern die Zahl der Eltern, die ihr Kind verspätet aus dem Kindergarten abholten, verdoppelte sich. Die Eltern sahen das Bußgeld als „Gebühr" für späteres Abholen an. Es gab keinen Antrieb, keine moralische Verpflichtung gegenüber den Erzieherinnen mehr, die Kinder pünktlich abzuholen, die Eltern bezahlten jetzt dafür. Nach etwa zwölf Wochen schafften die Erzieherinnen das Bußgeld wieder ab, die Rate der zu spät Kommenden blieb, das alte Pflicht- oder Verantwortungsbewusstsein konnte nicht wiederhergestellt werden. Sandel (2014) nennt das den Kommerzialisierungseffekt.

Ein zweites Beispiel zeigt dies vielleicht noch deutlicher: Sandel (2014) zitiert eine bekannte Studie des britischen Soziologen Richard Titmuss, die er erstmals in seinem Buch „The Gift Relationship" 1970 veröffentlicht hatte (Titmuss, 1997).

Titmuss verglich die britische und die US-amerikanische Organisation der Blutspende. In Großbritannien stammte das Blut ausschließlich von unbezahlten Blutspender*innen, in den USA hingegen meist von kommerziellen Blutbanken. Den Spender*innen wurden dort ihre Blutgabe bezahlt. Titmuss fand nun bei näherer Untersuchung des Blutspendesystems heraus, dass das britische System organisatorisch und ökonomisch dem US-amerikanischen System überlegen war, der Markt führte hier also nicht zu einer „besseren" Lösung.

Titmuss, der sich gegen eine Kommerzialisierung von Blutspenden aussprach, begründete dies mit den gleichen Argumenten wie Sandel. Wenn Blut zur Handelsware wird, dann verstößt dies gegen die Werte Fairness und Korruption. Titmuss fand heraus, dass die US-amerikanischen Blutspender*innen aus sozialen Brennpunkten mit geringem Einkommen kamen – Menschen, die oftmals dringend Geld benötigten, wodurch die Freiwilligkeit zumindest in Frage gestellt werden muss. Korrumpierend ist aus seiner Sicht eine bezahlte Blutspende, weil sie den Wert des Blutspendens herabwürdigt. Die ursprüngliche moralische Verpflichtung, das Geben für andere, wird degradiert zu einer Ware wie jede andere käufliche auch. Die unbezahlten Blutspenden gingen deshalb in den USA drastisch zurück. Titmuss ging sogar noch weiter, er sah diesen Wegfall einer Verpflichtung, nämlich z. B. Blut für andere zu geben, als einen Schritt, der das moralische und gesellschaftliche Zusammenleben negativ beeinflusse (Titmuss, 1997, Sandel, 2012). „Vermarktlichung" zerstört Gemeinsinn, Geben-Wollen und altruistische Beweggründe.

Ein weiteres Beispiel wurde bereits unter 3.3 erwähnt, die Professionalisierung und Finanzierung der Wohlfahrtsverbände in der Weimarer Republik verdrängte das private und ehrenamtliche Sozialengagement.

Sandel beschließt sein Buch „Was man für Geld nicht kaufen kann" mit einer dringenden Frage, die die Gesellschaft lösen müsse.

> *„Am Ende läuft die Frage nach den Märkten also auf die Frage hinaus, wie wir zusammen leben wollen. Wünschen wir uns eine Gesellschaft, in der alles käuflich ist? Oder gibt es gewisse moralisch und staatsbürgerliche Werte, die von den Märkten nicht gewürdigt werden – und die man für Geld nicht kaufen kann?"* (Sandel, 2012, 250).

Die Gesellschaft muss über das gute Leben diskutieren und Werte definieren. Daraus entstehen Märkte oder auch nicht.

Das hospizliche Ehrenamt als nichtkäufliche „Dienstleistung" steht für Werte – wie Mitmenschlichkeit, die Mitleidensfähigkeit, das Mitaushalten. Kann daraus eine käufliche Ware werden? Nein, es kann nicht und ja, es kann. Die Antwort darauf hängt davon ab, was uns das hospizliche Ehrenamt wert ist. Gerade die Nichtkäuflichkeit und die Absichtslosigkeit machen die ehrenamtliche Tätigkeit ernsthaft und glaubhaft. Ist der Gesellschaft das wichtig, kann das hospizliche Ehrenamt nicht käuflich werden. Ja, die Tätigkeit eines hospizlichen Ehrenamtes kann käuflich gemacht werden, nur erhält der Leistungsempfänger dann etwas anderes, denn er kauft Tätigkeiten und Zeit. Sind die Tätigkeiten verrichtet, ist die Zeit abgelaufen, dann gehen die Leistungserbringer*innen. Die Gesellschaft muss die Frage, in welcher Art von Gesellschaft wir leben möchten, beantworten.

3.8.2   Ehrenamt versus Expert*innen

Wie eingangs erwähnt, ist eine Trennung von Expert*innentum und Markt nur theoretisch möglich. Ein kurzer geschichtlicher Rückblick wird hier notwendig. Vom frühen Mittelalter bis weit nach der Reformation wurde das gesellschaftliche Miteinander, wurden Werte und Pflichten von der Religion/Kirche bestimmt. Wahrheit/Werte und Autorität lagen allein bei der Kirche. Fundamentale Veränderungen brachten die Französische (1789–1799) und die Industrielle Revolution (19. Jahrhundert). Ganz besonders die Industrielle Revolution veränderte dieses Gefüge und den Alltag der Menschen. Sie zerstörte das Gemeinschaftsgefüge, die Familien, den Generationenvertrag und die Verhältnisse zueinander. Die Religion verlor ihre Allgegenwärtigkeit (Aufklärung) und zog sich in die Innerlichkeit zurück. Eine neue Ordnung wurde notwendig. Die frühen (Wirtschafts-)Philosophen, trotz unterschiedlicher Lösungsansätze, entwickelten die Idee des Sozialvertrages. Grundlage/Werteordnung des Sozialvertrages war nicht mehr die Religion. Natur und Mensch wurden die neue Wahrheit, die Autorität gewährleistete das Gesetz, das für alle Menschen gleich galt, niemand stand über ihm (Harari, 2013). Doch spätestens nach den Weltkriegen wurde auch diese Ordnung angezweifelt. Gewahr wurde dies bei den Nürnberger Prozessen und im sogenannten Eichmann-Prozess 1961. Die Frage war: Wann ist es gerechtfertigt oder notwendig, Gesetze nicht zu beachten? Denn die Angeklagten der Nürnberger Prozesse und auch Eichmann sahen sich als nicht schuldig, da sie nach dem Werte- und Rechtssystem des III. Reiches gehandelt hatten. Somit waren Wahrheit (des Gesetzes) und Autorität (wann muss/darf ich das Gesetz nicht befolgen?) zweifelhaft geworden (Zola, 1983).

Nun trat eine neue Gruppe in den Vordergrund – die Expert*innen oder um es mit Illich auszudrücken: Die *„Epoche der entmündigenden Expertenherrschaft"* (Illich, 1983, 7) brach an.

Übernehmen Expert*innen die Meinungshoheit, hat dies Auswirkungen auf die Gesellschaft. Zum einen werden der gesellschaftliche Zusammenhalt und die Verantwortung, die aufgrund eines gemeinsamen Handelns entstanden sind, geschwächt, der*die Experte*in übernimmt jetzt die Verantwortung. *„Das Martinshorn eines Ambulanzwagens kann die Samariter-Hilfe in einem ganzen chilenischen Stadtviertel zerstören"* (Illich, 1995, 15). Zum anderen wird der*die „Nichtexperte*in" entmündigt, denn die Expert*innenmeinung steht über dem „normalen" Menschen. Die Expert*innen setzen Werte, Normen und Regeln, was sich besonders im Gesundheitswesen zeigt. Die Ärzt*innen definieren, was krank ist und was nicht; und sagen, was getan werden muss; Expert*innenstandards werden aufgestellt. Schmerz lässt sich auf einer Skala von eins bis zehn messen, und zu jedem Skalenwert gibt es eine passende Medikation. Auf nationalen und internationalen Kongressen und Tagungen werden „neue" Krankheiten gefunden, passende Behandlungsleitlinien werden verfasst. So wird aus der Trauer eine behandelbare „Anhaltende Trauerstörung" nach DSM5[8] und aus dem Sterben ein medizinisches Projekt (Caro, 2019). Doch auch die Bürger*innen sind Teil dieses Systems, glauben den Heilsversprechungen der Expert*innen, an das bessere Leben (Illich, 1983).

Das Expert*innentum machte auch vor der Hospizbewegung nicht Halt. War die Hospizbewegung in ihren Anfängen eine ehrenamtliche Tätigkeit, so stehen heute viele Professionen am Bett der Sterbenden. Die Hospizbewegung trat an, um ein würdiges Sterben zu ermöglichen. Kern des Hospizgedankens war und ist die Solidarität mit den Sterbenden und ihren Nahestehenden, im Sterben für sie da zu sein und niemanden alleine zu lassen. Und heute? *„… tritt an die Stelle des eigenen Sterbens ein in professionelle Dienstleistungen eingeschnürtes Ableben. Angstfrei, schmerzfrei, pharmakologisch und spirituell narkotisiert"* (Gronemeyer, Heller, 2007, 577). Die Hospizbewegung steht zwischen hoch professioneller medizinisch-pflegerischer Leistung und der sozialen Einbettung des Sterbenden. Nicht zu vergessen: Alle diese Leistungen müssen bezahlt werden. Eine vormals rein ehrenamtliche, also unentgeltliches Da-Sein und Begleiten wird zu einer professionellen, bezahlten Leistung; das Sterben wird zu einem Markt. Das Hospiz- und Palliativgesetz (2015) macht den „Markt Hospiz" zudem finanziell attraktiver.

> *„Die vielleicht größte Herausforderung für die Hospiz- und Palliativarbeit in den kommenden Jahren wird sein, den notwendigen Professionalisierungs- und Institutionalisierungsprozess zu verkraften, ohne die Ideale der Pionierzeit aufzugeben"* (Borasio, 2011, 179).

3.9   Neue Wege hospizlicher und bürgerschaftlicher Haltung – die sorgende Gemeinschaft

Betrachtet man die demografischen Daten (nicht nur) in den deutschsprachigen Ländern, so stehen diese Gesellschaften vor zwei großen Herausforderungen: Einerseits nimmt der Anteil der alten und auch sterbenden Menschen an der Gesamtbevölkerung zu, was zu einem steigenden Pflegebedarf führen wird (Statistik Austria, statista, 2017). Andererseits sind die finanziellen Ressourcen in den Sozialsystemen wie beispielsweise in Deutschland politisch gedeckt (BMG, 2017, Dörner, 2012). Zudem werden Altenpflegekräfte bereits heute gesucht, der Bedarf an Pflegekräften, nicht nur im Altenpflegebereich, übersteigt bei weitem die Anzahl der vorhandenen Kräfte (BMG, 2017). Wie ist dieser Problematik entgegenzutreten?

In unserer seit Jahrhunderten vom Christentum und der katholischen Kirche geprägten Gesellschaft nahm sich die katholische Kirche, auch aufgrund der Nöte, die mit der Industriellen Revolution entstanden, den Nöten und Problemen der Men-

---

8 Diagnostic and Statistical Manual of Mental Disorders, 5. Auflage.

schen an. Die katholische Soziallehre enthält keine Glaubensinhalte, sie sollte Leitlinie für die sozialen Probleme der Einzelnen sein. Sie besteht aus drei Grundprinzipien: dem Personalitäts-, dem Solidaritäts- und dem Subsidiaritätsprinzip. In der Enzyklika „quadragesima anno", veröffentlicht 1931 von Papst Pius XI, wird erstmals das Subsidiaritätsprinzip erwähnt (Sitte, 2001, Giers, 1972). In einer DeutschlandRadio-Sendung im Jahr 2006 sprachen Storost und Bude über das Thema „Gerechtigkeit durch Subsidiarität" im Sinne der katholischen Soziallehre. Hinter der Idee der Subsidiarität steckt der Gedanke der „Hilfe zur Selbsthilfe", der*die Einzelne soll aus eigner Initiative sein Leben meistern und Hilfe nur wenn nötig annehmen. Ein weiterer Aspekt des Subsidiaritätsgedankens ist die Annahme, dass jeder Mensch auf andere Menschen angewiesen ist. Daraus entstehen Sorgebeziehungen, die Familie, familienähnliche Strukturen, Nachbarschaft, die Sorge sollte nicht in den Händen des Staates liegen. Die katholische Soziallehre hat bis heute ihre Relevanz für die Gesellschaft nicht verloren. Klie bezeichnet die Idee der Subsidiarität als hochaktuell, da sie einerseits die selbstverantwortliche Lebensgestaltung zum Ziel hat und andererseits auf Unterstützung und Hilfestellung des Staates vertrauen kann. Und er nennt das Subsidiaritätsprinzip als eine wichtige Voraussetzung für das Entstehen einer „caring community", worauf im Folgenden noch eingegangen wird (Klie, 2014).

Wer sind die „neuen Alten", die in den nächsten Jahren verstärkt eine wie auch immer geartete Hilfe- oder Pflegebedürftigkeit bis zum Tode haben werden? Die Bereitschaft der Menschen, sich in eine stationäre Institution der Altenpflege zu begeben, sinkt deutlich. Die zunehmende Individualisierung der Lebensentwürfe lässt sich in diesen Institutionen nicht verwirklichen (Dörner, 2007). Dies gilt nicht nur für die Zeit der Pflegebedürftigkeit, sondern auch für das Sterben. Neue Lebens- und Sterbeformen müssen gefunden werden, wobei nach Dörner (2007) die entscheidende Wende bereits eingetreten ist.

Seit den 60er Jahren des letzten Jahrhunderts bevorzugt das Sozialgesetzbuch „ambulant vor stationär". Dies ist eine notwendige Voraussetzung dafür, *„dass ich leben, altern, sterben kann, wo ich hingehöre: Die Hilfe zu den Menschen bringen und nicht mehr – wie bisher – umgekehrt"* (Dörner, 2007, 46). Doch es geht Dörner um mehr: Aus einem Profi-System soll ein Bürger*innen-System entstehen, ein System, das mit der Selbsthilfe beginnt,

> *„... dann folgen Familie und die Verwandten, dann die Freunde, danach die Nachbarn und die sonstigen Bürger, und erst wenn all das an seine Grenzen stößt, erfolgt ergänzend das Helfen durch die Profis, erst in ambulanter und erst danach in der institutionellen Form"* (Dörner, 2007, 39).

Eine Bürger*innenhilfe soll verstärkt entstehen. Der Hilfsbedürftigkeit der einen soll eine „Helfensbedürftigkeit" der anderen gegenüberstehen, es soll eine neue Kultur des Helfens, des Bürger*innen-Profi-Mixes entstehen. Dörner berichtet in seinen Büchern von vielen Projekten in ganz Deutschland, die den Bürger-Profi-Mix organisieren, aber noch sind es kleine Inseln (Dörner, 2007, 2012). Hier sehen Baumann-Hölze et al. (2017) die neue Aufgabe der Hospizbewegung. Eine sorgende Gesellschaft, eine „caring community", sehen sie als Weiterentwicklung und Ausweitung der heutigen Hospizbewegung. Die Hospize können/sollen den neuen Bürger*innen-Profi-Mix koordinieren.

Kommunitarismus, caring community, compassionate community, sorgende Gemeinschaft, gemeindeorientierte Sorgekultur; was verbindet all diese Begriffe? Die Sorge um den, der die Sorge in einer Gemeinschaft benötigt.

> „Das kommunitaristische Projekt ist der Versuch einer Wiederbelebung von Gemeinschafts-
> denken unter den Bedingungen postmoderner Informations- und Dienstleistungsgesellschaften"
> (Reese-Schäfer, 2001, 7).

Entstanden ist das neuere kommunitaristische Denken in den USA als Gegenentwurf zum US-amerikanischen Liberalismus und der Gerechtigkeitstheorie Rawls'. Diese fußt auf folgender Idee: Er stellt die Frage nach einem gerechten Gesellschaftsvertrag und wie dieser zustande kommen könnte. Er nimmt an, dass dies nur möglich sei mit dem „Schleier des Nichtwissens", d. h., die Personen die den Gesellschaftsvertrag aushandeln, kennen weder ihre soziale und persönliche Stellung noch ihr Geschlecht, ihre Ethnie, ihre politische oder religiöse Einstellungen; sie wissen nicht, ob sie gesund sind, ihre schulische oder akademische Ausbildung, ihren Familienstand. Alle diese Menschen sind aufgrund des Nichtwissens gleich. Entscheiden diese Personen über einen Gesellschaftsvertrag wird er gerecht werden. Aufgrund dieses Nichtwissens wissen sie nicht, auf welcher Seite im Leben sie stehen, und würden damit z. B. sozial benachteiligte Menschen nicht entstehen lassen, man könnte ja selbst dazugehören, und alle Menschen hätten die gleichen Rechte und Freiheiten. Diese Gerechtigkeit hat auch Vorrang vor dem guten Leben (Rawls, 2013).

Diese Theorie setzt nach Sandel einen Menschen ohne Bindungen voraus und genau hier sieht er den Fehler in Rawls' Theorie. Für ihn ist der Mensch Mitglied einer verbindlichen Gemeinschaft, z. B. einer Familie, eines Freundeskreises, eines Staates, in den er hineingeboren wird (Sandel, 2013). Nimmt er dies an, so entstehen daraus ein Gemeinschaftsgefühl, soziale Rollen und sozialen Verpflichtungen, und Bindungen sowie Sorge um den anderen, ohne die caring oder compassionate communities nicht möglich sind (Reese-Schäfer, 2001).

Caring community – die sorgende Gemeinschaft – kümmert sich um ein gelingendes Leben in der Gemeinschaft, alle für alle, die es können und die es brauchen. Sorge definiert Klie als *„vorausschauende, anteilnehmende Verantwortungsübernahme für sich selbst und andere"* (Klie, 2014, 117). Sorge betrifft z. B. Kinderfreundlichkeit, Integration, Inklusion, aber auch alte, vulnerable, multimorbide oder demente Menschen, die dort in dieser Gemeinschaft leben und dort sterben dürfen/möchten und auch können. Doch dafür wird nicht nur eine angepasste Infrastruktur notwendig, sondern es müssen auch kulturelle und finanzielle Strukturen Vorort aufgebaut werden (Klie,

2016a). Es ist keine für den*die Einzelne*n kommerzielle Dienstleistung. Der*die Einzelne ist Teil einer Community, einer Gemeinschaft, die aus Familien, Freunden, Nachbar*innen, aber gegebenenfalls auch Dienstleister*innen und subsidiär dem Staat besteht. Die Subsidiarität kann ökonomische Gesichtspunkte enthalten. Wie bereits oben genannt, wird aufgrund der alternden Gesellschaft, gepaart mit immer höherer Lebenserwartung und längerer Pflegebedürftigkeit, ein enormer Kostendruck erwartet. Die Subsidiarität kann hier als sehr positiv bewertet werden. Subsidiarität verteilt die Verantwortung und stärkt die individuellen Kräfte, die Autonomie, die Freiheit und damit auch die Würde des*der Einzelnen als Empfänger*in und erzeugt Solidarität innerhalb der Gemeinschaft. Dazu müssen die Aufgaben neu verteilt werden, ein neues System wird notwendig werden, bei dem viel mehr als bisher die Kommune als Bürgerschaft im Vordergrund stehen muss. Der Staat muss diesen Wandel einleiten und unterstützen (Klie, 2014).

Compassionate community – der Begriff hat sich aus dem Public-Health-Ansatz in Bezug auf Palliative Care herausgebildet. Nach Kellehear und Sallnow definiert sich Public Health meist über ihre Ziele, Krankheit zu reduzieren und Gesundheit zu verbessern, wobei „Health is influenced by more than just biomedical factors and thus public health is linked to the revalent social, political and economic influences on health" (Kellehear, Sallnow, 2012, 1). Die WHO gab 1978 nachfolgende Erklärung zur Gesundheit ab:

> „Die Konferenz bekräftigt mit Nachdruck, dass Gesundheit, die der Zustand völligen körperlichen, seelischen und sozialen Wohlbefindens und nicht nur das Freisein von Krankheit oder Gebrechen ist, ein grundlegendes Menschenrecht darstellt und dass das Erreichen eines möglichst guten Gesundheitszustands ein äußerst wichtiges weltweites soziales Ziel ist, dessen Verwirklichung Anstrengungen nicht nur der Gesundheitspolitik, sondern auch vieler anderer sozialer und ökonomischer Bereiche erfordert" (Absatz 1 der WHO- Deklaration von Alma-Ata 1978).

Demzufolge kann Gesundheit nun nicht mehr als ausschließlich medizinisch-pflegerische Angelegenheit gesehen werden, die (Staaten-)Gemeinschaft wird in die Pflicht genommen. In der WHO-Deklaration zu Public Health von 1978 wurde auch ausdrücklich erklärt, dass eine passende und nachhaltige Verwirklichung des Grundsatzes nur möglich ist, wenn die lokalen Kommunen als „key part" ihre zentrale Rolle übernehmen und übernehmen können, denn nur vor Ort können die dortigen Probleme gelöst und passende Lösungsansätze gefunden werden. Zudem ist es zentrales Thema, dass Maßnahmen für eine Verbesserung der Gesundheit mit den Menschen und nicht nur für die Menschen gefunden werden müssen. 1986 wurde bei der ersten Internationalen Konferenz zur Gesundheitsförderung in Ottawa eine weitere wegweisende Charta verabschiedet. Damit Public Health wirksam werden kann, müssen neue Strukturen gefunden werden. Neu war, dass das Erreichen der Ziele von Public Health, das bis dahin von Professionellen dominiert wurde, in Frage gestellt wurde. Public Health benötigt Strategien, die (auch die eigene) Gesundheit unterstützen. Eine unterstützende Umgebung zu schaffen und Aktivitäten einer Kommune zu stärken, bedarf partizipativer Modelle, die nicht zusätzlich gedacht waren, sondern die Public Health in die Hände der Menschen, der Laien, der Bewohner*innen einer Kommune, also in die Hände der Betroffenen und nicht an Professionelle, geben. Menschen, Bürger*innen, Laien wissen am besten, was sie brauchen und wie das geschehen kann – in der Gemeinschaft. Und Bürger*innen werden befähigt, Aufgaben zu bewältigen. Dies ist auch der Ansatz für eine compassionate community. Am Ende des Lebens wissen die Bürger*innen, die Laien und die Betroffenen am besten, was sie brauchen und wie sie dies bewerkstelligen können.

Wegleitner überschrieb einen Zeitschriftenartikel:

> *„Compassionate Communities – von der institutionellen Versorgung zur Sorgekultur, vom „professionalisierten" Ehrenamt zum zivilgesellschaftlichen Engagement"* (2015, 23).

Wegleitner zeigt anhand verschiedener Beispiele, was nötig ist, um eine compassionate community für Bürger*innen zu sein. Wie bereits oben beschrieben, muss es Konsens darüber geben, dass Sterben alle Bürger*innen angeht und nicht an professionelle Dienste abgegeben werden kann/soll, dass Sterben keine Krankheit, sondern Teil des Lebens ist. Daraus stellt sich für die Gemeinschaft/Kommune/Gemeinde die Frage,

> *„welche gesellschaftlichen Rahmen- und Lebensbedingungen braucht es, damit Menschen gemeinsam mit anderen ermächtigt werden, ihre eigenen Ressourcen für einen angemessenen Umgang mit Krankheit, Sterben, Tod und Trauer zu mobilisieren. Als Zielsetzung geht es um Hilfe zur Selbsthilfe"* (Wegleitner, 2015, 25).

Die Gemeinschaft baut ein Sorge- und Hilfsnetzwerk auf, die professionellen Kräfte sollen erst subsidiär zum Einsatz kommen und als Unterstützer*in auftreten. Das Netzwerk besteht aus Bürger*innen mit zivilgesellschaftlichem Engagement, das dazu befähigt ist, Sorge zu tragen. Das zivilgesellschaftliche Engagement, anders als das Ehrenamt, fördert Alltagssolidarität, Sensibilisierung für den anderen, sei es in der Familie, bei Freund*innen oder in der Nachbarschaft; und es bringt Sterben, Tod und Trauer in das Alltägliche zurück. Eine*r der Initiator*innen eines solches Projektes in Österreich war der dortige Hospizverein; Wegleitner sieht Hospize und Palliative-Care-Einrichtungen als einen möglichen Träger, eine compassionate community zu initiieren (Wegleitner, 2015).

Auch Kellehear (2013) sieht Hospize als besonders wichtigen Baustein für den Aufbau einer compassionate community. Menschen, die sich in der letzten Phase ihres Lebens befinden, haben neben der ursächlichen Krankheit oftmals mit Angst, mit sozialer Isolation und Stigmatisierung, mit Jobverlust und finanziellen Problemen, mit schwierigen Familienkonstellationen und spirituellen Dilemmata zu kämpfen. Die Hilfe und die Begleitung, die hier notwendig ist/wäre, kann und soll auch keine Palliative-Care-Dienstleistung sein. Sallnow, Kumar und Kellehear (2012) weisen in diesem Zusammenhang besonders auf die Betreuung und Begleitung Trauernder hin und stellen die Frage, wer Trauernde besser verstehen könne als Menschen, die gerade eben diese Trauer erleben oder erlebt haben, also Mitbürger*innen.

Kellehear fasst die Problemstellung als Prävention, Schadensreduzierung und frühe Intervention zusammen. Aufgrund der großen Parallele zur Public-Health-Problematik hält er den Einsatz der Methoden, die sich in diesem Bereich bewährt haben, für geeignete Mittel, um auch End-of-life Care zu verbessern. Er zeigt am Beispiel eines Projektes des St. Christophers Hospiz in London, wie Hospize in die Gemeinden gehen können und eine Sorgekultur in den Gemeinden entstehen lassen können.

Ein wichtiges Projekt in St. Christophers war beispielsweise, in verschiedenen Altersgruppen für Kinder und Jugendlichen ein mehrtägiges Programm in den umliegenden Schulen anzubieten, in welchen den jungen Menschen lebensverkürzende Krankheiten, Sterben, Tod und Trauer und die damit verbunden Probleme nahegebracht wurden. Erreicht wurde damit nicht nur, dass diese jungen Menschen ein Verständnis, ein Wissen darüber erhielten, was das ist – Sterben, Tod und Trauer. Darüber hinaus erklärten die Teilnehmer*innen der Kurse, dass sich ihre Ängste deutlich reduziert hätten, aber auch ihre Vorurteile, deren sie sich gar nicht bewusst waren, reduziert worden seien und dadurch ihr Handeln sich deutlich verändert habe. So wurde ein Wissen, neues Bewusstsein und neue Handlungsmöglichkeiten zum Thema Sterben, Tod und Trauer in einem frühen Stadium in die Gesellschaft getragen (Kellehear, 2012).

Sallnow und Richardson (2018) berichteten, wie ehrenamtliche Arbeit in der Gemeinschaft/Kommune und hospizliches Ehrenamt miteinander verbunden werden können. Die Verbindung beider Tätigkeiten entwächst nach Aussage der beiden Autorinnen aus dem gemeinsamen Motiv, dass beide Ehrenämter in der lokalen Gemeinschaft für die dortige Gemeinschaft stattfinden. Gemeinschaften/Kommunen entdecken seit einigen Jahren in zunehmendem Maße partizipative Ansätze, um das Gesundheitsbewusstsein, sozialen Zusammenhalt, wozu auch die Sorge am Lebensende gehört, zu fördern.

Sallnow und Richardson stellten in einem internationalen Rahmen zum Thema Wandel im hospizlichen Ehrenamt das Compassionate Neighbours Project, das federführend vom St. Joseph Hospiz London im Jahr 2013 in angrenzenden Gebieten in Ost-London durchgeführt wurde, vor. Dies soll hier in groben Zügen dargestellt werden. (Sallnow, Richardson, 2018)

Die Idee zu diesem Projekt wurde von dort lebenden Menschen und Gruppen, die zu ethischen Minderheiten oder dunkelhäutigen Gruppen gehörten, an das St. Joseph Hospiz herangetragen, da sie Probleme im Zugang zu möglicher Hilfe bei schwerer Erkrankung oder Tod entdeckten. Zusammen mit einer kommunalen Entwicklungsorganisation wurden Ziele formuliert: verbesserte Allgemeinaufklärung und Verbesserung des Verständnisses für Sterben, Tod und Trauer und das Aufzeigen verschiedener Modelle der Sorge. Und sie sollten Netzwerke, die Sorge tragen können, aufbauen.

Im Hospiz wurden Ehrenamtliche ausgebildet, die als compassionate neighbours bezeichnet wurden. Das Training wurde, ähnlich der ehrenamtlichen Ausbildung in

Deutschland und Österreich, auf persönliche Reflektionen, Vertrauensbildung und Achtsamkeit ausgerichtet. Hinzu kam Wissen über Gemeindeentwicklung, compassionate communities und über die Entwicklung eines starken Unterstützungsmanagements. Ziel war es, flexible, kreative, kompetente und selbstbewusste Persönlichkeiten zu entwickeln, die als Nachbarn*innen für andere handeln können. Es wurden keine Rollen definiert, es sollten mitfühlende Nachbar*innen sein, die verstehen, was andere brauchen und entsprechende Hilfen und Unterstützung anbieten konnten. Die Hilfe konnte praktisch und/oder emotional/psychosozial sein. Der Begriff Nachbar*in wurde bewusst gewählt, denn die Rolle eines*einer Nachbarn*in war bekannt. Ein*e Nachbar*in ist nicht professionell, aber er*sie kann eine sorgende oder soziale Rolle ohne Hierarchien annehmen.

Die ausgebildeten compassionate neighbours sollten Brücken zwischen den Beteiligten bauen, aber sie sollen mehr als nur Hospiz- und Palliative Care-Kenntnisse vermitteln, compassionate neighbours sollten helfen, dass die Gemeinschaft als ein Ort wahrgenommen wird, wo gelebt und gestorben wird. Dazu war es notwendig, dass die künftigen compassionate neighbours einen gemeinsamen Zweck und eine gemeinsame Vision entwickelten, den sich auch nach außen trugen.

Die compassionate neighbours lernten als Gemeinschaft, ihr Zusammenhalt wurde aktiv gefördert, beispielsweise durch gemeinsame Mahlzeiten, die zudem dem Austausch dienten. Hier sollte vorgelebt werden, was in die Gemeinschaft getragen werden sollte. Ihr Verhalten sollte anstecken.

Die Rolle, wie bereits angesprochen, gibt das Gemeinschaftsmitglied, es weiß, was es wünscht und was es braucht. Compassionate neighbours begleiten die Menschen auf ihrer Reise und sind da, sie helfen und sie fördern die Resilienz, die eigenen Fähigkeiten der Gemeindemitglieder. Aber sie unterscheiden sich deutlich von Professionellen und der Familie. Langfrist sollte ein Konzept der Gegenseitigkeit entstehen, darin sollten die Mitglieder auch geschult werden. Empathie und echte Beziehung waren essentiell für den Erfolg des Projektes.

Die Verbindung mit dem Hospiz war wichtig. Es führte zur Legitimation der sorgenden Rolle, die angeboten wurde. Man/frau möchte helfen, aber einfach anklopfen traut man/frau sich nicht, so die Ausgangslage. Als compassionate neighbour fühlte man/frau sich sicherer und zuversichtlicher, dieses Angebot zu machen.

Wichtig war aber auch, dass die Führung sich stark an den Prinzipien der Gemeinschaftsentwicklung orientierte. Auf der einen Seite musste die Führung die Vision, das Ziel deutlich machen und die compassionate neighbours inspirieren und motivieren. Auf der andere Seite musste die Führung auch mit Unsicherheiten und Risiken umgehen können, diese aushalten und auch darauf achten, dass die Einzelnen genügend Freiraum hatten, damit sie ihre eigenen Potentiale erkennen und Fähigkeiten entwickeln konnten. Vorschriften hätten hier die Arbeit eingeschränkt und hätten zu einer Reduzierung der Beziehungen auf Dienstleistungen führen können.

Von den Gemeinde-Mitgliedern wurden die compassionate neigbours als Gemein-schafts-Partner gesehen, die Anderes konnten als die Profis. Aber sie halfen nicht nur, sie bestärkten auch die Fähigkeiten der Einzelnen und steigern die Resilienz bei Ster-ben, Tod und Trauer. Dies stand im Kontrast zu den traditionellen Ehrenamtlichen im Hospiz, deren Rolle es war, die Ziele des Hospizes zu erreichen. Diese Dienste, anders als die herkömmlichen (siehe Teil IV, 3.1), bedeuteten, die Gemeinschaft und das Miteinander fördern. So sollte die Lebensqualität der Schwerstkranken und deren Zugehörigen durch starke Beziehungen verbessert werden.

In nachfolgenden Interviews mit den compassionate neighbours konnten die Aus-wirkungen des Projekts rückwirkend auf die Ehrenamtlichen selbst herausgearbeitet werden:

- Die Ehrenamtlichen sahen ihre Ausbildung als einen Lernprozess mit äußerst positiven Erfahrungen. Sie konnten ein Fachwissen erwerben und in ihrer Tä-tigkeit auch nutzen, das Professionelle nicht besaßen. Sie konnten den Einzel-nen in seinen Möglichkeiten bestärken und die Resilienz der Gemeinschaft bezüglich Sterben, Tod und Trauer steigern.

- Es entstand eine Veränderung der eigenen Einstellungen bezüglich Sterben, Tod, Trauer und Hospiz. Auch die Sicht auf Mitmenschen in der Gemein-schaft hatte sich verändert.

- Es traten Veränderung des eigenen Wohlbefinden ein, die Gemeinschaft der ausgebildeten compassionate neighbours, die auch von Anfang des Projektes an stark unterstützt wurde, wurde als sehr positiv empfunden. Zudem erfuh-ren sie Wertschätzung aus der Gemeinschaft. Aus diesem Ehrenamt wurde für sie eine Lebensaufgabe, die ihr Leben bereichert. Gleichzeitig wurde diese Ausbildung/Tätigkeit als Sprungbrett für neue Möglichkeiten, sowohl haupt- als auch ehrenamtlich angesehen.

- Es entstanden neue Beziehungen, Vertrauen, Intimität und Respekt mit ganz verschiedenen Gruppen und Organisationen aufgrund der Tätigkeit. Ande-re Gruppen öffneten sich, Institutionen und Bürger*innen begannen zusam-menzuarbeiten.

Sallnow und Richardson (2018) sehen darin den Beginn einer sozialen Bewegung, wo-bei das hier angesprochene *social movement* aus ihrer Sicht folgendes bedeutet: eine nachhaltig soziale Bewegung, in der Lösungen von der Gemeinschaft selbst herbei-geführt werden. Dies geschieht auf Basis von selbstentwickelten Fähigkeiten und Ver-trauen, die nicht nur das Thema Sterben, Tod und Trauer bewältigen können, sondern auch sich auf weitere soziale Themen ausweiten können.

4   Motive, Rollen und Aufgaben

Warum engagieren Menschen sich in der Hospizarbeit? Was treibt sie an?
Motive fragen nach dem Ursprung für bestimmte Werte und Normen. Auf dieser Basis entsteht soziales Handeln, das sich in Rollen und Aufgaben zeigt. Um ehrenamtliche Hospizarbeit verstehen zu können, muss nach den Motiven, Rollen und Aufgaben der Ehrenamtlichen gefragt werden.

Motive und Rollen werden von drei wissenschaftlichen Disziplinen betrachtet: der Psychologie, der Soziologie und den Erziehungswissenschaften, wobei die drei Wissenschaften sich gegenseitig befruchten. Da die erziehungswissenschaftlichen Ansätze sich auf die Sozialisation von Kindern in der Familie beziehen, sollen diese hier nur am Rande berücksichtigt werden.

Im Mittelpunkt dieser Arbeit steht die Sozialisationstheorie von Talcott Parsons, da er nicht nur die bedeutendste Sozialisationstheorie aufgestellt hat, sondern auch eine enge funktionale Beziehung zwischen den Begriffen Motiv, Rolle und Aufgaben in einer Gesellschaft herstellen konnte (Abels, 2009).

4.1   Motiv

Um den Begriff Motiv aus Sicht der Sozialwissenschaft betrachten zu können, muss vorab der Begriff der Sozialisation beleuchtet werden. Im Vordergrund steht das Verhältnis Individuum zu Gesellschaft und umgekehrt. Wie kommt das Individuum mit der Gesellschaft zurecht? Und wie kann die Gesellschaft es schaffen, ein angepasstes Individuum als Mitglied der Gesellschaft zu haben? Wie es zu diesem erwünschten sozialen Verhalten kommt, dafür gibt es unterschiedliche (Sozialisations-)Theorien. Allen Theorien ist eine Grundannahme gemeinsam: Der Mensch kommt nicht von selbst mit der Gesellschaft zurecht, und die Gesellschaft kann sich nicht a priori ihrer Mitglieder sicher sein. Daraus ergibt sich die Konsequenz, dass das Leben, das richtige soziale Verhalten, in einer Gesellschaft in irgendeiner Weise erlernt werden muss (Abels, 2009). Als wichtigste Sozialtheorien werden die von Durkheim, Freud und Parsons genannt. Ergänzend soll die Kritik von Hurrelmann nicht unerwähnt bleiben.

Laut Durkheim erzieht sich die Gesellschaft ihre Mitglieder nach ihren eigenen Bedürfnissen. Sozialisation bedeutet bei ihm die Festlegung von grundsätzlichen sozialen Einstellungen und die Ausbildung spezieller funktionaler Qualitäten, die diese Gesellschaft benötigt, um so zu existieren und zugleich zusammenzuhalten. Das Ziel wird durch Erziehung erreicht. Die anerzogenen Regeln und Pflichten werden mit der Zeit (Erziehungszeit) so verinnerlicht. Durkheim nennt das Internalisierung, d. h., die anerzogenen Regeln werden nicht mehr als Zwang, sondern als natürlich empfunden (Abel, 2009).

Sigmund Freud hat zwar keine Sozialisationstheorie entwickelt, doch seine Psychoanalyse hatte großen Einfluss auf die Sozialisationsforschung. Freuds Vorstellung von der Psyche mit Es (Lust), Ich (Selbstbehauptung und Lernen) und Über-Ich (Eltern und Gesellschaft, Normen und Werte) ist für die Sozialisationstheorie aufgrund der Funktion des Über-Ichs interessant. Das Über-Ich entsteht über die enge Bindung an die Eltern, das Kind identifiziert sich mit den Eltern und somit auch mit deren Normen und Werten. In die Sozialisationstheorie fand diese Annahme Eingang, denn sie erklärt, wie Gesellschaft in das Individuum eindringt, ohne dass das Individuum es bewusst wahrnimmt (Abel, 2009).

Abels (2009) sieht in der Theorie von Parsons den wichtigsten Beitrag zur Sozialisationstheorie, da diese die vorgenannten Theorien miteinschließe.

Auch bei Parsons garantieren Werte und Normen die soziale Ordnung. Parsons stellt nun die Frage, wie die objektiven, institutionellen Werte und Normen der Gesellschaft mit dem Individuum so verknüpft werden können, dass diese ein Teil der Persönlichkeitsstruktur des Individuums werden können.

In einer beliebigen Gesellschaft herrschen bestimmte Normen und Werte vor. Diese werden vom Einzelnen erkannt und als selbstverständlich wahrgenommen. Basierend auf der Annahme, dass der Einzelne Belohnung anstrebt und Frustration vermeiden möchte, stimmt er den Normen und Werten der Gesellschaft zu, weiß er doch, dass Nichteinhalten negativ, das Einhalten positiv oder zumindest nicht negativ goutiert wird. So werden äußere Werte und Normen zu einem Teil der eigenen Persönlichkeit, Parsons nennt diesen Prozess auch Internalisierung. Durch die Internalisierung des institutionalisierten Werte- und Normensystem als Teil der Persönlichkeit entsteht eine Motivationsstruktur, die den Erwartungen der Gesellschaft entspricht. Laut Parsons genügt dies jedoch noch nicht, die passive Annahme muss durch die aktive Annahme ergänzt werden, das Individuum möchte freiwillig zustimmen (voluntaristische Theorie). Die Gründe, warum diese vorgegebenen Werte zu Motiven werden, sind das Immer-schon-vorhanden-Sein der Werte und Normen sowie das Interesse an der Gratifikation und der Internalisierung der Werte (Parsons, 1986, 1974).

Parsons fragt nicht, welche (individuellen) Motive ein Individuum haben könnte, sondern die Gesellschaft legt die Motive oder die Motivstruktur fest, das Individuum nimmt sie im Sozialisierungsprozess an. Im Umkehrschluss bedeutet dies auch, dass nicht erwünschte Motive nicht zugelassen werden.

Erwähnt werden sollte abschließend die Symbolische Interaktion von Hurrelmann, denn in seiner Theorie wird dem Individuum auch eine konstruktive Rolle in der Sozialisation zugewiesen. Hurrelmann geht von einer wechselseitigen Beziehung vom Einzelnen zur Gesellschaft aus, d. h., er ergänzt Parsons, indem er das Handeln des Individuums zugleich als Einfluss sieht, der die Gesellschaft verändert und gestalten kann. Dieser grundsätzlichen Erweiterung des Ansatzes von Parsons ist in der heuti-

gen Gesellschaft zuzustimmen, insbesondere bei der Betrachtung von Änderungspro-
zessen in der Gesellschaft. Dieser Sozialisierungsprozess muss jedoch dadurch immer
eine situationsspezifische Analyse einbeziehen (Abels, 2009).

Auch in der Psychologie wird der Begriff unterschiedlich diskutiert; die meisten
Definitionen zum Begriff des Motives legen das Modell von McClelland (1961) ihren
Überlegungen zugrunde. McClelland ging davon aus, dass natürliche Anreize spezifische Emotionen auslösen, die angeboren sind. Als natürliche Anreize gelten alle
Situationen und Handlungen, die für das Überleben der Art (hier des Menschen)
notwendig sind. Diese spezifischen Emotionen stellen aufgrund der Erfahrung anti-
zipierte, positive oder negative Zielzustände dar. Da nach McClelland jegliche Grundlage menschlichen Handelns das Streben nach positiven Gefühlen/Zielzuständen
ist, entwickelt der Menschen einen Vorrat an Verhaltensweisen, damit die positiven
Gefühle oder Ziele erreicht werden. Als Motive bezeichnet er somit die Auswahl der
individuell bestimmten Zielpräferenzen, die positiv sind. Aus dieser biologisch aus-
gerichteten Definition von Motiven benennt McClelland „the big three", d. h., bei ihm
sind alle Motive auf drei Grundmotive zurückzuführen: Leistung, Macht und Zugehörigkeit, wobei die einzelnen Motive bei den einzelnen Menschen unterschiedlich
ausgeprägt sind (McClelland, 1961).

An dieser Theorie ist die grundsätzliche Annahme, dass natürliche Anreize spezifische Emotionen auslösen, die angeboren sind, zu hinterfragen. Zudem ist die Behauptung, dass der*die Einzelne Zielpräferenzen individuell auswählt, kritisch zu be-
leuchten. Was angeboren und individuell ist, dieser wissenschaftliche Diskurs ist nicht
abgeschlossen und wird seit Jahren vollkommen neu betrachtet. Genetiker*innen und
Hirnforscher*innen denken heute darüber nach, welche elektrochemischen Faktoren
im Gehirn für bestimmte Reaktionen verantwortlich sind und wo die Verbindungen
mit genetischer Veranlagung und zufälligen Mutationen liegen (Harari, 2017). Die Diskussion, was angeboren und was freier Wille und damit vom Individuum selbst entwickelt ist, wird neu angedacht.

Schönbrodt (2010, 12) definiert Motive wie folgt:

> *„Motive sind überdauernde Persönlichkeitsmerkmale, die die Motivation beeinflussen, bestimm-*
> *te Anreizbereiche wie Leistung, Anschluss und Macht aufzusuchen. Jedes Motiv enthält einen*
> *Bedürfniskern, der meldet wie sehr der aktuelle Istwert vom Sollwert abweicht. Im Unterschied*
> *zu „reinen" Bedürfnissen sind Motive mit Erfahrungswissen verknüpft, das für eine Vielzahl von*
> *Situationen kontextangemessene Handlungsmöglichkeiten anbietet."*

Auch Schönbrodt verweist auf „the big three", sieht aber zusätzliche weitere, mögliche
Motive, die er aber nicht benannte. Zudem stellte er die handelnde Komponente heraus: Motive energetisieren, orientieren und selektieren Verhalten.

Puca (o. J.) beschreibt ein Motiv als innere Ursache des Verhaltens und geht dabei
wie auch Schönbrodt auf den Weg oder die Annäherungsmethode, den Zielzustand
zu erreichen, ein. Entweder geschieht die Annäherung über eine optimistische Erwar-

tung, Hoffnung auf Erfolg oder über negative Befürchtungen, Furcht vor Misserfolg. Emotionen geben Rückmeldungen, inwieweit das Ziel erreicht wurde.

In dieser Arbeit soll grundsätzlich die soziologische Betrachtungsweise im Vordergrund stehen. Die Frage, was dem Menschen angeboren ist und was er erlernt, kann aufgrund des Forschungsstandes nicht zugeordnet werden und wird deshalb nicht berücksichtigt. Zudem wird diese Problematik bei der Betrachtungsweise der Motive von Ehrenamtlichen im Hospiz nicht erforscht.

Die Sozialisationstheorie von Parsons, ergänzt um die Hurrelmann'sche Theorie, d. h. dass das Individuum zugleich Einfluss auf die Gesellschaft hat und diese damit verändern und gestalten kann, trifft in hohem Maße auf die ehrenamtlich initiierte Hospizbewegung in Österreich und Deutschland zu.

4.2   Rollen und Aufgaben

Nach Talcott Parsons (1974) soll der Einzelne durch Partizipation an sozial bewerteten und kontrollierten Formen des Handelns zum Funktionieren einer Gesellschaft beitragen. Parsons führte drei Systemebenen ein, um seine Rollentheorie verständlich zu machen: das Persönlichkeitssystem, das soziale System und das kulturelle System. Wie bereits im vorherigen Kapitel angesprochen, macht der*die Einzelne seinen spezifischen Sozialisationsprozess durch. Daneben besitzt der*die Einzelne eigene psychologische Antriebe und soziale Bedürfnisse. Beides gemeinsam ergibt das Persönlichkeitssystem. Das System des Handelns, d. h. das strukturierte Handeln aller Beteiligten in einer konkreten Situation, nennt Parsons ein soziales System. Werte und symbolische Bedeutungen sind das kulturelle System. Parsons nennt nun den Schnittpunkt der drei Systeme die Rolle. Die Rolle ist aber nicht das, was sich ereignet, die Rolle ist die Erwartung, wie der Einzelne in der Interaktion handeln wird (Parsons, 1974). Die Erwartung entsteht aufgrund der vorhandenen Erfahrung, die sich für jeden Einzelnen aus der Vielzahl seiner Interaktionen ergibt.

Bei Dahrendorf steht das Individuum aus soziologischer Sicht zwischen den Ebenen: *„Am Schnittpunkt des Einzelnen und der Gesellschaft steht der homo sociologicus, der Mensch als Träger sozial vorgeformter Rollen"*, der*die Einzelne besteht aus seinen sozialen Rollen (Dahrendorf, 1977, 20). Die soziale Rolle wird von der Gesellschaft (mit-)definiert. *„Soziale Rollen sind Bündel von Erwartungen, die sich in einer gegebenen Gesellschaft an das Verhalten der Träger von Positionen knüpfen."* (Dahrendorf, 1977, 33).

Für Popitz (1968) ist die Rolle ein in einer bestimmten Kultur ähnliches „Benehmen" einer bestimmten Gruppe zugehöriger Personen, dieses Benehmen wird erwartet und gefordert.

Dahrendorf (1977) und auch Popitz betonen, dass der Begriff nichts darüber aussagt, wie der*die Einzelne sich tatsächlich in seiner*ihrer sozialen Rolle verhält. *„Der Begriff der sozialen Rolle ist ein analytisches Mittel zur Erfassung sozialer Handlungszu-*

sammenhänge und zugleich ein Konstruktionsmittel zur abstrahierenden Darstellung sozialer Strukturen" (Popitz, 1968, 7).

An der Rollentheorie und an Dahrendorfs homo sociologicus wurde kritisiert, dass der*die Einzelne die Rollen, die die Gesellschaft vorgibt, erfüllen muss, denn bei Nicht-Erfüllung drohen Sanktionen (Dahrendorf, 1977, 27). Dies würde bedeuten, dass Individuen sich in starre Gesellschaften eingliedern müssten, was in einer wie der heutigen Gesellschaft mit ihren pluralistischen und multikulturellen Bestandteilen nicht anwendbar wäre. Griese, Nikles und Rülcker (1977) sehen die Gesellschaft nur als „Rollengeber", wobei die Autoren darauf hinweisen, dass die Gesellschaft und die einzelnen Akteur*innen reziprok Einfluss auf die Rollen haben.

Habermas kritisiert an den normativen Rollentheorien, insbesondere bei Parsons, die Vernachlässigung der möglichen Freiheit des Handelns. Die normative Annahme, dass die Individuen nur das wünschen, was die Gesellschaft als wünschenswert ansieht, bewertet er als unrealistisch, ebenso die Annahme, dass „unerlaubte" Bedürfnisse dadurch unterdrückt werden. Zudem werden bei Parsons Rollendefinition und Rolleninterpretation von allen Menschen gleich interpretiert. Laut Habermas gibt es aber sehr wohl Spielräume, die unberücksichtigt bleiben. Als dritten Punkt teilt Habermas nicht die Annahme, dass die Rolle einer institutionalisierten Wertorientierung entspreche. Er setzt hier die Rollenkompetenz entgegen, d.h. dass Handelnde ihre Autonomie erkennen und danach handeln, also auch Rollendistanz besitzen.

Damit wurde aus der Ordnungstheorie der Rolle der Übergang zu den Theorien der Interaktion eingeläutet. Da in dieser Arbeit das ordnende Element der Rollentheorie im Vordergrund steht, bleiben die Theorien der Interaktion unberücksichtigt.

In einer Untersuchung zum Rollenverhalten von Ehrenamtlichen im Hospiz von Burbeck et al. unterscheiden die Forscher*innen drei Kategorien, wie Rollen verstanden werden können:

> *„as a patterned and characteristic social behaviour, as an identity assumed by a social participant, and as a script or expectation for behaviour that is understood all and adhere to by the performer involved"* (Burbeck et al., 2014, 2).

Diese Definition geht zurück auf B. J. Biddle, einen US-amerikanischen Soziologen und Psychologen, der in einem Überblick über den Entwicklungsstand der Rollentheorien die oben genannten Kriterien als „common sense" der sehr unterschiedlichen und sich auch teilweise ausschließenden Rollentheorien aufgeführt hatte (Biddle, 1986). Diese Definition von Rolle, eine Reduzierung auf Gemeinsamkeiten der unterschiedlichen Rollentheorien, kann als Grundlage dieser Arbeit gesehen werden.

Die Aufgaben ergeben sich aus den Rollen oder sind vielmehr Teil der Rolle. Dahrendorf formuliert den*die Träger*in einer Rolle zugleich als Träger*in von Verhaltensweisen. Am konkreten Beispiel des Schatzmeisters des 1. F. C. X-Stadt muss dieser z. B. durch aktive Teilnahme an Club-Veranstaltungen und freiwilliges Sammeln von Geldern mitwirken (Dahrendorf, 1858, 39). Auch Goffman (1959) sieht das Handeln, das dieser Rolle als Aufgabe(n) zugeteilt ist, als Ausdruck der Rolle. Wird die der Rolle zugedachte Aufgabe nicht erfüllt, kann die Rolle angezweifelt werden.

In dieser Arbeit und in Anlehnung an obengenannten Autoren wird folgende Rollendefinition zugrunde gelegt:

Als (soziale) Rolle bezeichnen wir ein Zusammenwirken von erwartetem und tatsächlichem Verhalten, das von einer bestimmten Gruppe und deren Position, in unserem Fall der Ehrenamtlichen im hospizlichen Kontext, in der Gesellschaft vorherrscht. Diese Rolle ist aber nicht starr vorgegeben, sie kann von den Betroffenen mitgestaltet werden, wodurch individuelle Rollen und/oder eine Veränderung der Rolle an sich geschehen kann. Enttäuschte Erwartungen und unerwünschte Handlungen können Sanktionen auf beiden Seiten hervorrufen.

Auf der einen Seite werden Ehrenamtliche im Hospiz mit Erwartungen bezüglich ihrer Rolle von Seiten der Gesellschaft, der Betroffenen, deren An- und Zugehörigen und den Kollegen im multiprofessionellen Team konfrontiert. Diese können abhängig vom Wissensstand des*der Einzelnen und dessen*deren Position im System höchst unterschiedlich sein. Andererseits entwickeln Ehrenamtliche im Hospiz aufgrund ihres eigenen Rollenverständnisses ein tatsächliches Rollenverständnis. Durch Rückkoppelung beeinflussen sich die Beteiligten gegenseitig. Das gilt für den deutschsprachigen Raum. In Großbritannien z. B. werden Rolle und Aufgaben meist vorgegeben.

Auch im Hospiz, ambulant wie stationär, entstehen die Aufgaben aus den Rollen heraus. Exemplarisch sollen hier die Rolle des*der Advokats*in und dessen Aufgaben genannt werden. Radikale Bedürfnisorientierung erfordert von Ehrenamtlichen, sich notfalls auch gegen die Logiken der Institutionen und/oder der Hauptamtlichen zu stellen. Diese Aufgabe macht zum*zur Advokat*in für die Betroffenen und deren Nahestehenden. Anwalt bzw. Anwältin für Sterbende und deren Angehörige zu sein kann sehr unterschiedliche Aufgaben umfassen. Das beginnt bei der einfachen Aufgabe, das Pflegepersonal um beispielsweise eine Tasse Kaffee für die Angehörigen zu fragen bis hin zur Vertretung der Sterbenden bei wichtigen Entscheidungen, damit diese im Sinne des Sterbenden gefällt werden können.

Beachtet werden muss aber, dass in Deutschland und Österreich diese Rolle auch vom Träger der Einrichtung abhängig sein kann. In Deutschland und Österreich existieren Träger, die dieses Rollenverständnis nicht teilen, sodass Ehrenamtliche dort weisungsabhängig agieren (müssen). Diese Gefahr besteht bei Trägern, die Bestandteil der bestehenden (hierarchisch aufgebauten) Gesundheitsversorgung sind. Bei Hospizen, die von einem bürgerschaftlichen Hospizverein getragen werden, besteht diese Gefahr nicht.

Teil III Das hospizliche Ehrenamt in den Anfängen der modernen Hospizbewegung

Das Institut für Palliative Care und OrganisationsEhtik an der IFF Wien (Fakultät für Interdisziplinäre Forschung und Fortbildung) unter Leitung von Andreas Heller hat die Geschichte der Hospizbewegung in Deutschland, insbesondere deren Anfänge, in einem sehr umfangreichen Projekt erforscht. Mit Hilfe der Oral-History-Methode wurden 73 Interviews mit insgesamt 150 Stunden Aufzeichnungen und mehr als 6 000 Seiten Text durchgeführt, dokumentiert, analysiert und in dem Buch „Die Geschichte der Hospizbewegung in Deutschland" festgehalten. Die Originaldokumente wurden dem Deutschen Hospiz- und PalliativVerband e. V. übergeben und können dort zu wissenschaftlichen Zwecken eingesehen werden (Heller et al., 2013).

Anfänge in Deutschland und Österreich
   Die Entstehung der Hospizbewegung im deutschsprachigen Raum hat nicht nur einen Ursprung wie in Großbritannien, nicht eine/n Pionier*in. Es waren viele Gründe und Entwicklungen, die an unterschiedlichen Orten aus unterschiedlichen Beweggründen kleine Gruppierungen aus engagierten Bürger*innen entstehen ließen, die sich gegen den damals gängigen Umgang mit Austherapierten, mit Sterbenden wehrten. Über diese sterbenden Menschen zu sprechen und sie zu beachten, war ein Tabu, dass von hospizlich Bewegten nicht mehr hingenommen wurde.

Inspiriert vom St. Christopher's Hospice und Cicely Saunders erreichte die Hospizbewegung auch den deutschsprachigen Raum, jedoch fast um 20 Jahre zeitverzögert. Warum erst zu dieser Zeit? Spörk und Heller et al. (Spörk, Heller, 2012, Heller et al., 2013) sehen hier mehrere Ursachen:
   Die Schrecken des II. Weltkriegs und des III. Reiches mit seiner unfassbaren, systematischen Ermordung von sechs Millionen Juden und Jüdinnen, der beispiellosen Vernichtung „unwerten Lebens" und den Vertreibungen in Osteuropa traumatisierte eine ganze Gesellschaft. Über die eigenen Kriegs- und damit auch Tötungserfahrungen wurde geschwiegen und damit wurde allgemein Sterben, Tod und Trauer tabuisiert.

Hinzu kam der Umgang der Medizin der 70er Jahre mit diesem Thema. Enorme Fortschritte, besonders in den Bereichen der Intensiv- und Transplantationsmedizin, führten zu einer euphorischen Allmachtsgläubigkeit, zu der Sterben und Tod nicht passten; Sterben war im Krankenhaus nicht vorgesehen. Sterbende galten als Misserfolg, der ins Badezimmer geschoben wurde.

Gleichzeitig wurden die Euthanasiebestrebungen, insbesondere die öffentlichkeitswirksamen Auftritte des Prof. Dr. Julius Hackethal (Spiegel Online, 1984) in den 80er Jahren in die Gesellschaft getragen und lösten Empörungsströme aus, die die Hospizbewegung in ihrem Tun bestärkten und zu ihrer Verbreitung beitrugen (Roß, 2001).

Auch der Zufall spielt eine Rolle. Prof. Dr. Karl Rahner, ein bedeutender katholischer Theologe, sollte in den USA Ende der 60er Jahre des vergangenen Jahrhunderts die Ehrendoktorwürde der Yale-Universität verliehen werden. Da er nicht sehr gut Englisch sprach, begleitete ihn ein junger Jesuit, Pater Iblacker, der in den USA studiert hatte. Bei der Verleihung lernte er Cicely Saunders kennen, der dort ebenfalls für ihr Wirken der Ehrendoktor verliehen wurde. Und er lernte von ihr, was Hospiz bedeutet und war beeindruckt. Er besuchte Cicely Saunders in London im Christopher's Hospice.

Ein Meilenstein der Entwicklung in Deutschland war der dann von Pater Iblacker gedrehte Film „Noch 16 Tage. Eine Sterbeklinik in London", der 1971 im deutschen Fernsehen ausgestrahlt wurde und viel Aufmerksamkeit, wenn auch nicht die gewünschte, bekam. Denn Sterbekliniken oder als „Sterbe-Ghettos" bezeichnete Orte wollte niemand in Deutschland, auch die Kirchen verweigerten sich. Um dieses Missverständnis aufzuklären, brauchte es viele Jahre und mühsame Aufklärungsarbeit von Seiten der Hospizbewegung (Kirschner, 1996). Ungefähr zeitgleich erschien das Buch „Interviews mit Sterbenden" von Elisabeth Kübler-Ross (1971, dt. Ausgabe), dessen überwältigender Erfolg als ein Zeichen dafür gesehen werden konnte, dass ein kollektives Bedürfnis nach einem anderen Umgang mit dem Thema vorhanden war.

Als 1981 in den USA die Krankheit GRID (Gay Related Immune Deficiency), die später in AIDS umbenannt wurde, erstmals diagnostiziert wurde, gab es für die Erkrankten, meist junge Männer, keine Heilungsmöglichkeiten. Nun war auch die Gesellschaft mit Sterben und Tod von Menschen aus der Mitte der Gesellschaft konfrontiert (Müller, 2012). Und in der Schwulenbewegung ging man mit dem Thema anders um. Ein hohes Engagement von Gleichgesinnten, die einfach und unkompliziert, offen und kreativ halfen, zeichnete sich ab.

Auf dieser Grundlage begannen Pionier*innen an vielen Orten, nicht selten nach einem Aufenthalt im St. Christopher's Hospice, würdiges Sterben zu ermöglichen. Die meisten von ihnen waren entweder selbst betroffen und mussten ein unwürdiges Sterben eines Familienangehörigen miterleben oder es waren Menschen, die in ihren Berufen mit Sterben, Tod und Trauer konfrontiert waren und den unwürdigen Umgang damit nicht mehr hinnehmen wollten. Unter den Pionier*innen befanden sich auch viele Nonnen und Geistliche, denn sterbenden Menschen zu helfen war für sie gelebte Caritas. Viele der Pionier*innen waren beruflich mit dem Thema zwar verbunden, aber ihre hospizlichen Aufgaben und Tätigkeiten wurden anfangs meist ehrenamtlich erbracht (Spörk, Heller, 2012, Heller et al., 2013). Sie alle schufen Orte, wo Betroffene begleitetet werden konnten.

So entstanden in den 80er Jahren viele Hospizinitiativen, Hospizvereine und Hospizgruppen. 1985 wurde der erste, damals noch nur ambulante Hospizverein Deutschlands in München gegründet. Initiiert von Pfarrer Reinhold Iblacker, der sich seit seiner Begegnung mit Cicely Saunders der Hospizidee verschrieben hatte, benannten die Münchner Gründer den Verein nach ihrem großen Vorbild, dem St. Christopher's Hospiz in London, den Christophorus Hospizverein, München (Everding, Westrich, 2000). Das erste stationäre Hospiz entstand 1986 in Aachen als „Haus für Langzeitpflege mit besonderem Zweck"; nach dem besonderen Zweck wurde nicht gefragt (Heller et al., 2013). 1987 eröffnete das Hospiz Zum Heiligen Franziskus in Recklinghausen seine Pforten. Die erste Station für Palliative Therapie, nach dem Vorbild von St. Christopher's, wurde bereits 1983 in Köln eröffnet. Zugleich wurde dort eine ambulante Schmerzklinik angegliedert, die „Austherapierte" ambulant versorgen konnte. Die Hospizidee wuchs.

Nicht vergessen werden sollte, dass die Hospizbewegung aus Protest entstand, Protest gegen die Tabuisierung und die Art, wie mit Sterbenden in den Krankenhäusern umgegangen wurde, Protest gegen die Ausgrenzung der Sterbenden und Protest gegen die aufkommenden Euthanasiebestrebungen (Fink, 2012). Diesem Protest folgten bald Ehrenamtliche, die nicht aus diesen Berufen kamen und die keine persönlichen Erfahrungen mit Sterben, Tod und Trauer hatten, die aber gegen diesen sozialen Missstand mit ihren Begleitungen protestierten.

Ähnlich wie in Deutschland gab es in Österreich nicht den einen Anfangspunkt, einen Pionier oder eine Pionierin, einen Ort, an dem alles begann. Aufgrund des gemeinsamen Durchlebens des Nationalsozialismus waren in Österreich und in Deutschland auch gleiche Voraussetzungen vorhanden. Internationale Einflüsse waren auch hier Cicely Saunders und der sehr zeitverzögert ausgestrahlte Film von Pater Iblacker „Noch 16 Tage … Eine Sterbeklinik in London."

„Man könnte die Geschichte der Hospizbewegung in Österreich auch so beginnen: Es war im Jahre 1987 auf einer Ungarnreise am Plattensee" (Spörk, Heller, 2012, 26). In jenem Urlaub erhielten Hildegard Teuschl und das Ehepaar Spörk von deren Tochter zwei Bücher: eine Biografie von Cicely Saunders und ein Buch von Johann-Christoph Student, einem Pionier der deutschen Hospizbewegung. Nach dieser Lektüre stand für Hildegard Teuschl, die damalige Generalassistentin der Caritas Socialis, fest: Die Caritas Socialis wird ein Hospiz gründen (Spörk, Heller, 2012).

Entscheidend für die Entwicklung in Österreich waren aber die 1988 aufgedeckten Morde am Lainzer Krankenhaus. Vier Hilfsschwestern hatten 39 Patient*innen getötet. Der Fall erregte internationales Aufsehen und erzeugte einen hohen öffentlichen Druck auf die Politik im Gesundheitswesen auf vielen Ebenen; Expert*innenkommis-

sionen entstanden, es bewegte sich etwas (Heller, Dressel, 2012). 1989 nahm das erste
Wiener Hospizteam im Dienste der Wiener Caritas seine Arbeit auf.

1   Die deutsche Hospizbewegung institutionalisiert sich

> *„Die neunziger Jahre des 20. Jahrhunderts brachten schließlich den Durchbruch ... Die Hospiz-
> bewegung wächst rasant und stößt auf immer mehr gesellschaftliche Akzeptanz"* (Fink, 2012,
> 149).

Damit einhergehend mussten neue Strukturen entstehen, damit die Hospizbewegung
ihre Ziele in Gesellschaft und Politik erreichen kann.

1.1   Entstehung überregionaler Organisationen

Mit der Gründung des Vereins OMEGA 1985 und der Internationalen Gesellschaft für
Sterbebegleitung und Lebensbeistand (IGSL) 1986 entstehen die ersten überregional
agierenden Organisationen.

Ziel von OMEGA und IGSL war es, Menschen dafür zu gewinnen, Sterbende im
Sinne von Nachbarschaftshilfe ehrenamtlich zu Hause zu begleiten. Eine Äußerung
von Franco Rest, einem der Mitbegründer von OMEGA, befasst sich mit dem Unterschied der beiden Organisationen: *„Die IGSL ist eine Organisation, die entstanden ist gewissermaßen als, ich sage mal, katholisches Pendant zu OMEGA."* (zitiert nach Heller et
al., 2013, 194). Was OMEGA mit der Zeit bei sich entwickelte, wurde bei der IGSL von
Anfang an praktiziert: Auch die Ehrenamtlichen müssen auf ihre Arbeit vorbereitet
und begleitet werden. Nun wurden überregional Vorbereitungsseminare und Supervisionen angeboten.

In den 90er Jahren entstanden erste Vernetzungen auf Landesebene, es bildeten sich
erste Landesarbeitsgemeinschaften. 1992 wurde die Bundesarbeitsgemeinschaft Hospiz (BAG Hospiz) gegründet. Gustava Everding, eine Pionierin der Hospizbewegung,
wurde anlässlich des 20-jährigen Jubiläums des Deutschen Hospiz- und PalliativVerbandes e. V. die Frage gestellt: *„Wie kam es damals zur Gründung auf Bundesebene?"* Sie
antwortete:

> *„Die Pluralität der entstandenen Sterbebegleitungsgruppen hat zu Beginn das Wachsen der Hos-
> pizbewegung in Deutschland erschwert. Politiker riefen nach der „einen Stimme", die für all diese
> gesellschaftlichen Gruppen und Hospiz-Initiativen sprechen könnte, um die notwendigen Verän-
> derungen im Gesundheits- und Sozialsystem zu erreichen"* (Everding, 2012, 38).

*„Die Bündelung von erworbenem Praxiswissen und deren Weitergabe war ein weiteres An-
liegen"* (Everding, 2012, 38). Es stellte sich dann heraus, dass diese Gründung auch

neue Probleme aufwarf. Das begann mit der Namensgebung; Verein oder Arbeits-gemeinschaft? Man wählte letzteren Begriff, denn man wollte ja arbeiten und man wollte keine Dachverbandsstruktur wie bei den Wohlfahrtsverbänden. Nach kurzer Zeit entdeckten die überregionalen Verbände und die Landesarbeitsgemeinschaften, dass sie aus ihrer Sicht nicht genügend Mitsprache- und Mitentscheidungsrechte in der BAG Hospiz besaßen. Dies führte zu einer Satzungsänderung; die Landesarbeitsgemeinschaften wurden gestärkt. Nun mussten sich die Landesarbeitsgemeinschaften auf Bundesebene einigen, um dann mit einheitlicher Stimme nach außen agieren zu können. Dies wurde notwendig, da die BAG Hospiz mit der Politik, den Krankenkassen und den Wohlfahrtsverbänden schwierige Verhandlungen führen musste, um eine neue Gesetzgebung und die Finanzierung, die es bislang nicht gab, von Hospizarbeit zu erreichen (Heller et al., 2013). Und die Hospizbewegung erreichte ihre Ziele.

Gustava Everding benennt in einem Interview noch einen weiteren, wichtigen Aspekt: Überzeugungsarbeit. Everding dachte hierbei das Bekanntmachen der Hospizidee und die Überzeugungsarbeit, dass die Hospizidee wertvoll ist, zusammen. Überzeugungsarbeit war zumal in der Politik zu leisten, denn vielen Politikern war die Hospizidee entweder gar nicht bekannt oder ihnen war das Besondere, das Andere der Hospizarbeit nicht bekannt. Als Everding den damaligen Gesundheitsminister Horst Seehofer von der Hospizidee überzeugen wollte, sagte er während eines Treffens: *„Sie haben in meinem Kopf an einer Schraube gedreht.“* Und Everding kommentiert diese Aussage dann im Interview: *„Mit diesem Satz war dann das Eis gebrochen“* (Everding, 2012, 39).

Aber auch bei der Ärzteschaft und in den Krankenhäusern wurde Überzeugungsarbeit geleistet und das Bekanntmachen der Hospizbewegung in der Gesellschaft wurde vorangetrieben (Everding, 2013).

1994 gründete sich die Deutsche Gesellschaft für Palliativmedizin (DGP) und grenzte sich somit von der Hospizbewegung ab. Ordentliches Mitglied in der DGP konnten nur Ärzt*innen werden, was aber im Widerspruch zur Multiprofessionalität, Ehrenamtlichkeit eingeschlossen, von Palliative Care und der Hospizbewegung mit ihrem bürgerschaftlichen Engagement stand. Nicht-Ärzt*innen konnten kein ordentliches Mitglied der DGP werden. 2008 wird die Unterscheidung zwischen ordentlichem und nicht-ordentlichem Mitglied aufgehoben. DGP und DHPV nähern sich einander an, dennoch: *„Es bleiben konzeptionelle Unterschiede im Sinne von Akzentsetzungen bestehen“* (Heller et al., 2013, 226).

1.2 Institutionalisierung der deutschen Bürger*innenbewegung Hospiz

Die Hospizbewegung als soziale Bewegung, die Sterben, Tod und Trauer zurück in die Gesellschaft holen und ein gutes Sterben ermöglichen wollte, war nun erfolgreich und hatte ihr Ziel, Teil des Gesundheitswesens zu werden, erreicht.[9] Doch das brachte auch neue personelle Strukturen, Institutionen, Finanzierung.

Die ehemals fast familiären Strukturen der ersten Hospizgruppen hatten sich verändert. Kannte man sich am Anfang persönlich, in zum Teil sehr kleinen Gruppen, so wuchsen die Hospize zu Vereinen mit 60 und mehr Ehrenamtlichen; dafür brauchte es Strukturen. Ehrenamtliche wurden von Hauptamtlichen befähigt/geschult (Caritas, 2018) und ein Großteil der Koordinator*innen kamen nun aus dem Hauptamt, meist mit pflegerischem oder sozialwissenschaftlichem Hintergrund. Diese Zusammenarbeit musste ebenso strukturiert werden. Und mit dem Hauptamt kam auch die Frage nach der Fachlichkeit auf.

Ehrenamtliche Hospizarbeit war nun nicht mehr ein ,Helfen, wo es nötig ist'; ehrenamtliche Hospizarbeit, nun abgegrenzt von hauptamtlicher Hospizarbeit, sollte zu einer klaren Regeln folgenden Leistung werden. Ehrenamtliche mussten nun wissen, was sie in der Begleitung erwartet. Zudem stellte sich die Frage, ob ehrenamtliches Begleiten ein Fachwissen erfordere. Das Spektrum reichte von gar keiner Schulung, denn das sei gelebte Nächstenliebe, bis hin zu 120-stündigen Qualifizierungsmaßnahmen. In den 90er Jahren setzten dann die Qualifizierungsangebote verstärkt ein, eine Tendenz, die sich bis ins Heute fortgesetzt (Heller et al., 2013). Lernte in den Anfängen Haupt- und Ehrenamt noch gemeinsam, trennten sich die Kurse einerseits nach „Berufsgruppen" und andererseits nach immer neuen Zusatzqualifikationen. 2005 erschien erstmals auch bei der Bundesarbeitsgemeinschaft Hospiz eine Broschüre zu „Qualitätsanforderungen zur Vorbereitung Ehrenamtlicher in der Hospizarbeit" (BAG, 2005). Der Verband versuchte hier eine Balance zwischen Bürgernähe und einer „Minimum"-Qualifizierung zu erreichen.

Wie bereits angesprochen, trafen nun, meist in Form einer bezahlten Koordinatorin oder eines bezahlten Koordinators, Haupt- und Ehrenamt bei der Begleitung und/ oder der Koordination und/oder Administration direkt aufeinander. Es gab viele individuelle Lösungen, hier lag die Bandbreite zwischen einer Überhöhung der Ehrenamtlichkeit bis hin zur Gängelung und Bevormundung der Ehrenamtlichen durch die Hauptamtlichen. Das Argument der Hauptamtlichen war meist ihre fachliche Überlegenheit, viele der Koordinator*innen kamen aus pflegerischen Berufen.

Hinzukam die Zusammenarbeit mit den neu entstandenen Berufsgruppen. Dass Sterbende medizinisch und pflegerisch palliativ begleitet werden müssen, darüber bestand Einigkeit. Dass hospizliche Begleitung dazugehört, darüber bestand auch Einigkeit. Es stand aber die Frage des Mit- und Zueinander im Raum. Medizin und Pflege waren streng hierarchisch organisiert. Ehrenamtliche wollten – und das ist bis heute so – mit den Hauptamtlichen auf Augenhöhe wahrgenommen werden (Heller et al., 2013). Dieses Thema wurde und wird von den einzelnen Akteur*innen unterschiedlich gesehen.

---

9 1997 trat § 39a SGB V zur stationären Hospizversorgung in Kraft, 2002 folgt § 39a SGB V Abs. 2 zur ambulanten Hospizversorgung.

Dennoch, dass eine gute Begleitung Sterbender Ehrenamtliche und professionelle Pflege und Medizin braucht, war grundsätzlicher Konsens. Doch beide Gruppen nährte ein unterschiedliches Selbstverständnis. Während Medizin und Pflege akademische Anerkennung suchten und die Institutionalisierung vorantrieben, suchten die Ehrenamtlichen keine Nähe zur Wissenschaft; Hospizbewegung hieß, sich ehrenamtlich für andere Menschen zu engagieren. Bürger*innennähe versus Wissenschaft – Reibungen waren damit programmiert.

2   Motive der Ehrenamtlichen in den Anfängen

„Das könnte ich nie!" Ein Satz, den alle Ehrenamtlichen im Hospiz schon oft zu hören bekamen und immer noch hören. Was treibt Ehrenamtliche dazu an, dieses Amt auszuüben? Gerade in den Anfängen der Hospizbewegung sind Ehrenamtliche auf Unverständnis in der Bevölkerung gestoßen, aber sie haben es dennoch gemacht. Warum?

Im deutschsprachigen Raum wurden, da die Hospizbewegung eine „Graswurzel"-Bürgerbewegung war, sehr wenige wissenschaftliche Studien zu diesen Fragen erhoben. Die Hospizbewegung, insbesondere die Ehrenamtlichen im Hospiz, wurden als Forschungsobjekt kaum beachtet, weshalb nur wenig Material zur Verfügung stand und steht.

Heller et al. (2013) entdeckten die eigene Betroffenheit als eines der zentralen Motive. Viele der Pionier*innen hatten eigene (meist familiäre) Verluste erlitten und wollten die Hilflosigkeit der damaligen Praxis verändern. Aber es war nicht nur die Betroffenheit aufgrund eines Verlustes einer nahestehenden Person; viele dieser ehrenamtlich tätigen Menschen waren im beruflichen Kontext mit dem Sterben konfrontiert, sie lehnten die damals gängige Praxis ab und wollten sie verändern.

Wie bereits unter 1. erwähnt, entstand die Hospizbewegung in Deutschland an verschiedenen Stellen zu unterschiedlichen Bedingungen. Auch die Motive waren unterschiedlich oder zumindest unterschiedlich gewichtet. Ein weiteres Motiv war schlichtweg die Begegnung mit der Hospizidee in anderen Ländern, besonders in Großbritannien. So wie dort Sterbende umsorgt wurden, das wurde ein Vorbild für die Heimat. Aber auch die christliche Nächstenliebe führte dazu, dass Menschen sich mit der damals herrschenden Sterbepraxis in den Krankenhäusern nicht mehr abfinden wollten. Auch dieses Motiv führte zu einer Identifikation mit dem Hospizgedanken.

Die 1992 neu gegründete Bundesarbeitsgemeinschaft (BAG) Hospiz gab 1999 erstmals eine Studie zum Thema Ehrenamt in Auftrag. In den Jahren 2000/2001 wurde von der damaligen BAG Hospiz (heute DHPV e. V.) eine Befragung bei Ehrenamtlichen durchgeführt. Bödiker, eine der Pionierinnen der Hospizbewegung, fragte Ehrenamtliche aus der Praxis u. A. nach den Motiven, warum sie dieses Ehrenamt ausübten (Bödiker, 2003).

Teil nahmen 86 Frauen und 14 Männer, 57 davon in festen Lebensbeziehungen, 43 alleinlebend. 49 von ihnen waren berufstätig, 48 standen nicht (mehr) in einem Arbeitsprozess. Der Altersschwerpunkt der Teilnehmer*innen lag zwischen 41 und 60 Jahren.

Gefragt wurde nach dem Anlass, der Motivation für ihre ehrenamtliche Betätigung. Aus dem Kontext des Beitrags lässt sich entnehmen, dass den Teilnehmer*innen offene Fragen gestellt wurden. In der Auswertung der Daten wurden keine Zahlen genannt, vielmehr wurde zu vier Merkmalen eine kommentierte Interpretation der (nur der Verfasserin vorliegenden) Zahlen veröffentlicht:

> *„– Deutlich vorrangig ist die persönliche Betroffenheit. Das stimmt auch mit den Erfahrungen der Autorin überein. Unaufgearbeitete Verlusterfahrungen im privaten oder beruflichen Bereich sind die (Das Wort ‚die' ist im Original orange gedruckt) Anlässe, sich der Hospizbewegung anzuschließen.*

> *– Die Aufgabenorientierung (Helfen wollen) ist deutlich vorhanden, wurde jedoch ausschließlich von Frauen der Altersgruppe über 60 Jahren benannt.*

> *– Die Suche nach Sinnfindung ist weit abgeschlagen ebenso wie der Wunsch nach gesellschaftlichem Engagement – was im Gegensatz zu anderen Untersuchungen steht.*

> *– Auch die Suche nach einer Gemeinschaft Gleichgesinnter hat nicht den erwarteten hohen Stellenwert erhalten, wie er in anderen Untersuchungen festgestellt wurde. Allerdings wurde bei vergleichbaren Untersuchungen auch nicht die Form der freien Antworten gewählt. Die Ergebnisse zeigen jedoch, dass dieser Faktor sehr wohl – wenn auch vielleicht nicht zu Beginn des Ehrenamtes – im Laufe der Zeit an Bedeutung gewinnt."* (Bödiker, 2003, S. 22)

Die oben erwähnten vergleichbaren Studien lagen der Verfasserin dieser Arbeit nicht vor. Bödiker könnte aber Untersuchungen allgemeiner Natur zum Ehrenamt gemeint haben, war damals das hospizliche Ehrenamt doch noch sehr jung und vergleichbare Studien nicht vorhanden. Auffällig an dieser Studie war, dass keine weiteren Beweggründe genannt wurden. Auch die Gewichtung kann aufgrund fehlender Offenlegung der Daten nicht nachvollzogen werden. In Bödikers Untersuchung wurde das Motiv, die *Suche nach Sinnfindung* als *weit abgeschlagen* beurteilt. Auch dies kann auf die von ihr erwähnte Fragetechnik im Gegensatz zu geschlossenen Fragebögen zurückgeführt werden. Ehrenamtliche in dieser Zeit bezeichneten sich nicht ohne Weiteres als gesellschaftlich Engagierte, obwohl sie eben dieses gesellschaftliche Engagement einbrachten.

Ebenfalls im Jahr 2001 schrieb Josef Roß, damals geschäftsführender Vorstand der BAG Hospiz (heute DHPV e. V.) in der hospiz zeitschrift einen Beitrag über Ehrenamtliche im Hospiz. Er beleuchtete die Gründungsgeschichten der ersten Hospizgruppen in Deutschland und sah deren Motive

„sowohl als Protest gegen ein Aufkeimen des Euthanasiegedankens, wie auch die praktische Hinwendung zum Sterbenden … Die eigene Betroffenheit in unterschiedlichen Facetten – eigene Krankheitsgeschichten, Sterben in der Familie oder Freundeskreis, Erleben im beruflichen Alltag oder auch das Nachdenken über die Fehlentwicklungen in der medizinischen Versorgung – ist der Motor für das Engagement in der Hospizbewegung." (Roß, 2011, S. 5)

Zusammenfassend kann gesagt werden, dass die Motive der Ehrenamtlichen in den Anfängen altruistischer Natur waren, galt es doch einen Missstand, den man selbst erlebt hatte oder mit dem man in Kontakt kam, zu beheben.

3 Rolle und Aufgaben der Ehrenamtlichen in den Anfängen der Hospizbewegung

„Ohne jeden staatlichen oder gesetzlichen Auftrag und ohne finanziellen Rückhalt suchten Menschen nach Antworten auf den Leidensdruck schwerstkranker und sterbender Menschen, die keinen Fürsprecher hatten …" (Hardinghaus, 2017, 8).

Rolle, Rollenverständnis und Aufgaben, darüber machte sich in den Anfängen der Hospizbewegung niemand Gedanken. Wichtig war das Handeln aus einer Notlage heraus, das damals auch von niemandem als Aufgabe benannt wurde.

Der Missstand war erkannt und sollte beseitigt werden; nun wurde darüber nachgedacht, wie er behoben werden kann. Rückblickend sagte Roß: *„Eine solch kritische Bewegung konnte sich nur im Ehrenamt entfalten"* (Roß, 2001, 5). Diese Unabhängigkeit war ein wichtiger Bestandteil und muss gerade bei den Menschen betont werden, die schließlich Teil dieses Systems waren (Ärzteschaft, Pflege, …), aber in ihrer „freien" Zeit das System verändern wollten. Aus der Rolle des Unabhängigen zu agieren war nach Roß im Nachhinein ein gewichtiges Rollenmerkmal.

Und dann wurde ‚gemacht' – die Ehrenamtlichen *„haben das Heft selbst in die Hand genommen"* (Roß, 2001, 5). Typisch für eine Bürger*innenbewegung ist es, aus dem Protest oder dem Missstand heraus selbst zu handeln.

„Es versteht sich von selbst, dass ein solches Ehrenamt nicht angeordnet werden konnte und kann, sondern sich nur entwickeln kann, wo es von Menschen durch deren Entschiedenheit getragen wird" (Roß, 2001, 5).

Von Rollen im engeren Sinne kann man hier nicht sprechen, stellten die Pionier*innen doch immer wieder fest, dass sie sich noch in der Experimentierphase befanden. Es war oftmals ein *learning by doing* (Heller et al., 2013).

> *„Wir kommen als Betreuer mit leeren Händen, kommen und sitzen am Bett des Sterbenden und haben eigentlich nichts: weder tolle Techniken noch tolle Kenntnisse noch sonst was"* (Zitat Kerkovius in Heller et al., 2013, 273).

Die leeren Hände bedeuten vieles; die vorbehaltslose Offenheit gegenüber jedem, die Anerkennung des Sterbenden als individueller Mensch bis zuletzt und dessen unbedingte Freiheit, das Bemühen, Hospizarbeit auch möglich zu machen oder einfach nur Da-Sein, Präsent-Sein. Zu den Aufgaben gehört, das Beste für den anderen zu tun, was immer das hieß; ihn nicht alleine zu lassen, Schmerzen zu lindern (im Sinne von total pain) oder doch nur eine Suppe zu kochen.

Zum Rollenverständnis und zu den Aufgaben gehörte aber auch, offen über das Sterben zu sprechen, das Sterben und den Tod nicht zu verdrängen. In den Anfängen der Hospizbewegung wurde dies nicht als Aufgabe, sondern als ein emotionaler Aufschrei nach außen gesehen. Zugleich musste in jeder Situation eine klare Abgrenzung zur aktiven Sterbehilfe deutlich gemacht werden, denn auch die Befürworter*innen der Euthanasie argumentierten mit einem Sterben in Würde. Es galt diesen Unterschied stets aufzuzeigen.

Wie bereits in Abschnitt 2.4 Teil II erörtert, möchte der überwiegende Teil der deutschen und europäischen Bevölkerung zuhause sterben und es ist Aufgabe von Hospiz und der Hospizbewegung, sich dafür einzusetzen, dass dies auch möglich wird, wobei zu Hause auch ein Ort sein kann, an dem man sich geborgen fühlt.

Die schweren Belastungen, der mögliche Burn-out, den Sterbebegleitung mit sich bringen kann, wurden ebenso in dieser Zeit erkannt. Supervision und Betreuung durch Hauptamtliche werden bereits in dieser Zeit als essentiell für die Hospizarbeit angesehen.

Mit der Institutionalisierung und der Einbeziehung der Hospizidee mit ihrem Ehrenamt entstanden langsam Rollen, Rollenverständnis und Aufgabenspektren.

Teil IV Das Ehrenamt in der heutigen Hospizbewegung und Palliative Care und Entwicklungsmöglichkeiten in der Zukunft

Das hospizliche Ehrenamt, insbesondere unter Berücksichtigung der Veränderungen der Motive, Rollen und Aufgaben der Ehrenamtlichen, befindet sich im Wandel; in diesem Teil der Arbeit sollen einerseits die Einflussfaktoren, die diese Veränderungen zur Folge haben, und andererseits die Veränderungen, die bei Motiven, Rollen und Aufgaben aufgetreten sind, aufgezeigt werden. Einflussfaktoren sind teils allgemeine gesellschaftliche Entwicklungen, wie z. B. Demografie und Wertewandel, teils beeinflussen Entwicklungen innerhalb der Hospizbewegung und Palliative Care das hospizliche Ehrenamt z. B. bezüglich der Rolle und der Aufgaben von Ehrenamtlichen. Was sich in diesen Bereichen verändert hat und verändert, wurde anhand internationaler und deutscher Studien bezüglich Motive, Rollen und Aufgaben von hospizlichem Ehrenamt untersucht und in allen angesprochenen Bereichen wurde der Versuch unternommen, zukünftig mögliche Szenarien aufzuzeigen.

1 Gesellschaftliche Rahmenbedingungen

Seit den Anfängen der Hospizbewegung hat sich vieles verändert. Die Hospizbewegung ist heute etabliert und fester Bestandteil des Gesundheitswesens, was bezüglich des Ehrenamtes einige Veränderungen mit sich brachte. Aber auch andere gesellschaftliche Entwicklungen, die in diesem Kapitel angesprochen werden, haben sich vollzogen, dadurch die Rahmenbedingungen und das Ehrenamt verändert. Zudem wird bei der folgenden Diskussion zu den Rahmenbedingungen versucht, auf neu entstehende, mögliche Problematiken hinzuweisen.

1.1   Demografie und Pflegenotstand

Seit Mitte der 90er Jahre stagniert die Bevölkerungszahl in Deutschland zwischen 82 bis 83 Millionen Einwohner*innen; in Österreich ist ein leichter, stetiger Bevölkerungszuwachs zu verzeichnen (Grünheid, Sulak, 2016, statistik austria, 2019). Doch in beiden Ländern verändert sich die Bevölkerungsstruktur. Waren 1991 in Deutschland 15 Prozent der Bevölkerung über 65 Jahre alt und damit Rentenbezieher*innen, so waren es im Jahr 2000 bereits 16,6 Prozent und im Jahr 2015 21,1 Prozent (bpb, 2018). Betrachtet man den Altersaufbau der Bevölkerung in Deutschland (Stand 31.12.2015) für die Zukunft, so ist deutlich zu erkennen, dass der Prozentsatz der Rentenbezieher*innen in den nächsten Jahren weiterhin drastisch steigen wird; die ersten Babyboomer werden in vier Jahren das Rentenalter erreichen. Das Statistische Bundesamt prognostiziert für das Jahr 2060 einen Anteil der Menschen über 65 Jahren von 30 Prozent der Bevölkerung. Das wäre eine Verdoppelung dieser Altersgruppe gegenüber 1991. Auch in Österreich zeigt sich eine ähnliche Veränderung, von 2009 bis 2016 nahm die Zahl der Pensionsbezieher*innen von 21,3 auf 23,2 Prozent zu (statistik austria, 2019). Zugleich nimmt die Gesamtbevölkerung aufgrund des Altersaufbaus der deutschen Bevölkerung ab (siehe Abbildung 11).

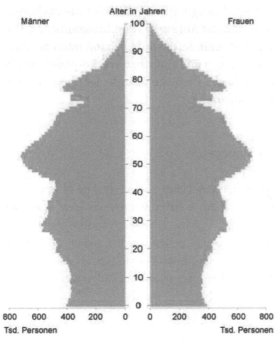

Abbildung 11: Altersaufbau der Bevölkerung in Deutschland 2016
Quelle: Grafik Altersaufbau, Statistisches Bundesamt

Diese Entwicklung wird sich durch die steigende Lebenserwartung des*der Einzelnen verstärken. Statistisch steigt die Lebenserwartung der in Deutschland geborenen
Menschen kontinuierlich an. Das bedeutet, auch die Zahl der Hochaltrigen wird ansteigen.

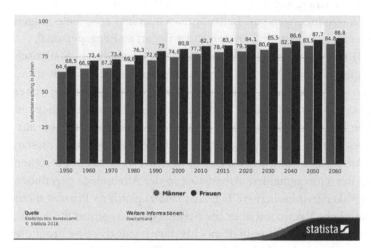

Abbildung 12: Entwicklung der Lebenserwartung bei Geburt in Deutschland nach Geschlecht in
Jahren von 1950 bis 2060 (in Jahren)
Quelle: Statistisches Bundesamt, statista 2018, Radtke

Betrachtet man nur die Lebenserwartung, so stieg sie in Deutschland von 1950 bis heute bei Männern um 14,5 und bei Frauen um 15,6 Jahre. Bis zum Jahr 2060 wird eine
weitere Steigerung der Lebenserwartung bei Männern um 5,7 und bei Frauen um 4,7
Jahre erwartet. Die Steigerungsraten für die Zukunft sind stärker als in der Vergangenheit; dies wird unterschiedlich beurteilt, die Prognosen der Gesundheitsindustrie
haben sich oftmals nicht bewahrheitet.

Wie in Abschnitt IV 1.5 ‚Finanzierung des Ehrenamtes in der hospizlichen Versorgung' näher erörtert werden wird, stehen Staat und Bevölkerung der Länder vor großen Herausforderungen: der prozentuale Anteil an Menschen über 65 Jahren und der
prozentuale Anteil der Hochaltrigen[10] wird steigen. Eine steigende Zahl der hochaltrigen Menschen geht mit einer steigenden Zahl an multimorbiden Menschen einher,
was zu einem steigenden Pflegebedarf führen wird (Eggen 2012).

Diese Entwicklung wird Auswirkungen auf das hospizliche Ehrenamt und Palliative Care haben. Es werden in den nächsten Jahren mehr Menschen sterben und das
Sterben geschieht über einen längeren Zeitraum, die Begleitungen werden über einen
längeren Zeitraum stattfinden. Die Zahl der Begleitungen oder zumindest voraussicht-

---

10 Für den Begriff der Hochaltrigkeit gibt es keine eindeutige Definition, unter hochaltrigen Menschen
sind meist Menschen ab einem Lebensalter von 85 Jahren angesprochen (Eggen, 2012)

lich angefragten Begleitungen wird dementsprechend steigen. Doch wird es möglich sein, dass im gleichen Umfang auch Ehrenamtliche zur Verfügung stehen werden? Die Menge der dafür zu rekrutierenden Ehrenamtlichen wäre immens und kann deshalb als nicht realistisch angenommen werden. Für die Zukunft existieren deshalb bereits heute unterschiedliche Szenarien, angefangen bei einer kürzeren Ausbildung von Ehrenamtlichen bis zu Einschränkungen von Leistungen, wobei hier sehr viele Fragen noch zu beantworten sind. Hinzu kommt ein steigender Bedarf an Pflegepersonal.

Bereits heute (2019) herrscht Fachkräftemangel in allen Pflegeberufen. Statistisch erfasste Zahlen dazu gibt es nicht. Aber die Bundesagentur für Arbeit erstellt in regelmäßigen Abständen eine Fachkräfteengpassanalyse. In der Ausgabe für Dezember 2017 stellte die Arbeitsagentur bereits einen Fachkräftemangel in der Altenpflege in allen Bundesländern in Deutschland fest. Diese Aussage traf die Bundesagentur aufgrund des Verhältnisses offener Stellen (ohne Stelle in der Zeitarbeit) zu in diesem Bereich gemeldeten Arbeitslosen und der durchschnittlichen Vakanzzeit. So stehen 10 800 offenen Stellen nur 3 100 gemeldete Arbeitslose in der Altenpflege gegenüber. Die durchschnittliche Vakanzzeit beträgt 171 Tage, das sind zugleich 67 Prozent mehr Tage als die durchschnittliche Vakanzzeit über alle Berufe (Bundesagentur für Arbeit, 2017). Das Bundesministerium für Gesundheit möchte daraus jedoch keine Prognose für die Zukunft ableiten, da aus seiner Sicht die unterschiedliche Gewichtung der Einflussfaktoren zu sehr unterschiedlichen Zahlen führen könnte. Diese Einflussfaktoren sind im Einzelnen:

- Der tatsächliche Pflegeaufwand und die Bevölkerungsentwicklung,
- das zukünftige Verhältnis von ambulanter und stationärer Pflege,
- das Verhältnis von Fach- zu Hilfskräften,
- Unterbrechungszeiten bzw. Verweildauer im Beruf,
- Entwicklung der Arbeitszeit,
- alternative Unterstützungsangebote,
- Entlastungen aufgrund des medizinischen und technischen Fortschritts
- und der Digitalisierung (BMG, 2017).

Das Ministerium führt eine Reihe von Studien[11] mit sehr unterschiedlichen Prognosen an, die jedoch immer Konstanten voraussetzen, wie z. B. konstante Pflegefallwahrscheinlichkeit (Bertelsmann-Studie) oder das Dt. Institut für Wirtschaftsforschung geht von einer Erhöhung des Pflegepersonals durch Zuwanderung aus, die so nicht verifiziert werden kann. Diese Prognosen sind deshalb als Meinungsbarometer zu

---

11 unter https://www.bundesgesundheitsministerium.de/index.php?id=646 führt das BMG folgende Studien an: Studie des Statistischen Bundesamtes und des Bundesinstitutes für Berufsbildung, Afentakis/ Maier 2010, Studie der Bertelsmann-Stiftung, Deutsches Institut für Wirtschaftsforschung (DIW), Prognos-Studie, Statistisches Bundesamt und Bundesinstitut für Berufsbildung. Die Studien selbst sind mit Ausnahme der Studie von Afentakis/Maier 2010 nicht veröffentlicht und können damit nicht nachvollzogen werden.

verstehen. Die Einflussfaktoren, die das Bundesministerium für Gesundheit aufführt, müssen Gesellschaft und Politik gewichten.

Betrachtet man die Aussagen des Ministeriums (BMG) auf seiner Website, so scheint die Politik, zumindest in der 18. Wahlperiode, eine Minderung des Personalmangels durch zusätzliche Betreuungskräfte (BMG, 2017) und durch das Pflegepersonal-Stärkungsgesetz (PpSG) lösen zu wollen. Am 1. Januar 2019 trat dieses Gesetz in Kraft und beinhaltet unter anderem die Schaffung von 13 000 neuen Stellen in der stationären Altenpflege.

Wie hoch der Pflegeaufwand sein wird, hängt, wie bereits erwähnt, von vielen Faktoren ab. Ein weiterer Faktor ist die Maxime *„ambulant vor stationär"* gemäß § 13.1. SGB XII. Dies könnte bedeuten, dass immer mehr pflegebedürftige Menschen weiterhin in ihren Wohnungen bleiben und dort medizinisch-pflegerisch versorgt und nicht in ein Alten-Pflegeheim übersiedeln werden. Dadurch würde die ambulante Pflegeversorgung ansteigen. Die Pflege muss nun aber zu den Pflege- die Fahrtzeiten einrechnen. Der Zeitaufwand für den einzelnen zu Pflegenden steigt damit drastisch an und führt zu einem erhöhten Bedarf an Pflegepersonal. Bereits bis heute ist die Zahl der Single-Haushalte von Menschen über 60 Jahren stark angestiegen.

In Deutschland gab es im Jahr 2017 ca. 40,8 Mio. Haushalte bei einer Bevölkerung von 82,8 Mio. Einwohner*innen. 1991 waren es noch 35,3 Mio. Haushalte, bei 80,01 Mio. Einwohner*innen. Das bedeutet, dass die durchschnittliche Personenzahl je Haushalt deutlich gesunken ist, von ursprünglich (1991) 2,27 Personen je Haushalt auf 1,9 Personen, Tendenz weiterhin sinkend, denn für das Jahr 2035 wird die Zahl der Menschen, die in Ein- und Zweipersonenhaushalten leben, auf 50 Mio. Haushalte bei abnehmender Gesamtbevölkerungszahl geschätzt. Dies würde bedeuten, dass 26 Mio. Menschen, die 60 Jahre oder älter sind, in einem Ein-Personen-Haushalt leben würden. Im Vergleich dazu lebten im Jahr 2015 nur 20,5 Mio. dieser Altersgruppe in Ein- oder Zweipersonenhaushalten (Stat. Bundesamt, 2017). Auch dies führt zu einem zusätzlichen Bedarf an Pflegepersonen.

Die Zahlen weisen grundsätzlich auf einen zunehmenden Pflegeengpass hin – wenn sich die Sicht auf alte Menschen und deren Pflegebedürftigkeit nicht verändert. Ein Einflussfaktor, den das Ministerium für Gesundheit nennt, sind alternative Unterstützungsangebote. Hier könnten sich neue Konzepte durchsetzen. Resilienzorientierte Konzepte und solche, die den Wünschen der Bürger*innen nach möglichst hoher Eigenständigkeit und Mobilität entsprechen, wie beispielsweise caring communities, sind vorhanden. Der Ausbau dieser Konzepte könnte den Pflegeaufwand vermindern und damit einen beträchtlichen Einfluss auf den Pflegenotstand haben.

Heutige Pflegekonzepte sehen den alten Menschen nur in seiner Bedürftigkeit – was der Mensch nicht mehr kann –, nicht aber seine noch vorhandenen und verbesserbaren Fähigkeiten. Im ambulanten Bereich wird die zu pflegende Person teilweise überversorgt. Wenn eine Person etwas nicht mehr kann, *dann kommt die Pflege*. Die Lösung könnte aber vielmehr in einem bürgerschaftlich, ehrenamtlich organisierten

Bürger-Profi-Mix liegen (Dörner, 2007). Der am Hospizgedanken orientierte Ehrenamtliche könnte resilienzorientierte Unterstützung auf Augenhöhe anbieten oder veranlassen. Unterstützung durch Professionelle kommt erst, wenn das Erforderliche nicht mehr von der Bürgerschaft geleistet werden kann. Der Bürger*innen-Profi-Mix wirkt in nicht unbeträchtlichem Maße zudem der Alterseinsamkeit entgegen und besitzt dadurch hohes psychosoziales Potential (Dörner, 2007 und 2012), das sich positiv auf die Pflegebedürftigkeit auswirkt. Hospize und deren Ehrenamtliche können koordinieren und begleitend neue Wege gehen.

Dies gilt auch für das Sterben. *„Leben und Sterben, wo ich hingehöre"* (Dörner, 2007, 1) drückt aus, dass Menschen dort sterben möchten, wo sie sich wohl fühlen, und das muss kein bestimmter Ort sein. Die Hospizbewegung als Bürger*innenbewegung kann hier eine wichtige Partnerin sein, um Räume zu schaffen, in denen Menschen am Lebensende gut sterben können. Hospizliches Ehrenamt kann helfen, neue Formen des bürgerschaftlichen Engagements entstehen zu lassen. Niederschwellige Angebote können ebenso eine neue Generation von Ehrenamtlichen generieren.

1.2   Wertewandel und Motivstruktur

Der Wertewandel hatte, hat und wird auch zukünftig einen großen Einfluss auf das hospizliche Ehrenamt haben, weshalb in dieser Arbeit der Wertewandel ausführlich beleuchtet wird.

‚Wert' ist ein Begriff, der ursprünglich aus der Wirtschaftsphilosophie stammt (Lübbe, 2012). Der Wert eines Gutes oder einer Dienstleistung kann gemessen werden: nach dem Gebrauchsnutzen, nach den Kosten der Beschaffung, nach der Angewiesenheit. Später wurde dieser Begriff ebenso auf ethische Themen, Lebenstatbestände, Rechte und Pflichten angewendet. Diese Begriffserweiterung entstand im Zuge der Industriellen Revolution. In diesem Zeitraum veränderten sich die politischen und gesellschaftlichen Lebensräume und -systeme grundlegend, insbesondere lösten sich die traditionellen Verortungen (Teil II) auf, ein neues Orientierungssystem wurde notwendig, der Wertebegriff wurde auf andere Gebiete übertragen. Damit konnten nun eben diese bewertet und damit einhergehend auch konkreter verändert werden (Lübbe, 2012, Klages, Vetter, 2013).

Was verstehen wir heute unter Werten? Die Herausgeber*innen des Buches *Wertewandel mitgestalten* beginnen dieses Thema mit der Frage *„Woran sollen wir uns halten?"* (Hennerkes, Augustin, 2012, 11). Werte sollen diesen Halt geben, Werte fungieren als Maßstäbe für richtiges und anständiges Handeln. In einer Zeit, in der der Einzelne in hohem Maße seinen Lebenslauf selbst bestimmen kann (und muss), benötigt er die Moral, also einen Wertekanon, d. h. nach *Lübbe „Kenntnis und Kunst der Beherrschung der Regeln des guten Lebens,"* also einen Maßstab, an den er sich halten kann (Hennerkes, Augustin, 2012, 32).

In der zweiten Hälfte des vergangenen Jahrhunderts entstand das, was wir in den westlichen Industriestaaten unter dem heutigen Wertewandel verstehen. Voraussetzung dafür waren der in den 50er und 60er Jahren erstmals in den USA, zeitverschoben dann auch in Europa, Deutschland und Österreich, entstandene Wohlstand, die freie Zeit, die Bildungsexpansion und eine hohe soziale Sicherheit – auf der Grundlage stabiler Demokratien, die dem Menschen ein hohes Maß an Schutz und Entfaltungsfreiheiten zusicherten. Das war neu. Daraus entstanden Möglichkeiten, über das eigene Handeln qualifizierter nachdenken zu können und Handlungsoptionen für ein individuelles Leben erkennen zu können. Selbstverwirklichungsansprüche entstanden, kommunitäre Bindungen verloren an Bedeutung (Müller, 2012a und b, Lübbe, 2012). Deutschland erlebte einen Wertewandel mit besonderer Prägung, auf die in diesem Kapitel noch eingegangen wird.

Ronald Inglehart, US-amerikanischer Politologe, untersuchte als erster Wissenschaftler in den 70er Jahren das Phänomen Wertewandel. In dieser Zeit wuchs erstmals eine Generation heran, die keine existentiellen Sorgen hatte, keine Angst vor Krieg, Hunger, Arbeitslosigkeit und Diktatur. Ingleharts These war, dass aufgrund des Wegfalls existentieller Sorgen in den Gesellschaften der westlichen Industrieländer materialistische Werte, das Streben nach Sicherheit und im Besonderen nach Wohlstand abnehmen und postmaterialistische Werte, wie Selbstverwirklichung und Bürger*innenbeteiligung, zunehmen (Scheuer, 2016).

Seine Theorie beruht auf zwei grundlegenden Hypothesen, die er in den nachfolgenden Jahrzehnten immer wieder in verschiedenen Untersuchungen von verschiedenen Wissenschaftler*innen bestätigt sah (Inglehart, 1995):

1. *„Die Mangelhypothese. Die Prioritäten eines Menschen reflektieren sein sozio-ökonomisches Umfeld: Den größten subjektiven Wert misst man den Dingen zu, die relativ knapp sind.*

2. *Die Sozialisationshypothese: Wertprioritäten ergeben sich nicht unmittelbar aus dem sozio-ökonomischen Umfeld. Vielmehr kommt es zu einer erheblichen Zeitverschiebung, denn die grundlegenden Wertvorstellungen eines Menschen spiegeln weithin die Bedingungen wider, die in seiner Jugendzeit vorherrschend waren."* (Inglehart, 1995, 92)

Die o. g. Generation wuchs in einer von starkem sozialem Zusammenhalt geprägten und prosperierenden Gesellschaft auf. Das Prosperierende, das einige Jahre später in Deutschland als die Zeit des Wirtschaftswunders benannt wurde, stand im Vordergrund der alten Generation; die Bedürfnisse der heranwachsenden Jugend waren nicht mehr die der Eltern, sie befanden sich im oberen Teil der Maslowschen Bedürfnishierarchie: Wertschätzung, Selbstverwirklichung und individuelle Bedürfnisse, sog. postmaterielle Werte, wurden prägend. Das war der Mangel dieser Generation.

Bei der Sozialisationshypothese geht Inglehart von der in den Sozialwissenschaften angenommenen Hypothese aus, dass *„die Persönlichkeitsstruktur eines Menschen im Wesentlichen ausgebildet ist, wenn er das Erwachsenenalter erreicht hat; danach veränderte sie sich kaum noch"* (Inglehart, 1995, 93).

Daraus ergibt sich für den Wertewandel in seinen Untersuchungen folgendes: Der Wertewandel vollzieht sich von materialistischen hin zu postmaterialistischen Werten. Maslows Bedürfnispyramide von 1943 stand hier Pate.

Grundlegender Wandel geschieht, aber er vollzieht sich erst allmählich und ist abhängig davon, wann und in welchem Maße und wie die jüngere Generation die ältere Generation in der Gesellschaft ablöst. D. h. der Wertewandel geschieht nicht im Leben des*der Einzelnen, er entsteht innerhalb der Jugend einer Generation und diese Werte halten lebenslang beim*bei der Einzelnen. Der Wandel entsteht über den Generationenwechsel, er ist eine intergenerationelle Verschiebung der Werte (Sozialisationshypothese).

Dies bedeutet zwar nicht, dass die Werte unveränderbar sind, aber sie sind langfristig doch sehr schwer veränderbar. Abhängig von der aktuellen Problemlage kann es zu akuten Verschiebungen kommen; fällt das Problem weg, kehrt der Mensch zu seiner ursprünglichen Werteordnung zurück. So können sich Werte bei akut drohender Arbeitslosigkeit kurzfristig verschieben, sodass materialistische Werte wichtiger werden. Ist die Gefahr vorüber, kehrt der Mensch zu seinem ursprünglichen (postmaterialistischen) Wertekanon zurück.

Die Nachkriegsgeneration, in der als erste Generation die Postmaterialist*innen überwogen, untersuchte Inglehart eingehender und stellte fest, dass sich in dieser Gruppe vor allem Universitätsstudent*innen, Jugendliche und junge Menschen aus wohlhabenden Gesellschaftsschichten befanden. Sie verfügten über besonders gut entwickelte Kommunikationsmittel und konnten sich damit besser als ihre nichtstudentischen Altersgenoss*innen in der Öffentlichkeit artikulieren (Inglehart, 1995).

Die empirischen Untersuchungen Ingleharts enden Ende der 80er Jahre. Bis zu diesem Zeitpunkt hatten sich die von ihm festgestellten Tendenzen in allen westlichen Gesellschaften verfestigt, die jüngeren Kohorten tendierten stärker zu postmateriellen Werten. Nach dieser Theorie sind die jungen Menschen der 70er und 80er Jahre heute in den leitenden Funktionen in Gesellschaft und Staat angekommen und prägen die gesellschaftlichen Entscheidungsprozesse (Inglehart, 1995).

Ingleharts Feststellungen können allerdings nicht unmittelbar auf die heutigen Gesellschaften übertragen werden. Schneider und Stadelbacher (2017) stellten fest, dass der Generationenbegriff, wie ihn Inglehart noch verwenden konnte, heute nicht mehr anwendbar ist. Die letzte „Generation" in Deutschland war die Student*innenbewegung der 68er; danach gab und gibt es bis heute keine Generationen mehr, denn um eine Generation zu sein, müssen bestimmte Kriterien erfüllt sein:

- Nah zusammenliegende Geburtsjahrgänge mit einem historisch-gesellschaftlichen Erlebnismöglichkeitsraum
- Eine gemeinsame Erlebnisschichtung, ähnliche biografische Erfahrungen und daraus resultierende gemeinsame Einstellungen, Orientierungsmuster und Werte im Jugendalter

Seit den 70er/80er Jahren bestimmen Pluralisierungs- und Individualisierungsprozesse die jungen Menschen. Jugend erlebt sich in einem offenen, dynamischen und sich permanent verändernden Prozess, der Einzelne durchlebt diese Prozesse individuell und selektiv. Zudem werden gesellschaftliche Konflikte nicht mehr als Generationenkonflikte geführt und können deshalb nicht zum Bindeglied einer Generation werden. Wertewandel wird zunehmend kein intergenerationelles Thema mehr sein (Schneider, Stadelbacher, 2017).

Der von Inglehart angesprochene Wertewandel kam in Deutschland verspätet in den 70er Jahren an. Deutschland erlebte ihn stärker als andere westliche Industrienationen. Dies verdankt das Land seiner Geschichte: Die nach dem Krieg geborenen Jugendlichen wollten nicht die alte Wertewelt des Nationalsozialismus ihrer Väter annehmen, sie wollten sich distanzieren und forderten von ihnen Aufklärung über deren Rollen und Taten im III. Reich (Flügge, 2018). Bekannt geworden unter dem Begriff der 68er forderten sie und die Frankfurter Schule, insbesondere Theodor Adorno, dass der deutsche autoritäre Erziehungsstil der Elterngeneration zur Wiederholung der Gräuel der Nationalsozialisten führen könne, denn das Erziehungsziel, den Kindern das Rückgrat zu brechen und sie damit zu willenlosem Gehorsam zu zwingen, unterstütze diese Tendenzen (Adorno, 1965). Er forderte deshalb, dass die Kindergeneration mit der Elterngeneration brechen solle, damit diese alten Werte aufgebrochen werden können (Noelle-Neumann, Petersen, 2001).

Noelle-Neumann, Mitbegründerin des Instituts für Demoskopie Allensbach 1947 und Pionierin der Demoskopie in Deutschland, begleitete die Entwicklungen des Wertewandels in Deutschland. Ihren Ausführungen zufolge begann der Wertewandel in den 70er Jahren. 1967 wurden die Wertvorstellungen der Deutschen bei Allensbach nach einer neuen (indirekte Fragestellung) Methode abgefragt. Die gleichen Fragen stellte sie der Bevölkerung fünf Jahre später nochmals. An einem besonders prägnanten Werteurteil wurde der Wandel deutlich: 1967 fanden nur 24 Prozent der jungen Frauen es in Ordnung, mit einem Mann ohne Trauschein zusammen zu leben. 1972, fünf Jahre später, waren es bereits 76 Prozent, die das in Ordnung fanden. Ähnliches geschah mit den Werten wie gutes Benehmen und Höflichkeit oder Politik, Verhältnis zur Kirche und, nicht zu vergessen, die Sexualnormen. All diese Werte veränderten sich fundamental.

> *„Es war weit mehr als die Ablösung einiger traditioneller Erziehungsziele durch neue. Es änderten sich nicht nur einige Werte, sondern der gesamte Zeitgeist: Zum ersten Mal wurden eine bestimmte Art von Bewusstsein und Regeln der Lebensführung in Frage gestellt, die seit den ersten Jahrzehnten des 18. Jahrhunderts unangefochten schienen"* (Noelle-Neumann, Petersen, 2001, 16).

In den 80er Jahren untersuchte das Institut für Demoskopie Allensbach, wie sehr Eltern- und Kindergeneration in den Werten übereinstimmten. Das Institut fragte nach den Werten zu Politik, Religion, Moral, Umgang mit anderen Menschen und Sexualität. 30 Prozent der Kindergeneration stimmten in keinem der Werte mit den Eltern überein. Zum Vergleich: In den USA lag dieser Wert bei maximal zehn Prozent. Die Werte der Elterngeneration wurden nicht mehr übernommen, eine Generationskluft war entstanden. Dies blieb so bis Mitte der 90er Jahre. Dann kam eine Trendwende in der Wertevorstellung der Deutschen. Traditionelle Werte gewannen wieder an Boden, aber es entstand ein vollkommen neuer Wertekanon (Klages, 2001, Noelle-Neumann, Petersen, 2001).

Klages (2001) bezeichnet diese neue Zusammensetzung der Werte als Wertesynthese, d.h. die Vereinigung ursprünglich als gegensätzlich erscheinender Werte. Um dies darstellen zu können, entwickelte er verschiedene Wertetypen: Traditionelle, Resignierte, Realisten, Hedonisten und Idealisten.[12] Klages betrachtete diese Typen von 1987 bis 1999 und kam zu folgendem Ergebnis: Die ordnungsliebenden Traditionellen spielen bei den jungen Menschen eine geringe Rolle; waren es 1987 zehn Prozent, so sank diese Zahl bis zum Jahr 1999 auf neun Prozent. Der Anteil der Resignierten, die Klages (2001) als Stiefkinder des Wandels bezeichnet, sank im gleichen Zeitraum von zwölf auf zehn Prozent. Die nonkonformen Idealist*innen, die seit Ende der 60er Jahre einen beachtlichen Anteil an der jungen Bevölkerung hatten, verloren im angegebenen Zeitraum von ursprünglich 25 Prozent auf sieben Prozent. Die beiden stärksten Gruppen waren die Hedonist*innen und die Realist*innen. Während die materialistisch orientierten Hedonist*innen 1987 bei 21 Prozent lagen und bis 1993 einen Anstieg auf 31 Prozent verzeichneten, sank ihr Anteil auf 27 Prozent im Jahr 1999. Die Realist*innen, die in allen Zeiträumen stärkste Gruppe, stieg von 1987 bis 1999 kontinuierlich von 32 auf 36 Prozent.

Den aktiven Realisten bzw. die aktive Realistin definiert Klages wie folgt:

> *„Menschen, die dieser Gruppe angehören, sind in der Lage, auf verschiedenartigste Herausforderungen ‚pragmatisch‘ zu reagieren, gleichzeitig aber auch mit starker Erfolgsorientierung ein hohes Niveau an ‚rationaler‘ Eigenaktivität und Eigenverantwortung zu erreichen. Sie sind auf eine konstruktiv-kritikfähige und flexible Weise institutionenorientiert und haben verhältnismäßig wenig Schwierigkeiten, sich in einer vom schnellen Wandel geprägten Gesellschaft zielbewusst und mit hoher Selbstsicherheit zu bewegen. Mit allen diesen Eigenschaften nähern sie sich am ehesten dem Sollprofil menschlicher Handlungsfähigkeiten unter den Bedingungen moderner Gesellschaften an"* (Klages, 2001, 10).

Klages betrachtete den Wertewandel als eine Reaktion, als Anpassung an veränderte politische und gesellschaftliche Rahmenbedingungen. Aufgrund dieser veränderten Verantwortungsteilung zwischen Staat, Gesellschaft und Wirtschaft entsteht bei ihm der Wertewandel.

---

12 Erfasst wurde die Bevölkerung der alten Länder bis 30 Jahre aus drei vorhandenen Untersuchungen: Wertebus 1987, SOEP 1993, Freiwilligensurvey 1999. Dies sind die Angaben des Autors.

Was hat sich verändert? 2013 gehen Klages und Vetter von folgender Dreiteilung aus: Der Wert Staat (a), die Psyche des Menschen (b) und die Werte der Gesellschaft (c).

a.   Der Staat wandelte sich vom Hoheitsstaat zum modernen Planungs- und Dienstleistungsstaat, vom Kaiserreich zur Demokratie. Der Staat übernimmt immer mehr Aufgaben für die Menschen, die politische Beteiligung/Kontrolle erstreckt sich (nur) auf die regelmäßig stattfindenden Wahlen.

b.   Die menschliche Psyche ist rationaler geworden. War es vor der industriellen Revolution sinnvoll, sich an etablierte und vorgegebene Traditionen und Moral zu halten, muss der moderne Mensch seit der industriellen Revolution seine Entscheidungen selbst nach rationalen Kriterien fällen, d. h. selbst nach Kriterien entscheiden, die für ihn gut sind. Dies bedeutet, *„darüber nachzudenken, welche Möglichkeiten des Handelns man unter Einbeziehung erwartbarer Handlungsfolgen hat und welcher Handlungsweg sich nahelegt, wenn es darum geht, Ziele unter Minimierung von Aufwendungen und Risiken und unter Maximierung von Erfolgschancen zu erreichen"* (Klages, Vetter, 2013, 15). Der Mensch musste und muss individualistischer und zugleich, aufgrund der sich verändernden und wechselnden Umstände, flexibel denken.

c.   Der gesellschaftliche Wertewandel lässt sich nach Klages und Vetter trotz extrem unterschiedlicher soziokultureller Ausgangsbedingungen überall in den westlichen Industrienationen in fast identischer Ausformung finden. Wertewandel ist hier die Anpassung des Menschen an eine veränderte Gesellschaft, die durch ihre Komplexität, Unübersichtlichkeit und Nicht-Vorausberechenbarkeit gekennzeichnet ist. Die Werte orientieren sich an diesen Herausforderungen. Werte sind notwendig, um diesen Herausforderungen gewachsen zu sein. Der Mensch ist heute flexibel, individuell, selbstverantwortlich und autonomiebedürftig; auf der anderen Seite ist er autoritätskritischer und empfindlicher gegenüber Verletzungen seiner Bedürfnisse nach Selbstständigkeit und sozialer Anerkennung.

Um dies zu untermauern, betrachtete das Forscher*innenteam drei Wertepaare über einen Zeitraum von 50 Jahren: Selbstständigkeit/Freier Wille, Ordnungsliebe/Fleiß und Gehorsam/Unterordnung, wobei in dieser Arbeit die Werte Selbstständigkeit/Freier Wille und Gehorsam/Unterordnung betrachtet werden. Die Werte Selbstständigkeit und freier Wille stehen für ein postmaterialistisches Weltbild, Gehorsam und Unterordnung für traditionelle/materialistische Werte.

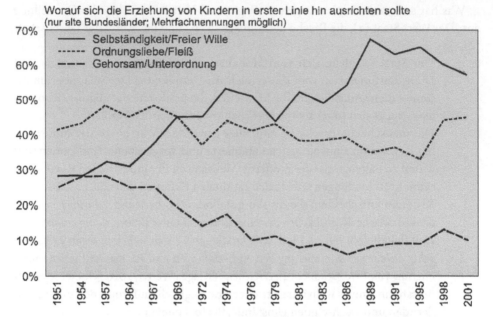

Abbildung 13: Wandel der Erziehungsziele in der deutschen Bevölkerung 1951–2001
Grafik: Untersuchung der Frage, worauf sich die Erziehung von Kindern in erster Linie ausrichten
sollte (nur alte Bundesländer; Mehrfachnennung möglich) Grafik Klades, Vetter S. 17

Während in den 50er Jahren die Werte Selbstständigkeit/Freier Wille und Gehorsam/
Unterordnung noch nahe beieinander lagen (ca. 28 und 25 Prozent), so nahm der Ge-
horsams-/Unterordnungswert auf nur noch zehn Prozent ab, während der Selbststän-
digkeits-/Freier-Wille-Wert auf knapp 60 Prozent stieg.

Aus dieser Haltung heraus entstand auch ein Misstrauen gegenüber der Politik,
den Herrschenden, also das Abnehmen des Gehorsams-Ideals, mit dem gleichzeiti-
gen Wunsch nach Beteiligung an (gesellschafts-)politischen Entscheidungen sowie an
Bürger*innenbeteiligung, wie sich dies in der Hospizbewegung zeigte.

Die vorliegenden Untersuchungen zeigen, dass der Wertewandel als eine Antwort
auf die Veränderungen der Lebenswelten zu verstehen ist. Beachtet werden sollte
zudem der Aspekt der zunehmenden Ökonomisierung der Lebenswelten aufgrund
der selten hinterfragten marktwirtschaftlichen Ausrichtung der Gesellschaft. Das
Zusammentreffen der Erweiterung des Begriffes Wert auf andere Gebiete und der
Marktwirtschaft als Wirtschaftsform der Gesellschaft erscheint auch aus dieser Sicht
stringent.

Was bedeutet dies nun für das hospizliche Ehrenamt?

Wie in allen westlichen Industrieländern verloren materialistische Werte in den
70er Jahren an Bedeutung, postmaterielle Werte rückten in den Vordergrund. Der
Wunsch nach Selbstständigkeit, Eigenverantwortung, Selbstverwirklichung, Freiheit

und dem damit verbundenen Bruch mit den Werten der Elterngeneration wurde von den damaligen jungen Erwachsenen gelebt. Dies war auch der Nährboden der Hospizbewegung. Die Pionier*innen der Hospizbewegung wollten sich nicht länger einem System (der gängigen Praxis des Sterbens in den Krankenhäusern) unterordnen, ihm gehorchen, einem System, das sie ablehnten. Sie starteten eigenständig, oftmals gegen das System, und ermöglichten so einen anderen Umgang mit Sterbenden. Doch ihr Protest war nicht der laute Protest der 68er, es war ein leiser Protest, denn Menschen taten sich zusammen, um selbst und eigenständig eine Veränderung herbeizuführen. Der Protest lag im eigenverantwortlichen Handeln im Sinne ihrer Werte.

In den 90er Jahren war dieser Wandel vollzogen, die Werte von Kindern und deren Eltern waren wieder im Gleichgewicht. Diese neuen Werte wirken sich heute auf die Motivstruktur der Ehrenamtlichen im ambulanten und stationären Hospiz aus. Darauf wird in Kapitel 2.1, basierend auf 1.3, näher eingegangen.

Auch die Sozialisationstheorie nach Inglehart wird in der Hospizbewegung angewendet. *„Hospiz macht Schule"* ist ein gutes Beispiel dafür. Kinder im Grundschulalter von ca. acht Jahren sollen in einer Projektwoche die Möglichkeit erhalten, Sterben, Tod und Trauer als natürlichen Teil des Lebens zu verstehen (Graf et al., 2014). Kinder können dort lernen, mit diesem Teil auch ihres Lebens natürlicher umzugehen. Damit werden Sterben, Tod und Trauer wieder in die Gesellschaft zurückgeholt, Wertewandel wird aktiv betrieben.

1.3   Die Frauenbewegung

Die Frauenbewegung als soziale Bewegung steht in keinem direkten Zusammenhang mit der Hospizbewegung, muss hier aber dennoch ausführlich betrachtet werden, da die Auswirkungen der Frauenbewegung und die konkret daraus entstandenen neuen Lebensweisen von Frauen erheblichen Einfluss auf die heutige Situation und künftige Entwicklung von hospizlichen Ehrenamtlichen hat und haben wird.

‚Die' Frauenbewegung existiert nicht. In der Literatur wird einerseits zwischen der alten (1848 bis 1933) und der neueren (ab den 1960er Jahren) Frauenbewegung unterschieden und andererseits wird die Frauenbewegung als eine Vielzahl an Initiativen, Richtungen und Strömungen definiert (Gerhard, 2008).

Als Frauenbewegung werden nach Gerhard

> *„pragmatisch alle kollektiven, in Gruppen, Organisationen und Netzwerken organisierten Bestrebungen bezeichnet, die Frauen in allen Lebensbereichen, in Staat, Gesellschaft und Kultur sowie in der Privatsphäre gleiche Rechte und Anerkennung sowie gleiche Teilhabe an gesellschaftlichen und ökonomischen Ressourcen und politischer Macht verschaffen"* (Gerhard, 2008, 188 f.).

Die Frauenbewegung war eine politische, kulturelle und soziale Bewegung, die nicht nur gleiche Rechte für alle einforderte, sondern damit einhergehend eine ihren Forderungen angepasste Lebensweise verfolgte. Die Veränderung kultureller Normen und Einstellungen im Geschlechterverhältnis sowie eine neue soziale Stellung der Frau in der Gesellschaft standen im Vordergrund.

Die alte Frauenbewegung entstand im Zuge der 1848er-Revolution. Frauen forderten Gleichberechtigung, Verbesserung der Bildung, Selbsthilfe und Selbstbestimmung, d. h. insbesondere Unabhängigkeit von männlicher Bevormundung. Bis Ende des 19. Jahrhunderts organisierten sich Frauen national und international, bauten gut organisierte Netzwerke auf. Nach Ende des I. Weltkrieges und Ausrufung der Republik erhielten in Österreich Frauen das allgemeine Wahlrecht, in Deutschland nach der Novemberrevolution 1918, aber aufgrund des patriarchalischen Ehe- und Familienrechts wurden sie keine gleichberechtigten Staatsbürgerinnen. Im damaligen Ehe- und Familienrecht war beispielsweise weiterhin das alleinige Entscheidungsrecht in allen Eheangelegenheiten dem Ehemann zugesprochen, Frauen durften nur mit ausdrücklicher Zustimmung des Ehemannes arbeiten und durch Heirat hatte die Ehefrau kein Zugriffs- und Mitbestimmungsrecht mehr auf ihr eigenes Vermögen. Erst 1977 fiel das sog. Hausfraueneheprinzip endgültig. Damit war gemeint, dass Ehefrauen nicht mehr die Zustimmung ihres Ehemanns benötigten, um eine bezahlte Arbeit aufnehmen zu dürfen (Sepp, 2019).

1933 lösten sich die Frauenverbände, insbesondere der Bund Deutscher Frauen (BDF, der Dachverband der Frauenverbände) selbst auf, nachdem die Nationalsozialisten gefordert hatten, dass der BDF den Jüdischen Frauenbund ausschließen sollte. Dies war das Ende der alten Frauenbewegung (Gerhard, 2008, Lenz 2008).

Nach dem II. Weltkrieg erhielten Frauen im Grundgesetz von 1949 in Deutschland die Gleichberechtigung (Artikel 3, Absatz 2), doch das Sozial-, Familien- und Steuerrecht untergrub diese Gleichberechtigung weiterhin. Im Nachkriegsdeutschland war die Rolle der Frau festgelegt: Frauen versorgen altruistisch Familie und Haushalt, die Berufstätigkeit endete meist mit der Heirat, spätestens mit der Geburt des ersten Kindes – aber andererseits stieg die Zahl der Studentinnen (Gerhard, 2008). Dann kam das Jahr 1968.

> *„Die 68er Revolte war ja zu Anfang hauptsächlich von Männern geprägt. Es ging um Auflehnung gegen die Väter und deren vom Nationalsozialismus geprägten Werte, gegen den autoritären Erziehungsstil, die körperliche Züchtigung als erlaubte Gewalt ... die Genossen vom SDS (Anmerkung der Autorin: Sozialistischer Deutscher Studentenbund) lehnten sich zwar gegen patriarchalische Strukturen und Autoritäten auf, aber es war für sie nicht leicht, anders zu sein als ihre Väter"* (Flügge, 2018, 67).

Zu Beginn der Student*innenrevolte der 68er engagierten sich Frauen im SDS (Sozialistischer Deutscher Studentenbund), doch bereits nach kurzer Zeit realisierten sie, dass die männlichen Kollegen die Forderungen von Frauen nicht wichtig nahmen und Frauen nur als Zuarbeiterinnen wahrgenommen wurden. Deshalb formierte sich 1968 der erste „Aktionsrat zur Befreiung der Frauen" in Berlin. Im Mittelpunkt standen die Kritik an der Alleinverantwortung für Kinder und Haushalt. Aber auch die Gleichstellung von unbezahlter (weiblicher) Versorgungs- und (männlicher) Erwerbsarbeit wurde gefordert. „Das Private ist politisch" war die Parole der Studentinnen. Gemeint war damit, dass die Trennung von Privatleben, das von Frauen mit Kindern geführt werden musste, und gesellschaftlichem Leben, an dem Frauen nur sehr eingeschränkt teilnehmen konnten, für die Isolation und Unterdrückung der Frauen verantwortlich ist. Eine Konsequenz daraus war die Gründung von Kinderläden, damit auch Frauen mit Kindern ihr unabhängiges Leben weiterführen konnten (Wischermann, 2018).

Da die neuere Frauenbewegung sich erst allmählich aus der Student*innenbewegung von 1968 heraus entwickelte, gab es kein wirkliches Anfangsdatum dieser Bewegung, dennoch wird oftmals der 6. Juni 1971 genannt. Damals erschien die westdeutsche Illustrierte *„Stern"* mit dem Covertitel *„Wir haben abgetrieben"* mit Fotos von meist prominenten Frauen aus der westdeutschen Gesellschaft. In der Zeitschrift bekannten 374 Frauen öffentlich, dass sie abgetrieben hatten. Diese Aktion erlangte hohe Aufmerksamkeit in der Bevölkerung und machte nachhaltig auf die Frauenrechte aufmerksam (Wischermann, 2018). Dies war eine öffentlichkeitswirksame Protestaktion, die auf die Anliegen des Aktionsrates zur Befreiung der Frauen, der bereits 1968 ins Leben gerufen worden war, aufmerksam machte. Die wichtigsten Ziele der dort agierenden Frauen waren der Kampf gegen sexuelle Gewalt, für sexuelle Selbstbestimmung und das Recht auf Abtreibung. Bis heute regelt der § 218 BGB den Schwangerschaftsabbruch in Deutschland und liegt bis heute weit hinter den Forderungen der Frauenbewegung zurück. Aber die daraus entstandene starke Mobilisierung der Frauen unter dem Motto ‚Mein Bauch gehört mir' ließ eine Bewegung in der Gesellschaft entstehen. Danach entwickelte sich die Frauenbewegung in Kirchen, Schule, Gewerkschaft, Parteien und Wirtschaft. Die neuere Frauenbewegung lässt sich in dieser Arbeit nicht darstellen, da sie auf einer Vielzahl von Projekten, Aktionen, Vereinigungen, Netzwerk- und Öffentlichkeitsarbeit langsam, aber nachhaltig in der Gesellschaft wahrgenommen wurde und die Stellung der Frau nachhaltig verbessert hat. Mit der Einführung der Gleichstellung als Staatsziel in der deutschen Verfassung wurde 1994 ein Ziel erreicht.

Die Stellung der Frauen in der Gesellschaft hat sich verändert. Laut Hans-Böckler-Stiftung hat sich die Erwerbstätigenquote nach Geschlechtern im Zeitablauf wie folgt entwickelt: Während im Jahr 1991 nur 57 Prozent aller Frauen einer bezahlen Tätigkeit nachgingen, waren 2017 Frauen bereits zu 71 Prozent erwerbstätig. Vergleicht man diese Zahlen mit der Erwerbstätigenquote bei Männern, so zeigt sich, dass 1991 in Deutschland 78,4 Prozent der Männer einer Erwerbstätigkeit nachgingen, sich diese Zahl aber bis 2017 nur um 0,5 Prozent erhöht hatte. Der geschlechterbezogene Abstand der Erwerbstätigenquote hat sich in den angegebenen Zeiträumen stark verkleinert (Hans-Böckler-Stiftung, 2019). Das Statistische Bundesamt wies für das Jahr 2017 höhere Erwerbstätigenzahlen aus. Hier gingen 75,8 Prozent der Frauen und 83,9 Prozent der Männer einer Erwerbstätigkeit nach (Stat. Bundesamt, 2018b). Die Hans-Böckler-Stiftung veröffentlichte auch eine Statistik, die die Erwerbstätigenquote nach Elternschaft und Alter der Kinder 2017 erfasste. Zwar gehen größtenteils Frauen nach der Geburt aus dem Beruf, die Erwerbstätigenquote von Müttern mit Kindern sinkt auf 32,3 Prozent, doch mit zunehmendem Alter der Kinder gehen Frauen wieder zurück in den Beruf. Während Mütter mit Kindern zwischen drei und fünf Jahren bereits zu 63,6 Prozent wieder arbeiten, arbeiten Mütter mit Kindern zwischen 15 und 17 Jahren zu 75,2 Prozent. Die Vereinbarkeit von Kindern und Selbstbestimmung, eines der Ziele der Frauenbewegung, ist gestiegen. Auch die Zahl der Frauen mit Hochschulabschluss ist deutlich gestiegen. 30 Prozent der 30- bis 34-jährigen Frauen besaßen 2017 einen Hochschulabschluss, in der vorangegangenen Generation der 60- bis 64-jährigen Frauen lag der Anteil mit Hochschulabschluss noch bei 19 Prozent. Im Vergleich dazu besaßen 2017 nur 27 Prozent der 30-bis 34-jährigen Männer einen Hochschulabschluss. Unter den heute 60- bis 64-jährigen Männern besaßen hingegen 22 Prozent einen solchen Abschluss (Statistisches Bundesamt, 2018a). Frauen sind heute gut ausgebildet, Frauen sind heute nicht mehr gezwungen für Kinder und Familien den Beruf aufzugeben; vielmehr versuchen Staat und Gesellschaft eine gute Vereinbarkeit von Beruf und Familie zu finden. Die Frage, ob die Frauenbewegung weiterhin existiert, wird in der Wissenschaft unterschiedlich bewertet (Lenz, Gerhard, 2008). Es wurden Teilziele und Verbesserungen aus Sicht der Frauen erlangt, Gleichberechtigung wurde aber noch nicht erreicht. Beispiele dafür sind, dass Frauen in Führungspositionen deutlich unterrepräsentiert sind und dass bis heute ein deutliches Gender Pay Gap vorhanden ist. Da Frauen oftmals in der Kinderpause, wie bereits erwähnt, ihre Berufstätigkeit vorübergehend aufgeben und zu einem späteren, vom Kindesalter abhängigen Zeitpunkt wieder in den Beruf zurückkehren, hat dies auch deutliche Auswirkungen auf deren Rentenansprüche; die Rentenansprüche von Frauen werden deutlich unter den Ansprüchen der Männer liegen.

Wo die Frauenbewegung heute steht, darauf hat die Wissenschaft keine eindeutige Antwort. Doch verändert sich die Sicht auf dieses Thema; Gleichberechtigung wird heute nicht mehr hinsichtlich des Begriffspaars Mann/Frau, sondern unter Gendergesichtspunkten untersucht (Lenz, Gerhardt, 2008), wobei Gender oder Genderforschung sich mit der gesellschaftlichen, sozialen Dimension von Geschlecht und nicht dem biologischen Geschlecht auseinandersetzt (Universität Essen Duisburg, o. J.).

Welche Auswirkung hat das nun auf die ehrenamtliche Tätigkeit im Hospiz? Hospizarbeit war in den Anfängen, in den 70er und 80er Jahren, weiblich. Es waren meist Frauen, die mit den Werten der 50er Jahre aufgewachsen sind, mit der Pflicht, altruistisch für die Familie zu sorgen. Ihre Berufe hatten sie (teils notgedrungen) mit der Geburt des ersten Kindes aufgegeben. Diese Frauen, deren Kinder in den 70er und 80er Jahren bereits erwachsen waren, hatten Zeit. Obwohl es nicht zu deren Wertekanon gehörte, in einen Beruf zurückzukehren, suchten viele dieser Frauen dennoch neue Aufgaben. Altruistisch die Sorge für Sterbende zu übernehmen, passte in ihren

Wertekanon. Diese Frauen waren es, die die Hospizbewegung als Ehrenamtliche unterstützten, indem sie sehr viel Zeit für die Begleitung der Sterbenden und deren Nahestehenden aufbrachten. Heute befinden sich diese Ehrenamtlichen größtenteils im Ruhestand, der Generationenwechsel ist in vollem Gange, und die neuen, weiblichen Ehrenamtlichen sind anders.

Die Zeit, die die Frauen-Vorgänger*innengeneration nach dem Aufziehen der Kinder in das hospizliche Ehrenamt einbringen konnten, haben heutige (weibliche) Ehrenamtliche im Hospiz – denn diese Tätigkeit ist nach wie vor weiblich – nicht mehr. Frauen arbeiten heute bis ins Rentenalter (Statistisches Bundesamt, 2018b).

Hinzu kommt, dass diese Frauen aufgrund ihrer Erwerbstätigkeit bis in das Rentenalter zukünftig als pflegende Angehörige teilweise entfallen werden. Ein Großteil der zu Pflegenden (bis zuletzt) werden heute von weiblichen Angehörigen gepflegt; dieses wird es in Zukunft immer weniger geben (Lenz, 2008, 42). Pflegebedürftige und sterbende Menschen werden in Zukunft anders betreut werden müssen, was auch zu einer vermehrten Nachfrage nach Ehrenamtlichen aus dem ambulanten Hospiz führen könnte.

Da das hospizliche Ehrenamt nach wie vor zu einem sehr hohen Prozentsatz von Frauen ausgeübt wird, diese Frauen aufgrund ihrer Berufstätigkeit aber wesentlich weniger Zeit für ein hospizliches Ehrenamt investieren können, als ihre Vorgängerinnen ergibt sich ein Mehrbedarf an Ehrenamtlichen. Da sie in wesentlich geringerem Maß Angehörige pflegen werden, müsste die Menge an ehrenamtlich tätigen Frauen stark ansteigen oder es müssten neue Personengruppen für dieses Amt entdeckt werden.

1.4   Palliativmedizin

Hospizbewegung und Palliativmedizin haben zwar gemeinsame Wurzeln, sie gingen jedoch keine gemeinsamen Wege. Die Hospizbewegung, wie bereits erwähnt, prangerte in ihren Anfängen gerade den Umgang mit Sterbenden in den Krankenhäusern und damit einhergehend den Umgang des medizinischen Apparates in Kliniken an.

1983 wurde die Station für Palliative Therapie in der Universitätsklinik Köln für austherapierte Krebspatient*innen eröffnet. Sie war die erste Station dieser Art in Deutschland. 1994 wurde die Deutsche Gesellschaft für Palliativmedizin (DGP) gegründet, 2004 wurde der erste Lehrstuhl für Palliativmedizin in Köln ins Leben gerufen. Seit 2007 gibt es einen Rechtsanspruch auf spezialisierte ambulante Palliativversorgung für sterbende Menschen. Seit 2014 müssen Medizinstudent*innen einen verbindlichen Leistungsnachweis im Fach Schmerz- und Palliativmedizin erbringen. Radbruch, Direktor der Klinik für Palliativmedizin am Universitätsklinikum Bonn und ehemaliger Präsident der Deutschen Gesellschaft für Palliativmedizin, äußerte in einem Spiegel-Interview aus dem Jahr 2014: *„Fast 90 Prozent aller Menschen brauchen am Lebensende eine palliative Begleitung."* (Spiegel, 2015) Weiter wurde in diesem Beitrag folgende Aussage veröffentlicht: *„Trotzdem erhielten 2014 lediglich knapp 30 Prozent der Verstorbenen eine palliativmedizinische Behandlung, wie Lukas Radbruch von der Deutschen Gesellschaft für Palliativmedizin für den ‚Faktencheck Gesundheit' ermittelte."* (Spiegel, 2015). Laut dieser Aussage müsste die Palliativmedizin noch stark anwachsen.

Palliativpatient*innen sind bis heute überwiegend Krebspatient*innen. In der 2016 geschlossenen Vereinbarung der Kassenärztlichen Bundesvereinigung und des GKV-Spitzenverbands über eine *„besonders qualifizierte und koordinierte palliativ-medizinische Versorgung (BQKPMV)"* wurde bereits ein breites Krankheitsspektrum miteinbezogen. Die DGP merkte hierzu an, dass aufgrund der neu aufgenommenen Krankheitsbilder eine jahrelange palliativmedizinische Behandlung der Betroffenen notwendig werden könnte (DGP, 2016). Ehrenamt als Teil der Versorgung wird in keinem Fall erwähnt und ist somit auch nicht (fester) Bestandteil der Versorgung Sterbender. Sterben wird so zu einer Angelegenheit für Professionelle.

Bereits 2007 wies Schmacke in einem Beitrag auf die langfristigen Problemstellungen in der Palliativmedizin hin. Bei der Ausweitung auf andere Krankheitsbilder wird es Bereiche geben, die nicht mehr eindeutig der palliativen oder der kurativen Medizin zuordenbar sind. Schmacke führte hier die fortgeschrittene Herzinsuffizienz an. Es werden an diesem Beispiel aber weitere (Folge-)Problematiken deutlich: Die kurative Ärzteschaft therapiert oftmals bis zuletzt. In diesem Fall hat die Palliativmedizin keinen Platz oder sie wird so spät eingebunden, dass sie keine sinnvollen Maßnahmen mehr einleiten kann. Wie hier kurative und palliative Maßnahmen zusammen gedacht werden können, ist noch längst nicht geklärt. Hinzu kommt, dass laut einer Studie von Wotton et al. (2005 in Schmacke, 2007) in der Ärzteschaft das Thema Hierarchie, d. h. wer wird/wer darf Verantwortung und Führung bei der Einbindung mehrerer Ärzt*innen unterschiedlicher medizinischer Disziplinen für die Behandlung den betroffenen Patient*innen übernehmen, oftmals ein Problem ist. Auf diese Problematik weist auch Pleschberger (2013) hin. Ein weiterer, ganz wichtiger Aspekt ist die notwendige Einbindung der Betroffenen und deren An- und Zugehörigen. Kurative und palliative Medizin müssen hier einen Weg finden, um mit Betroffenen und Angehörigen gemeinsam über mögliche Behandlungen/Maßnahmen oder auch Unterlassungen zu sprechen. Bei diesen Überlegungen wurde das hospizliche Ehrenamt auch nicht erwähnt, obwohl die Einbindung der Ehrenamtlichen in der Begleitung der An- und Zugehörigen sinnvoll wäre. Im Gegenteil, die Problematik von kurativer und palliativer Medizin, insbesondere die hierarchische Problematik in der Ärzteschaft, verstärkt eine Professionalisierung des Sterbens.

Laut Schmacke, Professor für Versorgungsforschung, sollte es Ziel sein, *„den Mythos des Heilens"* zu enttarnen, die *„Decouvrierung unrealistischer Heilserwartungen"* (Schmacke, 2007, 585) durch eine *„angemessene, durch gute Forschung belegte Versorgung zu ersetzen"* (Schmacke, 2007, 585). Auch hier wird das hospizliche Ehrenamt nicht erwähnt.

2013 befasste sich Pleschberger mit den, wie sie es nannte, „Schattenseiten einer Erfolgsgeschichte" in der Zeitschrift für Palliativmedizin. Das Konzept von Palliative

Care hat mit der Etablierung der Palliativmedizin Eingang in die Medizin gefunden. Die Palliativmedizin hat den Wandel von der technokratischen, organzentrierten Sicht hin zu einer ganzheitlichen Sicht auf den Menschen vollzogen. Statt der für die (hospizlich orientierte) Versorgung notwendige komplementäre, multiprofessionelle Kooperation auf Augenhöhe, auch mit den Ehrenamtlichen, verblieb die Palliativmedizin aber im streng hierarchischen, medizinerorientierten Gesundheitssystem verortet. Ehrenamtliche Hospizarbeit besitzt keinen festen Platz in der Palliativmedizin, palliativmedizinische Versorgung kann ohne Ehrenamt stattfinden.

Wird Ehrenamt in der Palliativstation miteingezogen, dürfen Ehrenamtliche nicht einfach machen, was die Betroffenen möchten, sondern Medizin und Pflege bewerten und geben vor, welche Aufgaben für hospizliche Ehrenamtliche angemessen, unangemessen und ausbaufähig sind (Meyer et al., 2014). Dabei fällt auf, dass hier Tätigkeiten als unangemessen bezeichnet werden, die den Ehrenamtlichen im Hospiz aber zugetraut werden. Auch werden von Seiten des medizinisch-pflegerischen Palliative-Care-Teams fast ausschließlich Assistenztätigkeiten (für die Pflege) als angemessen für Ehrenamtliche genannt (Meyer et al., 2014) – hier kommt das hierarchische System zum Vorschein, das Ehrenamt als letztes Glied in der Hierarchie. Ob Ehrenamt, das freiwillig erbracht wird, hier entstehen kann, ob hospizliche Ehrenamtliche sich in diesen Strukturen wiederfinden können, ist fraglich.

Jede Palliativstation kann individuell (nach Träger) ihre Organisation bestimmen. In der Juni-Ausgabe der hospiz zeitschrift 2018 stellt beispielsweise das Marienhaus Klinikum Hetzelstift in Neustadt/Weinstraße sein *„Konzept zur Implementierung palliativer Kompetenz und hospizlicher Kultur ...“* (Heine et al., 2018, 39) vor. Das christliche Haus sieht es als seine Aufgabe an, ein *„Mehr"* anzubieten, was in diesem Fall bedeutet:

> *„ein Bündel aus Erwartungen an Einfühlungsvermögen, Achtsamkeit, menschliche Zuwendung, gottesdienstliche und spirituelle Angebote, Seelsorge, Sterbe- und Trauerbegleitung ... Christlich zu sein und christlich zu arbeiten ist angesichts dieses „Mehr" eine Herausforderung und Chance zugleich."* (Heine et al., 2018, 40)

Die nachfolgende detaillierte Projektbeschreibung enthält mit keinem Wort das Ehrenamt, hospizliche und christliche Kultur lagen hier ausschließlich in der Hand der Professionellen, das interdisziplinäre Team erfüllt alle Anforderungen. Gestorben wird hier im Kreis der Profis.

Welche Auswirkung werden diese Entwicklungen auf das hospizliche Ehrenamt habe? Einerseits verfolgt die Palliativmedizin eine ganzheitliche Sicht auf den Menschen und handelt nach dem Prinzip des total pain, aber andererseits hält sie am im Krankenhaus üblichen hierarchischen Denken fest und besitzt keine einheitliche Sicht auf das Ehrenamt. Das bedeutet für das Ehrenamt, dass es entweder gar nicht an der Versorgung teilnehmen kann oder es wird hierarchisch ein- bzw. untergeordnet. Es ist fraglich, ob sich Ehrenamtliche finden werden, die nur Assistenzdienste für die Pflege

verrichten dürfen, nicht aber ihrer ursprünglichen Aufgabe, dem Da-Sein für die Betroffenen, nachgehen können.

Dieses Szenario gilt nicht für alle Palliativstationen, aber hospizlich ehrenamtliche
Begleitung ist nicht in der Palliativmedizin verankert, sie hat dort keinen festen Platz.
Ob, und wenn ja, wie diese Zusammenarbeit erfolgen kann, darauf hat das hospizliche
Ehrenamt keinen Einfluss.

1.5   Finanzierung des Ehrenamtes in der hospizlichen Versorgung

Die Finanzierung der ambulanten Hospizarbeit wird in der Rahmenvereinbarung
nach § 39a Abs. 2 Satz 8 SGB V zu den Voraussetzungen der Förderung sowie zu Inhalt, Qualität und Umfang der ambulanten Hospizarbeit vom 03.09.2002, i. d. F. vom
14.03.2016 (SGB V, 2016) geregelt. In § 5 dieser Rahmenvereinbarung ist die genaue
Berechnung der Höhe der jährlich neu festzusetzenden Leistungseinheit festgehalten.
Im Jahr 2018 ergab sich daraus ein Betrag von € 395,85 pro Leistungseinheit (DHPV
aktuell, Nov. 2017). Getragen werden die Kosten von den gesetzlichen Krankenkassen,
Vertragspartner der Rahmenvereinbarung ist der GKV-Spitzenverband Berlin.

Für die betroffenen Menschen und deren An- und Zugehörige ist die Inanspruchnahme der ehrenamtlichen Begleitung kostenfrei.

Aufgrund der Demografie wird in den nächsten Jahren die Zahl der Sterbenden steigen. Ob diese Menschen vermehrt ambulante und damit ehrenamtliche Begleitung
nachfragen werden und auch können, wird von den in dieser Arbeit angesprochenen
Faktoren, die Politik und Gesellschaft bestimmen müssen, abhängen. Dabei werden
auch die Kosten einerseits und die Bereitschaft für die Übernahme der Kosten durch
die Bevölkerung andererseits eine Rolle spielen.

Die Zahl der Empfänger*innen von Leistungen, die aus der Kranken- oder Pflege-
kasse finanziert werden, steigt, zugleich aber werden die Kassen aufgrund des steigenden Altenquotienten einen Einnahmenrückgang verzeichnen. 2040 müsste der
Beitragssatz der Krankenkassen bei geschätzt 25,6 Prozent liegen. Fraglich ist, ob dieser politisch durchsetzbar sein wird. Zum Vergleich: 2017 lag er bei ca. 16,5 Prozent
(Marckmann, 2012). Es wird voraussichtlich eine Finanzierungslücke entstehen. Um
diese zu schließen, könnten Leistungen reduziert bzw. begrenzt werden oder sie könnte durch Effizienzsteigerungen oder Kostenersparnisse ausgeglichen werden. Erstge-
nanntes scheint am wahrscheinlichsten. Ein weiterer Weg wäre ein Umdenken in der
Medizin, der Medizin-Ethik. Die letzten Monate im Leben eines Menschen werden
von extrem hohen Gesundheitskosten begleitet (Marckmann, 2015). Wie bereits im
vorangegangenen Kapitel von Schmacke angesprochen, therapiert die kurative Medizin bis zuletzt. Aufwändige, sinnlose Operationen, Chemotherapien, Bestrahlungen
und andere kostspielige Behandlungen bis in die letzten Lebenstage sind keine Sel-
tenheit, die Kosten sind hoch, die Lebensqualität wird oftmals dabei verschlechtert

(Schmacke, 2001, Thöns, 2016). Zunehmend wird auch eine Medikalisierung des Alters und die Erfindung neuer Therapien und Behandlungen im Alter beobachtet. Das treibt die Kosten zusätzlich in die Höhe (Gronemeyer, 2013). Die Frage nach der adäquaten Behandlung sollte immer wieder neu gestellt werden. Hier könnte insbesondere hospizliches Ehrenamt Informationsvermittler sein, Ehrenamtliche haben die höchste Authentizität aufgrund ihrer Absichtslosigkeit.

Im pflegerischen und hospizlichen Umfeld gibt es keine Daten, die zu einer Untersuchung herangezogen werden könnten. Das BMG schätzt, dass bis zum Jahr 2025 bereits 140 000 Beschäftigte in der Altenpflege fehlen werden (BMG, 2017). Sicher ist, dass der pflegerische Aufwand ansteigen wird. Dass das hospizliche Ehrenamt als Teil dieser Versorgung (HPG, 2015), auch in stationären Einrichtungen der Altenpflege, „zweckentfremdet eingesetzt" werden könnte oder zumindest der Versuch unternommen werden würde, ist nicht auszuschließen.

Sollte, wie bereits in Teil II angesprochen, der Gesundheitsmarkt die Sterbebegleitung zur Expert*innen- und damit zur professionellen Dienstleistung machen, würde das Ehrenamt in eine Nische oder ganz verdrängt werden.

> *„Die demografische Entwicklung in Deutschland, der medizinisch-technische Fortschritt und das wachsende Gesundheitsbewusstsein in der Bevölkerung führen zu einer zusätzlichen Nachfrage an herkömmlichen professionellen Dienstleistungen in den Bereichen Gesundheit, Pflege und Betreuung, aber auch an Produkten und Dienstleistungen des zweiten Gesundheitsmarktes. Die Gesundheitswirtschaft bietet somit jetzt und für die Zukunft vielfältige Chancen für Wachstum und Beschäftigung sowie für Innovationen. Die Sonderauswertungen des DIHK[13] zur wirtschaftlichen Lage und zu den Perspektiven der Unternehmen der Gesundheitswirtschaft ergeben daher in den letzten Jahren regelmäßig ein positives Bild"* (BMG, 2017).

Diese Sätze entstammen der Internetseite des Bundesministeriums für Gesundheit mit der Überschrift *„Gesundheitswirtschaft im Überblick"* (BMG, 2017) und deuten auf eine gewollte Professionalisierung der Begleitung und Betreuung bis zuletzt hin. Doch die demografische Entwicklung benötigt auch unter Kostengründen neue Wege, wie dies beispielsweise Klaus Dörner (2013) aufzeigt. Das BMG sucht nicht nach neuen Lösungen, sondern setzt auch mit dem zweiten Gesundheitsmarkt auf käufliche Leistungen, was beispielsweise Pflegekräfte aus dem Ausland beinhaltet. Das hospizliche Ehrenamt oder bürgerschaftliches Engagement finden keinerlei Erwähnung.

---

13 Deutsche Industrie- und Handelskammer.

1.6   Das Hospiz- und Palliativgesetz von 2015 und das Voranschreiten der Institutionalisierung in der Hospizbewegung

Wie bereits in Teil III dieser Arbeit angesprochen, hat sich die Hospizbewegung aufgrund ihres Erfolges organisiert und institutionalisiert. Mit der Aufnahme in die Regelversorgung des Gesundheitssystems im Jahr 1997 wurde Hospizarbeit in Deutschland in Teilen finanziert und unterlag damit ab diesem Zeitpunkt, abhängig von bestimmten Bedingungen wie z. B. der Mindestanzahl von Ehrenamtlichen, Qualifizierung, Supervision und Weiterbildung, den Regeln der staatlich organisierten Gesundheitspolitik.

Mit dem 2015 in Kraft getretenen Gesetz zur Verbesserung der Hospiz- und Palliativversorgung in Deutschland (Hospiz und Palliativgesetz – HPG) trat eine weitere Verrechtlichung der hospizlichen Tätigkeiten ein. Detailliert ausgeformt wurde das Gesetz in der Bundesrahmenvereinbarung Anfang 2016. Das Gesetz soll hier nur bezüglich möglicher weiterer Auswirkungen auf das hospizliche Ehrenamt hin betrachtet werden.

Ambulante Hospizdienste haben mit Inkrafttreten des Gesetzes finanziell mehr Planungssicherheit erhalten. Vier Aspekte, die Auswirkung auf das Ehrenamt haben (können), seien hier genannt:

- Förderfähigkeit von Sachkosten
- Begleitungen im Krankenhaus sind nun auch förderwürdig
- Stationäre Pflegeeinrichtungen sind verpflichtet mit ambulanten Hospizdiensten zusammenzuarbeiten
- Erhöhter Personalschlüssel im stationären Hospiz

Waren bisher nur die Personalkosten förderungswürdig, werden nun zusätzlich auch Sachkosten berücksichtigt. Doch welche Sachkosten sind förderungswürdig? Kreutzberg berichtet, dass in den Verhandlungen mit dem GKV-Spitzenverband um ganz Detailliertes gerungen wurde. Als Beispiel führt er Regelung der Kosten für Personal- und Lohnbuchhaltung/Verwaltungsgemeinkosten, die förderfähig sind, an. Doch hier herrschte Uneinigkeit darüber, ob diese Aufgaben von Dienstleister*innen erbracht werden müssen oder die Leistung im Hospiz von einer angestellten Verwaltungskraft förderungsfähig erbracht werden kann. Bei einem weiteren Gespräch im Dezember 2017 kam eine Einigung zustande. Der GKV-Spitzenverband hielt im Protokoll aber nur den Begriff Lohnabrechnung fest. Der Förderbescheid 2018 der GKV Niedersachsen enthielt den Hinweis, dass nur noch die Aufwendungen für die Lohnabrechnung der Hauptamtlichen gefördert werden kann. Der Verwaltungsaufwand für andere wie z. B. die Abrechnung für Erstattungen an Ehrenamtliche waren nicht mehr förderfähig. Kreutzberg sieht hier die Kehrseite der verbesserten Förderung der ambulanten Hospizarbeit, sie führt bei den Krankenkassen zu einer sehr engen Auslegung der Rahmenvereinbarungen. Zwei Systemlogiken treffen aufeinander. Zudem profitieren die ambulanten Hospize nicht unbedingt von dieser Regelung, denn für Personal- und

Sachkosten existiert eine Gesamtfördersumme, die nicht überschritten werden kann. Nehmen die Personalkosten bereits diese Summe in Anspruch, bleibt kein Geld für Sachkosten (Bolze, Bethke-Meltendorf, 2018, Kreutzberg, 2018), doch die Abgeltung von Sachkosten bei Ehrenamtlichen könnte Verbesserungen von Begleitungen unterstützen.

Zu den Nachteilen gehört ein gestiegener Verwaltungsaufwand – die Bürokratie wächst –, aber auch ein verringerter Druck auf ambulante Hospizdienste, Spenden einzuwerben. Bolze und Bethke-Meltendorf (2018) weisen zu Recht darauf hin, dass gerade die Generierung von Spenden ein wichtiges Bindeglied in die Gesellschaft ist. Um Spenden einwerben zu können, muss der Hospizgedanke in die Öffentlichkeit getragen werden. Dieses neue Spannungsfeld zwischen sicherer mit letztendlich staatlicher Finanzierung und den Hospizgedanken in die Öffentlichkeit zu tragen, *„ohne den Charakter des bürgerschaftlichen Engagements zu untergraben"* (Bolze, Bethke-Meltendorf, 2018, 6), gilt es im Auge zu behalten. An dieser Stelle soll nochmals auf Teil II 3.4 verwiesen werden. Das bürgerschaftliche Engagement mit seiner privaten Wohltätigkeit und seiner Lokalität wird weniger benötigt. Es wird ersetzt durch überregionale, professionelle Organisationen mit den ihnen eigenen Bürokratisierungsapparaten. Das hat zumindest in der Vergangenheit das Ehrenamt verdrängt (Sachße, 2011, Dörner, 2012).

Begleitungen in Krankenhäusern[14] sind nun förderungswürdig. Viele ambulante Hospizdienste haben bereits in der Vergangenheit in Krankenhäusern begleitet – auch ohne Förderung, da dort die Ehrenamtlichen-Ressourcen vorhanden waren. Damit stellt sich die Frage, ob bei zunehmender Nachfrage aus dem Krankenhaus in den ambulanten Hospizen genügend Ehrenamtliche zur Verfügung stehen.

Die Verpflichtung für stationäre Pflegeeinrichtungen, mit ambulanten Hospizen zusammenzuarbeiten, wird zu einer verstärkten Zusammenarbeit der beiden Versorgungssettings führen. Doch bedenkt man die Anzahl an stationären Altenpflegeheimen – in Deutschland sind es ca. 14 480 Einrichtungen (statista, 2019) – und setzt die Zahl der ambulanten Hospize mit ca. 1 400 Eirichtungen (inkl. ambulante Kinder- und Jugendhospize) entgegen, würde dies bedeuten, dass durchschnittlich ein ambulanter Hospizverein in mehr als zehn Altenheimen begleiten sollte. Es ist ersichtlich, dass Ehrenamtliche die Aufgabe, in Altenheimen zu begleiten, nur punktuell erfüllen können.

Stationäre Altenpflegeeinrichtungen und Krankenhäuser, zusammen ca. 16 422 stationäre Einrichtungen (statista, 2019, o.J.), die nun förderungswürdige, ehrenamtliche Hospizbegleitungen anfragen können, sind nicht begleitbar. Heißt das nun Mut zur „sehr großen Lücke"? Aber wie werden ambulante Hospize und die Gesellschaft auf mögliche Enttäuschungen reagieren? Wird aufgrund der Enttäuschung dann der Ruf nach aktiver Sterbebegleitung, in welcher Form auch immer, wieder lauter, da eine gute Begleitung vieler nicht möglich ist? Es kann aber auch die Frage nach neuen For-

---

14 Stand 2017: 1 942 Krankenhäuser in Deutschland.

men von Ehrenamt entstehen. Als beispielhaft wird hier die Rahmenempfehlung „Vorbereitungsseminar für ehrenamtliche Mitarbeiterinnen und Mitarbeiter in der psychosozialen Begleitung Sterbender und ihrer Angehörigen im Rahmen der Hospizarbeit", unterzeichnet von Caritas, Diakonie und Hospiz- und PalliativVerband Baden-Württemberg, Stand: Februar 2018, betrachtet. Die Empfehlung für das Vorbereitungsseminar umfasst 72 Stunden á 45 Minuten, Ferienzeiten mit eingerechnet und unterstellt, dass der Kurs in Doppelstunden stattfindet. Das Seminar dauert fast ein Jahr. In o. g. Rahmenempfehlung werden neun Hauptthemen mit insgesamt 47 Unterthemen genannt. Die Behandlung aller Themen ist gewünscht; sollte dies nicht möglich sein, sollen die fehlenden Einheiten in weiteren Bildungsangeboten verwirklicht werden. In vielen Hospizvereinen müssen die Teilnehmer*innen zudem an diesen Vorbereitungsseminaren einen beträchtlichen finanziellen Betrag leisten. Die doppelte Belastung durch lange Ausbildungszeiten und finanzielle Beteiligung können und/oder möchten viele Menschen nicht tragen. Könnten hier neue Befähigungskonzepte für Ehrenamtliche gefunden werden, die es mehr Menschen ermöglichen könnten, dieses Ehrenamt in einer veränderten Form auszuüben? Muss jeder Ehrenamtliche 47 Themen abarbeiten und/oder können manche Themen erst in der Weiterbildung bearbeitet werden und/oder können Ehrenamtliche mit geringerer Vorbereitung bereits bestimmte Aufgaben übernehmen? Das sind Fragen, denen sich die Verantwortlichen für das hospizliche Ehrenamt stellen werden müssen.

Der letzte genannte Punkt ist ein erhöhter Personalschlüssel für stationäre Hospize. Das könnte zu einer Reduzierung der ehrenamtlichen Tätigkeit im Hospiz führen und die „Lückenfüller" Ehrenamtliche frei für eine ambulante Begleitung machen. Drohender Personalmangel, auch im palliativ-pflegerischen Bereich der stationären Hospize, könnte dies wieder zunichtemachen.

Bedacht werden muss, dass nur ein Teil der ambulanten Hospize in den Genuss oder die Zwangsjacke dieser Vorgaben fällt. Kreutzberg weist in seinen Ausführungen darauf hin, dass es z. B. in Niedersachsen ca. 90 geförderte und ca. 40 rein ehrenamtlich tätige Dienste gibt, wobei die letztgenannten kein Teil des staatlich geförderten Gesundheitswesens sind (Kreutzberg, 2018). Wie die nicht geförderten ambulanten Hospize sich neben den geförderten entwickeln werden, welche Wege sie gehen und gehen werden – denn sie müssen sich an keine Vorgaben halten –, sollte auch im Auge behalten werden.

1.7   Das gute Sterben und das hospizliche Ehrenamt

In dieser Arbeit soll der Wandel der Vorstellung davon, was in der Gesellschaft als das gute Sterben und was als ein guter Tod gilt, aufgezeigt werden. Hospizliche, ehrenamtliche Begleitung muss sich damit befassen, was die Betroffenen und deren Zugehörige als gutes Sterben anstreben. Ändert sich diese Vorstellung in der Gesellschaft, müssen

Ehrenamtliche sich damit auseinandersetzen. Würden diese veränderten Vorstellungen zu Gesetzen führen, müssten ambulante und stationäre Hospize mit ihren Ehrenamtlichen reagieren, wie auch immer diese Veränderung aussehen würde. Dieses Kapitel befasst sich nicht mit der aktuellen Sterbehilfedebatte und möchte hierzu auch keinen Beitrag leisten. Deshalb werden auch nicht die gängigen Begriffe wie aktive Sterbehilfe, assistierter Suizid, Tötung auf Verlangen, Euthanasie und Ähnliches erklärt oder voneinander abgegrenzt, denn auch das ist nicht Gegenstand dieser Arbeit. Auch werden die zukünftigen Szenarien nicht ge- oder bewertet. Was sich in Deutschland oder Österreich zukünftig durchsetzen könnte, wird in dieser Arbeit nicht diskutiert; es soll aber aufgezeigt werden, dass hospizliche Ehrenamtliche Veränderungen in Bezug auf die Vorstellung, was gutes Sterben ist, wahrnehmen und möglicherweise darauf reagieren müssen.

Die Vorstellung, was ein guter Tod und was gutes Sterben ist, hat sich im Zeitverlauf verändert. Ivan Illich, Philippe Aries und Reiner Sörries gingen in ihren Werken der Geschichte des Todes und des Sterbens nach (Illich, 1995, Aries, 1982, Sörries, 2015). Wer vorgab, was gutes Sterben und/oder wie ein guter Tod gestaltet und gelebt werden kann, wurde seit dem 10. Jahrhundert bis teilweise noch heute von einer Instanz festgelegt. Die Christianisierung Europas begann im vierten Jahrhundert und war im 10. Jahrhundert vollzogen (Plötz, 1998). Im Christentum besaß die katholische und ab der Reformation auch die evangelische Kirche in Deutschland und Österreich die Deutungshoheit darüber, was gutes Sterben und ein guter Tod sind. Während des gesamten Mittelalters *wurde der Tod als Folge einer bewußten persönlichen Intervention Gottes aufgefaßt* (Illich, 2007, 127). Gott holte die Menschen zu sich, wie und wann er es wollte. Die Kirche als seine Vertreterin auf Erden wusste, was zu tun war, um gut sterben zu können. Zu dieser Zeit bestand die kollektive Vorstellung, dass auf einen guten Tod das ewige Leben folgt; das nahm dem Tod seinen Schrecken. Ende des 15. Jahrhunderts änderte sich langsam die Vorstellung vom Tod. Dieser wurde allmählich zu einer eigenständigen Figur, die als Naturkraft dargestellt wurde. Der *natürliche* Tod wurde zu einem Naturereignis. Im 17. Jahrhundert trat eine bedeutende Wendung ein. *„Der Tod ist nicht mehr Ziel des Lebens, sondern sein Ende"* (Illich, 2007, 129). Und der Tod lehrte das Fürchten, denn das Leben nach dem Tod konnte furchtbare Bestrafung in der Hölle oder das Paradies bedeuten. War bis dorthin der kollektive Himmel so gut wie sicher, traf den Tod und die Angst vor dem Danach nun das einzelne Individuum, abhängig von seinen weltlichen Taten. Die Menschen versuchten nun, ihm zumindest richtig zu begegnen, die ars moriendi entstand. Man wollte vorbereitet sein, wenn der Tod kam. Stand der Tod im Vordergrund, wurde nun das richtige Sterben wichtig und das gute Sterben wurde gelernt.

Seit der Aufklärung nahm der Einfluss der Kirchen auf die Menschen kontinuierlich ab, damit einhergehend nahm auch die Vorstellung vom guten Sterben und vom guten Tod im Sinne der christlichen Deutung und den damit verbundenen Vorstellungen über das Leben nach dem Tod bis heute ab (Illich, 2007, Sörries, 2015). Der Tod trat

mehr und mehr in den Hintergrund, das Sterben wurde wichtiger, denn Jenseitsvor-
stellungen widersprachen zunehmend der Vernunft des Menschen und wurden damit
mehr als vage oder waren (fast) gar nicht mehr vorhanden (Sörries, 2015). Damit verbunden entstand aber auch ein Vakuum – das Vakuum der Deutungshoheit über das
gute Sterben.

Hinzu kam die Entwicklung der Medizin seit Mitte des vergangenen Jahrhunderts.
Jox (2011) nennt hier die Errungenschaften der Intensivmedizin, von der Transplanta-
tionschirurgie bis hin zur PEG-Sonde, die dazu führten, dass wir heute anders sterben
als in den vorangegangenen Jahrhunderten. *„Der Tod beendet das Leben in der Regel
im Alter, er ist über Wochen und Monate zuvor absehbar und stellt das Ergebnis bewusster
Verzichtsentscheidungen dar"* (Jox, 2011, 16). Das bedeutet, dass Sterben heute in Teilen
von Sterbenden und/oder den Angehörigen/Bevollmächtigten[15] aufgrund eines The-
rapieverzichts (selbstbestimmt) geplant werden kann.

In der heutigen Vorstellung über das gute Sterben handelt es sich nicht mehr um
eine göttliche Intervention, das Sterben soll und kann zumindest in den hier angesprochenen Grenzen selbst bestimmt werden – ein bedeutender Wandel. Heute steht
ein Mehr an selbstbestimmtem, aktiverem Eingreifen in den Sterbeprozess im Mittelpunkt der Diskussion; hier könnten sich einige Veränderungen vollziehen.

Unsere westliche, vorwiegend säkularisierte Gesellschaft ist heute geprägt von
Meinungsvielfalt und Pluralismus der Weltanschauungen. Deutungshoheit, wie sie
im Mittelalter die Kirche innehatte, existiert nicht mehr. Unsere Gesellschaften berufen sich auf Demokratie und Werte im Kant'schen Sinne wie Freiheit, Individualität,
Autonomie, Gerechtigkeit, Gleichheit der Menschen und das Recht auf Leben. Was
der*die Einzelne heute unter gutem Sterben versteht, das definiert und entscheidet
er*sie, soweit möglich, selbst. Aber wie kann der Mensch sie auch leben, diese eigene
Vorstellung vom guten Sterben? Den Rahmen hierzu legt heute der Gesetzgeber fest.

Heute verengt sich die Diskussion, was gutes Sterben und ein guter Tod sei, auf
unterschiedliche Auffassungen davon, was Selbstbestimmtheit im Sterben ist. Die
Selbstbestimmung am Ende des Lebens wird zum Gradmesser für ein gutes Sterben.
Ob diese Reduzierung wirklich sinnvoll ist und ob es vielleicht andere/weitere Beweggründe für den Wunsch nach aktiveren Formen von Sterbehilfe gibt, dies zu erforschen ist nicht Bestandteil dieser Arbeit.

Da die Selbstbestimmung gleichzeitig das zentrale Argument der Befürworter*innen und der Gegner*innen einer möglichen Form von Sterbehilfe ist, stellt sich die
Frage, warum Selbstbestimmung am Lebensende notwendig ist. *„Autonomie ... kann
dabei als Ausdruck einer verzweifelten Angst angesichts der Realität einer ganz anderen,*

---

15 Ist der*die Sterbende nicht mehr selbst einwilligungsfähig, kann bei Vorlage einer Patientenverfügung
gemäß dieser gehandelt werden. Liegt eine Vorsorgevollmacht vor, kann der Bevollmächtigte, wenn der*die
Patient*in nicht mehr in der Lage ist, selbst zu entscheiden, rechtsverbindliche Entscheidungen bezüglich
der medizinischen Behandlungen am Lebensende fällen (Jox, 2011, 144). Dies gilt nur für Deutschland.

nämlich genau gegenteiligen Erfahrung interpretiert werden: der Erfahrung von Schwäche, Verletzlichkeit und einer daraus resultierenden Angewiesenheit auf andere, die in unserer westlichen Gesellschaft mit Abhängigkeit assoziiert und negativ konnotiert ist" (Walser, 2010, 33). Wenn Selbstbestimmung das oberste Ziel ist, ist Abhängigkeit von anderen und Angewiesensein auf andere keine gute Vorstellung, oder wie Walser es formuliert: *negativ konnotiert*; und deshalb kann so kein gutes Sterben geschehen. Doch stellt sich die Frage, ob der Mensch autonom und selbstbestimmt lebt oder leben kann. Walser verneint das nicht nur, sie sieht das Aufeinander-angewiesen-Sein als ein *„wesentliches Moment der conditio humana"* (2010, 33). Schwerdt sieht die Sozialität, das Aufeinander-angewiesen-Sein und die Abhängigkeit als eine Grundkonstante menschlichen Daseins. Selbstbestimmtheit ist bei dieser Betrachtung nicht möglich (2010).

Auch Jox sieht bei der Diskussion um Sterben und Sterbenlassen eine *„in ihrer Verabsolutierung durchaus reduktionistische Perspektive: der Selbstbestimmung"* (Jox, 2011, 126). Er sieht auch, wie hier bereits angesprochen, die Gründe dafür in der Wertedebatte in unserer Gesellschaft. *„Die selbstbestimmte, selbstverantwortliche Lebensführung des aufgeklärten, vernünftigen, freien Individuums ist das Leitbild unserer Zeit"* (Jox, 2011, 126).[16]

In der heutigen, öffentlichen Diskussion um das gute Sterben stehen sich der Hospizgedanke mit seiner Sorge bis zuletzt ohne jede Art von Sterbehilfe und die Befürworter*innen verschiedenster Formen von einem Mehr an Sterbehilfe gegenüber. Dies ist deshalb erwähnenswert, weil mögliche Gesetzesänderungen für mehr *„Hilfen bei Lebensbeendigung"* (Humanistischer Bund, 2015) einen aktiveren Eingriff in den Sterbeprozess erlauben würde. Die Hospizbewegung und ihre hospizlichen Ehrenamtlichen müssten dann auf vollkommen neue Gegebenheiten reagieren.

Die Befürworter*innen der *„Hilfe bei Lebensbeendigung"*, ein Originalzitat aus einem Beschluss des Humanistischen Bundes zum Thema *„Das Sterben human gestalten"* (2015), rechtfertigen ihren Standpunkt mit der Selbstbestimmung des Menschen am Lebensende. Gutes Sterben ist ihrer Meinung nach fest mit Selbstbestimmung verbunden. Wer sterben möchte und eine *„Hilfe"* zur *„Lebensbeendigung"* benötigt, habe ein Recht darauf, diese zu erhalten (2015).

Die Hospizbewegung mit ihrem Sorgeauftrag versteht Sterben als letzten Lebensabschnitt, der auch Teil des Lebens ist. Sie will das Sterben weder verzögern noch be-

---

16 Diese Verengung auf die Selbstbestimmung als ausschlaggebendes Argument für gutes Sterben findet sich teilweise auch in der modernen Medizinethik. Sie stand seit ihren Anfängen in den 50er Jahren des vergangenen Jahrhunderts stark unter dem Einfluss der nationalsozialistischen Unrechts-Medizin und vertrat deshalb eine liberale und kritische Linie. Im Mittelpunkt standen die freie Selbstbestimmung des Menschen und seine*ihre Rechte als Patient*in. Für einen Therapiebeginn, eine -fortführung oder einen Therapieverzicht muss der*die Patient*in darüber informiert sein und freiwillig einwilligen. Im Besonderen sieht die Medizinethik das Lebensende und die Sterbephase ausdrücklich als eine schützens- und förderungswerte Situation an. Die Selbstbestimmung ist in der Medizinethik damit in der Sterbephase besonders schützenswert (Jox, 2011, 127 f.).

schleunigen. Sterbende bedürfen einer besonderen Fürsorge, sie benötigen Zuwendung und Unterstützung. Die Hospizbewegung nimmt den ganzen Menschen in den Blick und stellt seine (Lebens-)Bedürfnisse in den Vordergrund. Das beinhaltet auch, dass Betroffene so weit wie möglich selbst über ihr Leben bestimmen. Auch in der Palliativmedizin, unverzichtbarer Bestandteil der hospizlichen Sorge, werden Fürsorge und Selbstbestimmung vereint. *„Zugleich gilt aber auch die ethische Verpflichtung, in Fürsorge dem Wohlergehen des Patienten, seiner Gesundheit und seinem Leben zu dienen"* (Jox, 2011, 130). Fürsorge und Selbstbestimmung, beide Werte sind Richtschnur für ärztliches Handeln und beide harmonieren im Sinne der Patient*innen/Sterbenden, denn Fürsorge bedeutet hier, den Willen des Betroffenen zu erfassen und umzusetzen, kein paternalistisches Für-den-anderen-Denken. Kennt der Arzt den Willen der Patient*innen nicht, kann er nicht fürsorglich handeln (Jox, 2011), denn fürsorglich handeln bedeutet das von den Sterbenden selbst bestimmte Gewünschte zu ermöglichen. Dazu verpflichten sich die Ärzt*innen, das ist ihre Fürsorge. Ausdruck fand diese Auffassung auch im Genfer Gelöbnis aus dem Jahr 2017. Dort heißt es: *„Ich werde die Autonomie und die Würde meiner Patientin oder meines Patienten respektieren"* (Weltärztebund, 2017).

Die hier angesprochene hospizliche Ethik, Verantwortung und Fürsorge für die Sterbenden, und die ethische Verpflichtung der Medizin, Fürsorge für die Patient*innen, wird in Hospizen und auf Palliativstationen gelebt. Beide sehen sich als Orte der Fürsorge, die die Bedürfnisse der Sterbenden in den Mittelpunkt stellen und somit versuchen, ein größtmögliches Selbstbestimmungsrecht zu verwirklichen. Doch obwohl Hospize in der Bevölkerung eine hohe Anerkennung genießen, muss sich die Hospizbewegung die Frage stellen, ob sie auch als Orte für ein selbstbestimmtes Sterben wahrgenommen werden.

Eine nur exemplarisch genannte Umfrage des Sozialwissenschaftlichen Instituts der Evangelischen Kirche in Deutschland[17] befasste sich mit der Einstellung der Deutschen zum Thema Lebensende. Auf die Frage *„Wie stehen Sie zu folgenden Möglichkeiten todkranke Menschen am Ende ihres Lebens medizinisch zu begleiten?"* stimmten 63 Prozent der Befragten der Möglichkeit zu *„Sie erhalten von einem Arzt ein Medikament, um damit den eigenen Tod herbeizuführen."* 30,6 Prozent der Befragten waren dagegen und 6,4 Prozent wussten es nicht (Ahrens, Wegner, 2015, 8). Bevölkerungsumfragen zeigen, dass vordergründig der Wunsch nach aktiveren Formen des Sterbens vorhanden ist. Es könnte aber auch nur aufzeigen, dass die Selbstbestimmtheit gewahrt sein soll.

Welche Auswirkungen oder auch Chancen könnten aus diesen Entwicklungen für das hospizliche Ehrenamt entstehen? Die Diskrepanz zwischen der hohen Anerkennung der Hospizarbeit und dem Ruf nach einem Mehr an Sterbehilfe kann bedeuten, dass Hospize in der Gesellschaft zwar für ihre Fürsorge, nicht aber für ihren Schutz

---

17 Telefonisch wurden 2 058 Personen befragt. Die Umfrage wurde als repräsentativ für die deutschsprachige Bevölkerung ab 18 Jahren bezeichnet.

der Selbstbestimmung der Betroffenen wahrgenommen werden. Hospize und hospizliche Begleitung stärken die Selbstbestimmung der Betroffenen und könnten somit
dem vermeintlichen Alleinanspruch der Aktiven-Sterbehilfe-Befürworter*innen auf
den Begriff der Selbstbestimmung entgegengestellt werden.

Stationäre Hospize begleiten das Sterben und versuchen den natürlichen Verlauf
des Sterbens nicht hinauszuzögern und nicht zu verlängern. Es besteht dort auch das
selbstbestimmte Recht auf Therapieabbruch und Therapieverzicht.

Hospizliche Ehrenamtliche könnten verstärkt den Aspekt der Selbstbestimmung,
der im stationären Hospiz gelebt wird, in die Gesellschaft zu tragen. In stationären
Hospizen wird nicht nur gut, sondern auch selbstbestimmt gestorben. Der Versuch
der Sterbehilfebefürworter*innen, die Bevölkerung davon zu überzeugen, nur mit
Sterbehilfe könne selbstbestimmt gestorben werden, kann damit entkräftet werden.

Im Besonderen können hospizliche Ehrenamtliche aufgrund ihres eigenen Erfahrungswissens und ihrer Absichtslosigkeit diesen Aspekt glaubwürdig vermitteln. Bender, Feyerabend und Gerdes weisen in ihrem Beitrag in der hospiz zeitschrift auf einen
weiteren wichtigen gesellschaftspolitischen Aspekt hin: Ehrenamtliche können vor
manchem auch warnen und auf Nachteile hinweisen (Bender, Feyerabend, Gerdes,
2018). So könnte der Autonomiebegriff der Sterbehilfe-Befürworter*innen von den
Ehrenamtlichen desillusioniert und neu eingebettet werden. Selbstbestimmt sterben
zu können ist in der hospizlichen Begleitung möglich. Schafft die Hospizbewegung es
nicht, dies in der Öffentlichkeit ausreichend zu platzieren, muss mit der Legalisierung
von Sterbehilfe, in welcher Form auch immer, gerechnet werden – ein Aspekt, der Ehrenamtlichen bewusst ist (Schuchter et al., 2018, 73).

Doch ein wichtiger Aspekt darf dabei nicht außer Acht bleiben: Die Behauptung,

> *„man müsse nur die Palliativmedizin flächendeckend etablieren, dann gäbe es keinen Wunsch
> nach Suizidbeihilfe," ist „eine ebenso schöne wie naive Illusion … Zwar kann eine gute palliativ-
> medizinische und hospizliche Versorgung sicherlich bei manchen Patienten den Wunsch nach
> Suizidhilfe zumindest vorübergehend in den Hintergrund drängen, aber eben nicht bei allen Pa-
> tienten und allen Zeiten" (Jox, 2011, 175).*

Jox gibt weiter zu bedenken, dass der *Wunsch nach Suizidhilfe* nicht immer verschwinden wird. Dieses Bedürfnis kann so tief verwurzelt sein, dass am Lebensende eine
Veränderung des Wunsches nicht mehr möglich ist (Jox, 2011). Jox befragte von der
Universität München gut betreute ALS-Patient*innen nach ihren Suizid-Gedanken;
die Hälfte gab an, *„dass sie Gedanken an den Suizid hegten"* (Jox, 2011, 175). Wenn dieser
Wunsch in der Bevölkerung besteht, kann das zukünftig Auswirkungen auf die Geset-
zeslage haben.

Im Hospiz Tätige einschließlich den Ehrenamtlichen sollten sich mit diesen Gedanken auseinandersetzen und bedenken, welche Konsequenzen eine Gesetzesänderung
für ihre Tätigkeit hätte. Hier werden keine schnellen und leichtfertigen Antworten gefunden werden, die Fragen sind vielfältig und facettenreich. Beispielsweise stellt sich

die Frage, wer hier Antworten geben darf. Wird es Regeln und Vorschriften geben oder ist das Gewissen des einzelnen Ehrenamtlichen ausschlaggebend?

Abschießend soll an den ehemaligen EKD-Vorsitzenden Nikolaus Schneider erinnert werden, der bei der Entscheidung seiner Frau, die nach einer Krebsdiagnose gesagt hatte, dass sie unter Umständen in der Schweiz Sterbehilfe in Anspruch nehmen würde, sagte, dass er zwar nicht ihrer Meinung sei, sie im Ernstfall aber nicht allein lassen und begleiten würde – und trat von seinen Ämtern zurück. Frau Schneider hatte diese Entscheidung so gefällt, weil sie den langen Leidensweg ihrer Tochter, die an Leukämie erkrankt war und starb, nicht durchleben wollte. Nikolaus Schneider entschied nicht nach seiner Überzeugung zum Thema Sterbehilfe, er entschied sich für die Begleitung seiner Ehefrau (Schneider, 2011). Sollte eine Sterbehilfe, welche auch immer, per Gesetz erlaubt werden, werden hospizliche Ehrenamtliche auch mit den Fragen der Sterbenden nach Sterbehilfe konfrontiert werden und werden darauf reagieren müssen.

Kurz vor Abschluss dieser Arbeit fällte das Deutsche Bundesverfassungsgericht am 26. Februar 2020 eine wegweisende Entscheidung. Der bis zu diesem Zeitpunkt existierende § 217 StGB (Verbot der geschäftsmäßigen Förderung der Selbsttötung) *„ist wegen der festgestellten Verfassungsverstöße für nichtig zu erklären. Eine einschränkende verfassungskonforme Auslegung ist nicht möglich, weil sie den Absichten des Gesetzgebers zuwiderliefe."* (Bundesverfassungsgericht, 2020) Das Bundesverfassungsgericht begründete dieses Urteil wie folgt:

> *„Das allgemeine Persönlichkeitsrecht (Art. 2 Abs. 1 in Verbindungen mit Art. 1 Abs. 1 GG) umfasst das Recht auf selbstbestimmtes Sterben. Dieses Recht schließt die Freiheit ein, sich das Leben zu nehmen und hierbei auf die freiwillige Hilfe Dritter zurückzugreifen. Die in Wahrnehmung dieses Rechts getroffene Entscheidung des Einzelnen, seinem Leben entsprechend seinem Verständnis von Lebensqualität und Sinnhaftigkeit der eigenen Existenz ein Ende zu setzen, ist im Ausgangspunkt als Akt autonomer Selbstbestimmung von Staat und Gesellschaft zu respektieren … Hieraus folgt nicht, dass es dem Gesetzgeber von Verfassungs wegen untersagt ist, die Suizidhilfe zu regulieren. Er muss dabei aber sicherstellen, dass dem Recht des Einzelnen, sein Leben selbstbestimmt zu beenden, hinreichend Raum zur Entfaltung und Umsetzung verbleibt."* (Bundesverfassungsgericht, 2020)

Der Gesetzgeber ist nun aufgerufen, eine gesetzliche Regulierung zu schaffen, der Kern des Urteils darf aber nicht angetastet werden. Es wird davon ausgegangen, dass der Gesetzgeber nur die Organisation der Verfahrensabläufe festlegen wird.

Dieses Urteil wird gravierende Auswirkungen auf das Empfinden Betroffener, was ein ‚guter Tod‘ sei, haben, denn nun gibt es in Deutschland eine neue, gesetzlich zugelassene Möglichkeit für einen, wie beispielsweise vom Humanistischen Bund so benannten, ‚guten Tod‘. Die Hospizbewegung wird sich entsprechend positionieren müssen. Erste kritische Stellungnahmen der beiden großen deutschen Verbände

(Deutsche Gesellschaft für Palliativmedizin und Deutscher Hospiz- und Palliativverband) liegen vor (DGP, 2020,DHPV, 2020), unter anderem weist die Stellungnahme des DHPV darauf hin, dass es keine Verpflichtung zur Suizidbeihilfe gibt. Welche Auswirkungen das auf das Ehrenamt haben wird, ist noch nicht abzusehen, dazu gibt es noch keine Äußerungen der zuständigen Verbände. Es ist anzunehmen, dass die Verbände und auch die Leitungen der ambulanten und stationären Hospize die Reaktion des Gesetzgebers abwarten. Dennoch werden auf alle in der Hospizbewegung Tätigen neue Fragen zukommen. Eine der vielen Fragen wird beispielsweise sein, ob Ehrenamtliche zukünftig frei nach ihrem Gewissen entscheiden dürfen, ob sie auch Menschen bei einem Suizid, bei dem auf die Hilfe Dritter zurückgegriffen wird, begleiten können/dürfen?

2   Motive, sich in der Hospizbewegung zu engagieren, anhand ausgewählter Studien und Beiträge

In der nachfolgenden Auswertung englischsprachiger Studien befindet sich der Begriff ‚volunteer‘. Der Begriff kann mit Ehrenamtliche*r, mit Freiwillige*r oder aber auch mit bürgerschaftlichem Engagement übersetzt werden. Da im deutschsprachigen Raum im Hospiz der Begriff Ehrenamtliche*r in Zusammenhang mit Hospiz gebräuchlich ist, wurde in dieser Arbeit der englische Begriff ‚volunteer‘ mit dem Wort Ehrenamtliche*r übersetzt.

Was veranlasst Menschen in der heutigen Zeit, ein Ehrenamt im Hospiz oder in der Palliative Care aufzunehmen und beizubehalten oder was könnte sie dazu veranlassen, dieses Ehrenamt zu beenden?

„*How can one ever find people who are willing to be volunteers with dying and grieving patients?*" (Rawlings TD, Houska A., 1986 zit. nach Planalp, Trost 2009a, 188) fragten Wissenschaftler*innen im Jahr 1986 und versuchten dabei bereits die Motive der Ehrenamtlichen zu ergründen. Die Aussage besitzt eine negative Konnotation; die Fragestellung suggeriert, dass für ein solches Ehrenamt wohl kaum Menschen gefunden werden können. Doch in den USA gab es im Jahr 2013 geschätzt 355 000 hospizlich Ehrenamtliche (NHPCO, 2014), in Großbritannien und in Deutschland lag die Zahl der Ehrenamtlichen im gleichen Zeitraum bei ca. 80 000 Menschen (DHPV, 2015).

Berücksichtigt wurden in diesem Kapitel nationale und internationale Studien im Zeitraum zwischen 2004 und 2019.

Wie bereits im Einführungsteil erwähnt, waren die Bürger*innen und das hospizliche Ehrenamt nur selten Gegenstand von wissenschaftlichen Studien und Abhandlungen im deutschsprachigen Raum. Es wurde vornehmlich im englischsprachigen Raum oder auf internationaler Ebene in jeweils unterschiedlicher Zusammensetzung der teilnehmenden Länder geforscht. Direkte Ländervergleiche können so nur sehr eingeschränkt vorgenommen werden. Bemerkenswert war, dass die an den Studien teilnehmenden Menschen verschiedenen Kulturen und unterschiedlich gewachsenen Strukturen angehörten, aber dennoch einiges gemeinsam hatten. Wie z. B. nachfolgend aufgezeigt werden soll, gibt es große Parallelen bei den Motiven, dieses Ehrenamt zu ergreifen.

Bei der Durchsicht der Studien gliederten Wissenschaftler*innen die Motive in drei Phasen (Guirguid-Younger und Grafanaki, 2008, Planalp, Trost 2009b, Claxton-Oldfield et al. 2011, Claxton-Oldfield/Jones 2012, Claxton-Oldfield/Claxton-Oldfield 2012), nach denen auch in der nachfolgenden Übersicht die Beweggründe der Ehrenamtlichen gegliedert wurden:

• Motive, das hospizliche Ehrenamt zu ergreifen
• Motive, das Ehrenamt weiterhin auszuüben
• Motive, das Ehrenamt zu beenden.

Diese Aufgliederung erscheint durchaus sinnvoll, da sich die Motive in diesen drei Phasen deutlich voneinander unterscheiden und für die praktische Arbeit mit Ehrenamtlichen eine nützliche Informationsbasis sind. Vorab wurde die Motivstruktur erfasst, die für alle Ehrenämter gilt.

2.1   Allgemeine Motivstruktur für ein Ehrenamt

Das Institut für Demoskopie Allensbach hat im Auftrag des Bundesministeriums für Familie, Senioren, Frauen und Jugend im Jahr 2013 die Motive des bürgerschaftlichen Engagements untersucht und in einem Bericht öffentlich zugängig gemacht.

In der Studie wurden 24 Motive des Engagements abgefragt, Mehrfachnennungen waren möglich und wurden auch genutzt. Im Durchschnitt nannten die Befragten sechs bis sieben Motive, die sie als vorrangig bezeichneten, weitere sieben bis acht Motive spielten auch eine Rolle.

Vorrangiges Motiv war mit 73 bzw. 95 Prozent das Motiv: *Weil es mir Freude macht.* (73 Prozent bekundeten, die Freude stehe im Vordergrund, und bei 22 Prozent spielte die Freude auch eine Rolle.)

Motive für das bürgerschaftliche Engagement

	Das steht für mich im Vordergrund	Das spielt auch eine Rolle	Das spielt keine Rolle	Keine Angabe
Weil es mir Freude macht	73 %	22	4	1
Weil ich etwas für andere tun, ihnen helfen möchte	54	32	13	1
Weil mir der Bereich bzw. die Gruppe, um die ich mich kümmere, besonders am Herzen liegt, z.B. die Umwelt, Kinder oder ältere Menschen	49	33	18	-
Weil ich das Gefühl habe, mit meiner Tätigkeit etwas zu bewegen	44	39	16	1
Um Leute zu treffen, Kontakte zu anderen zu haben	41	41	17	1
Weil in diesem Bereich meine Stärken liegen, weil ich das gut kann	38	40	20	2
Weil ich dort gebraucht werde	38	44	17	1
Weil ich so meinen eigenen Interessen und Neigungen nachgehen kann	37	38	24	1
Um das Leben vor Ort attraktiver zu machen, um die Lebensqualität zu erhalten oder zu verbessern	30	40	29	1
Um Dinge zu verändern, die mir nicht gefallen	30	29	40	1
Um Abwechslung zum Alltag zu haben	29	38	32	1
Weil ich freie Zeit habe, in der ich etwas Sinnvolles tun will	28	37	33	2

/...	Das steht für mich im Vordergrund	Das spielt auch eine Rolle	Das spielt keine Rolle	Keine Angabe
Um Neues zu lernen und nützliche Erfahrungen zu machen	25 %	46	27	2
Aus Pflichtgefühl, aus moralischer Verpflichtung	20	37	42	1
Weil ich mich revanchieren, etwas zurückgeben möchte	19	36	45	1
Weil ich dort viel selbst entscheiden kann, Gestaltungsmöglichkeiten habe	17	37	44	2
Weil ich Wertschätzung bzw. Anerkennung dafür erhalte	16	38	45	1
Weil Freunde bzw. Bekannte mich gebeten haben mitzumachen	15	31	52	2
Weil ich neue Ziele, neue Aufgaben gesucht habe	14	32	51	3
Aus religiöser Überzeugung	12	13	74	1
Weil es andere Familienmitglieder vor mir auch so gemacht haben und ich so reingewachsen bin	8	16	74	2
Weil es mir beruflich bzw. für die Ausbildung etwas bringt	7	12	79	2
Weil ich es nicht ablehnen konnte, obwohl ich eigentlich zuerst keine Lust dazu hatte	3	15	80	2
Weil ich dafür auch etwas bekomme, z.B. eine Übungsleiterpauschale oder Aufwandsentschädigung	3	10	86	1

.../

Basis: Bundesrepublik Deutschland, bürgerschaftlich Engagierte
Quelle: Allensbacher Archiv, IfD-Umfrage 11012, 2013   © IfD-Allensbach

Abbildung 14: Motive für das bürgerschaftliche Engagement
Quelle: Allensbach-Studie 2013, S. 27–28

Die genannten Motive wurden einer Faktoranalyse unterzogen, um inhaltlich zusammengehörige Motive herauszuarbeiten. Das Ergebnis waren die nachfolgenden acht Gruppierungen:

1.   Engagement, um Dinge zu bewegen und zu verbessern
2.   Engagement aus Wertüberzeugungen und Altruismus
3.   Engagement als Sinngebung des eigenen Lebens durch bedeutsame Aufgaben und Anerkennung
4.   Engagement als Bereicherung des eigenen Lebens (etwa durch Geselligkeit)
5.   Engagement als Entfaltung von Fähigkeiten und Neigungen
6.   Engagement, um Entscheidungsfreiheit zu haben
7.   Engagement durch Anstöße von anderen
8.   Engagement für einen konkreten Nutzen

Bei dieser Auswertung fällt auf, dass, so wichtig den Befragten das Beheben von Missständen[18] und altruistische Hilfe für andere als wichtige Motive erscheinen, die selbstbezogenen Motive bei Weitem überwiegen. Betrachtet man Teil II 3.4 *Entstehung und*

---

18   Auch das ist möglicherweise ein selbstbezogenes Motiv: etwas verbessern, worunter auch der Engagierte selbst leidet.

Entwicklung des Ehrenamtes in Deutschland, so entstand das Ehrenamt, weil Bürger*innen politische und gesellschaftliche Gestaltungsmöglichkeiten von den Herrschenden einforderten – ein selbstbezogenes Motiv, das sich bis in das Heute durchzieht. Dazu gehört auch die Feststellung in dieser Studie, dass viele Engagierte im lokalen Umfeld tätig und auch wirksam werden möchten, also auch vom eigenen Engagement profitieren zu können.

Altruistische Motive sind einerseits aus dem christlichen Weltbild heraus, siehe Teil II 3.7.1.1 *Die christliche Sorgekultur,* entstanden. Andererseits, wie bereits oben in Abschnitt 1.3 *Die Frauenbewegung* erwähnt, wurde Frauen bis in die 70er Jahre eine altruistische Lebensweise geradezu vorgeschrieben. Haushalt, Kinder, für andere, auch für die Alten bis zuletzt zu sorgen, das war die Rolle der Frauen, die ihnen in einer patriarchalischen Gesellschaft zugeschrieben wurde. Diese Rollenzuschreibung ist zum Teil noch vorhanden, Soziales ist immer noch Frauensache. Das Ehrenamt im Hospiz wurde und wird von einem sehr hohen Frauenanteil getragen.

Bei genauerer Betrachtung treten zudem Unterschiede zwischen

- Engagierten mit und ohne Amt oder fester Aufgabe,
- West und Ost,
- Männer und Frauen,
- Verschiedenen Altersgruppen

auf.

Beispielhaft können hier jüngere engagierte Menschen angeführt werden: Sie sehen die Entfaltung von Fähigkeiten als sehr wichtig an (84 Prozent). Auch der konkrete Nutzen für das Berufsfeld wird bei ihnen überdurchschnittlich hoch bewertet. Pflichtbewusstsein und Altruismus sind bei ihnen hingegen weniger ausgeprägt als bei den höheren Altersgruppen.

Die Motive korrelierten zudem mit den Bereichen, in denen sich die Menschen engagieren. So sagen 83 Prozent der Befragten, dass sie das Gefühl haben, mit ihrer Tätigkeit etwas zu bewirken; bei Menschen, die sich im Bereich Gesundheit und Soziales engagieren, wozu das hospizliche Ehrenamt gehört, sind es hingegen 90 Prozent, die dieses Gefühl haben. Noch offensichtlicher wurde es bei der Antwort, *dass ich etwas für andere mache, ihnen helfen möchte.* Hier lag der Gesamtprozentsatz aller Engagierten bei 86 Prozent, bei den Engagierten im Bereich Gesundheit und Soziales lag er bei 98 Prozent.

Vergleicht man Werte, die im sportlichen Engagement gemessen wurden, mit denen für das soziale Engagement, können gewisse Tendenzen herausgestellt werden (siehe in Abb. 15). Betrachtet man den Wert Engagement als Entfaltung von Fähigkeiten und Neigungen, dann sagten 84 Prozent aus dem Sportbereich, dass das für sie im Vordergrund steht oder eine Rolle spielt, im sozialen Bereich sind es nur 74 Prozent. Das spricht für eine altruistische Haltung, aber die gleiche sozial engagierte Gruppe stimmte *Weil es mir Freude macht* zu 99 Prozent dieser Aussage zu. Im sportlichen Bereich waren es 97 Prozent. Altruistische Motive allein sind heute kein Motivator für ein freiwilliges Engagement (mehr).

Ausprägungen der Motiv-Faktoren in unterschiedlichen Bereichen des Engagements	insgesamt	Bürgerschaftlich Engagierte									
		Bereich des Engagements									
"Das steht für mich im Vordergrund" oder "Das spielt für mich auch eine Rolle"		Sport	Kultur und Musik	Schule und Kindergarten	Freizeit und Geselligkeit	Gesundheits- und Sozialbereich	Umwelt, Natur und Tierschutz	Politik	Kirche oder Religion	Unfall- oder Rettungsdienst	Sonst. Aktivität am Wohnort
.../...	%	%	%	%	%	%	%	%	%	%	%
Engagement als Bereicherung des eigenen Lebens											
Weil es mir Freude macht	95	97	96	97	97	99	94	92	100*	95	92
Um Leute zu treffen, Kontakte zu anderen zu haben	82	85	91*	76*	94*	84	68*	86	89*	88*	84
Um Abwechslung zum Alltag zu haben	67	74*	77*	51*	78*	64	64	48*	72*	70	68
Um Neues zu lernen, nützliche Erfahrungen zu machen	71	75	81*	79*	73	71	82*	78*	69	77*	77*
Engagement als Entfaltung von Fähigkeiten und Neigungen											
Weil in diesem Bereich meine Stärken liegen	78	84*	83*	85*	82	75	78	81	84*	84*	76
Weil ich so meinen eigenen Interessen und Neigungen nachgehen kann	75	80*	84*	67*	93*	64*	78	72	65*	81*	69*
Engagement, um Entscheidungsfreiheit zu haben											
Weil ich dort viel selbst entscheiden kann, Gestaltungsmöglichkeiten habe	54	58	55	58	59*	51	56	69*	56	54	64*
Engagement durch Anstöße von anderen											
Weil Freunde bzw. Bekannte mich gebeten haben mitzumachen	46	48	53*	57*	53*	43	43	52*	49	49	55*
Weil andere Familienmitglieder vor mir auch so gemacht haben	24	24	30*	28	23	26	33*	24	29*	43*	24
Weil ich es nicht ablehnen konnte, obwohl ich eigentlich zuerst keine Lust dazu hatte	18	19	20	28*	22	27*	26*	22	19	17	23*
Engagement für einen konkreten Nutzen											
Weil es mir beruflich bzw. für die Ausbildung etwas bringt	19	19	22	25*	19	21	30*	27*	17	30*	21
Weil ich dafür auch etwas bekomme	13	17	11	12	8*	16	15	13	13	16	14

* = Abweichung vom Mittelwert um wenigstens 5 Prozentpunkte
Basis: Bundesrepublik Deutschland, bürgerschaftlich Engagierte ab 16 Jahre
Quelle: Allensbacher Archiv, IfD-Umfrage 11012, 2013

Abbildung 15: Ausprägungen der Motiv-Faktoren in unterschiedlichen Bereichen des Engagements
Quelle: Allensbacher Archiv, 2013

Die hier genannten Motive für ein freiwilliges Engagement geben Auskunft darüber, warum Freiwillige dieses Amt begonnen haben und ausüben. Um zukünftiges Handeln zu erfassen, wurden mithilfe dieser Befragung Engagementbiografien nachvollzogen, Engagement entlang des Lebenswegs. Die Studie kam zu dem Resultat, dass in jüngeren Jahren sich die Freiwilligen im Sport, Unfall- und Rettungsbereich und bei Freizeit- und Geselligkeitsaktivitäten engagieren. Kommen Kinder, verschiebt sich das Engagement teilweise in Richtung Kindergarten und Schule. In dieser Phase werden besonders Frauen aktiv. Eltern mit größeren Kindern engagieren sich zunehmend im eigenen Wohnumfeld. Bei älteren Menschen ist eine Zunahme im Sozial- und Gesundheitsbereich zu verzeichnen, in der Phase über dem 60. Lebensalter verringert sich der Anteil der Aktiven drastisch.

Abschließend widmete sich die Umfrage den Unterbrechungen und Abbrüchen von bürgerschaftlichem Engagement. Zeitmangel ist das meistgenannte Motiv, ein Engagement zu unterbrechen oder ganz zu beenden. Ob aus beruflichen oder familiären Gründen, den 'Abbrecher*innen' wurde das freiwillige Engagement zu zeitaufwändig – oder zu anstrengend, was man aber auch zum Teil auf mangelnde freie Zeit zurückführen kann.

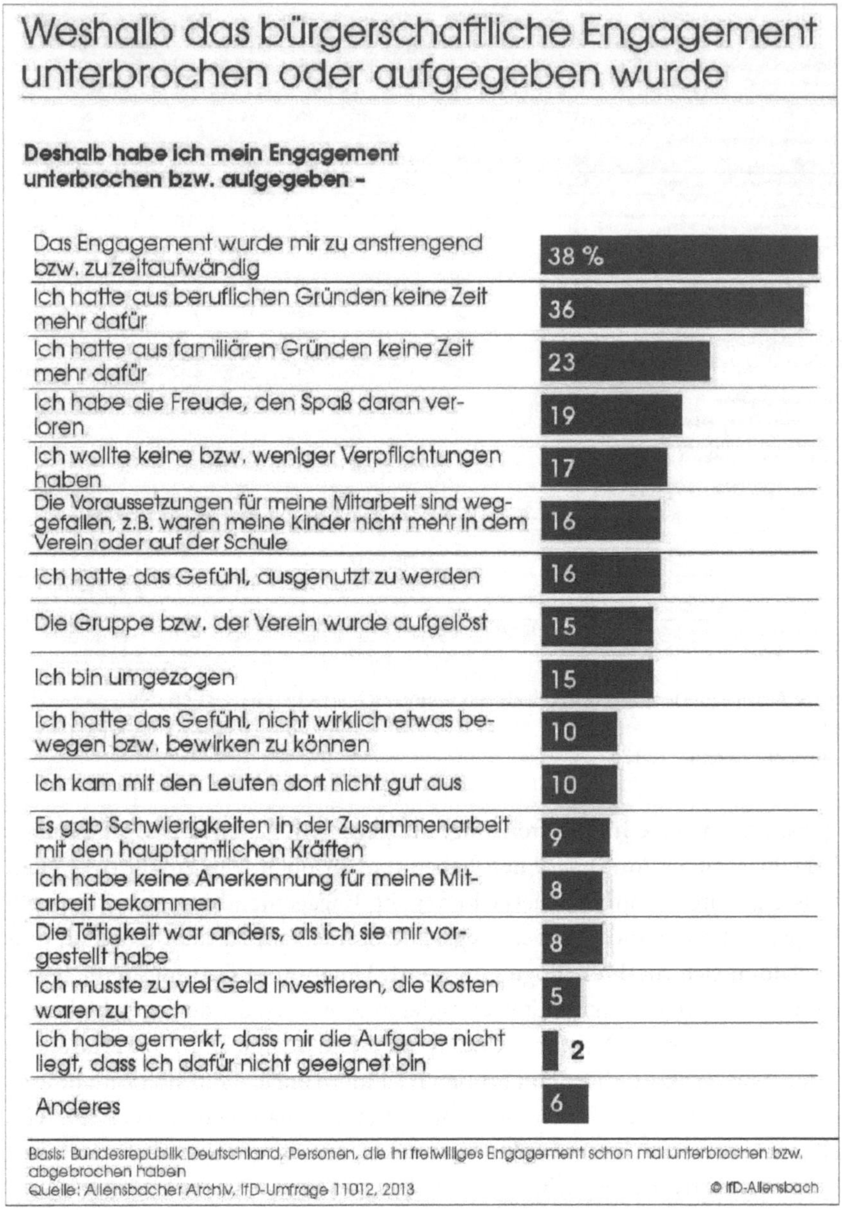

Weshalb das bürgerschaftliche Engagement unterbrochen oder aufgegeben wurde

Deshalb habe ich mein Engagement unterbrochen bzw. aufgegeben –

Grund	%
Das Engagement wurde mir zu anstrengend bzw. zu zeitaufwändig	38 %
Ich hatte aus beruflichen Gründen keine Zeit mehr dafür	36
Ich hatte aus familiären Gründen keine Zeit mehr dafür	23
Ich habe die Freude, den Spaß daran verloren	19
Ich wollte keine bzw. weniger Verpflichtungen haben	17
Die Voraussetzungen für meine Mitarbeit sind weggefallen, z.B. waren meine Kinder nicht mehr in dem Verein oder auf der Schule	16
Ich hatte das Gefühl, ausgenutzt zu werden	16
Die Gruppe bzw. der Verein wurde aufgelöst	15
Ich bin umgezogen	15
Ich hatte das Gefühl, nicht wirklich etwas bewegen bzw. bewirken zu können	10
Ich kam mit den Leuten dort nicht gut aus	10
Es gab Schwierigkeiten in der Zusammenarbeit mit den hauptamtlichen Kräften	9
Ich habe keine Anerkennung für meine Mitarbeit bekommen	8
Die Tätigkeit war anders, als ich sie mir vorgestellt habe	8
Ich musste zu viel Geld investieren, die Kosten waren zu hoch	5
Ich habe gemerkt, dass mir die Aufgabe nicht liegt, dass ich dafür nicht geeignet bin	2
Anderes	6

Basis: Bundesrepublik Deutschland, Personen, die ihr freiwilliges Engagement schon mal unterbrochen bzw. abgebrochen haben
Quelle: Allensbacher Archiv, IfD-Umfrage 11012, 2013   © IfD-Allensbach

Abbildung 16: Gründe für die Unterbrechung oder die Beendigung bürgerschaftlichen Engagements
Quelle: Allensbach Archiv, 2013

Fasst man die Motive in Gruppen zusammen, dann haben 63 Prozent aufgrund von Zeitmangel und Überforderung die Aktivität beendet, 38 Prozent beendeten ihr Engagement aus sachfremden Gründen, wie z. B. Umzug, aber 32 Prozent verließen das Ehrenamt auch aus Unzufriedenheit.

Vergleicht man nun den Freiwilligensurvey der Bundesrepublik Deutschland von 2014 (Simonson, Vogel, Tesch-Römer, 2014) und den zweiten Engagementbericht von 2016 (Klie et al., 2016) mit dieser Studie, sind Übereinstimmungen erkennbar.

Im Freiwilligensurvey 2014 wurden Voraussetzungen und günstige Umstände für ein Engagement genannt. Hier wurde festgestellt, dass Engagierte zwar eine im Vergleich zur Gesamtbevölkerung deutlich erhöhte solidarische Haltung zeigten, aber zugleich auch den Wunsch hatten, kreativ tätig werden zu können. Am deutlichsten wurde dieser Wunsch nach Mitgestalten im lokalen Nahraum. Die Bürger*innen engagieren sich dort, wo sie leben, und haben ein besonderes Interesse daran, diesen Sozialraum mitzugestalten (Simonson, Vogel, Tesch-Römer, 2014).

Im zweiten Engagementbericht 2016 des BMFSFJ weisen die Verfasser*innen (2017) darauf hin, dass freiwilliges Engagement quantitativ zugenommen hat, aber auch im Besonderen auf die Vielfalt der Verantwortungsübernahme, die es zu untersuchen gilt (Evers, Klie, Roß 2015). Auch wird hier nochmals das Engagement für ein gutes Leben vor Ort betont. Dies beinhaltet auch ein steigendes Engagement für die Sicherung der Daseinsvorsorge, die das Sterben miteinschließt.

Dies deckt sich mit der Motiv-Gruppierung *Engagement, um Dinge zu bewegen und zu verbessern* der Allensbach-Studie, wobei der zweite Engagementbericht explizit auf die Daseinsvorsorge eingeht, denn hospizliche Begleitung ist Teil der Daseinsvorsorge.

Der Freiwilligensurvey sprach von günstigen Umständen für ein freiwilliges Engagement. Hierbei sollte man auch bedenken, dass Erwerbsarbeit, wie wir sie heute kennen, bald Vergangenheit sein könnte. Die Wirtschaftswissenschaft prognostiziert aufgrund der Digitalisierung der gesamten Industrie, in Deutschland unter dem Stichwort Industrie 4.0 bekannt, einen dramatischen Arbeitsplatzabbau. Frey, Osborne (2013) und Bowles (2014) schätzen, dass bis zum Jahr 2030 in den USA 47 Prozent und in der EU sogar 54 Prozent der Arbeitsplätze in der Industrie wegfallen werden. Bereits heute wird darüber nachgedacht, welche neuen Chancen, ganz besonders auch für das soziale, ehrenamtliche Engagement der Bürger*innen sich daraus ergeben könnten. Arbeit, im Besonderen soziale Beziehungsarbeit, könnte das Ehrenamt ersetzen.

Welche Auswirkungen sind nun für das hospizliche Ehrenamt zu berücksichtigen? Im Ehrenamt einen Menschen bis zu seinem Tod zu begleiten, das lässt nicht das meistgenannte Motiv *„Spaß haben"* dahinter vermuten. Doch betrachtet man die Werte *Dinge zu bewegen und verbessern, Sinngebung des eigenen Lebens durch bedeutsame Aufgaben und Anerkennung, Bereicherung des eigenen Lebens, Entfaltung von Fähigkeiten und Neigungen, Entscheidungsfreiheit haben, Wertüberzeugungen und Altruismus,* so können sieben von den acht genannten Motiven der Allensbach-Studie ein Motiv sein, sich ehrenamtlich im Hospiz zu betätigen. Jedoch kommt es auf die Organisationsform der einzelnen Hospize an. Am Beispiel *Entscheidungsfreiheit haben* soll das exemplarisch aufgezeigt werden. In einem bürgerschaftlich organisierten Hospiz, zumal im ambulanten Bereich, besteht ein hoher Grad an Entscheidungsfreiheit. Bei einer traditionell hierarchischen Einrichtung/Organisation ist diese Entscheidungsfreiheit nicht unbedingt erwünscht, die Organisation entscheidet. Doch bedenkt man, dass die Tendenz zur Selbstorganisation vor Ort sich verstärkt, werden Hierarchien und mangelnde Entscheidungsfreiheit eher abschreckend wirken. Das hospizliche Ehrenamt aber als Teil einer bürgerschaftlich organisierten caring community – sorgend, aber selbstverantwortlich –, dies könnte einen neuen, erweiterten Wirkungskreis für das hospizliche Ehrenamt ergeben. Ein nur altruistisches Motiv als Beweggrund für hospizliches Ehrenamt anzunehmen ist mehr und mehr anzuzweifeln, denn wenn 95 Prozent in ihrem freiwilligen Engagement im weitesten Sinne *Spaß haben* wollen, müssen bei der Bewertung des hospizlichen Ehrenamtes selbstbezogene Motive mehr denn je mitgedacht werden; auch z. B. *Dinge bewegen* macht Spaß.

2.2   Übersicht über internationale Studien aus dem englischsprachigen Raum

Im internationalen Diskurs zum Thema Ehrenamt im Hospiz und Palliative Care stehen eine Reihe renommierter und peer reviewed Periodika zur Verfügung, die hier genutzt und ausgewertet wurden.

2.2.1   Motive, das hospizliche Ehrenamt zu ergreifen

Im Jahr 2004 stellten Claxton-Oldfield et al. bereits im Titel die kurze und knappe Frage: *Palliative Care Volunteers: Why Do They Do It?* Zu diesem Zeitpunkt waren die Autor*innen der Meinung, dass es zumindest kein klares Profil eines kanadischen Ehrenamtlichen gäbe. In dieser Studie wurde nicht explizit zwischen der Aufnahme des Ehrenamtes und dem Verbleiben in diesem Ehrenamt unterschieden. Deshalb kann diese Studie zugleich zu 2.2.2 *Motive, das Ehrenamt weiterhin auszuüben*, gezählt werden. Die Studie wurde dennoch hier an den Anfang gesetzt, da Claxton-Oldfield et al. zu einem frühen Zeitpunkt eine grundlegende Motivforschung betrieben haben.

Stephen Claxton-Oldfield ist seit vielen Jahren als Ass. Professor für Psychologie an der Mount Allison Universität in Kanada mit dem Forschungsschwerpunkt *"on people who volunteer in hospice palliative care settings"* (Claxton-Oldfield, 2015) tätig und veröffentlichte bis heute zahlreiche Untersuchungen zum Thema Ehrenamt im Hospiz und Palliative Care. Jane Claxton-Oldfield betätigte sich lange Jahre als Ehrenamtliche im Hospizbereich, ist heute Koordinatorin eines Hospizes in Kanada und arbeitet gelegentlich als wissenschaftliche Assistentin bei ihrem Mann.

Die Forschung erfolgte in drei Schritten:
1.   Durchsicht der wissenschaftlichen Literatur
2.   Studie 1
3.   Studie 2

Bei ihrer Durchsicht vorhandener Studien identifizierte das Team anhand von zwölf veröffentlichten Studien 20 verschiedene Motive (Claxton-Oldfield et al., 2004, 78).

Tabelle 5: Verschiedene Gründe für eine ehrenamtliche Tätigkeit, die in Studien über Ehrenamtliche im Hospiz und Palliative Care erwähnt wurden

1.	Persönliche Erfahrung mit dem Tod eines Nahestehenden
2.	Anderen zu helfen, Sterben und Tod zu bewältigen
3.	Helfen, Leid bei Menschen die mit einer lebensbedrohenden Krankheit leben, zu lindern
4.	Ein Bürgerverantwortung erfüllen
5.	Teil einer patientenzentrierten Bewegung zu sein und einen holistischen Ansatz verfolgen
6.	Ich besitze einzigartige Fähigkeiten oder Erfahrungen, die helfen, die Nöte lindern
7.	Eine religiöse Aufgabe erfüllen
8.	Ich habe Freunde/Verwandte, die ehrenamtlich tätig sind
9.	Ich fühle mich einsam
10.	Ich habe persönliche Unterstützung gesucht
11.	Ich hörte von einem Freund oder Verwandten, dass Ehrenamt eine gute Erfahrung ist
12.	Ich wollte Arbeits- oder eine Lernerfahrung
13.	Ich möchte persönlich wachsen
14.	Nach meiner Pensionierung habe ich Zeit
15.	Meine Kinder sind aus dem Haus
16.	Ich war neugierig auf Sterben und Tod
17.	Ich fühle mich selbst besser
18.	Mir wurde in der Vergangenheit von Ehrenamtlichen geholfen, möchte ich zurück geben
19.	Ich wollte in einem medizinischen Bereich arbeiten
20.	Ich hatte den Drang, es zu machen

Quelle: Claxton-Oldfield et al., 2004, Übersetzung durch die Autorin

Die Forscher*innen führten nun zwei Studien durch. In der 1. Studie wurden 14 Frauen und ein Mann per Telefon u. A. gebeten, ihre ursprüngliche Motivation, dieses Ehrenamt auszuüben, kurz zu beschreiben.

Die Befragten waren durchschnittlich 54,5 Jahre alt, elf waren verheiratet, zwei alleinstehend und zwei verwitwet. Elf von ihnen haben eine Universität oder ein College besucht, vier waren pensioniert, sechs waren beruflich engagiert, fünf übten eine häusliche Tätigkeit aus oder waren aus gesundheitlichen Gründen nicht mehr berufstätig. 14 waren religiös und 14 waren im direkten Kontakt mit den Patient*innen und/oder den Familien, nur eine Person war in einem nicht direkten Patient*innenkontakt-Bereich ehrenamtlich tätig.

Dem Forscher*innenteam wurden folgende Gründe genannt:

- 53 Prozent der Ehrenamtlichen nannten die eigene Erfahrung mit Sterben und Tod eines Nahestehenden als Begründung.
- 27 Prozent wollten etwas anbieten; die angegebenen Beispiele betrachtend, waren dies Aussagen von Menschen aus Heilberufen, die die Hospizbewegung unterstützen wollten.
- Die weiteren Gründe wurden jeweils nur von ein oder zwei Personen genannt: für die Gemeinschaft da sein; anderen helfen; ‚liegt in meinem Interesse‘; den Wunsch, die Hospizidee zu unterstützen, weil ein Schulungsprogramm angeboten wurde, und eigene Schuldgefühle.

Insgesamt wurden 22 Motive genannt.

In der 2. Studie sollten die Motive der Ehrenamtlichen verifiziert werden. Aus der ersten Studie wurden 22 Aussagen zur Motivation, dieses Amt auszuüben, generiert. Diesen Aussagekatalog nannten sie *Inventory of Motivations for Palliative Care Voluntarism* (IMPCV). Dieser Fragebogen wurde verschickt.

113 Ehrenamtliche füllten diesen Fragebogen aus, d. h. die Teilnehmer*innen bewerteten die 22 Aussagen auf einer Fünf-Punkte-Skala (1 = beeinflusst mich gar nicht, 5 = beeinflusst mich stark). Zusätzlich konnten die Ehrenamtlichen weitere Gründe hinzufügen. Die Daten wurden mittels einer Faktoranalyse ausgewertet. Ergänzt wurde der Fragebogen um demografische Angaben.

Die Teilnehmer*innen waren durchschnittlich 61,5 Jahre alt, 85 Prozent waren Frauen, 60 Prozent waren verheiratet, 21 Prozent verwitwet, 9 Prozent waren Singles, 7 Prozent getrennt lebend oder geschieden und 3 Prozent zusammenlebend. 58 Prozent besaßen einen Universitäts- oder Collegeabschluss, 60 Prozent waren im Ruhestand, 96 Prozent der Antwortenden besaßen eine religiöse Zugehörigkeit, 61 Prozent davon waren Katholiken (Anmerkung der Autorin: 44 Prozent der kanadischen Bevölkerung sind katholisch). 84 Prozent waren hauptsächlich im direkten Patient*innen- bzw. Familienkontakt.

Tabelle 6: Gründe für die Ausübung dieses Ehrenamtes, die von den aktiven Hospiz- und Palliative-Care-Ehrenamtlichen im IMPCH-Bogen angekreuzt wurden.

Reason	Mean (SD)	n
1. Personal experience with the death of a loved one (spouse, family member, or close friend)	3.86 (1.55)	108
2. To help others cope with death and dying	4.13 (1.15)	107
3. To help ease the pain of those living with a life-threatening illness	4.16 (1.05)	106
4. To fulfill a civic responsibility (i. e., become more involved in the community)	3.12 (1.49)	108
5. To be part of a movement in the care for the dying which is patient-centred and offers a more holistic approach (i. e., to support the philosophy of palliative care)	3.91 (1.36)	112
6. I have unique skills or expertise to contribute that the program needs	2.95 (1.35)	109
7. To fulfill a religious obligation (i. e., because of my religious beliefs)	2.18 (1.37)	109
8. I have/had a friend (or relative) who is volunteering	2.16 (1.55)	109
9. I was feeling lonely (i. e., to form relationships/interact with others)	1.42 (0.96)	108
10. I was seeking personal support	1.48 (1.05)	107
11. I heard from a friend that volunteering was a good experience	1.88 (1.46)	94
12. To gain work or educational experience	1.97 (1.39)	97
13. To gain personal self-growth	3.10 (1.52)	97
14. I have spare/free time after retirement	3.21 (1.65)	96
15. My children are growing up (have grown up)	2.96 (1.67)	94
16. I was curious about death and dying	2.11 (1.46)	97
17. To feel better about myself	2.67 (1.59)	97
18. I have been helped by volunteers in the past and I wanted to give something back	2.22 (1.61)	96
19. I wanted to work in the medical field	1.92 (1.40)	96
20. Guilt	1.15 (0.55)	92
21. I just had the urge to do it	3.33 (1.59)	95
22. They had a training program	3.01 (1.62)	95

Quelle: Claxton-Oldfield et al., 2004, 81

Die größte Zustimmung fanden die beiden Aussagen *to help ease the pain of those living with a life-threatening illness* und *to help others cope with death and dying*. Als weitere wichtige Gründe wurden die Unterstützung der hospizlichen Idee, eigene Erfahrungen mit dem Sterben und Tod eines geliebten Menschen und *I just had the urge to do it* genannt. Da aus Sicht der Wissenschaftler*innen die Aussagen sich oftmals konzeptionell überschnitten, wurde auf diese Ergebnisse das Varimax-Rotations-Verfahren angewendet. Dieses statistisch-mathematische Verfahren soll eine Einfachstruktur, also eine möglichst überschneidungsfreie Interpretation, einer Faktoranalyse herstellen. So wurden die Aussagen in vier möglichst überschneidungsfreie, eigenständige

Kategorien abstrahiert: *„Leisure, Personal Gain, Altruism, and Civic responsibility ..."* (Claxton-Oldfield et al., 2004, 82). Nach der Zuordnung der einzelnen Aussagen in die genannten Kategorien konnten diese mit Hilfe der Faktoranalyse wieder in eine Reihenfolge gebracht werden.

Tabelle 7: Reihenfolge der Kategorien, Auswertung des IMPCV-Fragebogens

1.	Freizeit/freie Zeit
2.	persönlicher Gewinn
3.	Altruismus
4.	Bürger*innenverantwortung

Quelle: Claxton-Oldfield et al., 2004

Leisure, freie Zeit, besaß den höchsten Skalenwert und muss in diesem Fall als der am stärksten motivierende Faktor angesehen werden. Aufgrund der doch starken psychischen und physischen Belastungen, die dieses Ehrenamt mit sich bringt, erscheint diese Aussage doch überraschend und nur teilweise nachvollziehbar. Da, wie oben erwähnt, die beiden Aussagen *to help ease the pain of those living with a life-threatening illness* und *to help others cope with death and dying* die höchsten Zustimmungswerte besaßen, ist der Motivationsgrund *leisure* fraglich. Dies könnte der Abstrahierungsmethode geschuldet sein, die solche inhaltlichen Aussagen nicht immer sinnvoll abstrahiert. Freie Zeit sollte vielmehr als Voraussetzung gesehen werden.

Die Studie *Narrative Accounts of Volunteers in Palliative Care Settings* von Guirguid-Younger und Grafanaki (2008), die sich auf die Motive des Verbleibens konzentriert (siehe nachfolgendes Kapitel), betont, dass für die Teilnehmer*innen dieser Studie ein zurückliegender Verlust ein entscheidender Faktor war, warum sie ein Ehrenamt in einem Palliative Setting gewählt hatten.

Im Jahr 2009 untersuchten die beiden Wissenschaftlerinnen Planalp und Trost in einer großen Studie (1 062 ausgesendete Fragebögen mit einem Rücklauf von 351 Fragebögen, das entspricht 33 Prozent Rücklauf) Motive für die ehrenamtliche Tätigkeit im Hospiz und Palliative Care und veröffentlichten dazu zwei Forschungsberichte. 351 Ehrenamtliche nahmen an dieser Studie teil. Der Gesamtfragebogen bestand aus zwei Teilen: einem Teil mit geschlossenen Fragen und drei offenen Fragen. Beide Teile des Fragebogens wurden getrennt ausgewertet (Studie 1 und Studie 2).

Der *‚typical respondent'* lebte im Westen der USA, war weiblich (75 Prozent), weiß (*„Causasian"*, 91 Prozent), das Durchschnittsalter betrug 55 Jahre, 59 Prozent waren verheiratet und besaßen ein hohes Haushaltseinkommen und eine hohen Bildungsstand (Planalp, Trost, 2009a, 2009b).

Die erste Veröffentlichung zum 1. Teil dieser Studie trug den Titel *Motivations of Hospice Volunteers* (2009a). Ziel dieser Studie war es, die Motivation solcher Ehrenamtlichen zu verstehen, denn *„to recruit and retain volunteers, coordinators need to* *understand volunteers' motivations.*" (Planalp/Trost, 2009a, 188). Im weiteren Artikel wurde nicht zwischen Anfangsmotivation und Motivationsgründen für das Bleiben im Ehrenamt unterschieden. Verglichen mit den hier erwähnten Studien kann man diesen Teil der Studie den anfänglichen Motiven zurechnen, da gleiche oder sehr ähnliche Fragen gestellt wurden wie in anderen in diesem Kapitel behandelten Studien, in denen Anfangsmotive eruiert werden sollten.

Im Vorfeld ihrer Studie untersuchten die beiden Wissenschaftlerinnen Planalp und Trost aufwändige Motivationsstudien aus den 90er (Clary et al. 1998 und Omoto et al., 1995 in Planalp, Trost 2009a) und 2000er Jahren (Claxton-Oldfield, 2004), um eine Grundlage für ihre Fragestellungen zu erhalten.

Clary et al. und Omoto et al. (1998 und 1995 zit. nach Planalp, Trost 2009a) entwickelten sechs Motivgruppen VFI (Volunteers Function Inventory):

- Werte (nach humanitären Werten handeln, z. B. Achtung vor den Menschen)
- Verstehen/Lernen (die „Welt" und auch das Sterben verstehen)
- Soziales (soziale Bindungen verstärken)
- Karriere
- Selbstschutz (die eigene Angst vor dem Tod überwinden)
- Bereicherung der eigenen Persönlichkeit

Die wissenschaftliche Gruppe um Stephen Claxton-Oldfield identifizierte in der hier erwähnten Studie aus dem Jahr 2004 nur vier Faktoren (IMPCV, s. o.), die Ehrenamtliche motivieren, diese Tätigkeit auszuüben:

- freie Zeit
- Bereicherung der eigenen Persönlichkeit
- Altruismus und
- Bürger*innenverantwortung

Weitere hinzugezogene Studien ergaben aus Sicht der Wissenschaftlerinnen keine neuen Kriterien, wohl aber unterschieden sich die Gewichtungen. Erklären lässt sich dies mit der leicht unterschiedlichen Studienfrage und -anordnung.

Die Erhebung der Wissenschaftlerinnen erfolgte mit Hilfe eines geschlossenen Fragebogens, bei dem die Teilnehmenden die einzelnen Fragen zugleich gewichten (von starker Ablehnung bis zu starker Zustimmung) sollten. Der Fragebogen enthielt 18 Aussagen, denen abgestuft zugestimmt oder nicht zugestimmt werden konnte. Basierend auf den sechs Kategorien des VFI sollten je Kategorie drei Statements bewertet werden. Auffallend an dieser Studie war, dass keine der Fragen Worte enthielt wie Sterbende, Leid, Sterben, Tod oder Trauer, denn diese Motive gehören bei anderen Wissenschaftler*innen zu den zentralen Motiven, dieses Ehrenamt zu ergreifen. Die Beweggründe der beiden Wissenschaftlerinnen hierfür können nur vermutet werden. Möglicherweise war ihnen entweder das Spezifische dieses Ehrenamtes nicht in der Form bewusst oder sie wollten übliche Tabuthemen nicht berühren.

Da bereits dem Fragebogen das Spezifische des hospizlichen Ehrenamtes fehlte, ist die weitere Reduzierung auf die vier nachfolgenden Motivgruppen doch fraglich.

- Werte/Verstehen (humanitäre Werte/die „Welt" verstehen)
- soziale Motive
- Bereicherung der eigenen Persönlichkeit/Reduktion der Ängste
- Karriere

Da die Werte mit soziodemografischen Werten abgeglichen wurden, konnte verfeinert festgestellt werden, dass Karrieremotive bei jüngeren stärker gewichtet wurden als bei älteren Teilnehmer*innen; soziale Motive waren bei Berufstätigen nicht so stark ausgeprägt wie bei Pensionist*innen und Menschen ohne Erwerbsarbeit; für Frauen und ältere Menschen sind Werte und das Verstehen wichtiger als für Männer und jüngere Teilnehmer*innen; bei Verheirateten und Menschen mit hohem Einkommen stand das Bereichernde und die Reduktion von Ängsten weniger im Vordergrund als bei Singles und Menschen mit niedrigem Einkommen. Die Unterschiede waren laut den Wissenschaftlerinnen aber immer gering.

In ihrer Analyse der Studie berichteten sie, dass *„[s]ome hospice volunteers did report a special interest in understanding death and dying and being drawn to the work because of personal experience with someone else's death"* (Planalp/Trost, 2009a,191). Doch ist leider unklar, wie sie zu diesen Äußerungen kommen, da der Fragebogen aus geschlossenen Statements bestand, die weder Sterben noch Tod und Trauer enthielten, und mit Hilfe freier Fragen diese Motivationsgründe gar nicht abgefragt werden konnten. Die Antworten könnten ihrer zweiten Studie aus dem gleichen Jahr (nachfolgende Studie) entnommen sein, die freie Antworten beinhaltete.

Laut dieser Analyse der beiden Forscherinnen würden die meisten Befragten dieses Ehrenamt aufgrund der gleichen Motive wählen, die auch bei Ehrenamtlichen in anderen sozialen Bereichen genannt werden.

Im selben Jahr veröffentlichten die beiden Wissenschaftlerinnen Planalp und Trost den zweiten Teil ihrer Studie *Reasons for Starting and Continuing to Volunteer for Hospice* (2009b).

Die Forscherinnen stellten drei große Forschungsfragen in den Mittelpunkt ihrer Untersuchung:

1. Wann/wie haben Sie zum ersten Mal von der Möglichkeit erfahren, Ehrenamtliche/r im Hospiz werden zu können?
2. Was motivierte Sie dazu, Ehrenamtliche/r zu werden?
3. Aus welchen Gründen bleiben Sie bei dieser Tätigkeit?

Die Fragen wurden als offene Fragen gestellt. Der dritten Frage wird in Abschnitt 2.2.2 *Motive, das Ehrenamt weiterhin auszuüben*, nachgegangen.

Bei den Antworten zur ersten Frage kann man nur indirekt auf die Motivation, dieses Ehrenamt zu ergreifen, schließen. 28 Prozent der Befragten waren in irgendeiner

Weise direkt mit dem Hospiz in Kontakt gekommen, sei es als Angehöriger eines lieben Menschen, der dort verstarb, oder sei es, man kannte jemanden, der dort arbeitete. 23 Prozent der Befragten haben von Freund*innen oder Familienmitgliedern von dieser Tätigkeit erfahren, 21 Prozent über die Medien und 15 Prozent über andere Organisationen, wie z. B. Kirche, NGOs oder Schulen.

Möchte man von diesen Äußerungen auf die Motivation schließen, so wäre bei den 28 Prozent der Befragten, die bereits Erfahrung mit dem Hospiz hatten und daraufhin eine Tätigkeit als Ehrenamtlicher dort aufgenommen haben, eine positive Erfahrung mit dem Umgang mit Sterben und Tod in einem Hospiz zu vermuten. Bei den weiteren Antwortkategorien wären solche Rückschlüsse vage.

Die Antworten auf die zweite Frage *„When you first started with the hospice, why did you decide to volunteer?"* (Planalp/Trost, 2009b, S. 291) konnten in sieben Hauptkategorien unterteilt und nach ihrer Häufigkeit aufgelistet werden:

- *Dienst* (32 Prozent der Befragten); gemeint war damit der Wunsch, aktiv zu helfen
- *Tod* (25 Prozent); eigene positive Erfahrung mit dem Hospiz bei nahestehenden Personen
- *Erfahrung/Arbeit* (15 Prozent); ich möchte Arbeitserfahrung, habe früher im Hospiz gearbeitet, möchte meine Fähigkeiten im Hospiz einbringen … fühle mich beruflich qualifiziert, bin pensioniert … brauche ein Empfehlungsschreiben in diesem Berufsfeld …
- *Emotional* (9 Prozent); aus der hospizlichen Tätigkeit emotionale Erfüllung und Befriedigung erfahren, ‚*compassionate'*
- *Sozial* (4 Prozent); möchte unter Menschen sein, mit ihnen kommunizieren und arbeiten, *„I love people"* (Planalp/Trost, 2009a, 291)
- *Interesse* (3 Prozent); am Sterbeprozess interessiert, ihn verstehen und daraus lernen
- *Familie/Freund*innen* (2 Prozent); Familienmitglieder oder Freunde sind dort tätig und das hat mich überzeugt, dass es gut ist
- *Sonstiges* (elf Prozent); Beweggründe konnten keiner Kategorie zugeordnet werden.

Die Wissenschaftlerinnen zogen daraus die Schlussfolgerungen, dass
- mehr als ¼ ihr Ehrenamt aufgrund persönlicher Erfahrung oder persönlichen Interesses an Sterben und Tod aufgenommen haben
- *„… their general motivations seem to be much the same as those for other kinds of volunteers"* (Planalp/Trost,2009b, 293), denn
  - sie fühlen sich bereichert, aber oft können sie es von dem Wunsch zu helfen nicht abgrenzen
  - die sozialen Erfahrungen waren bei weitem nicht so wichtig wie die persönliche Bereicherung.

Das hospizliche Motiv dieses Ehrenamtes kann doch höher als 25 Prozent eingeschätzt werden, da einige weitere Kategorien hospizliche Motive beinhalten. In den 15 Prozent Antworten aus dem Bereich Erfahrung/Arbeit waren auch Meinungen enthalten wie ‚ich möchte meine Erfahrungen in ein Hospiz einbringen'; das deutet klar auf ein hospizliches Motiv hin. Leider wurde das in der Studie aber nicht von Teilnehmenden unterschieden, die beispielsweise ein Empfehlungsschreiben brauchten. Zwei Prozent haben es bei Freund*innen oder Verwandten gesehen, wie gut sie es empfinden. Das ist ein hospizliches Motiv. 32 Prozent möchten aktiv helfen – warum wurde dort nicht genauer unterschieden und/oder nachgefragt? Auch hier können hospizliche Motive dahinterstehen. Die Schlussfolgerung der Forscherinnen, dass hier fast die gleichen Motive wie bei anderen Ehrenämtern vorliegen, muss zumindest kritisch hinterfragt werden.

Im Jahr 2011 untersuchten Stephen Claxton-Oldfield et al. *The Inventory of Motivations for Hospice Palliative Care Volunteerism (IMHPCV): A Tool for Recruitment and Retention.*

Aufgrund der demografischen Entwicklung unserer Gesellschaften sehen die Autor*innen einen steigenden Bedarf an Ehrenamtlichen im Bereich Hospiz und Palliative Care. Um diesen Bedarf decken zu können, muss ihrer Ansicht nach verstärkt über die ‚Anwerbung' und das Verbleiben von Ehrenamtlichen nachgedacht und geforscht werden. Nach Claxton-Oldfield et al. muss die Forschung bei der Ergründung der Motive, dieses Amt auszuüben, begonnen werden.

Die Grundlage dieser Studie waren die Ergebnisse der Studie aus dem Jahr 2004 (siehe oben). Dort konnten mit Hilfe der IMPCV vier Motiv-Kategorien identifizieren werden: freie Zeit, Bereicherung der eigenen Persönlichkeit, Altruismus und Bürgerverantwortung. In der 2011 veröffentlichten Studie wurde wieder ein mehrstufiges Verfahren verwendet. Um neue Beweggründe finden zu können und zugleich die im Jahr 2004 erforschten Motive zu überprüfen, wurde eine Prästudie mit Student*innen (34 Männer und 107 Frauen) durchgeführt. Ihnen wurden Aussagen vorgelegt, die sie aus zwei verschiedenen Perspektiven beantworten sollten: 1. Versetzen Sie sich in die Lage, Sie wären ein*e Palliative-Care-Ehrenamtliche*r und 2. eine andere Person ist dort Ehrenamtliche*r, beurteilen Sie deren Motive. Die Prästudie bestätigte die Motive aus der Studie von 2004, hinzukam als weiteres Motiv die Selbstdarstellung.

Im zweiten Teil der Studie wurden zwei Gruppen von kanadischen Ehrenamtlichen (Nges = 141) gebeten, den nachfolgenden Fragebogen zu bewerten. Der geschlossene Fragebogen enthielt zu jeder Motivgruppe jeweils fünf Aussagen, die anhand einer Skala von 1 = *gar kein Einfluss* bis zu 5 = *beeinflusst mich stark* beurteilt werden sollte. Demografische Angaben zu den beiden Gruppen:

Gruppe 1:   N = 85, 13 Männer, 72 Frauen, Durchschnittsalter = 59
Gruppe 2:   N = 56, sieben Männer, 47 Frauen, zwei gaben das Geschlecht nicht an, Durchschnittsalter = 63.
Drei Teilnehmer*innen gaben ihr Alter nicht an.

Tabelle 8: Fragebogen IMHPCV mit jeweils fünf Fragen zu den bei den Student*innen gefundenen Kategorien[19]

1.	I enjoy having something to do with my time	1	2	3	4	5
2.	I want to help those who are facing death	1	2	3	4	5
3.	I believe that volunteering is a required part of community service	1	2	3	4	5
4.	I want an activity to focus on others instead of myself	1	2	3	4	5
5.	I want to help others cope with death and dying	1	2	3	4	5
6.	I want to feel better about myself	1	2	3	4	5
7.	The experience of volunteering would help me with my future goals	1	2	3	4	5
8.	I like the attention I get when volunteering	1	2	3	4	5
9.	I want to improve the image I portray to family, friends, and society	1	2	3	4	5
10.	I want exciting/involving work	1	2	3	4	5
11.	I want to support the philosophy of hospice palliative care	1	2	3	4	5
12.	I believe that everyone should give something back to the community	1	2	3	4	5
13.	I like being needed	1	2	3	4	5
14.	I want/need experience in a „helping profession"	1	2	3	4	5
15.	I want to help ease the pain of those living with a life-threatening illness	1	2	3	4	5
16.	Volunteering is a hobby for me	1	2	3	4	5
17.	I want to meet other people	1	2	3	4	5
18.	Volunteering is a requirement to fulfill my involvement in another activity	1	2	3	4	5
19.	I generally think that people are obligated to provide service to the towns they live in	1	2	3	4	5
20.	I want to make others happy and comfortable in life, as well as in death	1	2	3	4	5
21.	I want to get a foot-in-the-door for potential employment	1	2	3	4	5
22.	It is my responsibility to help others	1	2	3	4	5
23.	I think that people tend to look favorably on volunteers	1	2	3	4	5
24.	I believe that people should give back to their communities	1	2	3	4	5
25.	I want to work in the medical field	1	2	3	4	5

Quelle: Claxton-Oldfield et al., 2011, 42

Die Auswertung erfolgte mithilfe der Faktoranalyse und kam zu dem Ergebnis, dass Altruismus und Bürger*innenverantwortung die wesentlichen Motive für eine Entscheidung für ein Ehrenamt in Palliative Care sind. Die sechs Motivgruppen in eine Rangfolge gebracht, ergab sich folgendes Bild:

1.   Altruismus

2.   Bürger*innenverantwortung

---

19 Die Umbenennung des Fragebogens von IMPCV zum IMHPCV erfolgte, um das aktuelle Verständnis von Palliative Care und Hospiz in Kanada darzustellen (Claxton-Oldfield et al., 2001).

3.   Freie Zeit
4.   Selbstdarstellung
5.   Bereicherung der eigenen Persönlichkeit
6.   Beim Arbeitgeber einen Fuß in die Tür zu bekommen

Da der Fragebogen nur geschlossene Fragen enthielt, konnte nur geantwortet werden, was vorgegeben war. Zusätzliche Erkenntnisse, die über offene Fragen möglich gewesen wären, enthielt diese Studie nicht.

Beachtet werden sollte, dass vier der fünf Aussagen, die mit dem Motiv Altruismus zusammengefasst wurden, sich direkt auf lebensbedrohliche Krankheit, Sterben und Tod bezogen und drei davon mit Abstand die höchste Zustimmung der Ehrenamtlichen hatten (siehe Tabelle 8: Fragebogen IMHPCV mit jeweils fünf Fragen zu den bei den Student*innen gefundenen Kategorien). Die Konfrontation mit dem Sterben und vor allem das Helfen und Begleiten gerade in dieser ganz speziellen Situation ist das wichtigste Motiv, sich diesem Ehrenamt zu widmen. Diese Aussagen stehen im Gegensatz zur ersten Untersuchung von Planalp und Trost (2009a), denn dort wurden Motive genannt, die nicht explizit mit Sterben in Verbindung gebracht wurden. Auch Goossensen et al. kommen zu diesem Schluss: *„Planalp and Trost29*[20] *suggest that HPC volunteers' motivations are largely comparable with those of volunteers in general"* (Goossensen et al., 2016, 187).

Bemerkenswert ist zudem, dass die vier Motive der ersten Studie zwar bestätigt wurden, aber sich die Reihenfolge grundlegend verändert hat. M.E. lag dies an der Anwendung des mathematisch-statistischen Varimax-Rotations-Verfahrens. Betrachtet man die Studie aus dem Jahr 2004, so waren die vier meistgenannten Motive bereits damals altruistischer Natur und beinhalteten Begriffe wie Sterben und Tod.

Im darauffolgenden Jahr veröffentlichten Claxton-Oldfield et al. *A Study of the Motivations of British Hospice Volunteers* (2012), die die Motive für die Aufnahme eines Ehrenamtes im Bereich Hospiz bei britischen Ehrenamtlichen erforschen sollte. Die Wissenschaftler*innen verglichen deren Ergebnisse zugleich mit ihren Ergebnissen aus den Jahren 2004 und 2011, die mit US-amerikanischen und kanadischen Ehrenamtlichen durchgeführt worden waren (siehe Anfang dieses Kapitels).

In ihrer Vorab-Literaturrecherche betrachteten die Wissenschaftler*innen Studien über amerikanische, kanadische und britische Ehrenamtliche.

Bei den Studien über amerikanische Ehrenamtliche stand eindeutig das Argument Helfen in verschiedenen Zusammenhängen im Vordergrund. Bei den kanadischen Studien verwiesen die Wissenschaftler*innen auf eigene vorherige Studien, die in diesem Kapitel bereits vorgestellt wurden (Oldfield et al., 2004 und 2011). Bei den britischen Ehrenamtlichen verwiesen sie auf eine Studie von Field und Johnson (1993 zit.

---

20 Hinter 29 verbirgt sich die Literaturangabe: Planalp S, Trost M. Motivations of hospice volunteers. Am J Hosp Palliat Care 2009; 26: 188–192.

nach Claxton-Oldfield et al. 2011), in der der Wunsch, anderen zu helfen, und freie Zeit als wichtigste Motivatoren genannt wurden.

Bei der Betrachtung von Studien aus allen drei Kulturkreisen war für sie ein gemeinsamer Background ersichtlich. „[H]aving experienced the death/deaths of someone close to them" (Claxton-Oldfield et al., 2012, 580) sahen sie als ein solches gemeinsames Kennzeichen an. Sie deuten diese Äußerung in dem Sinne, dass dies Menschen seien, die einen engen Verwandten/eine*n Freund*in bis zuletzt mit einer hospizlichen Betreuung begleitet haben und nun den altruistischen Wunsch hatten, anderen in einer solchen Situation beizustehen. Die Literaturrecherche abschließend, wiesen die Wissenschaftlerinnen darauf hin, dass sie die Erforschung der Motive britischer Ehrenamtlicher als ungenügend ansahen.

Ihrer nachfolgenden Studie legte das Forscher*innenteam den bereits in der Forschungsarbeit aus dem Jahr 2011 aufgestellten geschlossenen Fragebogen IMHPCV, der bis zu diesem Zeitpunkt nur bei kanadischen Ehrenamtlichen zur Anwendung kam, zugrunde.

Teil nahmen 162 Ehrenamtliche, davon 120 Frauen und 40 Männer (die beiden nicht zugeordneten Personen werden nicht erklärt), das Durchschnittsalter betrug 63,8 Jahre, 77,4 Prozent bezeichneten sich als religiös, 64,8 Prozent waren verheiratet und 68,8 Prozent hatten einen College- oder Universitätsabschluss. Daten zum Haushaltseinkommen wurden nicht wie in den USA und Kanada abgefragt, was aber mit den in diesem Bereich kulturellen Unterschieden zu deuten ist. Es wurden zusätzlich Daten zur Rolle und den Aufgaben der Ehrenamtlichen erhoben, die in Kapitel 4 und 5 noch angesprochen werden.

Die Ergebnisse der britischen Ehrenamtlichen verglich das Forscher*innenteam mit den Ergebnissen aus der Studie mit kanadischen Ehrenamtlichen aus dem Jahr 2011.

Ergebnis der britischen Studie:	Ergebnis der kanadischen Studie:
1. Altruismus	1. Altruismus
2. Freie Zeit	2. Bürger*innenverantwortung
3. Bürger*innenverantwortung	3. Freie Zeit
4. Selbstdarstellung	4. Selbstdarstellung
5. Bereicherung der eigenen Persönlichkeit	5. Bereicherung der eigenen Persönlichkeit

Die Wissenschaftler*innen sahen sich in ihrer Annahme bestätigt, dass Ehrenamtliche in allen drei Kulturkreisen (für die US-amerikanischen Ehrenamtlichen zogen sie eine Studie von Black und Kovacs aus dem Jahr 1999 heran) primär aufgrund ihrer altruistischen Lebenseinstellung, Menschen zu helfen, die Hilfe brauchen können, dieses Ehrenamt wählen.

In Übereinstimmung mit ihrer Studie aus dem Jahr 2011 fanden die Forscher*innen auch bei den britischen TeilnehmerInnen heraus, dass die Bereicherung der eigenen

Persönlichkeit den geringsten Einfluss auf die Aufnahme dieses Ehrenamtes besaß. Dies führten die Wissenschaftler*innen darauf zurück, dass die Teilnehmer*innen mehrheitlich ältere Damen waren, die weder Beruf noch Karriere anstrebten; auch hier eine Parallele zu den kanadischen Teilnehmer*innen.

Im Gesamten sahen die Forscher*innen mehr Übereinstimmungen als Unterschiede zwischen den britischen und den kanadischen Ehrenamtlichen. Auffallend war die Nennung „freie Zeit" als zweitwichtigste Motivation bei den britischen Teilnehmer*innen. Die Forscher*innen zogen für beide Länder die Reports über Freiwilligenarbeit hinzu. In Großbritannien ist der Freie-Zeit-Faktor Nummer drei bei den Gründen, überhaupt ein Ehrenamt zu beginnen, bei der kanadischen Untersuchung hingegen wurden acht Gründe für die Aufnahme eines Ehrenamtes benannt, keiner davon hatte etwas mit freier Zeit zu tun. Über die Gründe dafür wurde nur spekuliert.

Das Forscher*innenteam bemerkte im Bereich Altruismus und Bürger*innenverantwortung, dass die Befragungen teilweise auch zu nicht eindeutigen Ergebnissen kamen. So kann die Aussage *etwas zurückgeben* der Bürger*innenverantwortung, aber auch dem Altruismus zugerechnet werden. M.E. liegt dies an der Art der Befragung; Statements können von unterschiedlichen Seiten betrachtet werden, eine Ergänzung mit offenen Fragen oder anderen Forschungsmethoden, wie z. B. das Interview könnten diese Probleme beseitigen. Zudem merkten die Forscher*innen an dieser Stelle an, dass britische Ehrenamtliche u. U. manche Aussagen anders auffassen könnten als kanadische Ehrenamtliche. Diesem kulturellen Unterschied konnten sie jedoch nicht Rechnung tragen (Claxton-Oldfield et al., 2012).

Beachtenswert ist, wie bereits in der Studie aus dem Jahr 2011, dass in der Motivgruppe *Altruismus* nur die direkte Aussage *ich möchte anderen helfen Sterben und Tod zu bewältigen* von britischen Ehrenamtlichen die höchste Zustimmung erhielt. Als zweit- und drittwichtigste Einzel-Beweggründe wurden Aussagen aus dem Bereich *persönlicher Gewinn* und *Bürger*innenverantwortung* genannt. Es wäre sinnvoll, diese beiden Beweggründe, die doch sehr vieles beinalten können, genauer zu untersuchen, um damit zukünftig gezielter auf mögliche neue Ehrenamtliche zugehen zu können.

2.2.2   Motive, das Ehrenamt weiterhin auszuüben

Die unter Abschnitt 2. *Motive, sich in der Hospizbewegung zu engagieren anhand ausgewählter Studien und Beiträge* angesprochene Dreiteilung der Motivstrukturen entwickelte sich aus der Erkenntnis, dass verschiedene Studien zu dem Ergebnis kamen, dass sich die Motive während der Ausübung des Ehrenamtes ändern können. Dieser Aussage wird in diesem Kapitel nachgegangen.

Die Studie *Narrative Accounts of Volunteers in Palliative Care Settings* von Guirguid-Younger und Grafanaki aus dem Jahr 2008 befragte drei kanadische Fokusgruppen aus verschiedenen Settings. Gruppe 1 bestand aus zwei Männern und fünf Frauen, die ehrenamtlich in einem Akutkrankenhaus begleiteten, Gruppe 2 bestand aus sechs Frauen aus einem stationären Hospiz und Gruppe 3 mit vier weiblichen Teilnehmerinnen einer Hospizeinrichtung, die Wohnungslose und arme Menschen begleiteten. Es wurden keine demografischen Daten erhoben, aber die Teilnehmer*innen waren größtenteils zwischen 50 und Ende 60, es waren erfahrene Ehrenamtliche, meist pensioniert und ursprünglich in einem Gesundheitsberuf beheimatet. Die Teilnehmer*innen haben die *Patient*innen* (in den meisten englischsprachigen Studien wird von *patients* gesprochen) bis zum Lebensende begleitet. Leider erwähnt die Studie nicht, ob Gruppe 1 und 3 einem ambulanten Hospiz zuzuordnen sind oder nicht.

Das Ziel der qualitativen Studie von Guirguis-Younger und Grafanaki (2008) war es, der Frage nachzugehen, was Ehrenamtliche in diesem speziellen Ehrenamt hält. Mit Hilfe der Fokusgruppen konnten drei große Themenbereiche benannt werden, die Ehrenamtliche als die wertvollsten Aspekte ihrer Tätigkeit empfanden und als Gründe für ihren Verbleib im Ehrenamt anführten:

1. Freisein und wählen können,
2. emotionale Belastbarkeit/Resilienz und eine
3. Erweiterung der eigenen Perspektiven.

Zu 1. Freisein und wählen können

Die Teilnehmer*innen sprechen hier ihr eigenes Rollenverständnis (absichtslose Begleitung) an, dessen Einhaltung ihnen für die Ausübung ihrer Tätigkeit sehr wichtig ist. Darauf werden wir in einem späteren Kapitel gesondert eingehen, aber dennoch ist festzuhalten, dass die gewünschte Rolle ein Motiv für das Verbleiben in diesem Ehrenamt ist.

Die Ehrenamtlichen nannten insbesondere die Freiheit, selbst bestimmen zu können, wie sie helfen; in der Art und Weise zu helfen, wie es ihnen selbst als natürlich erscheint. Die Ehrenamtlichen schätzen es, sich als ganze Person einbringen zu können. Sie möchten keine vorgeschriebene Rolle erfüllen: „... *you do what is needed.*" (Guirguid-Younger/Grafanaki, 2008, 18). Das kann durchaus auch Putzen oder Wäschewechseln sein. Das Helfen, nicht der Helfende, steht im Vordergrund (Guirguid-Younger/Grafanaki, 2008, 18).

Nicht nur das Wie ist ihnen wichtig, sondern auch das Wann und Wieviel. Die Ehrenamtlichen möchten selbst die Kontrolle über ihren Zeiteinsatz haben, möchten selbst bestimmen, welchen emotionalen Beitrag sie leisten möchten und sie möchten frei darin sein, selbst zu bestimmen, wie sie ihre Rolle definieren.

Den Beitrag, den ein*e Ehrenamtliche*r leistet, sollte der*die Ehrenamtliche, nicht die Institution bestimmen. D. h., Ehrenamtliche wiederholten, dass sie ein flexibles, unterstützendes und offenes Umfeld (die Institution) schätzen. Dies ist wichtig, damit sie sich wohl fühlen und ihr Ehrenamt fortsetzen.

Zu 2. Emotional-seelische Widerstandskraft/Resilienz

Ihre emotionale Belastbarkeit ist für die Ehrenamtlichen eine wichtige Komponente ihrer Identität, die sie durch ihre Tätigkeit erworben haben und die sie als wertvoll ansehen.

Die Teilnehmer*innen unterteilten diesen Aspekt wiederum in drei Bestandteile: sich von vergangenen Verlusten lösen, Reifung der Persönlichkeit und das Gefühl, zu einer Gemeinschaft zu gehören.

Sich von vergangenen Verlusten lösen: Ehrenamtliche haben Erfahrung mit dem eigenen Verlust und dem Tod eines geliebten Menschen und sie haben sich von ihrem Verlust lösen können. Dies hat ihre eigene Resilienz gestärkt und ihr Verständnis für den Verlust anderer Menschen wachsen lassen.

Bereicherung der eigenen Persönlichkeit: Sie empfinden Dankbarkeit gegenüber den Sterbenden und deren Familien und sehen sich auch als Lernende und Nehmende. *„Don't ask me what they give me, but they give me a lot"* (Guirguid-Younger/Grafanaki, 2008, 19). Einige Ehrenamtliche erwähnen, dass dieses Lernen auch positive Auswirkungen auf ihr Leben außerhalb des Hospizes hat, z. B. im Beruf, oder es verändere sie ganzheitlich. Dieses Reifen, persönlich und holistisch, mache sie freier, offener: *„I have learned to say' I love you"* (Guirguid-Younger/Grafanaki, 2008, 19).

Das Gefühl, zu einer Gemeinschaft zu gehören, fördert die emotionale Resilienz und steigert die Zufriedenheit. Diese Gruppenzugehörigkeit und -unterstützung war für ihre Zufriedenheit, Belastbarkeit und für ihr langfristiges Verbleiben in diesem Ehrenamt besonders wichtig.

Zu 3. Erweiterung der eigenen Perspektive

Die Ehrenamtlichen stellten fest, dass aufgrund ihrer Nähe zu Sterbenden ihr Verständnis für den Sinn des Lebens und den Tod kontinuierlich wächst. Daraus entstand für sie eine neue Bedeutung des Lebens: das Bewusstsein, dass Leben etwas sehr Wertvolles ist.

In der bereits im vorherigen Kapitel angesprochenen Studie von Planalp und Trost *Reasons for Starting and Continuing to Volunteer for Hospice* aus dem Jahr 2009 wurden die Teilnehmer*innen u. A. gefragt: *„Why do you choose to continue volunteering with this hospice?"* (Planalp, Trost, 2009b, 292). Die Antworten zu dieser Frage wurden in fünf Kategorien unterteilt:

- *Die Organisation ist gut* (32 Prozent); betrifft die Qualität der Organisation und des dortigen Personals. Dabei ist zu unterscheiden, dass einerseits das Hospiz in ihren Augen so arbeitet, wie es den Ehrenamtlichen gefällt, aber auch andererseits, wie die Organisation ihren Ehrenamtlichen entgegentritt. *„love the staff – great support ... and very kind"* (Planalp, Trost, 2009b, 291).

- *Bereicherung der eigenen Persönlichkeit* (28 Prozent); die Erfahrungen sind für den/die Einzelnen persönlich bereichernd, schaffen Zufriedenheit, sind erfreulich
- *Hilfreich sein für andere* (17 Prozent)
- *Bereichernd und hilfreich* (18 Prozent); bedeutet, dass zwei Dinge sich zugleich ereignen, es wird etwas gegeben (Hilfe) und man bekommt etwas zurück (Bereicherung)
- *Sonstiges* (6 Prozent); konnten keiner der angegebenen Kategorien zugeordnet werden

Die am häufigsten genannten Motive für das Verbleiben in diesem Ehrenamt waren die Verbindung mit dem Hospiz als Organisation. Für das Verbleiben scheint die Organisation sehr wichtig zu sein, wobei bedacht werden sollte, dass hier der Umgang der Organisation mit ihren Ehrenamtlichen gemeint ist; Freundlichkeit und auch Anerkennung scheinen hier also durch. Laut dieser Studie veränderte sich die Gewichtung der Motive, dieses Ehrenamt auszuüben. Verglichen mit den Anfangsmotiven erfolgte eine Verschiebung von altruistischen hin zu egoistischen Motivstrukturen.

2012 fragten Stephen Claxton-Oldfield und Jane Claxton-Oldfield: *Should I Stay or Should I Go: A Study of Hospice Palliative Care Volunteer Satisfaction and Retention* (2012a). Durchgeführt wurde die Studie in Kanada.
   Die Untersuchung bestand aus zwei grundlegenden Fragestellungen:
1.   Was macht Ehrenamtliche zufrieden, so dass sie bei dieser Tätigkeit bleiben?
2.   Was gefällt Ehrenamtlichen nicht an ihrer Tätigkeit und weshalb könnten sie aufhören oder hören sie auf, dieses Amt auszuüben?

An dieser Stelle wird nur die erste Fragestellung untersucht, auf die zweite wird im nächsten Kapitel eingegangen werden. Der Grund dieser Forschungsfrage war der ,Verschleiß' von Ehrenamtlichen in den Hospizen, denn jeder Weggang eine Ehrenamtlichen koste viel Geld und dies sollte vermieden werden.
   Einführend fanden Claxton-Oldfield und Claxton-Oldfield in der Literatur aus den 80er und 90er Jahren folgende Motive, die zu einem Verbleiben im Ehrenamt führten:
- Öffentlich anerkennende Auszeichnungen, wie z. B. Jubiläumsurkunden, Auszeichnungen im feierlichen Rahmen
- vom Palliative Care Team wertgeschätzt und unterstützt als gleichwertiges Mitglied des Teams wahrgenommen
- gute und effektive Kommunikation zwischen Haupt- und Ehrenamt
- eine gute Team-Atmosphäre
- oft genug gebraucht zu werden
- Flexibilität
   (Flickinger, 1990, Chevrier et al., 1994, Silbert, 1985)

An ihrer nachfolgenden Studie nahmen (N=41) 34 weibliche und sieben männliche Ehrenamtliche teil. Die Teilnehmer*innen kamen aus sechs ambulanten und drei Gruppen, die einem Krankenhaus angeschlossen waren. Das Durchschnittsalter betrug 66,9 Jahre. 38 Teilnehmende gehören einer Religionsgemeinschaft an. Mehr als die Hälfte waren verheiratet und 31 Prozent besaßen einen College- oder Universitätsabschluss. Die Ehrenamtlichen betätigten sich im Durchschnitt seit 6,4 Jahren in diesem Bereich. Die Daten wurden mittels Gruppendiskussionen erhoben. Die o. g. Frage wurde nach zwei Kriterien unterteilt: Was am meisten befriedigt und was trägt dazu bei, dass sie weiter machen. Die weiteren Aussagen betrafen das mögliche Ausscheiden (Kap. 3.1.3).

Was befriedigt Sie bei Ihrer ehrenamtlichen Arbeit am meisten? Die Nennungen wurden nach Häufigkeit aufgelistet:

- die Anerkennung und die Dankbarkeit der Patient*innen/Familien
- die Beziehung, die Verbindung mit den Patient*innen und deren Familien
- zu wissen, dass man eine wertvolle Arbeit macht
- die Geschichten der Patient*innen zu hören und von deren Erfahrungen lernen

Warum machen Sie weiter?
- Hospiz und Palliative Care bewirkt etwas, hilft anderen, trifft auf ein Bedürfnis
- Es gibt ein Gefühl der Zufriedenheit, sich gut fühlen
- Es ist ein Teil davon was wir sind
- Einzelne Nennungen waren auch: Zeit haben, Erfahrung für die eigene Karriere sammeln, zur Normalisierung des Sterbens beitragen, das einmalige Vertrauen der Sterbenden schätzen
  (Claxton-Oldfield/Claxton-Oldfield, 2012, 528)

Im selben Jahr widmeten sich Claxton-Oldfield mit Richard Jones den Gründen, warum Ehrenamtliche in ihrer Tätigkeit verbleiben: *Holding on to What You Have Got: Keeping Hospice Palliative Care Volunteers Volunteering* (2012).

Die Fragestellung der Autoren entstand (auch) aus der finanziellen Sicht auf das Ehrenamt. Das Anwerben, Auswählen und Ausbilden der Ehrenamtlichen koste Geld. „*Each volunteer is an investment*" (Silbert, 1985, 36, zit. nach Claxton-Oldfield/Jones, 2012). Bestreben jedes Koordinators sollte es sein, ‚seine‘ Ehrenamtlichen so lange wie möglich halten zu können. Claxton-Oldfield und Jones befragten Ehrenamtliche deshalb nach den Motiven, warum sie weiterhin dieses Ehrenamt ausüben werden.

Befragt wurden 119 kanadische Ehrenamtliche, die im ambulanten Bereich tätig waren, davon 95 Frauen und 24 Männer (wobei sieben Fragebögen nicht ausgewertet wurden, da die Teilnehmer*innen (noch) keine direkte Erfahrungen mit Sterbenden und ihren Familien hatten), das Durchschnittsalter betrug 61,7 Jahre; 69 Prozent der

Teilnehmer*innen waren verheiratet, 71 Prozent gehörten einer Kirche an, 79 Prozent hatten einen College- oder Universitätsabschluss und 59 Prozent waren pensioniert. Im Durchschnitt betätigten sich die Teilnehmer*innen seit 6,3 Jahren in diesem Umfeld.

Beantwortet wurden zwei geschlossene Fragebögen, ein 33 Fragen umfassender Bogen zum Thema ‚Verbleib als Ehrenamtlicher' und ein demografischer Fragebogen. Erster Fragebogen enthielt eine Gewichtung der Fragen auf einer fünf-Punkte-Skala von 5= sehr wichtig bis 1= nicht wichtig.

Das wichtigste Motiv, warum die Ehrenamtlichen bei ihrer Tätigkeit bleiben möchten ist, dass sie ihnen Spaß macht. Die Wissenschaftler nehmen auch an, dass viele der genannten Punkte wie z. B. den Geschichten der Betroffenen zuzuhören, die Anerkennung durch die Patient*innen und deren Angehörigen, etc. zu diesem Gefühl beitragen. Zweithöchste Bedeutung war die Begründung, dass sie sich als Ehrenamtliche gut vorbereitet und ausgebildet sahen.

Als weitere Gründe in abnehmender Zustimmung wurden genannt:

- Gerne den Lebensgeschichten der Patient*innen zuhören und von deren Erfahrungen lernen können (dies gelingt besonders gut, wenn die Patient*innen möglichst früh an das Hospiz überwiesen werden)
- An die Hospizphilosophie glauben
- Die eigene Rolle gut kennen und wissen, was man machen kann und was nicht
- Das Recht zu haben, zum Koordinator bezüglich einer neuen Begleitung auch Nein sagen zu können
- Das Gefühl, die Arbeit ist wertvoll und man wird gebraucht
- Die Möglichkeit zu haben, persönlich zu wachsen
- Zugang zu den Patient*innenakten zu haben
- Ehrenamtliche und Sterbende passen gut zueinander; typischerweise geschieht dies auf der Basis gemeinsamer Interessen, Hobbys etc.
- Eine kontinuierliche Kommunikation mit dem Koordinator/mit der Koordinatorin
- Kurz nach der Ausbildung eingesetzt zu werden
- Die Möglichkeit haben, regelmäßig an Weiterbildungen teilnehmen zu können
- Von den Patient*innen/Familien anerkannt und wertgeschätzt zu werden
- Verbindungen mit den Patient*innen/Angehörigen aufzubauen

Hier nun einige Gründe, die eine sehr geringe Bedeutung für das Verbleiben im Ehrenamt haben:

- Allgemein bekannt zu sein (recognition); z. B. bei Jubiläen mit Foto im Newsletter abgebildet werden und somit für andere wiedererkennbar sein
- Geplante soziale Aktivitäten, gemeinsames Essen oder Partys

- Koordinator*in nimmt Anteil an deinem privaten Leben
- Präsentationen von z. B. Urkunden u. Ä.
- Im Newsletter erwähnt werden
- Telefonanrufe zum Geburtstag u. Ä.
- Essenseinladung

Auffällig an diesem ‚Questionnaire' war, dass keine der Aussagen Begriffe wie Sterben, Tod oder Trauer beinhalteten.

Nur zwei Aussagen, „Believing in the philosophy (or mission) of hospice palliative care" und „Feeling adequately prepared/trained to perform my role as a volunteer"(Claxton-Oldfield/ Jones, 2012, 469) können im weitesten Sinne als altruistisch, alle 31 weiteren Aussagen müssen in Anlehnung an Claxton-Oldfield et al (2012) Untersuchungen der Kategorie Bereicherung der eigenen Persönlichkeit zugeordnet werden. Gerade aber diese Kategorie wurde beim Beginn des Ehrenamtes als am wenigsten wichtig eingestuft, was wiederum auf eine Motivverschiebung von altruistischen hin zu egoistischen Motiven hinweisen könnte.

Die Gründe, die in dieser Studie von den Ehrenamtlichen als nicht bedeutend eingestuft wurden, stimmen im weitesten Sinne mit der Motivskala der Untersuchung von Claxton-Oldfield et al (2011 und 2012) über Ehrenamtliche überein, in welcher die Ehrenamtlichen Selbstdarstellung als Motiv zur Aufnahme dieses Ehrenamtes als nicht wichtig eingestuft hatten.

Abschließend sollte erwähnt werden, dass geschlossene Fragen ihre Grenzen haben. Weitere, andere oder vielleicht sogar wichtigere Motive können so außen vor bleiben.

2.2.3   Motive, das Ehrenamt zu beenden

Motive, die zu einer Beendigung eines freiwilligen Engagements im Hospiz oder Palliative Care führen, sind wenig erforscht und besitzen zudem noch eine besondere Hürde: die Ehrenamtlichen, die bereits weggegangen sind oder aufgehört haben wurden selten befragt, was bestimmt auch an mangelnder Bereitschaft der Zielgruppe und schwieriger Datenerhebung (Datenschutz) liegen könnte. Bei den wenigen, vorhandenen Studien unterscheiden einige Wisschaftler*innen in von der Organisation beeinflussbare und von der Organisation nicht beeinflussbare Faktoren, was im Folgenden betrachtet wurde (Claxton-Oldfield/Claxton-Oldfield, 2012)

Jane und Stephen Claxton-Oldfield diskutierten im Jahr 2008 in einem Beitrag im American Journal of Hospice & Palliative Medicine das Thema Some Common Problems Faced by Hospice Palliative Care Volunteers, der als eine Mischung aus eigener jahrelanger Forschung und Erfahrung und ausgewählter Literatur bezeichnet werden kann.

In dieser Arbeit wurde nicht explizit nach der Motivation für oder gegen eine ehrenamtliche Tätigkeit gefragt, vielmehr identifizierten die Autor*innen einige oftmals auf-

tretende Probleme, die, wenn sie nicht bewältigt werden, zu einer Aufgabe des Ehrenamtes führen könnten, also Motive, die Ehrenamtliche veranlassen könnten zu gehen. Es
handelte sich hier nur um Faktoren, die von der Organisation beeinflussbar sein können.

Jane und Stephen Claxton-Oldfield haben aus vorherigen Recherchen, Studien und
Interviews vier Probleme herausgearbeitet:

- Nicht gebraucht werden
  „use them or loose them" (Claxton-Oldfield, Claxton-Oldfield, 2008, 122);
  Ehrenamtliche, die nach ihrer Ausbildung nicht zeitnah eingesetzt werden,
  können sich überflüssig fühlen, verlieren dann ihr Interesse an der Tätigkeit
  und wenden sich anderen Bereichen zu. Gebrauchtwerden ist ein wichtiger
  Bestandteil der Zufriedenheit von Ehrenamtlichen.
- Patient*innen werden zu spät an ein Hospiz überwiesen
  Da die Patient*innen zu spät an palliative Einrichtungen überwiesen werden,
  ist es für Ehrenamtliche oftmals schwer, zu den Patient*innen noch eine Beziehung aufbauen zu können. Die Recherchen haben ergeben, dass die persönliche Beziehung zu den Sterbenden erheblich zur Zufriedenheit der Ehrenamtlichen beiträgt.
- Ehrenamtliche fühlen sich nicht wertgeschätzt
  Wertgeschätzt, akzeptiert, anerkannt und Teammitglied zu sein – das ist für
  Ehrenamtliche wichtig, das motiviert sie, diese Tätigkeit auszuüben. Während
  die Wertschätzung der Ehrenamtlichen von Sterbenden und deren Zugehörigen in hohem Maße bestätigt wird, ist dies bei den Professionellen im Team
  nicht immer der Fall. Bei Teambesprechungen werden sie oftmals nicht hinzugezogen; einige Ehrenamtliche berichten, dass sie wegen der Haltung des
  Pflegepersonals ihr Amt aufgegeben haben, und einige berichten, dass sie vom
  professionellen Team ignoriert werden. Dies trifft jedoch überwiegend für
  den stationären Bereich und in Krankenhäusern zu. Im hier zu untersuchen-
  den ambulanten Bereich spielt das nur eine untergeordnete Rolle, da Ehrenamtliche oftmals weder mit den Pflegediensten noch mit der Ärzteschaft in
  Kontakt kommen.
- Nicht genug für die Patient*innen tun können
  Diese Äußerung beinhaltet zwei Aspekte: wissen, dass man nichts mehr für
  die Patient*innen machen kann und nicht genügend Zeit für die Patient*innen zu haben. Dies ist nach Claxton-Oldfield kein unbekanntes Phänomen
  in der Begleitung – Ehrenamtliche können sich hilflos vorkommen, wenn sie
  keine Antwort haben oder das Problem des Patient*innen nicht ‚beheben‘
  können.

In der bereits im vorherigen Kapitel erwähnten Studie von Jane und Stephen Claxton-
Oldfield *Should I Stay or Should I Go: A Study of Hospice and Palliative Care Volunteer
Satisfaction and Retention* (2012a) wird hier nun der Aspekt *... or should I Go* näher be-

trachtet. Untersuchungen, warum Menschen dieses Ehrenamt wieder verlassen, gibt es nach Aussage der Autor*innen nur wenige. Dies liegt wohl auch daran, dass der Aufwand, Ausgeschiedene zu befragen, höher ist. So können diese Personen unbekannt verzogen sein oder sie möchten keine Befragung zu etwas (negativem) Vergangenem.

Einige Studien aus den 80er Jahren haben untersucht, wie viele Ehrenamtliche innerhalb des ersten Jahres oder Halbjahres ihr Ehrenamt wieder niederlegten. Amenta (1984) stellte in der Untersuchung fest, dass von 42 Menschen, die ihre Ausbildung als Ehrenamtliche abgeschlossen hatten, innerhalb des ersten Jahres 18 das Amt niederlegten. FinnParadis und Usui (1987, in Claxton-Oldfield/Claxton-Oldfield, 2012a) berichteten, dass von 113 in fünf verschiedenen Gruppen ausgebildeten Ehrenamtlichen nach vier Monaten 32 ihr Engagement beendeten. In der Untersuchung von Lafer (1987) gaben von 75 Ehrenamtlichen in zehn verschiedenen Gruppen 13 ihr Amt innerhalb der ersten sechs Monate nach Beendigung der Ausbildung auf. Die Raten lagen also zwischen 17 Prozent und 43 Prozent und es stellt sich die Frage, warum das so ist.

Erwähnenswert erscheint die Aussage von Amenta im Jahr 1984, die in ihrer Studie den Zusammenhang zwischen Sinn des Lebens, Todesangst und Ehrenamt im Hospiz erforschte: Diejenigen, die innerhalb eines Jahres das Programm wieder verlassen hatten, sahen – gemessen an den verbliebenen Ehrenamtlichen – viel weniger ihren Sinn des Lebens und hatten wesentlich häufiger Angst vor dem Tod (Amenta, 1984).

Ältere Studien (Brichacek, 1988, Briggs, 1987, Patchner/Finn, 1987 in Claxton-Oldfield/Claxton-Oldfield, 2012a) legten aus Sicht der beiden Wissenschaftler*innen nahe, dass, wie eingangs erwähnt, die Gründe in zwei grundsätzliche Kategorien unterteilt werden können:
• Von der Organisation kontrollierbare und
• von der Organisation nicht kontrollierbare Gründe.

Zu von der Organisation kontrollierbaren Gründen gehören Gründe, die in der Tätigkeit und/oder der Organisation selbst liegen. Nicht von der Organisation kontrollierbare Gründe sind z. B. Krankheit, Wegzug, Konflikte mit dem Beruf, zur Verfügung stehende Zeit etc.

Bei der Betrachtung weiterer Studien ergab sich ein ähnliches Bild; z. B. Seibold et al (1987) unterteilten die Gründe für ein Beenden der Tätigkeit in drei Kategorien: persönliche Gründe, Um-/Wegzug und Gründe, die mit dem Hospiz-‚Programm' in Zusammenhang stehen, wobei die beiden ersten unter die Kategorie *von der Organisation nicht kontrollierbar* fallen.

Jane und Stephen Claxton-Oldfield (2012) fragten in Gruppendiskussionen mit Interviewfragen nach wenig befriedigenden Tätigkeiten und nach möglichen Gründen, dieses Ehrenamt zu beenden. Die Zusammensetzung der Teilnehmer*innen wurde bereits in Teil IV 2.2.2 beschrieben.

Auf die Frage, was das Unbefriedigendste an ihrer Arbeit sei, erhielt das Forscherteam nachfolgende Antworten:

- die Grenzen und/oder die Rolle ist nicht eindeutig definiert (wurde in vier von neun Gruppen erwähnt)
- das Leid der Patient*innen zu sehen (in zwei Gruppen)
- fehlende Bindung zu Patient*innen (in zwei Gruppen)
- administrative Tätigkeiten (in zwei Gruppen)
- keine Beziehung zu Patient*innen/zu Familien finden (in zwei Gruppen)

Als weitere Gründe wurden beispielsweise genannt: das Fehlen eines Begleitungsabschlusses oder der Kontaktverlust mit der Familie nach dem Tod des Patienten bzw. der Patientin.

Die zweite Frage, die vom Forscherteam gestellt wurde, war: Aus welchen Gründen würden Sie Ihre Tätigkeit beenden? Darauf wurde wie folgt geantwortet:

- Familiäre Krisen, Verpflichtungen (wurde in vier von neuen Gruppen erwähnt)
- Emotionale Erschöpfung, Burn-out (in drei Gruppen)
- Hohes Alter (in drei Gruppen)
- Überfordert sein, andere Verpflichtungen (in drei Gruppen)
- Nicht gerufen werden, Mangel an Zuweisungen (in zwei Gruppen)
- Eigene gesundheitliche Gründe (in zwei Gruppen)
- Schlechte Erfahrungen (in zwei Gruppen).

Das Forscher*innenteam unterschied die o. g. Gründe, ähnlich den o. g. älteren Studien, in von der Organisation kontrollierbare und von der Organisation nicht kontrollierbare Gründe. Aus Sicht des Forscher*innenteams war bei den nicht-kontrollierbaren Gründen ‚hohes Alter‘ als neuer Grund hinzugetreten, was, wenn man auf die demografischen Daten sieht, nicht verwunderlich ist.

Es gibt Gründe, aufzuhören, die von der Organisation nicht beeinflusst werden können, z. B. Alter, Familie, Gesundheit. Es gibt aber auch Gründe, bei denen die Organisation eingreifen könnte: überfordert sein oder sich so fühlen, zu wenige Zuweisungen von Begleitungen, schlechte Erfahrungen. Hier schlagen die Wissenschaftler*innen vor, dass Ehrenamtliche unterstützt werden müssen. Sie führen einige Beispiele an: regelmäßige Treffen der Ehrenamtlichen miteinander, um sich gegenseitig zu unterstützen. Aber im Besonderen sehen sie die/den Koordinator*in im Vordergrund. Sie/er muss für die Ehrenamtlichen erreichbar sein, den Ehrenamtlichen das Gefühl geben, wichtig zu sein und z. B. bei mangelnder Auslastung andere Tätigkeiten anbieten, wie z. B. beim Training der neuen Ehrenamtlichen mitzuhelfen. Die Wissenschaftler*innen geben aber zu bedenken, dass hier Ehrenamtliche befragt wurden, die gerne weiterhin dieses Amt ausüben möchten und nicht aktuell mit der Option des Aufhörens konfrontiert sind.

Eine australische Pilotstudie mit dem Titel *Role Ambiguity, Role Conflict, or Burnout: Are These Areas of Concern for Australian Palliative Care Volunteers? Pilot Study Results* aus dem Jahr 2014 (Phillips et al.) stellte die Hypothese auf, dass Ehrenamtliche im

Hospiz, die in einem strukturierten Ehrenamtlichen-Programm arbeiten, nur zu einem geringen Anteil unter unscharf definierter Rolle, Rollenkonflikten oder Burnout litten. Die strukturierten Programme schienen zudem die Ehrenamtlichen zu befähigen, eine Bandbreite an Burn-out-Präventionsstrategien anwenden zu können. Dies ist nicht Thema dieser Arbeit, aber die Teilnehmer*innen wurden nach den negativsten Aspekten ihrer Tätigkeit befragt, also Motive, die zu einer Beendigung des Ehrenamtes führen können.

Bei der offenen Fragestellung nach dem negativsten Aspekt ihrer Tätigkeit fassten die Forscher*innen die Antworten in daraus resultierenden Oberbegriffen folgendermaßen zusammen:

- 67 Prozent der Antworten wurden unter dem Begriff *dealing with suffering* zusammengefasst
- 14 Prozent konnten mit dem Begriff *fears of making mistakes* zusammengefasst werden
- 9 Prozent nannten die Herausforderung *of conflicting commitments* und
- 8 Prozent nannten *not being valued* (Phillips et al., 2014, 750).

Ordnet man diese Gründe nach den o. g. Kriterien in von der Organisation beeinflussbare/nicht beeinflussbare, so stellt man fest, dass bei allen genannten Gründen die Organisation Einfluss auf die Zufriedenheit oder Unzufriedenheit nehmen könnte, was aber an der Fragestellung lag. Auffallend, und nur in dieser Studie explizit angesprochen, ist die Schwere der eigentlichen Aufgabe; ein Aspekt, der mehr Beachtung finden sollte.

Die genannten Punkte werteten die Forscher*innen als Kriterien für einen möglichen Burn-out und diesen wiederum als wichtiges Motiv, das Ehrenamt im Hospiz zu beenden.

Grund für diese Annahme ist auch eine von den Forscher*innen genannte Studie von Grunfeld et al. (2000) bei Hauptamtlichen, die einen Zusammenhang von Burn-out-Niveau und Verlassen der Tätigkeit festgestellt hatten.

2.3   Übersicht über Untersuchungen in Deutschland und Europa

Die hier aufgeführten Veröffentlichungen unterscheiden sich von den im vorherigen Kapitel erwähnten Studien. Zum einen begannen die Hospizbewegung und ihre Erfolge im deutschsprachigen Raum wesentlich später als im englischsprachigen Raum, zum anderen wird erst seit wenigen Jahren und immer noch sehr wenig zum Thema Ehrenamt in Deutschland geforscht, weshalb auf Graue Literatur zurückgegriffen wurde. Auf europäischer Ebene entstehen langsam Strukturen, größere Forschungsansätze sollen folgen. *„However, insights emerging from the work of the Taskforce indicate that there is still much that we do not know about HPC volunteering in Europe"* (Goossensen et al., 2016, 184), so ein Auszug auf dem White Paper. Das EAPC White Paper 2016, das sich auf Ehrenamtliche bezieht, definiert Ehrenamt in Europa. Untersuchungen zu den Motiven sind ebenfalls in diese Arbeit eingegangen (Goossensen et al., 2016).

Das Projekt OPCARE9[21] enthielt das WP5: Voluntary Services, leider wurde diese Studie nie veröffentlicht. Die Leiterin dieses WP5 Smeding veröffentlichte nur einen kleinen Teil davon in zwei Ausgaben der hospiz zeitschrift, Ausgaben 1 und 2 aus dem Jahr 2014. Die Ergebnisse gingen in deutschsprachige Untersuchungen ein.

Da nur diese beiden europäischen Studien berücksichtigt wurden und die englischsprachigen größtenteils dem US-amerikanischen und kanadischen Kulturkreis zuzuordnen sind, wurden beide den deutschsprachigen Studien zugeordnet. Abschließend fasst ein Forschungsteam Expert*innenbeiträge aus Europa bezüglich der Motive Ehrenamtlicher zusammen.

2.3.1   Motive, das Ehrenamt aufzunehmen

Im Jahr 2011 veröffentlichten die Herausgeber*innen Bödiker/Graf/Schmidbauer, drei in der Hospizbewegung seit vielen Jahren aktive Protagonist*innen, ihr Kurshandbuch Ehrenamt mit dem Titel *Hospiz ist Haltung*. In einem der Beiträge arbeitete Marie-Luise Bödiker für die Fragestellung, warum Ehrenamtliche sich im Hospiz engagieren, fünf Motivgruppen, die zur Aufnahme eines Ehrenamtes im Hospiz führen, heraus (Bödiker, 2011a, 57 f.).

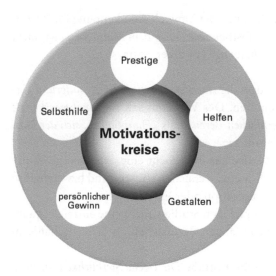

Abbildung 17: Motivgruppen nach Bödiker.

---

21   Siehe Teil I, Abschnitt 2.1 Literatur- und Dokumentenanalyse.

1.   Motivkreis Helfen
Ehrenamtliche möchten Menschen in Not helfen, etwas Nützliches für Sterbende machen

2.   Motivkreis Gestaltungswille
Auslöser, sich mit dem Thema Sterben und Tod auseinanderzusetzen, war meist eine schwere Erkrankung oder das Sterben eines geliebten Menschen. Hier eigene Ideen und Vorstellungen einzubringen, um Veränderungen und Verbesserungen herbeizuführen, motivierte dazu, dieses Ehrenamt zu wählen. Eigene Fähigkeiten und Problemlösungen einzubringen *macht Spaß* (Bödiker, 2011a, 58).

3.   Motivkreis persönlicher Gewinn
„Um Zuneigung von den Betroffenen, Anerkennung von den Angehörigen zu erhalten, aktiv zu bleiben, um aus dem Haus zu kommen, um eigene Kenntnisse zu vertiefen oder zu erweitern, neue Leute in einem verbindlicheren Rahmen kennenzulernen, Hobbys zu pflegen, Spaß und Freude in der Zusammenarbeit mit anderen zu haben" (Bödiker, 2011a, 58).

4.   Motivkreis Therapieersatz/Selbsthilfe
In den Vorbereitungskursen ‚lernen' Ehrenamtliche mit Verlusten umzugehen, negative Erfahrung zu verarbeiten; aber auch die Gemeinschaft hilft, Einsamkeit und depressiven Phasen entgegenzuwirken. Bödiker sieht dies als Therapieersatz. Das Motiv Selbsthilfe: die neuen Ehrenamtlichen ‚behandeln' eigene Lebenskrisen mit aktiver Arbeit.

5.   Motivkreis Prestige
Ehrenamtliche im Hospiz erhalten von der Umwelt Anerkennung für Ihr Engagement und geben sich sehr selbstbewusst *„nach dem Motto ‚wenn wir nicht wären' … bis hin zur Selbstüberschätzung"* (Bödiker, 2011a, 59).

An anderer Stelle betonte die Autorin, dass die *„meisten Ehrenamtler … aufgrund persönlicher Betroffenheit zum Hospiz"* kommen. Des Weiteren sah sie *„unaufgearbeitete Verlusterfahrungen im privaten oder beruflichen Bereich"* als *„Hauptanlass, sich der Hospizbewegung anzuschließen"* (Bödiker, 2011b, 127).

Zusätzlich betont Bödiker, welche Motive aus ihrer Sicht eine *„eher untergeordnete Rolle"* (Bödiker, 2011a, 58) spielen, nämlich ein kirchlicher Hintergrund bzw. religiöse Motive, aber auch Pflichtgefühl, Familientradition oder Ehre.

Bödiker greift, anders als die englischsprachigen Studien, nicht eine einzelne (quantitative) Studie auf, sie fasst ihre in einem langen Berufsleben als Wissenschaftlerin erworbenen Kenntnisse zusammen.

Swantje Goebel (2012) interviewte in ihrer Studie *Die eigene Sterblichkeit im Blick* sieben ehrenamtliche Hospizhelfer*innen und versuchte mithilfe einer explorativen Vorgehensweise die *„biografischen Verortungen des Hospizengagements"* (Goebel, 2012, 221) zu erforschen. Goebel *„ging es um den subjektiv gemeinten Sinn von hospizlich Enga-*

gierten. Was bewegt sie dazu, sich freiwillig in direkte Konfrontation mit Tod und Sterben zu begeben, und das wiederholt?" (Goebel, 2012, 222).

Aufgrund der geringen Anzahl von Fallportraits können keine allgemeingültigen Aussagen getroffen werden, die Forscherin bezeichnet ihr Ergebnisse als *„einen Ausschnitt sozialer Wirklichkeit"* (Goebel, 2012, 210).

Dennoch lassen sich bei den Antworten der Hospizhelfer*innen Gemeinsamkeiten mit den Ergebnissen der internationalen Studien erkennen:

Gemeinsam war ihnen die direkte und freiwillige Konfrontation mit Sterben und Tod. Bei allen Befragten führte freie Zeit zur Verfügung zu haben und der Zufall zu diesem Amt, was jedoch auf das Ehrenamt im Allgemeinen zutrifft (Freiwilligensurvey, 2009). Alle Interviewten erzählten *„von einer für sie einschneidenden Berührung mit Tod und Sterben aus der Zeit vor ihrem Hospizengagement"* (Goebel, 2012, 212).

2015 veröffentlichten Begemann und Seidel die Studie *Nachhaltige Qualifizierung des Ehrenamtes in der ambulanten Hospizarbeit und Palliativversorgung in Niedersachsen.* Der Zweck der Studie war, dass Ehrenamtliche selbst sich über Inhalte und Auswirkungen der Befähigungskurse äußerten, um damit Impulse und Hinweise für eine Verbesserung der Hospizkurse zu erhalten. Teil der Untersuchung war es, die Motive der Ehrenamtlichen für diese Tätigkeit abzufragen, und dieser Teil wurde im Folgenden diskutiert.

Die Datenerhebung bestand aus zwei Teilen, einer quantitativen und einer qualitativen Erhebung. Befragt wurden 1 057 Ehrenamtliche in Niedersachsen. 84 Prozent der Ehrenamtlichen waren 50 Jahre und älter, 89 Prozent waren Frauen, elf Prozent Männer. 60 Prozent der Befragten verfügten über berufliche Vorerfahrungen mit Sterbenden, 42 Prozent der Befragten waren weniger als fünf Jahre in der Hospizarbeit tätig. Das erschien den Autorinnen wichtig, da hier ein guter Erinnerungsgrad an den Befähigungskurs zu erwarten war.

Orientiert an der Frage nach den Motiven, dieses Ehrenamt aufzunehmen, erfolgte die Datenerhebung mithilfe von 25 Einzelinterviews mit Leitfaden. Bei der Auswertung der Interviews konnten *„folgende Kategorien als zusammenfassende Kernaussagen"* (Begemann/Seidel, 2015, 54) abgeleitet werden:

1. Hospizarbeit ist erfüllendes, sinnstiftendes Engagement, im Einklang mit Persönlichkeit und Kompetenzen
2. Wunsch nach Veränderung im Umgang mit Sterben und Tod

Zu den Motiven im Einzelnen:

Zu 1. Meist löst eine bedeutsame Verlusterfahrung im Familien- oder Freundeskreis das Bedürfnis aus, anderen in ähnlicher Situation zu helfen. Der Tod der nahestehenden Person löst aber zugleich Gedanken aus, sich mit Lebenswerten und Lebensaufgaben, aber auch mit der Sinnfrage angesichts des Todes zu befassen. *„Motivierte Menschen, die nach Sinn streben, haben einen hohen Anspruch an Selbstverwirklichung und Selbstbestimmung in ihrem Engagement. Sie wünschen sich, dass sie ihre Kompetenzen und*

Qualifikationen einsetzen und erweitern können" (Begemann/Seidl, 2015, 58). Die Sinn-frage stellt zugleich die Frage nach der Sinnverwirklichung. Die Befragung zeigte, dass Ehrenamtliche die Gespräche mit den Betroffenen und den Angehörigen als einen Teil ihrer Sinnverwirklichung ansahen. Die Selbstbestimmtheit in diesem Ehrenamt ist ge-wollt, diese Selbstgestaltungsmöglichkeit schätzen die Ehrenamtlichen.

Bei einigen Ehrenamtlichen waren berufliche Erfahrungen (Berufe im Gesund-heitswesen) der Auslöser, sowohl im positiven als auch im negativen Sinne.

Zu 2. Manche der Ehrenamtlichen kennen noch die Situation, dass Sterbende ins Badezimmer geschoben wurden. Darüber haben sie sich empört. Dass Sterben *„immer noch ... in gesellschaftlich geschaffenen Versorgungseinrichtungen verlagert wird"* (Bege-mann/Seidel, 2015, 59), auch das empört. Ehrenamtliche möchten das Sterben in die Gesellschaft zurückholen, sie sehen ihre Tätigkeit als einen Beitrag zur Gestaltung des gesellschaftlichen Zusammenlebens.

Das Projekt *„Erfahrungen und Sterbewissen von Ehrenamtlichen, durchgeführt von Mai 2016 bis Juli 2017"*, befasste sich auch mit Motiven der Ehrenamtlichen, diese Tätigkeit aufzunehmen. Es fanden 14 Gruppengespräche mit ehrenamtlichen Hospiz-Mitarbei-ter*innen statt, 281 Ehrenamtliche haben insgesamt an der Forschung teilgenommen. Die Ergebnisse wurden 2018 vom Autor*innenteam veröffentlicht (Schuchter et al., 2018). Im 3. Kapitel ihrer Veröffentlichung stellt Schuchter die Frage nach den Moti-ven, warum dieses Ehrenamt ergriffen wurde. Altruistische Motive seien *„hauptaus-schlaggebend ... neben Motiven, die mit den Begriffen von Solidarität oder von zivilgesell-schaftlicher Verantwortung bezeichnet werden"* (Schuchter, 2018, 21 f.). Religiöse Motive wurden selten genannt. Als auffällig bezeichnete Schuchter ein Streben nach sinnstif-tender Tätigkeit, im Besonderen bei Menschen, die dieses Ehrenamt nach der Pen-sionierung ausübten. Etwa die Hälfte berichtete von persönlichen Vor-Erfahrungen mit dem Sterben und dem Tod aus dem Angehörigen- und/oder Freundeskreis; damit beginnt Sterbebegleitung vor hospizlicher, ehrenamtlicher Begleitung. Der Autor be-trachtete diese Situation nun eingehender und kam zu dem Resultat, dass diese exis-tentielle Erfahrung mit dem Tod ihm seinen Schrecken genommen hat und sich ein veränderter Blick auf das eigene Leben einstellt. Es *„ist eher die eines beinahe radikalen Standpunktwechsels, von dem aus das Leben betrachtet und erlebt wird"* (Schuchter, 2018, 25). Auf Grundlage dieser Erfahrung kommen erst die Motive, dieses Ehrenamt aus-zuüben, hinzu.

2014 wurde in den Niederlanden von Goossensen und Sakkers eine 2019 in deut-scher Sprache veröffentlichte Studie mit dem Titel *Darum mache ich es* durchgeführt. Die zentrale Frage dieser Untersuchung war: *„Was bringt diese Tätigkeit im palliativen Endstadium den Ehrenamtlichen selbst?"* (Goossensen, Sakkers, 2019, 15). Die Ehrenamt-lichen wurden dazu aufgerufen, Briefe zu schreiben, in denen sie begründen sollten, warum sie diese Tätigkeit ausüben. Angesprochen wurden Ehrenamtliche, die ähnlich wie in Deutschland und Österreich ,am Bett sitzen'. Es wurden 100 Briefe ausgewertet. Altersangaben wurden nicht systematisch erfasst, die zitierten Ehrenamtlichen waren im Durchschnitt jenseits der Rentengrenze. Es wurden keinerlei Vorgaben gemacht. *„Die Auswahl der Themen und die Art und Weise, wie sie es tun, sind an sich schon interessant und aussagekräftig"* (Goossensen, Sakkers, 2019, 23). Die Briefeschreiber*innen schrieben nicht nach festen Fragen oder Leitlinien, sondern einfach, was ihnen wichtig erschien. Die Antworten wurden thematisch bestimmten Oberbegriffen zugeordnet. In vielen Briefen beschrieben die Ehrenamtlichen, warum sie dieses Ehrenamt aufgenommen hatten.

Die Aussagen wurden nicht quantitativ ausgewertet, vielmehr entstand eine Motivsammlung. *„Das intensive Miterleben eines Sterbeprozesses im nahen Umfeld spielt oft eine Rolle"* (Goossensen, Sakkers, 2019, 24). Erwähnt wurden aber auch: eine Aufgabe in der Rente haben, mehr über den Tod wissen wollen, anderen ermöglichen, zuhause sterben zu können, zur Ruhe und zur Behaglichkeit des Sterbenden beitragen, gegen die Einsamkeit wirken, Menschen am Ende des Lebens nicht allein lassen, Angehörige entlasten. Hinzu kamen Ehrenamtliche, die ursprünglich aus der professionellen Pflege kamen und nun ohne Zeitdruck und ohne Bürokratie arbeiten wollten.

Auf europäischer Ebene gibt es erste Anstrengungen in der European Association for Palliative Care (EAPC), die Motive Ehrenamtlicher, dieses Ehrenamt zu beginnen, zu definieren. Es wurde vorhandene, auch graue Literatur in den einzelnen Mitgliedsstaaten ausgewertet. Ein sechsköpfiges Expert*innenteam nahm mithilfe der Delphi-Methode eine Sichtung und Beurteilung vorhandener Literatur vor, wobei hier zu erwähnen ist, dass zwei der sieben bereits unter Abschnitt 2.2 bei der Übersicht über Studien aus dem englischsprachigen Raum erörtert und die weiteren Studien jeweils nur mit einem Satz zusammengefasst wurden. Dies deutet darauf hin, dass das Expert*innenteam nur die Teile der Studien aufgelistet hat, die ihnen als entscheidend erschienen. Darin waren drei Studien erwähnt, die explizit keine Aussagen bezüglich des hospizlichen Ehrenamt gemacht hatten und deshalb hier auch nicht erwähnt werden. Aus den vier verbleibenden Studien wurde folgendes erwähnt:

- Die Studien von Claxton-Oldfield wurden bereits ausreichend beschrieben.
- Die Studie von Morris et al.[22] wurde mit einem Satz erwähnt: *„Morris et al. found that motivations were broadly similar in all settings and countries, but suggest that they can vary."*
- Die Studie Stelzer und Lang[23] *„concluded that German volunteers are more motivated by career aspirations than their US counterparts."*
- Die Studie Andersson und Ohlén[24] *„say[s] that HPC volunteers are motivated by the fact that they help others and support causes they believe in, but also by their*

---

22 Morris S, Wilmot A, Hill M, Ockenden N, Payne S. A narrative literature review of the contribution of volunteers in end-of-life care services. Palliat Med 2013; 27: 428–436.
23 Stelzer EM, Lang FR. Motivations of German hospice volunteers: how do they compare to nonhospice volunteers and US hospice volunteers? Am J Hosp Palliat Care 2016; 33: 154–163.
24 Andersson B, Ohlén J. Being a hospice volunteer. Palliat Med 2005; 19: 602–609.

own experiences of bereavement, a wish for personal development and an aspiration to understand more about life and death according to age, younger volunteers being more motivated by career aspirations." (Goossensen et al., 2016, 187)

Zwei Motive sahen sie in Ergänzung zu den vorliegenden Motiven: Menschen im Ruhestand, die eine Aufgabe in der Gemeinschaft suchen, und Arbeitsuchende, die Erfahrungen sammeln und eigene Leistungen erbringen möchten, mit der Chance, einen bezahlten Arbeitsplatz zu erhalten. Ebenso war es der Expert*innengruppe wichtig, zu erwähnen, dass die jeweiligen Kulturen und Traditionen die Motivation beeinflussen. So können in manchen Gegenden religiöse Motive eine Rolle spielen und/oder es gibt in bestimmten Regionen eine traditionell starke Ehrenamtstradition (Goossensen et al., 2016).

Die Ergebnisse lassen sich nicht eindeutig den Motiven, warum dieses Ehrenamt aufgenommen wird, oder den Motiven, warum dieses Ehrenamt beibehalten wird, zuordnen, und gelten deshalb zugleich für den nachfolgenden Abschnitt.

In *The Changing Face of Volunteering in Hospice and Palliative Care* (2017) erschienen Expert*innenbeiträge, die die Veränderungen im Bereich Ehrenamt in ihren jeweiligen Ländern dargestellt haben. Das Herausgeberteam hat abschließend die Ergebnisse zusammengefasst, wobei hier nur die Motive und nur die europäischen Länder erwähnt werden.[25]

Die anfänglichen Beweggründe der Hospizbewegung in Europa glichen sich: Menschen am Endes Lebens und deren Familien unterstützen und helfen und das Thema Sterben und Tod in die Gesellschaft tragen, basierend auf den Grundsätzen Cicely Saunders. Aufgrund unterschiedlicher geschichtlicher, politischer und kultureller Rahmenbedinungen in den einzelnen Ländern, entwickelte sich die Hospizbewegung in den Ländern unterschiedlich, gemeinsam war ihnen aber die Beibehaltung des Ehrenamtes. Während bei den Ehrenamtlichen in den Anfängen der Altruismus im Vordergrund stand, haben sich die Motive verändert. Auffallend war aus Sicht des Autorenteams, dass die Motive, ungeachtet von Kultur und Setting sich aber weiterhin stark ähnelten.

Die Motivation verschiebt sich zwischen den Polen *„giving and receiving motivations"* (Howlett, Scott, 2017, 210) hin zu Letzterem. Als Beispiele werden hier angeführt, dass Ehrenamtliche spüren möchten, dass sie der Gemeinschaft etwas zurückgeben oder dass sie Fähigkeiten erwerben möchten, die sie in anderen Lebensbereichen nutzen können. Howlett und Scott nennen dies *„to provide a meaningful experience for the volunteer."* (2017, 210)

---

25 Diese Abgrenzung wird notwendig, da beispielsweise laut Kiyange (2017) in Ländern mit hoher Arbeitslosigkeit und ärmlichen Regionen eine Bezahlung oder die Hoffnung auf eine feste Anstellung als Motivation gelten kann.

Dies bedeutet eine neue Herausforderung an die Leitungen der ambulanten und stationären Hospize, wobei ein weiterer Aspekt verschärfend hinzukommt: die Zeit oder vielmehr die begrenzte Zeit, die Ehrenamtliche für das hospizliche Ehrenamt zu Verfügung stellen möchten. Ehrenamtliche fordern demnach in begrenzter Zeit persönliche Entwicklungen und Fähigkeiten zu erringen und fordern deshalb sinnvolle und verantwortliche Rollen verstärkt ein. Aber die Tatsache, dass Ehrenamtliche einen Sinn/Zweck benötigen, kann unterschiedlich interpretiert werden. *„The difference is how that works in practice."* (Howlett; Scott, 2017, 211) Ehrenamtliche Tätigkeit kann sich über die Zeit entwickeln, während es geschieht. Als Beispiel führt das Autorenteam hier an, dass es für manche Betroffenen und deren Familien einfacher ist praktische Hilfe anzunehmen als dies bei emotionaler Unterstützung der Fall wäre. So kann eine Begleitung mit praktischer Hilfe anfangen und daraus kann etwas erwachsen, das eine emotionale/psychosoziale Unterstützung zulassen kann.

2.3.2   Motive, das Ehrenamt weiterhin auszuüben

In der Juni-Ausgabe der hospiz zeitschrift des Jahres 2010 erschien der Beitrag der Koordinatorin Anna Faida mit dem Titel *„Motivation und Demotivation ... von Ehrenamt im Hospiz"* (Faida, 2010). Faida befragte die Ehrenamtlichen in ‚ihrem' Hospiz, in dem zu dieser Zeit 20 Frauen ehrenamtlich tätig waren. Faida stellte ‚ihren' Ehrenamtlichen nur zwei Fragen:
   1. *„Was motiviert dich, ehrenamtlich im Hospiz tätig zu sein?"* und 2. *„Was wäre demotivierend für deine ehrenamtliche Tätigkeit?"* (Faida, 2010, 17). Der zweiten Frage wird im nächsten Kapitel nachgegangen werden.
   Die Motive der ersten Frage können als Motive gewertet werden, wegen denen Ehrenamtliche weiterhin dieses Amt auszuüben. Nach absteigender Häufigkeit geordnet wurden folgende Motive genannt:
* Zugehörigkeit zu einer Gruppe/einem Team
* Fähigkeiten können frei eingebracht werden
* Sinnvolle Aufgabe
* Flexibilität (kann „leicht" absagen)
* Die Menschen freuen sich über meine Anwesenheit
* Die eigene Verlusterfahrung darf Eingang finden

Die Umfrage kann nicht als repräsentativ angesehen werden, dennoch stimmen die Ergebnisse mit anderen Untersuchungen überein. Festzuhalten wäre in diesem Zusammenhang auch, dass diese Koordinatorin mit „'ihren' Ehrenamtlichen einen gangbaren Weg finden muss – unabhängig von generellen Aussagen. Dies ist auf die Ursprünge der deutschen Hospizbewegung zurückzuführen, wie Josef Roß bereits 2001 schrieb: *„Die Menschen ... haben das Heft selbst in die Hand genommen"* (Roß, 2001, 5).

Auf Grundlage seiner jahrzehntelangen Berufs- und Ehrenamtlichen-Praxiserfahrungen stellte Heinz Hinse im Handbuch Ehrenamt (2011) zehn Kriterien auf, die aus seiner Sicht dazu beitragen, dass Ehrenamtliche nach anfänglicher Euphorie das Amt weiterhin ausüben:

1.   mit den Ehrenamtlichen ganz persönliche Ziel vereinbaren und Aufgaben anvertrauen

2.   Ehrenamtliche regelmäßig über alle Bereiche des Vereins informieren, auch damit sie den Verein nach außen gut vertreten können

3.   Ehrenamtliche sollen an Entscheidungen beteiligt werden

4.   Aufgaben und die damit verbundenen Kompetenzen sollten eindeutig festgelegt werden

5.   Durch verschiedenste Veranstaltungen (Weiterbildung, Vorträge, Lesung, Kino …) interessante Inhalte den Ehrenamtlichen als Anregungen bieten

6.   Rückmeldungen geben, Dank, Anerkennung, aber auch Verbesserungsvorschläge und (kritische) Nachfragen

7.   Persönliche Beziehungen aufbauen und eine Anerkennungskultur pflegen

8.   Gemeinsame Erlebnisse schaffen, gemeinsame Aktivitäten organisieren, z. B. Wanderungen, Theater- oder Kinobesuch etc.

9.   Mitarbeiter*innen sollen das Gefühl haben, bei einer wichtigen Einrichtung zu arbeiten

10.   Eine gute Abschiedskultur entwickeln (Hinse, 2011, 139 f.)

Hinse nennt diese zehn Empfehlungen, um Ehrenamtliche zu halten, ‚*Pflegemittel*‘ (2011, 139). Diese Pflegemittel sprechen folgende Motive an:

•   sich in der Organisation wohl fühlen
•   Wertschätzung / Anerkennung
•   Gemeinschaftsgefühl entwickeln
•   Entscheidungsfreiheit haben

Das Motiv *Bereicherung der eigenen Persönlichkeit* ist bei Hinse nicht existent, was aber mit dem Selbstverständnis des Autors – hier fließt sein eigenes Verständnis von Ehrenamt ein – zu tun hat. Hinse gehört nicht zu den Pionier*innen der Hospizbewegung, aber zur ersten Generation von Ehrenamtlichen, die einen Mangel, das Fehlen der Möglichkeit eines würdigen Sterbens, beseitigen wollten.

Dies entspricht dem Selbstverständnis aus den Anfängen der deutschen Hospizbewegung, als altruistische Graswurzelbewegung, die eklatante Missstände beheben wollte. Hinse war sehr früh Mitglied dieser anfänglichen Hospizbewegung.

Bödiker stellt die einfache Frage: *„Was brauchen Sie"* (um zu bleiben)? (Bödiker, 2011a, 60) und zählt eine Reihe von Gründen/Motiven auf. Die hier aufgezählten Motive können aber ebenso Punkt 2.3.3 *Motive, das Ehrenamt zu beenden* zugeordnet werden, da eine Missachtung der genannten Motive zu einer Beendigung der Ausübung des Ehrenamtes führen könnte:

- angemessene Vorbereitung auf ihre Aufgaben inklusive Supervision
- Fort- und Weiterbildung, damit sie ihren Aufgaben gewachsen sind
- Mitbestimmungs- und Mitentscheidungsmöglichkeiten bei der Gestaltung der ehrenamtlichen Tätigkeiten
- Erwarten Fürsorge
- Nicht als Lückenbüßer*in, Aushilfskraft missbraucht zu werden
- Ihre persönlichen Fähigkeiten werden ernst genommen und genutzt
- Behalten die Entscheidungsfreiheit, wo sie eingesetzt werden
- Möchten unterschiedliche Arbeitsfelder kennen lernen können
- Erwarten Dank und Feiern
- Unabhängigkeit bei den Einsatzzeiten, Flexibilität, das Recht, auch Nein sagen zu können

In der bereits im vorherigen Kapitel erwähnten Studie von Begemann/Seidel (2015) stellten die Wissenschaftlerinnen auch die Frage: „Welche Angebote und Fortbildungen wünschen Sie sich?" Diese Frage kann man zwar nicht mit der Fragestellung dieser Arbeit nach den „Verbleibe"-Motiven von Ehrenamtlichen gleichsetzen, dennoch bringen Ehrenamtliche hier vor, was „ihnen gut tut", was Ehrenamtliche zum Bleiben motiviert. Begemann und Seiten (Begemann/Seidel, 2015, 90 ff.) haben drei Kernaussagen definiert:

- Sicherung und Verbesserung des Engagements durch Fortbildung
  Es besteht eine hohe Bereitschaft und Freude zur Weiterbildung, um die eigene Tätigkeit zu verbessern. Die Themen für die Weiterbildung entwickeln sich aus den Fragen und Problemen in der Praxis.
- Supervision ist erforderlicher Bestandteil der Arbeit
  Ehrenamtliche nehmen Supervision *„als wichtige Unterstützung und notwendige Ressource"* (Begemann/Seidel, 2015, 95) wahr.
- Koordinator*innen, Ansprechpartner*innen und Gruppe geben Rückhalt

Die Antworten auf die Frage *Wie hat die Hospizarbeit Sie persönlich verändert?* verdichteten die Forscherinnen auf drei Aussagen:

1. Leben bewusst wahrnehmen und gestalten
2. Offene Auseinandersetzung mit dem Tod
3. Gewinn an Sensibilität und Gelassenheit.

Die Antworten deuten darauf hin, dass diese persönlichen Veränderungen als positiv bewertet werden und deshalb zu den Motiven, die Ehrenamtliche im Amt hält, zu zählen sind.

Bei Goebel (2012) finden sich einige Aspekte, die für das Verbleiben in diesem Ehrenamt sprechen. So war den von ihr befragten Personen gemeinsam die Bewertung ihres Engagements, *„dass sie so viel mehr zurückbekommen, als sie selbst geben können, dass sie sich durch die Anbindung an das Hospiz bereichert fühlen und dass sie eine tiefe Dankbarkeit empfinden, weil sie Teil der Hospizbewegung sein dürfen"* (Goebel, 2012, 213).

Im Weiteren wurden die Auswirkungen des Engagements auf das Leben der Beteiligten betrachtet. Goebel kommt zu dem Schluss, dass die Hospizarbeit positiv als Selbstreflexion in Bezug auf das eigene Leben und den eigenen Tod, im Sinne einer biografischen Belastungs- und Bewältigungsstrategie genutzt wird; aber auch als Inspiration, sich mit den großen Sinnfragen, die oftmals am Ende des Lebens gestellt werden, auseinanderzusetzen (Goebel, 2012, 215 ff.).

Eine weitere Auswirkung ist die Stärkung des Selbstbewusstseins. Dies entsteht einerseits aus der Anerkennung und dem Respekt aus dem sozialen Umfeld und andererseits aus der Aufgabe, den Sterbenden *„Linderung und Beistand"* zu geben (Goebel, 2012, 216).

An anderer Stelle berichten Begemann und Seidel: *„Die Gruppe wird von Ehrenamtlichen in ihrer Bedeutung besonders hervorgehoben … sich untereinander verbunden fühlen … Die Gruppe ist das Forum, in dem Menschen sich öffnen, ihre Lebenserfahrungen und Leiden zeigen und miteinander im Dialog, in Rollenspielen, in einer geschützten Atmosphäre von- und miteinander lernen."* (Begemann/Seidel, 2015, 72)

Schuchter et al. haben in ihrer hospizlichen Ehrenamts-Forschung nicht explizit nach den Motiven für ein Verbleiben in diesem Ehrenamt gefragt, aber danach, was bleibt. Was bleibt – *„Beschenkt werden – Was bleibt, sind die Gaben der Sterbenden … nehmen Ausdrücke aus dem begrifflichen Umfeld des Schenkens und des Gebens breiten Raum ein: schenken, beschenkt werden, zurückbekommen, geben"* (Schuchter, 2018, 113). Was gegeben wird, bezeichnet Schuchter: *„Es ist die Erfahrung von ‚Heiligen Momenten' und etwas, das wir zusammenfassend vielleicht die ‚Bewunderung der Größe der Person' nennen können"* (Schuchter, 2018, 117). Bewundert werden Tugenden wie Mut, nicht verzweifelt zu sein, Demut vor dem Schicksal, kämpfen, um am Leben teilzuhaben, und am Lebensende mit sich im Reinen sein.

Die in den letzten fünf Abschnitten genannten, positiven Aspekte von hospizlichem Ehrenamt können als Gründe für ein Verbleiben in diesem Ehrenamt bezeichnet werden.

Die bereits im vorherigen Kapitel angesprochene Studie von Goossensen und Sakkers (2019) stellte die Frage, warum die Ehrenamtlichen diese Tätigkeit ausüben. Die durchwegs positiven Rückmeldungen können als Zustimmung zu diesem Ehrenamt und damit als Motive für das Verbleiben in diesem Ehrenamt angesehen werden.

Genannt wurde hier: mit etwas Wesentlichem beschäftigt zu sein, bereichert zu werden, gerne die meist langen Geschichten der Betroffenen anzuhören, Vertrauen genießen. Eine Ehrenamtliche schrieb, dass sie gelernt habe, früher zu schnell Urteile gefällt zu haben; heute denke sie zweimal nach. Es fördert die eigene Reflexion. *„Ich finde es herrlich, wenn ich die Tür im Hospiz zumachen und ganz für die Gäste da sein kann"*, schrieb eine Ehrenamtliche (in: Goossensen, Sakkers, 2019, 31). Von-Bedeutung-Sein war ein weiteres wichtiges Motiv der Ehrenamtlichen. *„Das Miterleben der emotionalen und existenziellen Nacktheit, die Betroffene erfahren können, wenn der Tod naht."* (Goossensen, Sakkers, 2019, 47). Ein Ehrenamtlicher, 74 Jahre, schrieb: *„Lebenslektionen, Bescheidenheit, Sinngebung, Umgehen, lernen mit Werten und Normen, Zuhören lernen, taktisches Handeln, theoretisches Wissen … Es holt das Beste, was ich an guten Eigenschaften habe, zum Vorschein."* (in: Goossensen, Sakkers, 2019, 51) Unter dem Unterpunkt „Die Verbindung mit Kollegen und der Organisation" wurde die Zusammenarbeit mit den Kollegen als sehr wertvoll bezeichnet. Ehrenamtliche schrieben, dass sie zu diesen „feinen" Menschen gehören möchten. Begründet wurde dies mit der Atmosphäre und der Art und Weise, wie miteinander umgegangen wird. Das Erfahren von Respekt war ebenso wichtig.

2.3.3   Motive, das Ehrenamt zu beenden

Im bereits in Kapitel 2.3.2 „Motive, das Ehrenamt weiterhin auszuüben" erwähnten Beitrag von Faida fragte sie „ihre" Ehrenamtlichen: *„Was wäre demotivierend für deine ehrenamtliche Tätigkeit?"* (Faida, 2010, 17). Die Antworten wurden absteigend nach der Häufigkeit der Nennung aufgelistet:

- Nicht richtig wahrgenommen werden
- Keine Emotionen zeigen dürfen
- Nicht wertgeschätzt werden
- Nicht zu hören, dass man gebraucht und gerne gesehen wird
- Nicht richtig zur Hospizgemeinschaft zu gehören
- Sich überfordert zu fühlen
- Alleine gelassen zu werden
- Keine ausreichende Information über die Bewohner*innen und deren Situation zu erhalten
- Starke Unruhe und/oder Disharmonie im Team
- Druckausübung.

Die Autorin schloss aus diesen Äußerungen, dass „ihre" Ehrenamtlichen beim Auftreten der o. g. Äußerungen das Hospiz verlassen würden. Zu bedenken ist, dass Faida einige – wie viele das sind, wurde nicht angegeben –, Ehrenamtliche in „ihrem" Hospiz befragt hatte. Nach ihrer Aussage waren dort nur 20 Ehrenamtliche im Einsatz. Die Zahl der Befragten kann somit als sehr gering angenommen werden. Zudem ist davon auszugehen, dass hierbei keine wissenschaftliche Forschungsmethode Anwendung gefunden hat.

Bödiker (2011a) fragte, was die Ehrenamtlichen brauchen (siehe Abschnitt 2.3.2 *Motive, das Ehrenamt weiterhin auszuüben*). Auch hier lässt sich vermuten, dass bei Nicht-Einhaltung dieser Motive eine Beendigung des Ehrenamtes möglich wäre. Gleiches kann man für die Motive von Begemann und Seidel im gleichen Abschnitt annehmen.

Dies impliziert, dass bei Nichtbeachtung dieser Punkte sich eine Unzufriedenheit einstellen kann, die dann zu einer Beendigung des Engagements führen kann. Begründet werden kann dies auch mit der Äußerung Bödikers (Bödiker, 2011a, 59), dass heutige Ehrenamtliche selbstbewusst äußern, was sie wollen und eben auch was nicht.

Begemann und Seidel (2015) fragen in ihrer Studie explizit nach schwierigen Situationen in der Begleitung. Auch hier liegt es nahe, dass beim (dauerhaften) Auftreten dieser Situationen Ehrenamtliche ihr Engagement im Hospiz beenden.

Vier Themenfelder wurden herausgearbeitet:

- Vielfältige Symptome und Leiden aushalten
  Hier wurden von den Ehrenamtlichen die verschiedenen, gleichzeitig auftretenden Formen von Schmerz im Sinne des total pain nach Cicely Saunders angesprochen, als Beispiel wurde das Wechselspiel zwischen Atemnot und Angst angeführt
- Schweigen, Passivität, Stille
  Die Ehrenamtlichen empfinden diese als schwierige Herausforderung und als Lernfeld. Die Forscherinnen zitieren in diesem Zusammenhang eine Befragte: *„[W]enn einer nicht redet; das muss man aushalten"* (Begemann, Seidel, 2015, 77).
- Spannungsfelder und Verdrängungsprozesse im Familiensystem
- Begleitung von Kindern/Jugendlichen und Trauer von Eltern

2.4   Zusammenfassung

Die Motive, das hospizliche Ehrenamt zu ergreifen, können in den internationalen Studien in altruistische und selbstbezogene Motive unterschieden werden, doch können diese nur teilweise voneinander abgegrenzt werden. Durchgängig wurden die Fragen nach der eigenen Erfahrung mit dem Sterben und dem Tod Nahestehender sowie nach einer Helfens- oder Bewältigungshilfe für Sterbende und Angehörige vom Großteil der Befragten nicht nur bejaht, sondern diese Aussagen fanden auch die höchsten Zustimmungswerte. Wurde nach dem Spezifischen dieses Ehrenamtes gefragt, dann stand dies im Vordergrund. Diese Motive können als altruistische Motive verstanden werden. Dies gilt auch für die eigene Erfahrung mit dem Sterben und dem Tod Nahestehender, denn diese Erfahrung in eine Begleitung einzubringen muss als Hilfe für die Betroffenen bezeichnet werden. Dieses Motiv war in allen teilnehmenden Kulturkreisen vorhanden. Bürger*innensinn, ein fast durchgängig genanntes Motiv, kann nicht eindeutig zugeordnet werden. Es kann altruistisch, im Sinne von Dankbarkeit der Gesellschaft gegenüber, es kann aber auch Teil der Selbstverwirklichung, beispielsweise der Selbstbestätigung und/oder der Selbstdarstellung in der Öffentlichkeit gewertet werden. Freie Zeit ist die Voraussetzung, überhaupt ein Ehrenamt anzunehmen zu können, aber kein eigenständiges Motiv.

Im deutschsprachigen Raum war die Datenlage wesentlich spärlicher. Der geringe Forschungsgrad lässt nur einen Motivkatalog zu.

Auch im deutschsprachigen Raum konnte festgestellt werden, dass die Motive sich zwischen den altruistischen, den helfenden und den selbstbezogenen, sinnstiftenden Motiven bewegten. Da die einzelnen Untersuchungen und Beiträge für ähnliches unterschiedliche Begriffe verwendeten und die Beiträge/Studien nicht im direkten Vergleich untersucht werden konnten, können nur einzelne Cluster dargestellt werden. Zu den altruistischen Motiven gehörten Helfen, verbesserter Umgang mit Sterbenden, aus der eigenen Betroffenheit handeln und zivilgesellschaftliches Engagement. Zu den selbstbezogenen Motiven wurde persönlicher Gewinn, Prestige, für sich einen Sinn finden und der Therapieersatz gezählt.

Eine Besonderheit ergab sich für Deutschland. Als ein Motiv wurde Ablehnung jeglicher Art von Euthanasie und damit verbunden die Hoffnung, dass aufgrund hospizlicher Begleitung keine Lockerung der geltenden gesetzlichen Regelung in Deutschland erfolgen wird, genannt. Gründe hierfür liegen in den Anfängen der deutschen Hospizbewegung, wie in Teil III, Abschnitt 1.1 beschrieben.

Zu beachten sei aber, dass religiöse Motive eine sehr untergeordnete Rolle spielten und selbstentfaltende, sinnstiftende Motive im Vordergrund stehen. Wie in Teil IV Abschnitt 3.6 „Heutige Entwicklung des Ehrenamtes, der Freiwilligenarbeit und ein Ausblick" erwähnt, sind heute kirchliche Träger bei Hospizeinrichtungen stark vertreten. Es wird sich zukünftig die Frage stellen, ob die in kirchlichen Einrichtungen vorherrschenden Hierarchien mit selbstbezogenen Motiven in Einklang gebracht werden können.

Motive, die für das Verbleiben im Ehrenamt wichtig sind, wurden im englischsprachigen Raum überwiegend in qualitativen Studien erfasst. Am auffälligsten dabei war, dass hier eindeutig ein Wandel von altruistischen hin zu eigennützigen Motiven erfolgt ist. Ehrenamtliche möchten sich in der Organisation wohl fühlen, von der Organisation und von den Betroffenen anerkannt werden, sie sehen die Begegnungen mit den Sterbenden als eigene Bereicherung, sie können von den Sterbenden lernen. Die Studie von Claxton-Oldfield und Jones (2012) weicht teilweise von diesen Ergebnissen ab, was aber auch auf die Befragungsmethode zurückzuführen sein könnte. So räumen die Forscher selbst ein, dass bei ihrer wichtigsten Aussage „Spaß haben" keine klare Abgrenzung zu anderen Motiven möglich ist.

Welche Motive bewegen Ehrenamtliche zum Verbleib im Ehrenamt im deutschsprachigen Raum? Hier zeichnen die deutsch- und englischsprachigen Quellen ein ähnliches Bild. Auch im deutschsprachigen Raum ist ein Wandel weg vom Altruismus hin zu selbstbezogenen Motiven erkennbar. Die Motive Anerkennung, Wertschätzung, Freiheit, eine sinnvolle Tätigkeit ausüben stehen im Vordergrund. Und die Organisation muss leisten: richtige Weiterbildung, Supervision, Gemeinschaft.

Der hier beschriebene Motivwandel kann aber zu falschen Einschätzungen führen. Ehrenamtliche beginnen nicht ein hospizliches Ehrenamt aus altruistischen Motiven und werden danach zu Menschen, die nur ihren selbstverwirklichenden Motiven nachgehen. Vielmehr ist zu vermuten, dass die anfänglichen Motive während der Tätigkeit um die „Bleibe-Motive" ergänzt werden.

Am wenigsten erforscht sind die Beweggründe für das Beenden des hospizlichen Ehrenamtes. Die Untersuchungen waren durchwegs qualitativer Natur.

In den englischsprachigen Studien fanden sich selbstbezogene Motive wie Nichtgebraucht-Werden, mangelnde Wertschätzung und zu spät gerufen zu werden, da sich dann keine Beziehung mehr aufbauen ließe. Den altruistischen Motiven zuzurechnen waren das Leid der Sterbenden, die Hilflosigkeit gegenüber der Situation.

Die deutschsprachigen Untersuchungen zeigen ein ähnliches Bild. Das Leid und die Hilflosigkeit ertragen zu können, die mangelnde Anerkennung, nicht gebraucht zu werden, aber auch die Spannungsfelder im Familiensystem.

Zudem sollte berücksichtigt werden, was in Abschnitt 2.3.2 Motive, das Ehrenamt weiterhin auszuüben, bereits angesprochen wurde: Wenn die Kriterien für ein Verbleiben in der Einrichtung nicht erfüllt werden, werden diese zu einem Verlassen des Ehrenamtes führen.

Auffallend ist aber, dass dennoch eine Übereinstimmung der Motive mit den in den internationalen Studien genannten festzustellen war: mangelnde Anerkennung/Wertschätzung und das Leid aushalten zu müssen, ob es nun konkreter das Aushalten des Schweigens ist oder ob der Umgang mit dem Leid in Burn-out oder Überforderung mündet.

Zu erwähnen sind hier noch die Forschungen von Amenta (1984), FinnParadis und Usui (1987) sowie Lafer (1987), die sich mit der Anzahl der Menschen befassten, die dieses Ehrenamt innerhalb eines Jahres wieder verließen. Die Rate lag in diesen drei Untersuchungen zwischen 18 und 45 Prozent. Diese Zahlen sollten für den deutschsprachigen Raum erhoben werden, denn bei einer so hohen Zahl, wie sie beispielsweise aus der Untersuchung von Amenta hervorging, müssten sich daraus Konsequenzen in der Rekrutierung und Ausbildung der hospizlichen Ehrenamtlichen ergeben.

Wie bereits angesprochen, müssen die Untersuchungen und Studien dahingehend betrachtet werden, ob die Forschungsfragen mit den verwendeten Methoden beantwortet werden konnten.

Die Forschungsmethoden führen nicht zu den richtigen Ergebnissen. Wie bereits erwähnt, können geschlossene Fragebögen die darin enthaltenen Aussagen verifizieren oder verwerfen, aber neue Aspekte und u. U. auch realitätsnähere Aspekte können so nicht gefunden und erforscht werden. Es kann auch keine Gewichtung der Motive der Ehrenamtlichen vorgenommen werden. Ob beispielsweise die freie Zeit wirklich den gleichen Stellenwert wie altruistische Beweggründe besitzt, kann nicht erkannt werden; der Fragebogen lässt den Befragten keine Möglichkeit, dies abzubilden.

Besonders die Forscher*innen mit und um Stephen Claxton-Oldfield wählen eine Abstrahierungsmethode, die m. E. den eigentlichen Kern der Aussagen verfälscht, denn dadurch kommen die Forscher*innen am Ende zu Ergebnissen, die das ganz Eigene des hospizlichen Ehrenamtes nicht mehr beinhaltet. Dies führt bei den Forscherinnen Planalp und Trost bei ihrer Studie zu dem Ergebnis, dass Ehrenamtliche im Hospiz sich bezüglich ihrer Motive, dieses Ehrenamt zu beginnen, nicht von Ehrenamtlichen im Sport oder der musikalischen Früherziehung von Kindern unterscheiden. In den Fragebögen wurden Begriffe wie Sterben, Tod und Trauer nicht erwähnt. Somit konnte das Einzigartige des hospizlichen Ehrenamtes nicht abgefragt werden.

Im deutschsprachigen Raum wurden sehr unterschiedliche Beiträge und Studien verwendet. Teilweise wurden selbst die qualitativen Untersuchungen mit zu wenigen Personen durchgeführt (Goebel, 2012), bei der Studie von Bödiker war die Forschungsmethode nicht nachvollziehbar, und Faida sprach von einigen Ehrenamtlichen in ihrem stationären Hospiz, weshalb auch die deutschsprachigen Studien und Beiträge nur als Hinweise auf Tendenzen verwendet werden können.

3   Rolle der Ehrenamtlichen im Hospiz und Palliative Care

In diesem Abschnitt sollen einerseits die Rollen, die den Ehrenamtlichen gegeben werden, und andererseits das Rollenverständnis der Ehrenamtlichen selbst untersucht werden.

Wo im Zusammenwirken der verschiedenen Akteur*innen im Hospiz und Palliative Care stehen die Ehrenamtlichen, was ist ihre Rolle? Wie bereits im vorangegangenen Kapitel dargestellt, ist die Rolle, die Ehrenamtliche einnehmen, einnehmen möchten oder aber auch nicht einnehmen dürfen/können auch ein Grund, dieses Ehrenamt auszuüben oder nicht bzw. nicht mehr auszuüben. Wer gestaltet diese Rolle? Diesen Fragen soll im nachfolgenden Kapitel nachgegangen werden.

3.1   Internationale Studien, vornehmlich aus dem englischsprachigen Raum

In einer 2006 erschienen Broschüre des NHS (National Health Service) heben Hawkins und Restall die Rolle der Ehrenamtlichen im nationalen Gesundheitssystem wie folgt hervor: *„A key aspect of volunteer involvement in the NHS is the value it brings to the health service at a collective level, and to the volunteer at an individual level"* (11), dies gilt auch für die Ehrenamtlichen im Hospizbereich als Teil des NHS.

Wichtig war es den Autor*innen, zu betonen, *„that volunteers are not replacing their roles* (die der Hauptamtlichen, Anm. d. Autorin), *but adding value to the organisation"* (Hawkins, Restall, 2006, 11). Ehrenamtliche ersetzen nicht das Personal, weshalb die Ehrenamtlichen im Gegensatz zu den Hauptamtlichen keine formalen Aufgaben im

Gesundheitswesen einnehmen soll(t)en. Da aber in britischen, US-amerikanischen und kanadischen Studien oftmals auf die Kostenersparnis, die mit Hilfe der Ehrenamtlichen erzielt werden könne, hingewiesen wird, erscheint das nicht plausibel. Verstärkt wird diese Vermutung durch die Tatsache, dass z. B. in britischen Hospizen Ehrenamtliche ihre beruflichen Fähigkeiten kostenlos einbringen.

In der bereits erwähnten Untersuchung von Guitguid-Younger und Grafanaki (2008), die Motive für ein Verbleiben in diesem Ehrenamt analysierten, definierten die Forscher*innen aufgrund ihrer Gespräche mit kanadischen Ehrenamtlichen die Rolle der Ehrenamtlichen wie folgt: *„Volunteers often expressed that their role is ‚doing what is needed' rather than having skillbased tasks or a fixed agenda"* und Ehrenamtliche möchten *„[to] be free to set their own parameters for defining their role"* (Guitguid-Younger, Grafanaki, 2008, 18). Ehrenamtliche sahen es auch als ihre Rolle an, im Gegensatz zu den Professionellen, ‚normale' Hilfe im Sinne einer nachbarschaftlichen Hilfe zu geben, die momentane Situation anzuerkennen und ‚nichts' dagegen zu tun. Dies steht auch als Abgrenzung zu den Hauptamtlichen, die aus ihrer Sicht immer ‚etwas tun' müssen.

Die Ehrenamtlichen empfanden ihre Rolle als *„the decision of what and how to contribute should mainly be volunteer-driven rather than institutional driven"*(Guitguid-Younger, Grafanaki, 2008, 18). Dies induziert, dass das freie Entscheiden, das Was und das Wie, ein wesentlicher Bestandteil ihres Selbstverständnisses war.

Die kanadischen Ehrenamtlichen bezeichneten das Team als ein *„flexible, supportive, and open environment"* (Guitguid-Younger, Grafanaki, 2008, 18), und um eine Ehrenamtliche aus dieser Studie zu zitieren: *„We can do what we want to do."* (in: Guitguid-Younger, Grafanaki, 2008, 18), was o. g. These bestärkt. Gleichzeitig sagt es auch, dass die Ehrenamtlichen eine Teamatmosphäre erwarten, die das zulässt.

Jane und Stephen Claxton-Oldfield (2008) widmeten sich im gleichen Jahr vier Problemen, die sie aufgrund ihrer jahrelangen Erfahrungen in der ehrenamtlichen Hospiz- und Palliative-Care-Arbeit identifizieren konnten. Eines davon war die Rolle der Ehrenamtlichen im interdisziplinären Palliative-Care-Team. Die Studie stellte heraus, dass die Zufriedenheit der Ehrenamtlichen in engem Zusammenhang mit ihrer Anerkennung und Unterstützung im Team stand.

Während die Anerkennung der Betroffenen und deren Familien als sehr hoch eingestuft wurde, kamen die Wissenschaftler*innen im Zusammenspiel mit dem professionellen Team zu anderen Resultaten; Ehrenamtliche fühlten sich von den Ärzt*innen, den Sozialarbeiter*innen und den Pflegenden am wenigsten anerkannt. Dies kann darauf zurückzuführen sein, dass bei den Hauptamtlichen ein hierarchisches System existiert und dieses Denken auch auf die Ehrenamtlichen angewendet wird.

Die Wissenschaftler*innen ziehen zudem die Schlussfolgerung, dass dies im stationären Setting eine größere Rolle spielt als im ambulanten, wo Ehrenamtliche oftmals weder mit dem ärztlichen Personal noch mit der Pflege in Kontakt kommen.

In einer Studie aus dem Jahr 2011 von Claxton-Oldfield et al. wurde die Rolle der Ehrenamtlichen wie folgt definiert: *„An important part of the volunteer's role involves* *providing social and emotional support to dying patients/families ... the role of the volunteer also includes providing informational support ..., religious/spiritual support ... as well as grief and bereavement support for family members after the patient's death"* (Claxton-Oldfield et al., 2011, 35). Als wichtig erschien dem Autor*innenteam, dass die Ehrenamtlichen, im Gegensatz zum professionellen Team, Zeit haben und über die Zeit zu familienähnlichen Bezugspersonen werden können. Eine eigene Studie aus dem Jahr 2008 (a) zitierend, anerkannten auch die Mitglieder des professionellen Teams die essenzielle Bedeutsamkeit der Rolle der Ehrenamtlichen: 75 Prozent des pflegenden Personals glaubten, dass Ehrenamtliche ihnen ihre eigene Aufgabe leichter machen würden.

Die Studie von McKee et al (2010) untersuchte den Beitrag der Ehrenamtlichen in der ganzheitlichen palliativen Versorgung. Eine Besonderheit dieser Studie war, dass sie kanadische Ehrenamtliche betrachteten, die nicht nur auf dem Land, sondern in einem besonders dünn besiedelten Gebiet lebten. Auch unterschied sich die Studie durch ihre Teilnehmer*innen. Befragt wurden in Einzelinterviews und Fokusgruppen nicht nur Ehren- und Hauptamtliche, sondern auch viele, aus verschiedenen Gruppierungen und Berufen kommende Mitglieder der kommunalen Gemeinde. Sie kamen zu folgenden Ergebnissen:

Es wurden drei große Bereiche identifiziert.

1. Ehrenamtliche haben Zeit
2. Ehrenamtliche sind die bleibende Verbindung zur Gemeinde
3. Ehrenamtliche haben eine einzigartige Art der Sorge – zwischen Freund*in und Angehörigem.

Zu 1. Ehrenamtliche haben Zeit

Hier überschneiden sich Rolle und Aufgabe. Zeit haben für eine bestimmte Aufgabe, die Aufgabe zuzuhören, die Aufgabe da zu sein. Aber das würde beiden, den Betroffenen und den Ehrenamtlichen, nicht gerecht werden. Die hier beschriebene Zeit ist ein Versprechen, für diese Person in dieser Zeit zu geben, was möglich ist.

Ehrenamtliche haben Zeit – Zeit, um da zu sein, um einfach nur da zu sitzen, einfach nur, um zuzuhören, um das zu machen, was immer der „Kunde" (direkte Übersetzung) oder die Familie möchte. Sie geben ihre freie Zeit und, um einen Ehrenamtlichen zu zitieren: *„[I]f you need us, we are there"* (in: McKee et al., 2010, 105). Ehrenamtlich gegebene Zeit ist absichtslos; alle professionellen Berufsgruppen verfolgen einen Zweck, eine Absicht, der Ehrenamtliche nicht. Die Wissenschaftler*innen gehen soweit, dass sie behaupten: Der Grund, warum es die Ehrenamtlichen gibt, ist, dass sie ohne Absichten Zeit haben und von niemandem Anweisungen erhalten.

Diese Zeit haben die Forscher*innen in vier Untergruppen beschrieben.

1. Zeit, um zuzuhören

Oftmals wurde in den Interviews erwähnt, dass Ehrenamtliche den Sterbenden und deren Familien ermöglichen, über das zu sprechen, was ihnen wichtig ist. Ehrenamtliche halten starke Emotionen aus, die andere als über-schäumend oder furchterregend empfinden würden. Eine Pflegerin sagte: *„A lot of times, the person who is dying cannot talk to their families, their spouse, their children, or whatever, but they will talk to a volunteer, and they will come out and say things that they will not say to their family"* (McKee et al., 2010, 106). Auch Ehrenamtliche berichten, dass Sterbende ihnen Dinge anvertrauen, die sie ihren Familien, aber auch Professionellen nicht anvertrauen, denn Ehrenamt-liche hören „nur" zu.

2.   Nur sitzen, nur da sein
Da Ehrenamtliche nicht die Last haben, eine Aufgabe zu erledigen oder Prob-leme zu beheben, haben sie die Zeit, einfach nur zu sitzen, nur da zu sein. Alle befragten Gruppen hoben das Zeithaben besonders hervor. Sie sahen diese Zeit als vorrangiges Geschenk, dieses Präsentsein und in diesem Moment of-fen, achtsam und emotional zugänglich zu sein. Dies galt im Besonderen für die letzten Momente vor dem Tod. Den Ehrenamtlichen war es wichtig, dass kein Mensch aus ihrer Gemeinschaft alleine und unbegleitet sterben muss. Auch Krankenpfleger*innen betonen, dass die Rolle der Ehrenamtlichen sich stark von ihrer Rolle unterscheidet. Auch sie sahen die Differenz zwischen dem „Da-Sein" und dem „Machen".

3.   Zeit nur für diese eine bestimmte Person haben
Die Betreuungen verlaufen sehr unterschiedlich, da sie von dem Leben und den Bedürfnissen des sterbenden Menschen abhängen. Manche erfordern praktische Tätigkeiten, wie beispielsweise Schnee schaufeln oder Essen zu-bereiten. Manche Begleitungen beinhalten gemeinsame Tätigkeiten wie Spa-zierengehen, Spiele spielen oder die Unterstützung für die Familie steht im Vordergrund – um nur einige zu nennen. Unabhängig davon, was die Beglei-tung erfordert, ist es ein entscheidendes Merkmal in der Rollenabgrenzung zu anderen. Ehrenamtliche machen das, was sie machen, für diese eine spezielle und einzigartige Person und deren Familie.

4.   Zeit für eine echte Beziehung
Ein Teil der Ehrenamtlichen sieht es als ideale Erfahrung an, wenn die Beglei-tung, aus dem Kontakt mit dem Sterbenden über die Zeit zu einer einmaligen, gegenseitigen Freundschaft kommt. Die interviewten Krankenpfleger*innen sahen es ebenfalls als einen einmaligen Beitrag der Ehrenamtlichen an, dass sie so viel Zeit zur Verfügung stellten und sie dadurch zu einer Freundin / einem Freund der Familien werden.

Zu 2. Ehrenamtliche halten die Verbindung zwischen dem Sterbenden und der Ge-meinde
    Ehrenamtliche sind die lebendige Verbindung mit dem Leben außerhalb des Kran-kenzimmers, sie bringen die Außenwelt, die Gemeinde, das Leben, die Neuigkeiten in

das Krankenzimmer zum Sterbenden. Ehrenamtliche sehen im Sterbenden viel mehr als die Professionellen, die nur den*die Kranke*n sehen. Sie sehen den immer noch lebenden (ganzen) Menschen, der zu dieser Gemeinschaft gehört.

Ehrenamtliche binden die Gemeinschaft als Mitbegleitende ein, sie geben *„a commitment to wrapping a whole community of support around the person who is dying"* (McKee et al., 2010, 110).

Ein weiterer wichtiger Gesichtspunkt ist, dass die Ehrenamtlichen Sterben und Tod in der Gemeinde sichtbar machen. Sie zeigen damit, dass das Sterben ganz natürlich zum Gemeindeleben gehört.

Zu 3. Ehrenamtliche haben eine einzigartige Art der Sorge – zwischen Freund*in und Angehörigem

Ehrenamtliche sind „Freunde mit Fähigkeiten" (McKee et al., 2010, 108). Sie sind eine Brücke zwischen den Sterbenden und den Professionellen. Sie kennen das formale System und die Familienstruktur und können als ‚Übersetzer*innen' die beiden Strukturen so verbinden, dass sie einander verstehen.

Das Verhältnis der Ehrenamtlichen zu den Professionellen wird von beiden Seiten positiv bewertet, dennoch wird klar, dass die Ehrenamtlichen auf die klare Abgrenzung ihrer unabhängigen Rolle und Stimme gegenüber den Professionellen bestanden. Ehrenamtliche möchten keine bürokratischen Strukturen und keine Standardisierung ihrer Rolle, wie sie das bei den Professionellen sehen. Nur Ehrenamtlichen ist es möglich, die Sterbenden als ganze Person zu sehen und eine für diesen einzigartigen Menschen individuelle Begleitung anzubieten. Wichtig ist ihnen, dass ihre Rolle aus dem Privaten kommt, da nur so diese Kultur des Reziproken und das Prinzip der Gegenseitigkeit gültig ist.

Es gibt noch eine weitere wichtige Rolle, die jedoch nur auf die vorhandene Struktur dieser Studie zutrifft – ambulante Versorgung in einer ländlichen, nur sehr dünn besiedelten Gegend. Das Besondere ist hier, dass der*die Ehrenamtliche und der*die Sterbende eine gemeinsame Geschichte haben; oftmals kennen Ehrenamtliche und Sterbende sich seit Jahren, gehören zum gleichen informellen Kreis, sind z. B. Nachbar*innen. Ehrenamtliche haben außer ihrer Rolle als Ehrenamtliche weitere Rollen gegenüber dem Sterbenden. Daraus ergibt sich eine andere Verbindung zwischen Sterbendem und Ehrenamtlichen bzw. Sterbender und Ehrenamtlicher, eine tiefere Freundschaft kann entstehen oder besteht bereits. Ehrenamtliche würden in diesen Fällen keinen ‚Standardservice' bieten. Die individuelle Sorge für den Sterbenden/die Sterbende ist ihnen sehr wichtig, das Einzigartige, das Informelle und das Gegenseitige der gegenseitigen und natürlichen Hilfe prägt die Rolle der Ehrenamtlichen.

Sie haben dadurch auch eine andere Ausprägung als Bindeglied zwischen dem formellen und dem informellen Sorgesystem. Als Nachbar*in oder Freund*in gehören sie zum informellen Sorge-‚Team', als Ehrenamtliche*r kennen sie das formelle System und agieren auch als Teil des Palliative-Care-Teams. Sie sind dadurch eine Art Navigator*innen (McKee et al., 2010).

Die hier beschriebene Rolle und Ausprägung des Ehrenamtes in Palliative Care findet sich wieder in neueren und zukunftsorientierten Modellen für das Helfen wie der „sorgenden Gemeinschaft".

Die Forscher*innen Field-Richards und Arthur (2012) haben versucht, das wechselseitige Rollenverhältnis von Pfleger*innen und Ehrenamtlichen in einem Tageshospiz in Großbritannien in einer qualitativen Analyse mithilfe von halbstrukturierten Interviews mit Ehrenamtlichen herauszufinden.

Drei große Themenbereiche konnten sie herausarbeiten:

- Formalisierung
- Professionalisierung
- Arbeitsverhältnis

Formalisierung

Die Ehrenamtlichen stellten eine zunehmende Formalisierung fest, die jedoch unterschiedlich wahrgenommen wurde. Die einen sahen sie positiv als Aufwertung ihrer Tätigkeit im Sinne von Arbeit/Verantwortung. Andere sahen aber genau in der geringen Formalisierung des Ehrenamtes ihre Rolle definiert und äußersten die Befürchtung, dass diese Formalisierung Auswirkungen auf die Atmosphäre des Hospizes haben könnte.

Professionalisierung

Ehrenamtliche sahen ihre Aufgaben überwiegend im sozialen Bereich, als Gesprächspartner*innen auf Augenhöhe mit den Patient*innen, und dies sei ein anderes Verhältnis als zu den Professionellen. Die Teilnehmer*innen stellten aber fest, dass sie glauben, dass sie in Zukunft mehr physische Tätigkeiten werden übernehmen müssen, dass die Pfleger*innen zunehmend mit administrativen Tätigkeiten befasst sind und dadurch eine Lücke entstehen könnte, die durch Ehrenamtliche gefüllt werden soll.

Arbeitsverhältnis Ehrenamtliche/Professionelle:

Die Verhältnisse zwischen Ehrenamtlichen und Professionellen wurde unterschiedlich wahrgenommen. Diejenigen, die mit ihrem Verhältnis zufrieden waren, sahen sich als Teammitglied, waren anerkannt und fühlten sich in ihrer Rolle unterstützt. Andere hatten schlechtere Erfahrungen, führten dies aber darauf zurück, dass die Pfleger*innen nicht sicher wussten, was die Ehrenamtlichen machen und was nicht oder sie hatten Angst um ihren Job.

Diese Studie wurde bei Ehrenamtlichen in einer halbstationären Einrichtung, einem Tageshospiz, erhoben. Dort tauchen zumindest im Hauptamt Hierarchiestufen auf; das kann sich auch auf das Ehrenamt übertragen, mit Nach-, aber auch mit Vorteilen, wie die Ehrenamtlichen oben erwähnten. Und ganz besonders in dieser Studie werden Befürchtungen für die Zukunft in den Raum gestellt, die nicht beurteilt werden können.

Die Wissenschaftler*innen kommen zu dem Resultat, dass Ehrenamtliche die „key resource" des Tageshospizes sind. Um sie halten zu können, muss die Organisation sehr sensibel darauf achten, wie Ehrenamtliche auf Veränderungen reagieren. Ehrenamtliche müssen sich sicher und geschätzt fühlen.

Mit der Metastudie *„Understanding the role of the volunteers in specialist palliative care: a systematic review and thematic synthesis of qualitative studies"* haben Burbeck et al. (2014) Verbindungen zwischen zwölf Studien aus Nordamerika, Afrika und mehreren europäischen Ländern in verschieden Settings, ambulant und stationär, mit Ehrenamtlichen, Koordinator*innen, Patient*innen und Familien untersucht. Die Studien befassten sich mit der Rolle der „allgemeinen" Ehrenamtlichen im Gegensatz zu Ehrenamtlichen, die bestimmte Fertigkeiten anbieten.

Die Wissenschaftler*innen konnten drei Themen-Cluster mit jeweiligen Untergruppen identifizieren:
Die Eindeutigkeit der Rolle der Ehrenamtlichen
    Abgrenzung der Rolle zum Hauptamt
    Spezielle Rollen des Ehrenamtes
Die Eigenschaften der Rolle
    Soziale Natur der Rolle
    Unterstützung anbieten, da sein, nur zuhören, die Patient*innen glücklich machen
Die Erfahrung der Ehrenamtlichen mit der Rolle
    Unklarheit, Flexibilität, Formlosigkeit
    Hauptamtliche reglementieren Informationen
    Hauptamtliche kontrollieren die Rolle der Ehrenamtlichen

Die Teilnehmer*innen der Studien sahen die Rolle der Ehrenamtlichen als eine eigene und von den Hauptamtlichen klar abgegrenzte Rolle. Ehrenamtliche verfolgen keinen Zweck, sie sind Begleiter*innen, Freund*innen.

Als spezielle ehrenamtliche Rolle sahen sie einerseits ihre Unabhängigkeit, die es ihnen (im Gegensatz zu den Hauptamtlichen) ermöglicht, Dinge zu machen, die sonst niemand machen könnte. Andererseits sehen sie Ehrenamtliche als Mittler*innen zwischen Patient*innen/Familien und den Hauptamtlichen oder als Anwalt und Anwältin des sterbenden Menschen oder ihre Rolle ist die eines zusätzlichen oder fehlenden Familienmitglieds.

Die Rolle der Ehrenamtlichen wurde meist als soziale Rolle wahrgenommen. Nicht eine spezielle Fähigkeit steht im Vordergrund, sondern der Aufbau einer Beziehung, die unterstützenden, begleitenden Charakter hat.

Unklarheiten traten auf bezüglich der Aufgaben, die zu ihrer Rolle gehören sollten. Unklar war in manchen Fällen auch, welche Rolle die Ehrenamtlichen im Team ein-

nehmen sollen oder können. Einen wichtigen Bestandteil ihrer Rolle sehen Ehrenamtliche in ihrer Flexibilität. Dies bedeutet, dass sie gemäß den Wünschen der Sterbenden
handeln, auch Dinge machen, für die niemand sonst Zeit hat. Bei den Ehrenamtlichen
steht im Vordergrund, dass ihre Arbeit nützlich ist. Ein weiterer Punkt ist, dass gerade
das Informelle, die Ungezwungenheit dieses Ehrenamtes viele Ehrenamtliche zu dieser Tätigkeit anzog. Aufgrund der immer enger werdenden Gesetzgebung sehen die
Ehrenamtlichen dieses Informelle als gefährdet an.

Das Verhältnis zu den Hauptamtlichen wird von den Ehrenamtlichen unterschiedlich bewertet. Als einschränkend wurde empfunden, dass Ehrenamtliche oft von ihnen
als nötig erachtete Informationen nicht erhalten, beispielsweise keine Aufgabenverteilung, keine Informationen über den Krankheitsfall oder -verlauf. Ehrenamtliche sehen
sich als Kontrollorgane gegenüber dem medizinischen Personal an, eine Personen-
gruppe, die im ambulanten Bereich mit den Ehrenamtlichen beim Betroffenen meist
nicht zusammentrifft.

In ihren Schlussfolgerungen haben die Forscher*innen zwei Arten von sozialen
Rollen festgestellt: die unabhängige und die Familienersatzrolle.

3.2   Rolle des Ehrenamtes in Deutschland und Europa

Ehrenamtliche sind wie Hauptamtliche für Student (o. J.) Mitglieder des Teams, deren
Aufgabe das Alltägliche ist. Student nennt dies *„nachbarschaftliches Handeln"* (Student,
o. J., 2). Ein weiterer wichtiger Aspekt sei, dass Ehrenamtliche ihr Tun nicht verste-
cken, es finde in der Öffentlichkeit statt und diene damit der Enttabuisierung von Sterben in der Gesellschaft. Somit steht auch bei Student der soziale Aspekt der Rolle im
Vordergrund.

Schneider et al. (2009) gehen in ihrer Studie davon aus, *„dass es die ambulante Hos-
pizpraxis in Deutschland nicht gibt"* (Schneider et al., 2009, 105), es aber lokale Kulturen des Sterbens gibt, d. h., dort bilden sich bestimmte Vorstellungen und Deutungen
zur Hospizarbeit heraus und daraus ergeben sich auch für die Ehrenamtlichen Hand-
lungsvorgaben für die Betreuung. Diese lokalen Kulturen werden von drei Faktoren
bestimmt:

- vom privaten Beziehungsnetz der Betreuten
- von der Organisationsform des Hospizdienstes mit der jeweiligen ehren- und
  hauptamtlichen Struktur und den sich darauf ergebenden Schwerpunkten der
  Arbeit
- von regionalen, kulturellen Traditionen und ihrer medizinisch-pflegerischen
  Infrastruktur

Untersucht wurden nur ambulante Einrichtungen. Ausgewählt wurden je zwei Dienste pro Organisationstyp. Die Organisationstypen sind ambulante Hospizgruppen,

ambulante Hospizdienste, ambulante Hospiz- und Palliativdienste und ambulante Hospiz- und Palliativpflegedienste. Wichtig war dem Forscher*innenteam, eine gewisse Ausgewogenheit von Stadt zu Land und von Ost zu West herbeizuführen. Seine Forschungsmethode war die ethnografische Feldforschung.

Entscheidend für die Rolle der Ehrenamtlichen ist die Organisationsform des Hospizdienstes. Schneider et al. unterschieden vier verschiedene Hospizdienst-Typen:

		Perspektivendominanz	
		Beziehungsorientiert/ psychosozial	Körperlich-pflegerisch
Institutionell-kulturelle Rahmung des Dienstes	‚Privatheitlich- personal'	Privatheitlicher Nachbarschaftsdienst (Typ A)	Pflegerisch orientierter Freundschaftsdienst (Typ B)
	‚Öffentlich- professionalis- tisch'	Beziehungsorientierter Fürsorgedienst (Typ C)	Professionalistisches Hospizzentrum (Typ D)

Abbildung 18: Typologie der ambulanten Hospizeinrichtungen nach Schneider et al. Quelle: Schneider et al., 2009, 76

Privatheitlicher Nachbarschaftsdienst, Typ A:
Dieser Hospiz-Diensttyp ist gekennzeichnet von seiner Privatheit; es gibt wenige Anfragen und diese kommen meist aus dem Bekanntenkreis. Eine Zusammenarbeit mit Professionellen ist die Ausnahme. Die Dienste können ein Büro und eine*n hauptamtliche*n Koordinator*in haben, das muss aber nicht der Fall sein. Die Ehrenamtlichen sind eine freundschaftlich miteinander verbundene Gruppe, die meist auch darüber hinaus in Kontakt steht. Die Betroffenen und deren Familien kennt man nicht selten, das Verhältnis kann als freundschaftlich oder nachbarschaftlich bezeichnet werden. Nur die Zugehörigkeit zu einer Hospizgruppe hebt sie von anderen Freund*innen/Nachbar*innen ab. Die medizinisch-pflegerische Begleitung findet keine Berücksichtigung.

Pflegerisch orientierter Freundschaftsdienst, Typ B:
Auch in diesem Diensttyp entstehen Begleitungen meist aufgrund persönlicher Bekanntschaften. Ein Büro ist meist nicht vorhanden, es bestehen personenabhängige Strukturen. Es zeichnet diesen Diensttyp aus, dass die Ehrenamtlichen in ihrem jetzigen oder früheren Beruf aus dem medizinisch-pflegerischen Bereich kommen und sie somit ihre beruflichen Erfahrungen mit einfließen lassen können. Dadurch kommt es teilweise zu Rollendiffusionen, indem etwa *„eine freundschaftlich gesinnte Ehrenamtliche ... aufgrund ihrer professionellen ... Expertise dem Klienten ein gezieltes Unterstützungsangebot machen kann"* (Schneider et al., 2009, 74).

Beziehungsorientierter Fürsorgedienst, Typ C:
Dieser Typ ist eine organisierte Einheit mit funktionalen Unterbereichen. Sie hat sich im Umfeld bekannt gemacht und kennt die vorhandenen palliativen Versorger*innen, die im medizinisch-pflegerischen Bereich angesiedelt sind. Da der Hospizdienst seine Aufgabe in der psychosozialen Begleitung sieht, wird er anfangs nicht als gleichwertiger Partner*in betrachtet und in die Entscheidungsbefugnis nicht eingebunden.

Professionalistisches Hospizzentrm, Typ D:
Als professionelles Zentrum besitzt Typ D ein breites Angebot und kooperiert mit den verschiedensten Anbieter*innen. Das Büro ist mit in Palliative Care geschulten Fachkräften ausgestattet, Ehrenamtliche sind dort nicht zu finden. Sie werden als gezieltes oder ergänzendes Angebot von den Hauptamtlichen eingesetzt. Die medizinisch-pflegerische Versorgung steht im Vordergrund, aber die Hauptamtlichen nehmen auch die psychosoziale Versorgung in den Blick, das sehen sie als die Abgrenzung zu anderen versorgenden Diensten. Dies kann zum Teil zu Rollendiffusionen der Hauptamtlichen führen. Ehrenamtliche werden (nur noch) als zusätzliches Angebot eingesetzt.

In jedem dieser ,Hospiz-Typen' entstehen daraus jeweils die Rollendynamiken der einzelnen Akteur*innen in den Diensttypen.

1. privatheitlicher Nachbarschaftsdienst, Typ A
Die Beziehung zu den Betroffenen bezeichnen die Forscher*innen als familiär-privatheitlich, oftmals kennt man sich aus einem anderen Kontext. Die Rolle der Ehrenamtlichen ist die einer nachbarschaftlich helfenden Privatperson, die keinerlei Verantwortung trägt. Eine Zusammenarbeit mit Fachstellen/-personen erfolgt selten. Die Anerkennung durch Fachstellen wird gewünscht, bleibt aber aufgrund mangelnder Zusammenarbeit bei den entsprechenden Stellen *„auf einer allgemein symbolisch-rhetorischen Ebene"* (Schneider et al., 2009, 81).

2. pflegerisch orientierter Freundschaftsdienst, Typ B
Hier ist die Rolle der Ehrenamtlichen von deren Rollendiffusion der haupt- und ehrenamtlichen Rolle geprägt. Es entsteht ein *„freundschaftlich-ehrenamtliches Beziehungsgefüge zum Klienten ... Der Freund mit professionellem Hintergrund ... erfährt ... gerade wegen diesem Profil eine besondere Anerkennung"* (Schneider et al., 2009, 86). Die Ehrenamtlichen vermitteln Sicherheit, der Sterbende ist pflegerisch bestens versorgt. Die Zusammenarbeit mit Professionellen im Palliative-Care-Team kann unterschiedlich sein. Einerseits kann vom Team anerkannt werden, dass eine (Pflege-)Fachkraft sich zusätzlich zu ihrer Arbeit im Hospiz ehrenamtlich engagiert, oder aber sie stößt wegen möglicher Konkurrenz auf Ablehnung.

3. Beziehungsorientierter Fürsorgedienst, Typ C
Ehrenamtliche agieren in diesem Diensttyp in einem quasi-privaten Beziehungssystem. In ihrer psychosozialen Perspektive sind sie nicht mehr der Freund bzw. die
Freundin oder das neue Familienmitglied, aber auch nicht professionell. In diesem
Diensttyp spielt die Koordinator*in eine entscheidende Rolle, sie bereitet den Einsatz
der Ehrenamtlichen vor und „kontrolliert" die Rolle der Ehrenamtlichen. Schneider et
al. sehen die Koordinator*innen in der Rolle der *„fürsorglichen Fachkräfte"* (Schneider
et al., 2009, 92), die problembezogen oder überwachend mit den Ehrenamtlichen in
Kontakt treten. In der Zusammenarbeit mit anderen palliativ versorgenden Teammit-
gliedern werden sie nicht immer als gleichwertige Partner*innen anerkannt, da medizinisch-pflegerische Versorger*innen psychosoziale Angebote als diffus oder als nicht
notwendiges Zusatzangebot sehen.

4. professionalistisches Hospizzentrum, Typ D
Da im professionalistischen Hospizzentrum die pflegerisch-medizinische Versorgung
im Vordergrund steht, wird die psychosoziale Begleitung zum Zusatzangebot, das teilweise auch von Hauptamtlichen (Rollendiffusion) übernommen wird. *„Ehrenamtliche
können vom Status eines ‚Generalisten' zu einer psychosozialen Feuerwehr werden, die die
Begrenzung hauptamtlicher Arbeit auffangen"* (Schneider et al., 2009, 98).

Schneider et al. kommen zu dem Schluss, dass sich das Rollenverhältnis zwischen
Haupt- und Ehrenamt verändert hat. Hauptamtliche übernehmen die ganzheitliche
Sicht auf den Betroffenen, sie professionalisieren und organisierten die Ganzheitlich-
keit des „Falls" im Sinne eines „Case Managements". Ehrenamtliche werden nur noch
mit einer bestimmten Funktion eingesetzt, entweder, wenn sie klar abgegrenzte Tätigkeiten übernehmen können, oder wenn Hauptamtliche zu wenig Zeit dafür haben.
*„Aus den ehrenamtlichen, die funktional spezifischen Expertisen der Hauptamtlichen flan-
kierenden ‚Generalisten' früherer Jahre werden damit gezielt eingesetzte ‚Spezialisten' mit
psychosozialen oder alltagsweltlichen Sonderaufgaben, während die vormals spezialisierten
Professionellen nun zu umfassend ausgebildeten Sterbe-Experten werden"* (Schneider et
al., 2009, 111).
　　Goebel spricht in ihrer Untersuchung die Vermittlerrolle der *„Hospizhelferinnen"*
(im Originaltext) explizit an. Hospizhelferinnen können in schwierigen Situationen
Verunsicherungen auffangen und ein Miteinander der Familienangehörigen aufrechterhalten. Wichtig für diese Rolle ist es, das richtige Maß zwischen Nähe und Distanz
zu wahren und die Belastungen aushalten zu können (Goebel 2012, 59).
　　Die bereits bei den Motiven erwähnte Forschung von Schuchter, Fink, Gronemeyer
und Heller (2018) hat sich nicht explizit mit den Rollen von Ehrenamtlichen im Hospiz befasst, geht aber mehrfach auf die Rolle der Ehrenamtlichen ein. Diese Rollen
sind unterschiedlich, aber einfach in der Abgrenzung zum Hauptamt darzustellen.

„Ehrenamtliche sind zuständig für das, was im medizinischen oder pflegerischen Handeln eher nicht zur Sprache kommt: Der Seelenschmerz, die Hoffnung oder die Hoffnungslosigkeit, Vergebung und Versöhnung oder auch die Angst um die Menschen, die man zurücklässt" (Gronemeyer, 2018, 16).

Doch die Rollen können sich im Laufe der Zeit auch verändern. Anzumerken ist hier, dass Schuchter, Fink, Gronemeyer und Heller den Sterbenden und/oder die An- und Zugehörigen als Rollengeber*in identifizieren, womit eine Veränderung der Rolle auch vom Sterbenden und seinem Umfeld ausgeht.

Auf europäischer Ebene veröffentlichte im Jahr 2014 Smeding (2014, 2014a) eine Zusammenfassung ihrer Tätigkeit bei OPCARE9[26]. Mit den Worten Smedings gesprochen, leitete sie die AG Palliative Care Volunteers, offiziell hieß diese Einheit WP5 (Work Package) Palliative Care Volunteers. Hier sollte auch den Rollen und Aufgaben von Ehrenamtlichen in Europa nachgegangen werden. Nach einer Literurrecherche entschied sich die AG, ein Expert-Volunteer-Gruppeninterview durchzuführen. Acht Delegierte – für Neuseeland konnte wegen der großen Entfernung kein*e Delegierte*r teilnehmen – fanden sich zu diesem Gruppeninterview zusammen. (Smeding nannte in ihrem Beitrag die Teilnehmenden Delegierte; wie aus dem Text hervorging, waren es Ehrenamtliche.) Die Rollen und Aufgaben sind in den einzelnen Ländern sehr unterschiedlich. Ein wichtiger Punkt damals war die Unterscheidung zwischen, wie Smeding es nannte, dem beruflichen und nicht-beruflichen Ehrenamt, an einer späteren Stelle nannte sie das nicht-berufliche Ehrenamt das zivilgesellschaftliche Ehrenamt. Ehrenamtliche waren von Beginn an immer auch Professionelle, die unentgeltlich gearbeitet haben. Auch damals, im Jahr 2014 gebe es sie noch, beispielsweise bei psychologischer Hilfe, denn ohne berufliches Ehrenamt wäre in manchen Ländern keine Hilfe vorhanden. Eine weitere Unterscheidung war, ob der Einsatz der Ehrenamtlichen nah oder fern vom Betroffenen stattfand. In Schweden trat die Möglichkeit, Hauptamtliche zu verdrängen, nicht auf, denn hier herrschte eine strikte Trennung. Ehrenamtliche dürfen auf keinen Fall eine Tätigkeit ausüben, die von Professionellen erbracht werden kann. In den anderen Ländern gab es Spannungen zwischen dem beruflichen Ehrenamt und den Hauptamtlichen. In Ländern, in denen das Ehrenamt nur zivilgesellschaftlich engagiert war, war die Akzeptanz durch die Hauptamtlichen wesentlich höher. Welche Rollen und Aufgaben die zivilgesellschaftlichen Ehrenamtlichen einnehmen sollten, wurde nicht direkt abgefragt, aber die Frage nach den Fähigkeiten, die diese Ehrenamtlichen haben sollten, wurde gestellt. Edgewalking – das war die gefragteste Fähigkeit, die Ehrenamtliche besitzen sollten. Das Wort Edge übersetzte Smeding mit den Worten Kante oder Schwelle, Edgewalking als *„Schwellen und Kante begehen zu können … das Einbinden-Können"* (Smeding, 2014, 9 f.). Ehren-

---

26 Das Projekt OPCARE9 wurde bereits in Teil I Abschnitt 1.1 Literaturrecherche erwähnt.

amtliche sollten Verbindungen schaffen zwischen Betroffenen, Nahestehenden und Hauptamtlichen, zwischen Organisationen und dem alltäglichen Leben. Dazu müssen sie präsent sein können, auch *„ohne immer eine (passende) Antwort parat zu haben"* (Smeding, 2014, 10).

Die unterschiedlichen Aufgaben wurden nicht abgefragt, doch bei der Frage, was sie in ihren Ländern für das Ehrenamt lernen mussten, erwähnte Smeding, dass es Ehrenamtliche gab, die beispielsweise gelernt hatten, wie das Bett eines sterbenden Menschen gemacht werden muss, damit sich dieser nicht bewegen muss. Dies lässt den Rückschluss zu, dass die Rolle „Pflegende" vorhanden war.

Da diese Untersuchung nur eine erste Bestandsaufnahme war, wurde auf dieser Grundlage die Taskforce Volunteers 2013 gegründet. Die Resultate wurden im „White Paper: Understanding volunteering in hospice and palliative care" veröffentlicht (Goossensen et al., 2016).

In diesem Papier versuchte eine Taskforce Steering Group[27] mithilfe von Literaturauswertungen und einer Delphi-Befragung eines sechsköpfigen Expertenteams[28] die Rolle(n) von Ehrenamtlichen zu definieren. Bis zum Erscheinen dieses White Papers im Jahr 2016 (und bis heute) gab es keine verbindliche Verständigung darüber, welche Rolle Ehrenamtliche einnehmen sollen oder dürfen. Es bestand Einigkeit darüber, dass das Ehrenamt neben der familiären Versorgung und der professionellen Versorgung besteht und seine eigene Identität, seine eigene Position und seinen eigenen Wert besitzt. Die Expert*innen waren sich auch einig, *„that a relational view of volunteering helped to express what it can bring to patients and society"* (Goossensen et al., 2016, 189). Zudem betonten die Expert*innen, dass hospizliches Ehrenamt eine holistische Sicht auf den Menschen hat, und lehnen sich dabei an Cicely Saunders „total pain"-Konzept an.

3.3   Zusammenfassung

In den englischsprachigen Studien wurde das soziale Miteinander beleuchtet. Ehrenamtliche taten, was gebraucht wurde, gaben soziale, emotionale, religiöse und spirituelle Unterstützung, sie gaben Informationen und hielten die Verbindung zur Gemeinschaft aufrecht. Sie hatten Zeit, um all das tun zu können. Wichtig war den Ehrenamtlichen, dass sie nicht das Personal ersetzen wollten, doch das steht im Widerspruch zu der Kostenersparnis, die in der englischsprachigen Literatur betont wird.

---

27 Der Taskforce Steering Group gehörten an: Leena Pelttari (Co-chair, Österreich), Ros Scott (Co-chair, Großbritannien) Rosalma Badino (Italien), Piotr Krakowiak (Polen), Sheila Payne (Großbritannien), Lukas Radbruch (Deutschland) and Jos Somsen (Niederlande).
28 *„Six European experts in the field were also consulted and a Delphi-inspired approach was used to elicit their views and reach final consensus"* (Goossensen, 2016, 185). Die Expert*innen wurden nicht namentlich genannt.

Ihre Rolle wollten die Ehrenamtlichen selbst bestimmen und ihre Unabhängigkeit war ihnen wichtig. Doch die Zusammenarbeit mit den professionellen Teams wurden unterschiedlich bewertet. Fühlten sie sich auf Augenhöhe eingebunden, war die Zufriedenheit hoch, wurden sie vom professionellen Team nicht wertgeschätzt, nahm die Zufriedenheit ab.

In den deutschsprachigen Untersuchungen wurde die psychosoziale Rolle hervorgehoben. Ehrenamtliche waren für das Alltägliche da, glichen einem Nachbar oder einer Nachbarin, nahmen die Vermittler*innenrolle ein und kümmerten sich um den Seelenschmerz. Die Studie von Schneider et al. machte deutlich, dass die Rollen der Ehrenamtlichen in Deutschland davon abhingen, welche regionalen hospizlichen Einrichtungen vorhanden waren. Je mehr die Einrichtungen medizinisch-pflegerisch orientiert waren, desto mehr stand die professionelle Versorgung in allen Bereichen im Vordergrund. Ehrenamtliche wurden dort nur noch partiell für ganz bestimmte Sonderaufgaben eingesetzt.

Auch wer die Rolle bestimmt, hing von der Institution ab. In einer medizinisch-pflegerischen Umgebung trifft das Ehrenamt auf ein hierarchisch organisiertes Hauptamtlichen-Team und wurde hierarchisch eingegliedert. In meist ambulanten, nachbarschaftlich orientierten Einrichtungen schien diese Problematik so nicht zu existieren. Dort gaben sich die Ehrenamtlichen ihre Rollen selbst.

Auf europäischer Ebene wurde das berufliche und das zivilgesellschaftliche Ehrenamt angesprochen. Das Ehrenamt wurde nur als solches akzeptiert, wenn es seine soziale Rolle im Sinne von zwischenmenschlicher Beziehungsarbeit wahrnahm. Im EAPC White Paper von 2016 wurde die Eigenständigkeit des Ehrenamtes besonders in der Organisation von Beziehungen herausgestrichen.

Ehrenamtlichenrollen fern vom Betroffenen wurden hier nicht untersucht, sie wurden in der Literatur den Aufgaben zugeordnet.

4   Aufgaben der Ehrenamtlichen im hospizlichen Kontext

Die Aufgaben von Ehrenamtlichen resultieren aus ihren Rollen und lassen sich in zwei Kategorien einteilen: in Aufgaben, die aus der selbst gewählten Rolle entstehen, und Aufgaben, die vorgegeben werden. Besonders im deutschsprachigen Raum definieren sich Ehrenamtliche über ihre selbst auszugestaltende Rolle, die Spielräume zulässt. Diese Aufgaben können sehr unterschiedlich und vielschichtig sein. Im Angelsächsischen hingegen – hier war Cicely Saunders maßgeblich beteiligt – wurden den Ehrenamtlichen die Aufgaben wesentlich stärker zugewiesen. Dies hatte zwei Gründe. Einerseits sah Saunders als Leiterin eines Hospizes das Tätigkeitsspektrum der Ehrenamtlichen als begrenzt an, da sie die Meinung vertrat, dass Ehrenamtliche in vielem nicht die Ausbildung haben, die für Tätigkeiten im Hospiz notwendig seien (Saunders, 1999).

Andererseits mussten in Großbritannien Hospize wesentlich mehr Leistungen über Spenden finanzieren als im deutschsprachigen Raum. Das hat zwei Auswirkungen auch auf das Ehrenamt: Einerseits müssen Kosten in viel höherem Maße eingespart werden und andererseits müssen mehr Spendengelder akquiriert werden. Damit Kosten eingespart werden konnten, verrichteten Ehrenamtliche Tätigkeiten, die hierzulande von Hauptamtlichen geleistet wurden, und es wurden professionelle Ehrenamtliche für Therapien eingesetzt. Dies musste dazu führen, dass Ehrenamtliche sich ihre Rolle nicht selbst geben können und sie in die Organisation und damit auch in die Hierarchie fest eingebunden sind.

Dies kann anhand einiger Zahlen von der Internet-Seite des St. Christopher's Hospice in London (2016) erläutert werden. Das Hospiz muss 20 Mio. Brit. Pfund im Jahr durch Spenden einnehmen, 2 Mio. davon erwirtschaften sie mit ihren eigenen 19 Läden im Süden Londons. Dort werden Waren, die ihnen geschenkt wurden, verkauft. Um diese Läden betreiben zu können, benötigt das Hospiz 380 Ehrenamtliche. Ehrenamtliche werden explizit als Kostendämpfer und Spendengenerierer gesehen (Burbeck et al., 2014).

4.1 Wissenschaftliche Veröffentlichungen zu Aufgaben im englischsprachigen Raum

2008 befassten sich Jane und Stephen Claxton-Oldfield anhand eigener und US-amerikanischer Studien mit Problemen, mit denen sich kanadische und US-amerikanische Ehrenamtliche im Hospiz konfrontiert sahen. Dort ergab sich das Bild, dass die Aufgaben der Ehrenamtlichen davon abhängig waren, wo sie eingesetzt werden. In Krankenhaus-basierten Palliative-Care-Programmen für Ehrenamtliche wurde darauf geachtet, dass keine Aufgaben, die von Professionellen verrichtet wurden, auf Ehrenamtliche übergehen. Zudem wurde teilweise den Ehrenamtlichen vorgegeben, alle Patient*innen zum Gespräch zu besuchen. Bei Ehrenamtlichen-Projekten der Gemeinde, ähnlich den ambulanten Hospizen in Deutschland und Österreich, definierte die Rolle des Ehrenamtlichen als Begleiter*in die Aufgaben. Ehrenamtliche halfen den Betroffenen und deren Familien physisch und psychisch auf vielen Wegen, sie gaben emotionale Unterstützung, Begleitung, Freundschaft und Erholungspausen und halfen ganz praktisch, beispielsweise, indem sie Briefe schrieben, Einkaufen gingen, Telefongespräche erledigten, Rezepte aus der Apotheke einlösten und die Betroffenen zu Verabredungen oder zu Ärzt*innen fuhren.

In einer Studie aus dem Jahr 2010 untersuchte das Forscher*innenteam McKee et al. den Beitrag der Ehrenamtlichen zur Versorgung Sterbender in ländlichen Gebieten in Kanada. Die Daten wurden ethnografisch erhoben. Fünf Wissenschaftler*innen „tauchten" in eine Gemeinde ein, indem sie Interviews mit Betroffenen und deren Nahestehenden, Professionellen, Ehrenamtlichen, Mitgliedern eines Senior*innenclubs, Bestatter*innen, Polizei und Krankentransporteur*innen führten, Feldnotizen und Fotos machten. Drei „Beiträge" wurden herausgearbeitet: Zeit haben, Sterbende in der Gemeinschaft halten und Brückenbauer*in zwischen Professionellen und Sterbenden zu sein. Rolle oder Aufgabe? Alle drei „Beiträge" sind keine detaillierten Aufgaben, sondern umschreiben eine*n sorgende*n, nicht professionelle*n (nachbarschaftliche*n) Begleiter*in, denn gerade im ländlichen Bereich, so die Autor*innen, kennen sich Begleiter*innen und Sterbende*r, wenn nicht direkt, dann zumindest über einen Freund oder eine Freundin, einen Nachbarn bzw. Nachbarin oder Verwandten. Die Aufgaben ergeben sich aus der Rolle, es wird getan, was gebraucht wird.

2014 (a) wurde von Burbeck et al. in britischen Hospizen eine Umfrage bezüglich der Aufgaben von Ehrenamtlichen durchgeführt. Ein Fragebogen mit 50 Fragen wurde an 290 Einrichtungen versendet, 233 Antwortbögen konnten ausgewertet werden. 90 Prozent der befragten Organisationen boten ein Tageshospiz, 79 Prozent stationäre Möglichkeiten und 71 Prozent einen ambulanten Dienst an. Der Fragebogen unterschied zwischen patient*innennahen und patient*innenfernen Tätigkeiten; betrachtet werden hier nur die patient*innennahen Dienste. Zudem unterschied das Forscher*innenteam zwischen Ehrenamtlichen, die ihre Profession im Hospiz ehrenamtlich ausübten (beispielsweise Psychotherapeut*innen und Sozialarbeiter*innen), und Ehrenamtlichen ohne spezielle Kenntnisse. Unterschieden wurde in Tätigkeiten im stationären, im ambulanten Bereich und im Tageshospiz.

Tabelle 9: Tätigkeiten, die von Ehrenamtlichen ohne spezielle Kenntnisse ausgeführt wurden, nach Organisationsform (Mehrfachnennungen möglich):

	N = 128	N = 154	N = 54
	stationär	Tageshospiz	ambulant
Essen und Getränke reichen	115	144	23
Gäste begrüßen	110	141	0
Emotionale Sorge geben f. Betroffene	110	138	43
Ein Hobby teilen (singen, vorlesen)	96	141	31
Emotionale Sorge für die Familien	96	76	38
Fahrtendienste	94	132	28
Kosmetik oder Friseur	87	104	12
In den letzten Stunden bei Betroffenen sein	62	0	15
Betroffene zu Arztterminen begleiten	56	52	24
Erledigungen (Apotheke, Einkaufen)	48	36	29
Ausflüge begleiten	39	83	25
Informationen für Betroffene	29	31	13
Pflegerische Leistungen	18	0	4

Quelle: Burbeck et al., 2014a

In Großbritannien werden Ehrenamtliche für Tätigkeiten herangezogen, die einerseits nicht in das Tätigkeitsspektrum der Ehrenamtlichen hierzulande gehören, wie z. B. Fahrtendienste oder Essen reichen, und andererseits auf eine Kostenreduktion ausgerichtet sind. Die Ersparnis-Komponente wird in britischen Untersuchungen auch ausdrücklich erwähnt. In dieser Studie werden, gestützt auf eine Untersuchung von *„Help the Hospices"*, 23 Prozent Kostenersparnis genannt (2006, in: Burbeck et al., 2014a).

Von 166 professionellen Ehrenamtlichen (*volunteers offering professional skills*), die an der Befragung teilnahmen, stellten 82 Prozent Komplementärtherapeut*innen, 72 Prozent Kosmetiker*innen einschließlich Friseur*innen, 64 Prozent spiritual care workers, 42 Prozent mental health professionals, 24 Prozent Krankenpfleger*innen, 15 Prozent Physiotherapeut*innen, elf Prozent Ärzt*innen und zehn Prozent Fußpfleger*innen ihre Dienste kostenfrei zur Verfügung. In Großbritannien gibt es staatliche und freie Einrichtungen im Hospizbereich. Alle Berufsgruppen arbeiteten größtenteils für freie Einrichtungen. Ganz besonders deutlich fiel die Zahl bei den spiritual care workers aus: Während in den staatlichen Einrichtungen nur 27 Prozent der professionellen Ehrenamtlichen engagiert waren, waren es bei den freien Trägern 72 Prozent dieser Berufsgruppe. Auch dies ist nicht weiter verwunderlich, da die freien Träger sich selbst finanzieren müssen.

4.2   Wissenschaftliche Veröffentlichungen zu den Aufgaben von Ehrenamtlichen in Deutschland

2009 untersuchten Schneider et al. die „... Organisation und Praxis von Sterbebegleitung in der ambulanten Hospizarbeit". Die Forschung wurde bereits in Abschnitt 3.2 „Rolle des Ehrenamtes in Deutschland und Europa" vorgestellt. In dieser Studie wurden die Ehrenamtlichen gefragt: „Welche Tätigkeiten umfasst ihre Arbeit in der Einrichtung?" Die Tätigkeiten wurden nach beruflichem Hintergrund (medizinisch/ nicht medizinisch) differenziert. Die Auswertung ergab, dass psychosoziale und spirituelle Unterstützung, also Tätigkeiten, die aus der Rolle entstehen, überwiegen. Praktische Tätigkeiten wurden seltener genannt, wobei Ehrenamtliche mit medizinischem Berufshintergrund Pflegetätigkeiten öfter ausübten.

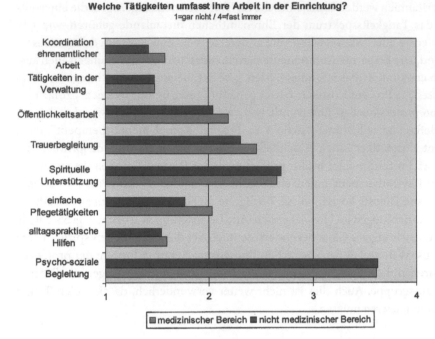

Abbildung 19: Tätigkeiten von Ehrenamtlichen, differenziert nach beruflichem Hintergrund
Quelle: Schneider et al., 2009, 161

Es werden aber keine speziellen Tätigkeiten angesprochen; Ehrenamtliche machen, was gebraucht wird.

Meyer et al. untersuchten 2014, welche Aufgaben Ehrenamtliche auf einer pädiatrischen Palliativstation übernehmen können. In der Einleitung erwähnt das Autor*innenteam die Aufgaben, die Ehrenamtliche in ambulanten und stationären Kinderhospizen wahrnehmen: Begleitung der Familie, Aktivitäten mit den Kindern, Unterstützung und Entlastung der Familie und die Begleitung der Geschwisterkinder (Meyer et al., 2014, 277). Diese Tätigkeiten – begleiten, unterstützen, entlasten – entsprechen dem Rollenbild der freundschaftlichen, nicht professionellen Begleiter*innen. Daraus ergeben sich dann im Einzelfall konkrete Aufgaben.

Meyer et al. teilen in ihrer Forschung die Aufgaben auf einer pädiatrischen Palliativstation in patient*innenferne und -nahe ein; die patient*innenfernen Tätigkeiten wurden in der Untersuchung nicht weiterverfolgt.

Teil nahmen 27 hauptamtliche Mitarbeiter*innen und sieben Ehrenamtliche. Eine der drei Forschungsfragen war, welche Aufgaben Ehrenamtliche übernehmen könnten. Bei den Ergebnissen wurde dies unter *„Bewertung der Aufgaben der Ehrenamtlichen"* zusammengefasst:

Tabelle 10: Bewertung der patient*innennahen Aufgaben der Ehrenamtlichen durch Hauptamtliche

Angemessen
– Assistenz bei folgenden Gruppenangeboten
– Kunsttherapeutische Gruppen
– Musiktherapeuthische Gruppen
– Backen
– Assistenz bei Einzeltherapie
– Unterstützung bei Kunsttherapie
– Einzelbeschäftigung mit Patienten
– Snoezelen
– Spielen
– Basale Angebote
– Singen/Vorsingen
– Unterhalten
– Malen
– Vorlesen
– Im Garten spazieren gehen
– Geschwisterbetreuung
– Spielen
– Vorlesen

Ausbaufähig
– Einzelbeschäftigung mit Patienten
– Angebote im Garten
– Angebote an Feiertagen
– Freizeitangebote für Eltern und Geschwister
– Sportangebote für Eltern
– Geschwisterbetreuung im Garten

Unangemessen
– Pflegerische Tätigkeiten
– Nahrung anrichten
– Massage
– Basale Stimulation
– Unterstützung bei Einzeltherapie
– Assistenz bei Hundetherapie
– Einzelbeschäftigung mit Patienten
– Lange Ausflüge
– Spaziergänge in der fernen Umgebung

Quelle: Meyer et al., 2014, 281

Diese Bewertung erfolgte ausschließlich von Hauptamtlichen. Die als angemessen bezeichneten Tätigkeiten enthalten Assistenz-Tätigkeiten, d. h., Ehrenamtliche sind aus Sicht der Hauptamtlichen nicht in der Lage, diese Tätigkeit alleine durchzuführen. Die von der Hospizbewegung und den Ehrenamtlichen gewollte Vorstellung von der Augenhöhe wird hier durch ein hierarchisches System ersetzt.

Die von den Hauptamtlichen vorgegebenen Tätigkeiten könnten hier zu einer Rolle führen, die die Ehrenamtlichen nicht erfüllen möchten. Einzelne Ehrenamtliche äußerten, dass sie keine sinnvollen Tätigkeiten ausüben könnten und sie sich überflüssig fühlen würden. Diese Äußerungen könnten auf die bloßen Hilfstätigkeiten zurückzuführen sein. Zudem sollte bedacht werden, dass die von den Ehrenamtlichen genannten Kritikpunkte zu einer Beendung des Ehrenamtes führen können. Diese Untersuchung wurde auf einer Palliativstation durchgeführt. Bedenkt man aber, dass sich stationäre Hospize immer weiter professionalisieren und die Träger zunehmend aus dem Gesundheitswesen kommen, könnte dort die gleiche oder eine ähnliche Entwicklung einsetzen.

Schuchter et al. haben in ihrer Untersuchung nicht explizit nach den Aufgaben der Ehrenamtlichen gefragt, aber die Befragten reflektierten über ihre Begleitung. Dabei wurde auch über ihre Aufgaben gesprochen. Ihre Aufgaben sind vielseitig, Kommunikation gehört dazu. Einfühlsam die Ängste, Nöte und Wünsche der Sterbenden wahrnehmen und mittragen, im Gespräch bleiben, aber auch das ganze Beziehungssystem mit den An- und Zugehörigen im Blick haben und gegebenenfalls Vermittler*innen sein. Zugang zu den Menschen finden. Ehrenamt im Hospiz ist Beziehungsarbeit (Schuchter et al., 2018). Die Aufgaben entstehen aus den Rollen und die Ehrenamtlichen können dies selbst entscheiden.

4.3   Zusammenfassung

Abschließend lässt sich feststellen, dass Aufgaben von der rollengebenden Institution festgelegt wurden. Diese konnte den Ehrenamtlichen in unterschiedlicher Ausformung ihre Aufgaben vorschreiben. Die Bandbreite ging von ganz klar formulierten Aufgaben, wie sie teilweise in stationären Einrichtungen vorkommen, bis hin zu sehr freien Interpretationsmöglichkeiten der Ehrenamtlichen. Dies geschah meist in ambulanten Settings. Ehrenamtliche konnten hier ihre Rolle innerhalb eines hospizlich vorgegebenen Rahmens selbst definieren. So konnten sie selbst entscheiden, welche konkreten Aufgaben sie übernehmen möchten – immer grundsätzlich orientiert an den Bedürfnissen der Betroffenen. Die Aufgabe hieß meist ‚machen, was gebraucht wird'. Die konkrete Tätigkeit wurde nicht vorgeschrieben.

In stationären Einrichtungen kann es zu einer Einordnung in teilweise sehr eng gesteckten Tätigkeitfeldern und der Ansiedelung in der Hierarchie führen, die für Ehrenamtliche nicht als erstrebenswert angesehen werden könnten. Im ambulanten Bereich steht kein*e Professionelle*r und keine Hierarchie den Ehrenamtlichen gegenüber, begrenzt werden sie hier nur von den Betroffenen.

Was den deutschsprachigen und den britischen, nicht den kanadischen oder US-amerikanischen Raum unterscheidet, ist der Einsatz von Ehrenamtlichen als Kostensenker. In Großbritannien steht die Kostenersparnis – oftmals, weil „freie" Einrichtungen dort fast ausschließlich von Spendengeldern leben – sehr im Vordergrund. Dies führt zu einem Einsatz von Ehrenamtlichen, beispielsweise in der täglichen Pflege, und muss dem Aufgabenprofil eines Hauptamtlichen in gewissen Bereichen gleichen, kann aber aufgrund dessen auch als besonders sinnstiftend angesehen werden.

Teil V Ergebnisse der Expert*innen-Interviews

Die hier zusammengetragenen Ergebnisse wurden im Anschluss um 16 Expert*innen-Interviews erweitert. Es wurde nach Motiven, Rollen, Rollengeber*innen, Rollenselbstverständnis und Aufgaben der Ehrenamtlichen gefragt. Aber auch die entsprechenden Rahmenfaktoren wurden berücksichtigt und die Frage nach der (Noch-) Existenz der Bürger*innenbewegung Hospiz wurde erörtert. Nicht alle Expert*innen konnten zu allen Fragen eine Antwort geben. Das lag einerseits daran, dass sie sich nicht in allen Fragen als kompetent ansahen und andererseits in einigen Bereichen einfach keine Erfahrungswerte besaßen, wie beispielsweise bei Fragen zu den Anfängen der Hospizbewegung.

Zu Beginn der Interviews wurden die 16 Befragten gebeten, kurz zu erläutern, auf welchen Wegen sie zur Hospizarbeit gefunden haben. Diese einführende Frage vermittelt einen Eindruck, aus welchem Blickwinkel die Befragten auf Hospiz und die Hospizbewegung sehen.

Nur drei der befragten Personen nannten eine persönliche oder familiäre Erfahrung als Beweggrund, sich mit dem Hospiz zu befassen.

> *„Bin zur Hospizarbeit gekommen durch die Erkrankung und den Tod meiner Frau."* (Lange, Abs. 5) *„… von privater Seite … mein Vater ist im Hospiz gestorben."* (Haller, Abs. 6)

Während bei Lange und Haller familiäre Erfahrungen zu einer beruflichen Tätigkeit im Bereich Hospiz geführt haben, wurde bei Däubler-Gmelin ihr nachbarschaftliches Erlebnis zur Antriebskraft, sich politisch für die Hospizarbeit zu engagieren.

> *„Wie viele andere in der Hospizarbeit kam ich durch persönliche Erlebnisse zur Palliativmedizin und zur Hospizarbeit: Einer meiner Nachbarn … [der] unter Leberkrebs litt, wurde zuhause gepflegt – es gab noch keine Hospize. Er musste täglich unerträglich lang auf den Arzt warten, der ihm dann wirksame Schmerzmittel spritzte …"* (Däubler-Gmelin, Abs. 5).

Bei den 13 weiteren Befragten stand das Interesse, sich im Bereich Hospiz zu engagieren, in direktem Zusammenhang mit ihrer ursprünglich ausgeübten Profession. Kurz und knapp formulierte es Huber: *„Ich bin über den Beruf dazugekommen"* (Huber, Abs. 6).

Doch die Blickwinkel auf das Thema Hospiz sind unterschiedlich. Im Bereich Pflege und Medizin – neun interviewte Personen entstammen diesen Professionen – sind zwei Beweggründe ersichtlich: Einerseits entdeckten sie in ihrer professionellen Tätigkeit, dass Hospize wichtige und sinnvolle Aufgaben bieten, denen sie sich dann auch beruflich widmeten. Andererseits gab es eine Gruppe, die den Zustand in Krankenhäusern vor dem Entstehen der Hospizbewegung noch kannten und diesen Zustand verändern wollten.

> *„Also eigentlich muss ich anfangen, als es die Hospizbewegung noch gar nicht gab und ich … dieses unwürdige Sterben unmittelbar miterlebt habe … als ganz junge Ärztin … so ein prägendes Erlebnis …"* (Weihrauch, Abs. 3)

Auch die Befragten aus den Bereichen Soziologie, Theologie, Sozial- und Bildungsarbeit kamen in ihrer Profession mit dem Hospiz in Berührung.

> *„Bin in Berührung gekommen mit der Hospizthematik über Praktika, die ich parallel zu meinem Theologiestudium gemacht habe im Krankenhaus …"* (Blümke, Abs. 5)

Es gab in bestimmten Berufen eine erhöhte Wahrscheinlichkeit, mit der Thematik Hospiz in Berührung zu kommen. Etwa durch schwerstkranke Menschen im Krankenhaus, die seelsorgerisch begleitet werden, ist eine Berührung mit Hospiz doch sehr naheliegend. So auch in der Soziologie; W. Schneider erinnerte sich:

> *„[M]it dem Thema Hospiz [bin ich] zum allerersten Mal in Berührung gekommen über eine Magisterarbeit … und parallel dazu habe ich in Großhadern Kurse gegeben für Ärzte und Stationsleitungen in Medizinsoziologie"* (W. Schneider, Abs. 5).

Bei Pelttari kam aber auch der Zufall zu Hilfe:

> *„Ich habe in der Kardinal-König-Akademie gearbeitet und bin eigentlich über diese Bildungsschiene hineingekommen … im gleichen Büro war der Anfang vom Dachverband Österreich, die Schwester Hildegard Teuschl"* (Pelttari, Abs. 3).

Sich ein Büro mit DER Pionierin der Österreichischen Hospizbewegung zu teilen, war ein folgenreicher Zufall für Pelttari, heutige Geschäftsführerin des Dachverbandes Hospiz Österreich.

1   Aus den Anfängen der Hospizbewegung

Menschen wurden zum Sterben in den Krankenhäusern ins Badezimmer geschoben, um dort unversorgt und alleine zu sterben. Es gab Menschen, die das sahen und nicht hinnehmen wollten. Sie wollten das ändern, sie wollten etwas zum Besseren wenden und hatten damit Neuland betreten. Das war der Anfang der Hospizbewegung. Die Anfangenden waren ausnahmslos Ehrenamtliche. Strukturen waren nicht vorhanden,

Einzelne taten sich zusammen, organisierten sich selbst und handelten. Wer etwas wie und mit welcher Motivation getan hat, wurde in diesem Kapitel zusammengefasst.

1.1 Motive

Was Menschen antrieb, was sie bewegt hat, dieses Ehrenamt auszuüben, wird in diesem Abschnitt herausgearbeitet. Zudem wurden die Auslöser der Motive in eine zeitliche Abfolge gebracht.

1.1.1 Neuland

Die Hospizbewegung, die den neuen sozialen Bewegungen zuzuordnen ist, unterscheidet sich beispielsweise von der Friedens- oder der Frauenbewegung in einem bestimmten Punkt: Während z. B. die Friedensbewegung Argumente sammelte und dann auf den Straßen demonstrierte, war der Protest der Hospizbewegung von Anfang an auch mit einem neuen Handeln verbunden. Menschen sollten nicht mehr alleine im Badezimmer ohne jede Versorgung sterben, es musste ein neues Handlungsbewusstsein entwickelt und umgesetzt werden.

> *„Das war ja sowas ganz Neues und Freischwebendes im Grunde"* (Kränzle, Abs. 7).

> *„Ja, weiß ich auch nicht, warum ich das mache. Und dann weiß man eigentlich/ Und dann ist man schon wahrscheinlich am dichtesten an der Wahrheit dran, weil, es sind Dinge, die kann man nicht wissen, wie einen das überkommt. Plötzlich ist es da. Man weiß nicht wie"* (Dörner, 43).

Intuitiv, implizit ist die Motivation vorhanden, sonst hätten die Anfangenden das nicht gemacht, doch darüber wurde nicht explizit nachgedacht. Das Verändern-Wollen stand im Vordergrund und das war etwas Neues. Die Motive wurden im Nachhinein in Forschungsprojekten und Studien wie dieser zusammengetragen.

1.1.2 Protest

Der „Ur"-Auslöser der Hospizbewegung war der Protest gegen den damaligen Umgang mit Sterbenden in den Krankenhäusern, das unwürdige Sterben (Heller et al., 2013). Das Wort Protest wurde in abgeschwächter Form auch als Wunsch zum Wandel, zur Veränderung, als Aufbegehren formuliert.

> *„Also, die typische Eigenschaft war schon, das Aufbegehren gegen ein System, das Sterbenskranke verschwinden lässt. Das Sterbenskranke abschiebt"* (Graf, Abs. 7).

Die vorhandene Praxis wurde nicht mehr akzeptiert, die Pionier*innen erhoben sich.

> *„… die gesagt haben: ‚So geht es nicht weiter, jetzt machen wir mal was Neues‘, und haben sich*
> *dann abends eben zusammengesetzt. Und haben den Verein gegründet und Strukturen geschaf-*
> *fen und sowas“* (Voltz, Abs. 42).

Voltz erwähnt hier eine Besonderheit der Hospizbewegung: die Protestierenden war-
teten nicht, dass ihr Protest und ihre Ziele in Politik und Gesundheitswesen gehört
wurden. Der Protest äußerte sich im Handeln, so zu handeln, das Sterben so für die Betroffenen zu verändern, wie sie es für richtig hielten. Diese Form des Protestes lieferte
zugleich eine Lösung, die bereits praktisch umgesetzt wurde.

> *„[D]er Protest im Sinne von eher, hier ist ein Missstand und den muss man angehen und deswe-*
> *gen werden wir uns jetzt darum kümmern … Das ist eine Protesthaltung gegenüber den gegebe-*
> *nen Bedingungen. Aber ich würde jetzt mal sagen, geht man in das 19. Jahrhundert, dort wo sich*
> *ehrenamtliche, bürgerliche Frauen engagieren, zum Beispiel dann eben in der Krankenpflege,*
> *und dann professionalisiert werden als Krankenschwester, da kann ich auch sagen, ich protes-*
> *tiere nicht gegen den Kapitalismus, ich protestiere nicht gegen Armut, nein, sondern ich gehe zu*
> *den Armen und Kranken und kümmere mich. Und so, jetzt ein bisschen hemdsärmelig gesagt,*
> *so habe ich den Eindruck, zieht sich das tatsächlich, na, bis in die 80er Jahre“* (W. Schneider,
> Abs. 27).

Der Protest steht nicht alleine im Raum, er ist zugleich verbunden mit einem aktiven
Handeln. Der Protest führte hier nicht zu lauten, öffentlichen Protesten, zu Demos,
sondern zeigte sich im Handeln. Wie bei Voltz formuliert, geht der Protest sofort in
das Zusammensetzen und Handeln, ein neues System zu gründen, über.

„Müssen wir zeigen, dass es auch anders geht“ (Graf, Abs. 27). Der Protest musste bei
Graf zugleich eine Lösung des Problems enthalten. Das gute Beispiel, wie es gut sein
könnte, wurde mitgeliefert.

1.1.3   Frauen und Professionelle

Wer waren diese Menschen und was waren ihre Motive? Leena Pelttari (Abs. 7) teilt
die Handelnden in *„zwei Schienen“* auf: die (Haus-)Frauen und die Professionellen.
Die Professionellen werden an dieser Stelle zuerst genannt, denn sie waren die ehrenamtlichen Pionier*innen, diejenigen, die dieses unwürdige Sterben in ihrem Berufsalltag als erste sahen und reagierten.

> *„… wobei man immer sagen muss, gerade HIER dann, ich habe halt die vielen Profis in der*
> *Hospizbewegung. ES SIND halt die Ärzte, es SIND die Krankenschwestern, die sagen / Ne“*
> (W. Schneider, Abs. 27).

„Ja man merkt es an den Pionierinnen, sie sind ja ALLE, oder Pionieren, aus dem Berufsumfeld. ALLE. Also du liest nie irgendetwas von, ja der war eigentlich Banker" (W. Schneider, Abs. 34).

„Also, aus meiner Sicht war da so eine Phase, wo eben die Hospizbewegung überhaupt angefangen hatte. Wie gesagt, viele ärztliche Kollegen, andere Berufsgruppen sich zusammengetan haben, zu einer Gruppe, und etwas gestartet haben" (Voltz, Abs. 10).

Die Menschen, die tagtäglich, z. B. als Arzt und Ärztin oder Pflegende*r, in den Krankenhäusern mit Sterbenden in Berührung kamen, blickten mit ihrem technokratischen Menschenbild, der Fokussierung auf die Krankheit und nicht den ganzen Menschen (Illich, 1995), auf die Patient*innen. So heilten sie Menschen. Doch bei Sterbenden haben die Ehrenamtlichen der ersten Stunde, die Professionellen, dieses Bild aufgegeben und wieder ganzheitlich auf den Menschen gesehen, denn sonst hätten sie diese mangelnde Würde nicht gesehen, sonst wäre kein Protest entstanden. Graf, in ihrer ursprünglichen Profession Krankenschwester, drückte das wie folgt aus:

„Dass viele der Ärzte, Pflegekräfte, Sozialarbeiter sagten: ‚Das entspricht NICHT meinem beruflichen Ethos. Und das müssen wir verändern'" (Graf, Abs. 11).

Graf nennt es das berufliche Ethos, wobei hier ergänzt werden sollte, dass das ganzheitliche Sorgen ja eben aus den Krankenhäusern verschwunden war und es sich daher hier vielmehr um eine Rückbesinnung handelte.

Die Pionierleistung oder die Anfänge der Hospizbewegung liegen zum einen in der beruflichen Nähe zum unwürdigen Sterben, zum Sterben im Krankenhaus, der Ort, an dem die Professionellen das unwürdige Sterben tagtäglich sahen. Zum anderen wären und waren sie aufgrund ihrer Profession zugleich in der Lage, diese unwürdige Situation des Sterbens zu verändern. Sie wussten, wie es auch anders gehen konnte.

„Also das waren mit die ersten Pioniere, die als solche auffielen. Sie kamen aus einem institutionellen Hintergrund, sei es Wohlfahrtsverband, sei es eben auch dieses tolle Ding da in von dem Herrn Türk – in Aachen" (Dörner, Abs. 3).[29]

„Das war alles außerhalb ihrer professionellen, das war mit einem professionellen Hintergrund, aber außerhalb ihrer professionellen Aufgaben" (Voltz, 10).

„Und das ist jetzt nicht eine Hospizbewegung, die außerhalb von etablierten Systemen entstanden ist. Das waren Menschen in etablierten Systemen, die gesagt haben: ‚So geht es nicht weiter' … Das haben schon die Menschen selbst, die dort gearbeitet haben, vor allem auch gemerkt haben, sich dann zusammengetan und dann Hospizvereine auch gegründet. Es sind ja viele, viele aus den Gesundheitsberufen, die diese Hospizvereine gegründet haben" (Voltz, Abs. 42).

---

29 Dr. Paul Türks, katholischer Priester, gehört zu den Pionier*innen der deutschen Hospizbewegung und war 1986 Mitbegründer des ersten deutschen stationären Hospizes, das Haus Hörn in Aachen.

Voltz und Dörner weisen nochmals explizit darauf hin, dass die Pionier*innen den Missstand in ihrem Beruf, in ihrer Institution, in der sie arbeiteten, gesehen haben und dann außerhalb dieser Institution ihre Profession ehrenamtlich nutzten und damit Neues aufgebaut haben. Die Professionellen haben versucht, das würdige Sterben durch die Gründung von Hospizvereinen, die außerhalb des Gesundheitssystems entstanden, zu erreichen; nicht in der Institution, in der sie arbeiteten. Pelttari formuliert dies für Österreich so:

> *„Ich glaube, die zweite Schiene war in Österreich schon auch diese, ich würde sagen, diese beruflich Ehrenamtlichen. Sozusagen die den Ursprungsberuf als Ehrenamtliche ausgeübt haben, so wie Ärzte, Ärztinnen oder Krankenpflegepersonen, weil es einfach kein Geld gegeben hat. Es war zum Beispiel das allererste mobile Hospizteam von der Caritas in Wien, wo alle ehrenamtlich gearbeitet haben. Also Ärzte, Pflegepersonen, auch die Sekretärin, weil einfach kein Geld da war. Das war der Beginn in Wien überhaupt. Und dieses Team gibt es eigentlich immer noch, aber es ist ein Riesenteam geworden mit jetzt, mittlerweile einem mobilen Hospizteam mit vielen Ärzten und Ärztinnen und hauptberuflich mit Pflegepersonen, aber auch in ehrenamtlichen Teams. Also das ist der Beginn"* (Pelttari, Abs. 7).

Die zweite Gruppe von Ehrenamtlichen in dieser Zeit waren die (Haus-)Frauen, die sich in den Hospizvereinen engagierten.

> *„Also ich glaube, am Anfang und das war, glaube ich, viele Jahre schon so, waren diese Hausfrauen. Die Kinder waren nicht mehr daheim, sie haben dann mehr Zeit gehabt, sie wollten sich irgendwie gesellschaftlich engagieren und dann haben sie geschaut, was könnten sie tun. Und dann sind sie irgendwie zur Hospizarbeit gekommen ..."* (Pelttari, Abs. 7).

Hier werden die Ehrenamtlichen als Hausfrauen bezeichnet. Es sind Frauen, die aufgrund ihres Familienzyklus – die erwachsenen Kinder hatten bereits das Haus verlassen – wieder freie Zeit zur Verfügung hatten, aber nicht in einen Beruf, sondern sich gesellschaftlich engagieren wollten. Diese (Haus-)Frauen waren vor den Student*innenbewegungen der 68er sozialisiert, weshalb sie nach der Familienphase ihre damals geschlechtlich festgelegte Arbeitsteilung beibehielten (Lenz, 2008). Hospizarbeit kam der Familienarbeit am nächsten – für Menschen zu sorgen. Sie kamen *irgendwie zur Hospizarbeit*, wobei das *Irgendwie* nicht unbedingt nur Hospizarbeit sein musste, sondern vielmehr das soziale ehrenamtliche Engagement.

> *„... in diesen Schubladenkategorien eben die Mittelschichtfrauen, gut ausgebildet, zum großen Teil in der Familien- oder Postfamilienphase sozioökonomisch gesettelt, und aber engagiert, frei auch für das, was man tatsächlich auch unter Ehrenamt versteht, engagiert und offen für das Thema"* (W. Schneider, Abs. 11).

> *„Und von den Frauen, die mir damals noch begegnet sind, oder von denen ich das weiß, war natürlich klassisch Bildungsbürgertumsfrauen, wo die Kinder aus dem Haus sind oder studieren, viele Lehrerinnen"* (Haller, Abs. 8).

Hier wurde die Ehrenamtliche präzisiert: Mittelschichtfrauen, Bildungsbürgertums-frauen. Diese Frauen konnten es sich leisten, der Ehemann verfügte über ein Ein-kommen, das die ganze Familie ernähren konnte, eine bezahlte Tätigkeit mussten und sollten sie nicht aufnehmen. In der Postfamilienphase war es in den 80er/90er Jahren auch nicht leicht, in das Berufsleben wieder einzusteigen, waren diese Frauen doch meist mindestens zwei Jahrzehnte nicht mehr berufstätig und hatten den beruflichen Anschluss verloren. Diese Umbruchsphase wurde durch ein Ehrenamt gelöst.

> *„Und da ist nochmal, also ist mir nochmal aufgefallen oder ist nochmal erkennbar, dass für viele Frauen, die im Prinzip aus der Familienphase nicht ganz entwachsen, aber so aufgestellt waren, dass sie im Prinzip sich neu organisiert haben. Und dann, auch da ging es darum, eigentlich weniger aus der Not einen Beruf ergreifen zu müssen, um mit zu versorgen"* (Blümke, Abs. 16).

Auch Blümke weist auf diese Umbruchsphase und die gesellschaftliche Stellung dieser Frauen hin; sie waren in einer Phase, in der sie sich neu organisierten oder organisieren mussten und sie waren nicht gezwungen, finanziell sich und/oder andere zu unter-stützen.

Begrifflich können die beiden Pionier*innengruppen auch in professionelle Ehren-amtliche und ehrenamtliche/laienhafte Ehrenamtliche unterschieden werden, denn der entscheidende Unterschied zwischen den beiden Gruppen war weder Geschlecht noch Alter, sondern ihr Wissensstand in Bezug auf Medizin und Pflege.

1.1.4   Öffentlicher Aufschrei – drei historische Anlässe

In Österreich gab es einen Vorfall, der der Hospizbewegung einen entscheidenden Schub gab – die Lainzer Morde. Von 1983 bis 1988 hatten vier Hilfsschwestern 42 Pa-tient*innen zum Teil mit Rohypnol aus Mitleid getötet (Dressel, Heller, 2012, Spörk, Heller, 2012).

Auf der Station, auf der die Hilfsschwestern arbeiteten, *„lagen die Hoffnungslosen, die Aufgegebenen"* (Backovic, 2014). Die Station war als ein Ort des Sterbens bekannt. Doch die dortigen Hilfskrankenschwestern waren nicht für die Versorgung von Ster-benden ausgebildet. Anfangs töteten sie, wie sie sagten, aus Mitleid, später, nach Aus-sage einer der verurteilten Hilfskrankenschwestern, wenn Patient*innen *„mich ärger-ten"* (Wagner, eine der Hilfskrankenschwestern in: Backovic, 2014). Der Vorfall erregte die Menschen weit über die Grenzen Österreichs hinweg und erzeugte Druck auf die Gesundheitspolitik in Österreich, denn so dürfe in Österreich nicht gestorben werden (Backovic, 2014).

> *„Genau, und das war auch ein Beweggrund, sozusagen, so etwas darf nicht mehr passieren. Weil ich glaube, das war so, ich hoffe, ich sage das jetzt richtig, sie hat quasi aus Mitleid jetzt das ge-*

macht, weil sie wollte nicht sehen, dass die Menschen so leiden. Und das war ihre Antwort auf das. Sie hat quasi geglaubt, sie hilft den Menschen und hat die dann ermordet und das ist etwas, wo dann die ganze Gesellschaft gesagt, nein, so etwas braucht nicht mehr passieren. Das war sicherlich auch ein Grund" (Pelttari, Abs. 13).

In Deutschland wurde die breite Öffentlichkeit von Julius Hackethal und der Deutschen Gesellschaft für Humanes Sterben mit der aktiven Sterbehilfe als *„Segen für die Menschen"* (Hackethal, 1984) konfrontiert.

> *„... und dann war das ja auch so ein Zeitpunkt, wo es in Deutschland auch um das Thema Sterbehilfe ging. Also Julius Hackethal, wie wir ja wissen aus der Geschichte der Hospizbewegung, der gesagt hat, das ist nicht möglich, dass man so leiden und sterben muss in Deutschland ... Also, ich finde, es ist immer ein bisschen eigentlich einen Treppenwitz der Geschichte, dass Hackethal wollte, dass es hier aktive Sterbehilfe gibt und damit auch den Aufbruch der Hospizbewegung verursacht hat, was ja ganz sicherlich nicht in seinem Sinne gewesen ist"* (Kränzle, Abs. 4).

> *„Während in meiner Wahrnehmung es die Männer waren, die protestiert haben gegen die Zustände von Herrn Hackethal ..."* (Lange, Abs. 8).

Julius Hackethal, gemeinsam mit der Deutschen Gesellschaft für Humanes Sterben, trat sehr öffentlichkeitswirksam für aktive Sterbehilfe ein. Er berichtete selbst, Beihilfe zur Selbsttötung in vielen Fällen geleistet zu haben und deutete auch die Ausführung aktiver Sterbehilfe an. Dies führte zu juristischen Untersuchungen und brachte ihm große mediale Aufmerksamkeit ein. Mitte der 80er führten er und Vertreter*innen der Dt. Gesellschaft für Humanes Sterben viele Interviews mit den großen deutschen Tages- und Wochenzeitungen. Dort setzte sich Hackethal nachdrücklich für die aktive Verabreichung eines tödlichen Giftes durch den Arzt ein (Hackethal, 1984, Thym, Atrott, 1986). Das Besondere an seinen Äußerungen war die Untermauerung seiner Thesen mit Beispielen von Menschen, die ihn baten, ihnen beim Sterben zu helfen. Zudem folgten in zahlreichen Publikumszeitschriften Berichte über aktive Sterbehilfe, wie z. B. im SPIEGEL (Spiegel, 18/1984).

In beiden Fällen, den Lainzer Morden und den Wünschen Hackethals nach Legalisierung der aktiven Sterbehilfe, entstand in der Gesellschaft, über alle Milieus hinweg, ein wichtiges Motiv, die Hospizbewegung zu unterstützen und/oder aktiv in ihr mitzuwirken: Es sollte etwas getan werden, damit ein würdiges Sterben möglich wird. Und dieses Motiv wurde von einer breiten Öffentlichkeit getragen.

Ein weiteres bestürzendes Ereignis stärkte die Hospizbewegung: der Ausbruch der Krankheit Aids.

„Also, mit der Aids-Hilfe, wenn ich das so sehe, waren es auch häufig auch selbst Betroffene, oder die schon zum Beispiel jemand verloren hatten, die sich dann engagiert haben" (Raischl, Abs. 9).

„... und dann natürlich die große Aids-Epidemie. Das muss man schon klar sagen. Die hat das sehr befördert, dass plötzlich junge Menschen in dem Ausmaß von Sterben und Tod betroffen waren, hat das Thema natürlich an die Menschen reingebracht, und in der Begegnung mit dem Sterben, mit dem Tod" (Raischl, Abs. 11).

1981 wurde Aids, eine bis dahin völlig unbekannte Erkrankung, in den USA entdeckt, zeitverzögert trat die Erkrankung auch in Europa auf. Müller (2012) befasste sich in seiner Studie mit der Aids-Geschichte in Deutschland. Die Erkrankung stellte Medizin und Gesellschaft vor ganz neue Herausforderungen. Der Krankheitsverlauf war tödlich, es gab keinerlei Therapieansätze, die Betroffenen waren der Krankheit aus medizinischer Sicht vollkommen hilflos ausgeliefert. Und die Betroffenen waren meist junge, schwule Männer. Es betraf nun Menschen, die mitten in der Gesellschaft lebten und damit Sterben und Tod auch in die Mitte der Gesellschaft, an den Arbeitsplatz, in die Familien und in lebendige Freundeskreise brachten. Eigene Betroffenheit entstand. Daraus entwickelte sich eine erweiterte Form von Hilfe; die Hilfe der Kolleg*innen, der Freund*innen, der Partner*innen, der Familien wurde mobilisiert, man half sich gegenseitig – am Ende eines kurzen Lebens. Hospizbewegung und später Aids-Hilfe engagierten sich dort gemeinsam und machten auch die selbst nicht betroffenen Menschen in der Gesellschaft, auch durch breite Öffentlichkeitsarbeit, sensibel für ein würdiges Sterben (Müller, 2012).

1.1.5   Biografischer Rekurs

Wie bereits beschrieben, wurden die Professionellen in ihren Berufen mit Sterben und Tod konfrontiert, aber es gab auch Menschen, die Sterben und Tod sehr persönlich erlebt hatten, in der Familie und/oder bei Freund*innen.

„... aber persönlicher Bezug meine ich jetzt, dass es immer so einen biografischen Rekurs gab" (W. Schneider, Abs. 11).

„Also, sagen wir mal, das ist sehr oft der Fall gewesen, dass das hospizliche Arrangement aus einem professionellen oder familiären Umgang mit dem Thema Lebensende erwachsen sind. Ich meine, bei vielen haben wir in unserer Studie zur Hospizgeschichte festgestellt, dass es so Ereignisse gab im Leben dieser Gründerinnen, die gewissermaßen auslösenden Charakter hatten. Irgendwie da der Fall eines schlecht versorgten sterbenden Angehörigen oder ähnliche Dinge" (Gronemeyer, Abs. 11).

„... waren es auch häufig auch selbst Betroffene, oder die schon zum Beispiel jemand verloren hatten, die sich dann engagiert haben" (Raischl, Abs. 9).

Diese Ehrenamtlichen der Anfänge der Hospizbewegung waren oftmals in der Vergangenheit selbst betroffen als Hinterbliebene, meist gab es bereits eine Konfrontation mit dem Sterben im direkten Umfeld, wobei Gronemeyer vom Negativfall ausgeht. Das Sterben des nahestehenden Menschen war nicht gut: *„Irgendwie da der Fall eines schlecht versorgten sterbenden Angehörigen"* (Gronemeyer, Abs. 11).

> *„Und es war ein Mix, den es immer wieder gibt, aus persönlicher Betroffenheit mit der absolut guten Erfahrung. Also das, was ich mit meinem Vater, mit meiner Mutter erlebt habe, das möchte ich auch anderen zuteilwerden lassen. Dann, das krasse Gegenteil, auch persönliche Erfahrung, so, wie mein Vater gestorben ist, möchte ich, dass kein anderer Mensch stirbt, deswegen möchte ich mich auf diesem Wege ein/ sozusagen einsetzen"* (Blümke, Abs. 15).

> *„Also, ich kenne viele Ehrenamtliche, die gesagt haben, sie haben das selber so fürchterlich erlebt bei Angehörigen, dass sie das nicht wollten, dass sie da, ja, eine andere Kultur auch reinbringen wollten"* (Kränzle, Abs. 5).

> *„Entweder: Ich will es besser machen als ich es erlebt habe. Dafür möchte ich natürlich mein Ehrenamt, meine Zeit dafür spenden. Oder: Ich habe so Gutes erlebt, mir hat das so gutgetan, ich will das auch machen. Also, das war immer so der Hauptgrund … So gerade diese Selbst / diese Erfahrungen: Im Krankenhaus: Ist meine Mutter gestorben, es war gruselig. Oder: Es war alles toll und schön, und ich will es wieder weitergeben. Also, ich glaube, das war immer der erste Beweggrund"* (Haller, Abs. 16).

Das persönliche Erleben kann in zwei Richtungen motivieren: Entweder das Sterben eines nahestehenden Menschen war so positiv, dass auch ich nun im Ehrenamt Betroffene und deren Zugehörige gerne begleiten möchte, um ihnen das zu ermöglichen, was mir widerfahren ist. Oder das Sterben meines Mannes/meiner Mutter oder anderer nahestehenden Personen war so fürchterlich, das wünsche ich niemandem. Deshalb engagiere ich mich im hospizlichen Ehrenamt und versuche andere so zu begleiten, damit ihnen nicht so etwas Fürchterliches wie mir geschieht.

1.1.6   Christliche Einstellungen

Das Motiv der Nächstenliebe, die Tat des Samariters, ist ein wichtiger christlicher Wert, der in der Hospizbewegung einen Ort der Betätigung gefunden hatte.

> *„Also, ich glaube, es war auch vielfach gespeist aus christlichen Motiven. Die kirchlichen Bindungen dieser frühen Hospizfrauen ist, glaube ich, im Großen und Ganzen ziemlich stark gewesen"* (Gronemeyer, Abs. 5).

> *„Das waren hauptsächlich ältere Frauen, die sehr gläubig waren, oder es waren Ordensschwestern. Ich habe mit Ordensschwestern auch im Krankenhaus gearbeitet … Aber die waren getragen vom Glauben, also, und das verbinde ich so mit früher, wenn Menschen bei Sterbenden*

waren, dann waren sie gläubig und haben gebetet. Und das war ihr Auftrag. Also, so, das Bild habe ich. Ja" (Huber, Abs. 8).

„Und natürlich schon, es war schon, die Anfänge waren schon auch christliche Motive. Ja, also die eine der Pionierinnen, die Schwester Hildegard Teuschl ist ja eine Caritas-Schwester, also eine katholische Ordensschwester. Das hat natürlich dann zum Caritas-Socialis-Menschenbild und deren Auftrag auch gepasst. Und natürlich auch Caritas an sich. Caritas Wien. Ist sicherlich auch dieser christliche Auftrag dahinter gewesen für die ersten Schritte auch, ja" (Pelttari, Abs. 11).

„Auch, was damals auch noch eine Rolle gespielt hat, oder auch immer wieder eine Rolle gespielt hat: weil es meine christliche Aufgabe ist, also aus einer christlichen Motivation heraus. Also, Trauernde trösten, Sterbende begleiten als einen urchristlichen Auftrag und, ja, das ist so der Grundmix" (Blümke, Abs. 15).

Eine christliche Motivation, die Nächstenliebe, niemanden zurücklassen, ist ein starkes Motiv, Menschen am Ende des Lebens zu begleiten. Gerade Ordensschwestern, die meist zusätzlich aus der Krankenpflege kamen oder, wie die österreichische Pionierin Hildegard Teuschl als Leiterin des Caritas-Ausbildungszentrums in Wien, sahen hier einen christlichen Auftrag.

1.1.7   Die Beschäftigung mit dem Tod

Sterben, Tod und Trauer waren in der österreichischen und deutschen Nachkriegszeit ein Tabuthema (Heller et al., 2013), doch das änderte sich allmählich in den 70er/80er Jahren.

„Die Studien von Elisabeth Kübler-Ross waren sehr populär, sehr bekannt und haben natürlich auch fasziniert, die Beschäftigung mit dem Tod, aber auch natürlich mit dieser intensiven Entwicklung der Medizin, und diese Auseinandersetzung, denke ich, hat schon viele Menschen, eher gebildete Menschen, dazu geführt, sich auseinanderzusetzen, was ist der Sinn im Leben, was bedeutet der Tod überhaupt. Das waren schon ja Auseinandersetzungen mit dem Sinn dieses Lebens über die Religion, die Antworten der Religionen hinaus" (Raischl, Abs. 11).

„Also, dass auch in Teilen der Bevölkerung eine Suche danach, wo ist denn der Tod, und was hat das für eine Bedeutung, auch darauf zurückzuführen ist, dass der Tod einfach auch weitgehend WEGGERÄUMT worden ist. Ja, und Menschen spüren, dass das mit den eigenen Wurzeln, ja, mit dem eigenen Leben eine riesige Bedeutung hat. Ja, und da ist das Ehrenamt sicher ein hervorragender Weg, dem sich zu nähern. Ich kenne viele Hospizhelferinnen, Hospizhelfer, die natürlich vor allem sich vorgestellt haben ja beim Sterben dabei zu sein" (Raischl, Abs. 11).

„... und dann so, auch, weil es mich interessiert, weil mich das Thema schon immer interessiert hat" (Blümke, Abs 15).

1971 erschien erstmals „Gespräche mit Sterbenden" von Elisabeth Kübler-Ross in deutscher Sprache. Dieses Werk wurde im deutschsprachigen Raum sehr schnell bekannt. Kübler-Ross war schweizerisch-US-amerikanische Psychologin, die in US-amerikanischen Krankenhäusern als Konsiliardienst-Beauftragte zu Sterbenden gerufen wurde, da die Ärzt*innen mit ihnen nicht mehr in Berührung kommen wollten. Kübler-Ross setzte sich an das Bett der Sterbenden und unterhielt sich mit ihnen. Sie erzählten Kübler-Ross von ihren Ängsten, ihren Wünschen und ihren Bedürfnissen. Daraus entwickelte sie das Fünf-Phasen-Modell des Sterbens (Kübler-Ross, 1995). Diese Sicht auf das Sterben, das Verstehbarmachen von Sterben war eine ganz neue Sicht auf das Sterben.

Zwei fürchterliche Weltkriege hatten tiefe Spuren in der Gesellschaft hinterlassen. Nach dem Krieg wollte man vergessen, alles hinter sich lassen und neu anfangen. Das Leid und das Sterben wurden verdrängt. Die Student*innenprotestbewegung der 68er, deren Ursprung in der Kritik gegen den Vietnamkrieg lag, richtete sich aber bald gegen die damals herrschenden Werte der „Väter", deren Sozialisation im Nationalsozialismus stattgefunden hatte (Flügge, 2018). So wurden Räume geöffnet, die auch das Thema Sterben, Leid und Tod zuließen.

Wurde in der Nachkriegszeit nicht über die Trauer gesprochen, war dies nun möglich. Damit in Zusammenhang steht eine Äußerung Hallers:

> „Also, wir haben sehr viel Selbsterfahrung, sehr viel Selbsttherapie auch erlebt bei uns in den Gruppen. Also, das war schon viel Auseinandersetzung mit dem eigenen / mit eigenen Erfahrungen, mit eigener Angst vor dem Sterben, Toderfahrung oder auch Verarbeitung von Todesfällen, also von Kindern, die gestorben sind oder so" (Haller, Abs. 16).

Endlich konnte in der Gesellschaft über das Sterben und den Tod gesprochen werden – über eigene Erfahrungen, die man bisher verschwiegen, und Ängste, über die man nie gesprochen hatte. Die Erfahrungen und die Ängste konnten damit auch verarbeitet werden.

1.1.8   Etwas Sinnvolles machen

Doch das hospizliche Ehrenamt wurde nicht nur mit dem würdigen Sterben und der Neugier auf den Tod begründet. Das hospizliche Ehrenamt wurde auch gewählt, weil die freiwillige Tätigkeit sinnvoll sein sollte.

> „[I]ch (Anm. der Autorin: ich, hier schlüpfte Blümke in die Rolle der Ehrenamtlichen) möchte etwas Sinnvolles tun, also, ich arbeite sonst in der Verwaltung und möchte im Prinzip/ habe jetzt durch diese Aufgabe im Kontakt mit den Menschen ist es einfach sinnerfüllend" (Blümke, Abs. 15).

> *„Und dann, auch da ging es darum, eigentlich weniger aus der Not einen Beruf ergreifen zu müssen, um mit zu versorgen, sondern auch, um eine, ich sage mal, um eine sinnvolle Tätigkeit und auch die Chance zu haben"* (Blümke, Abs. 16).

> *„[I]ch glaube, es ist mehr so, dass dieser Wunsch nach direktem Zugang zu sinnvollem Tun wichtig gewesen ist"* (Gronemeyer, Abs. 15).

> *„Dass es auch eine Ahnung davon gab, dass diese Zeit des aufblühenden Wirtschaftswunders, des immer mehr und immer besser, Risse bekommen hatte. Das ist so der Augenblick, wo, glaube ich, die/ aus dem, diesen Rissen, die Frage nach dem, was ist denn jetzt Sinn und wie gehen wir eigentlich mit unseren Nachbarn um, dass das eigentlich dann ein starkes Motiv geworden ist. Also dass das die Hospizbewegung getragen hat. Das glaube ich"* (Gronemeyer, Abs. 16).

> *„… weil sie sich sinnvoll sozial engagieren wollten, da auf den Weg ins Ehrenamt gemacht haben"* (Kränzle, Abs. 5).

> *„Ich mache jetzt mal was Sinnvolles. Ich mache jetzt mal Hospiz-Arbeit.' Aus dieser Ecke kamen, glaube ich, eine ganze Menge Ehrenamtliche"* (Hardinghaus, Abs. 7).

Etwas Sinnvolles tun, eine sinnvolle Tätigkeit, direkten Zugang zu sinnvollem Tun, sich sinnvoll sozial engagieren, mache jetzt mal was Sinnvolles; das sind unterschiedliche Worte, der Sinn ist der gleiche. Es ist der Wunsch, sich selbst sinnstiftend in eine Sache einzubringen. Es stellt sich hier aber die Frage: Wer bestimmt den Sinn und was ist sinnvoll und was nicht?

Einerseits liegt die Bewertungshoheit beim bzw. bei der Einzelnen. Andererseits gibt die Gesellschaft als eine Gemeinschaft basierend auf gemeinsamen Werten vor, was eine sinnvolle Tätigkeit ist. Wie bereits ausgeführt, waren es, abgesehen von den professionellen Pionier*innen, Frauen in der Post-Familienphase, die in Hospizen tätig wurden. D. h., diese Frauen waren mit einem Weltbild vor 1968 sozialisiert, mit dem Frauen-Werteschema des Nationalsozialismus, also mit einer traditionellen Frauenrolle. Ehefrau, Mutter, Angehörige pflegen und sich sozial (kirchlich) zu engagieren, das waren ihre Rollen. Die Erwerbstätigkeit gehörte nicht zu ihrem Rollenspektrum. Die Hospizarbeit wurde gerade von diesen Frauen als eine sinnvolle Tätigkeit empfunden, verlängerte und verlagerte sie doch ihre soziale Arbeit aus der Familienphase in eine neue Phase.

Ehrenamtliche, die nur Sinnvolles tun möchten, könnten auch ein anderes sozial anerkanntes Ehrenamt ausüben. Das sollte bei dem Rekrutieren zukünftiger Ehrenamtlicher nicht außer Acht bleiben.

1.1.9   Zusammenfassung

„Welche Motive leiteten Menschen in den Anfängen der Hospizbewegung, um sich ehrenamtlich in der Begleitung von Sterbenden zu engagieren?" lautete die Fragestellung
an die Expert*innen. Als Hauptauslöser wurde der unwürdige Umgang mit Sterbenden
im Krankenhaus benannt. Menschen, die im Krankenhaus oder in Pflegeeinrichtungen
arbeiteten, sahen die Missstände, wollten diese nicht hinnehmen und handelten. Sie
entwickelten eigene Strukturen und fanden Mitstreiter*innen, meist Frauen, die sich
in der Postfamilienphase befanden, über Zeit verfügten und diese sinnvoll nutzen wollten. Die Sorge für andere entsprach einerseits ihrem damaligen weiblichen Rollenverständnis in der Gesellschaft oder ist andererseits auf ihre christliche Sozialisierung und
dem damit verbundenen Auftrag der Nächstenliebe verbunden. Aber auch gesellschaftliche Entwicklungen ließen Motivationen zur Ergreifung dieses Ehrenamts entstehen.
Drei zeitgeschichtliche Ereignisse entfachten nach dem Ende des II. Weltkriegs erstmals wieder die Diskussion, wie die Gesellschaft mit dem Sterben umgehen solle. Zu
nennen sind die Lainzer Morde, die mit dem medienbekannten Julius Hackethal auf-
kommende Euthanasiebewegung und der Ausbruch der damals unheilbaren Krankheit
Aids. Diese öffentlichen Diskussionen lösten einen Protest gegen unwürdiges Sterben
aus und motivierten viele Menschen, sich für ein würdiges Sterben zu engagieren. Aber
die Diskussion öffnete noch weitere Türen, die zu einem Engagement in der Hospizbewegung führten, denn es durfte nunmehr über die eigenen Erfahrungen mit dem Tod
gesprochen werden. Waren diese Erfahrungen negativ – verstarb ein nahestehender
Mensch unter schlechten Umständen –, dann wollten die Ehrenamtlichen dazu beitragen, dass dies nicht mehr geschehen kann. Waren die Erfahrungen positiv, war es das
Anliegen der Ehrenamtlichen, diese positive Erfahrung aktiv weiterzugeben. Aufgrund
der öffentlich geführten Diskussionen erhielt das Thema Sterben und Tod eine neue
gesellschaftliche Relevanz, die das Engagement einzelner für eine ehrenamtliche Tätigkeit und die Aufmerksamkeit vieler für das Thema auslöste.

1.2   Rolle der Ehrenamtlichen

Aus den Expert*innen-Interviews konnten in den Anfängen der Hospizbewegung vier
Rollen identifiziert werden: Helfen/Begleiten, Strukturen schaffen, Korrektiv sein
und eine Brücke zur Gesellschaft bauen. Nach Aussagen der Expert*innen war den
damals Ehrenamtlichen aber weder deren Rolle oder deren Aufgaben im Sinne einer
Struktur explizit bewusst.

> „… also, wenn man es jetzt mal sehr überholt ausdrückt, es eine Theorie der Hospizarbeit nicht
> gegeben hat. Sondern, es war immer eine Praxis. Also, sagen wir mal, die theoretische Reflexion,
> was machen wir da eigentlich und warum ist das notwendig, ist nicht immer sehr explizit ge-
> wesen" (Gronemeyer, Abs. 25).

> „Ich glaube, die haben wirklich einfach das gemacht, was gebraucht worden ist. So wie es auch heute auch noch oft ist. Aber dass sie so ganz so klar diese definierten Rollen, die wir jetzt heute viel differenzierter haben, glaube ich, hat es gar nicht wirklich gegeben, sie haben einfach geholfen" (Pelttari, 21).

> „Ich glaube, in den Anfängen haben sich die Ehrenamtlichen die Rolle genommen und sie haben sie nach ihrem Empfinden gefüllt" (Lange, Abs. 28).

> „Das war ja sowas ganz Neues und Freischwebendes im Grunde. Da gab es keine Vorschriften, da gab es keine Gelder, da gab es keine Gesetze dafür. Und so hat sich das, glaube ich, das individuell entwickelt an vielen Orten … dann kam die Medizin, dann kam die Pflege auf das Thema und dadurch ist natürlich auch nochmal klarer geworden, was ist denn ambulante Hospizarbeit und was haben Ehrenamtliche da für Aufgaben und was eben auch nicht für welche" (Kränzle, 7).

> „Ja. Und wir sind anfangs natürlich auch überhaupt nicht auf die Idee gekommen, wenn man sich denn so für das Ehrenamt – für dieses Ehrenamt, sich um das Sterben von Menschen zu kümmern – da Zeit dafür verausgaben will, dass man jetzt eine Ausbildung bräuchte. Das ist ein Fremdwort gewesen. Das hätte niemand verstanden" (Dörner, 25).

> „Aber es war, meiner Ansicht nach so, dass das ein sehr umfassendes Spektrum gewesen ist. Weil es diese expertokratische Verengung eigentlich noch nicht gab. Man hat aus dem Vollen des menschlichen Engagements geknüpft" (Gronemeyer, 14).

Die in den Interviews identifizierten Rollen und die sich daraus ergebenden Aufgaben waren erst im Entstehen. Es wurde getan, was gerade gebraucht wurde, und es wurde damit gearbeitet, was an Ressourcen vorhanden war. Vieles, was heute als Standard bezeichnet werden kann, wie z. B. die Befähigungskurse für Ehrenamtliche, musste erst aufgebaut werden. Dörner ging so weit, dass seines Erachtens in den Anfängen eine Ausbildung nur auf Unverständnis gestoßen wäre. Es gab keine Strukturen, keine Gelder und keine Gesetze. Kränzle erklärte, dass die Aufgaben der Ehrenamtlichen, die aus deren Rollen abgeleitet werden, erst definiert werden konnten, nachdem auch klar war, was wieder in professionelle bezahlte Hände gegeben wurde. Denn ohne Abgrenzung können keine Rollen definiert werden. Dies beschreibt auch Gronemeyer: Anfangs sind die Ehrenamtlichen aus dem Vollen des menschlichen Engagements heraus tätig geworden. Erst danach folgte, gerade aufgrund des bezahlten Expert*innentums, eine Aufteilung der Rollen und Aufgaben.

1.2.1   Helfen/Begleiten

Helfen, unterstützen, begleiten, da sein, also direkt bei den Menschen, den Betroffenen und den Zugehörigen sein, und in welcher Form auch immer eine Stütze zu sein, das war das zentrale Element, und diese Rolle ist es auch, die man grundsätzlich mit dem hospizlichen Ehrenamt in Verbindung bringt.

> *„Und das war eigentlich dieses, den Alltag in eine Familie zu bringen, die von dieser Grenzsituation des Lebens betroffen ist, also etwas Normalität zu bringen und vor allem da zu sein und Zeit mitzubringen und zuzuhören … Also das war in Deutschland immer das Verständnis, also für die Betroffenen da zu sein, mit ihnen auch die Gespräche führen zu können oder auch nur einfach da zu sein und zu schweigen und Angehörigen eine Hilfe und eine Unterstützung zu sein"* (Weihrauch, Abs. 5).

> *„Der mitmenschliche Kontakt steht absolut im Vordergrund"* (Raischl, Abs. 45).

> *„Das ist ja für uns, für Ehrenamtliche, wird auch nicht jeder Ehrenamtliche so häufig erleben, aber es ist immer wieder Teil der ehrenamtlichen Begleitung, dass man sogar dann beim Tod dabei sein kann, wenn Menschen ganz alleine sind und sonst niemand da ist"* (Gronemeyer, 13).

> *„Im Wesentlichen haben die sich als Frauen verstanden, die in einer höchst problematischen Situation Menschen zu unterstützen sich entschlossen hatten"* (Gronemeyer, Abs. 9).

> *„Früher waren die wirklich primär für andere da. Ich will unterstützen, ich will was Gutes tun"* (A. Schneider, Abs. 20).

> *„… der Auftrag, den Ehrenamtliche für sich in den 80er/90er Jahren gesehen haben, zu sagen ‚Ich will helfen, ich will die Situation verbessern'"* (Hardinghaus, Abs. 19).

> *„Einfach da zu sein. Einfach Flagge zu zeigen. Ja, am Bett auszuharren. Auszuhalten, was da passiert"* (Graf, Abs. 33).

Die Begegnung von Mensch zu Mensch, *mitmenschlicher Kontakt*. Mitmenschliches *Verständnis*, Da-sein, Letztverlässlichkeit oder wie Gronemeyer es ausdrückt: *sogar dann beim Tod dabei sein [], wenn Menschen ganz alleine sind und sonst niemand da ist* (Abs. 9). Die Betroffenen stehen im Mittelpunkt der Tätigkeit. Sie sollen unterstützt werden, jemand soll für sie da sein. Wie Graf es nennt: Flagge zeigen, für die Betroffenen da sein, egal was passiert und, falls nötig, bis zum Tod. Das bedeutet auf die Bedürfnisse der Betroffenen und deren Nahestehenden eingehen, soweit dies möglich ist. Das wird als Kern des hospizlichen Auftrages gesehen und gelebt. Aber auch die Zugehörigen werden als Mit-Betroffene in die Begleitung, in die Hilfestellung einbezogen. Der Mensch in seiner Ganzheit und seinem sozialen System wird begleitet. Daraus können sich viele, sehr unterschiedliche Aufgaben ergeben.

1.2.2   Strukturen schaffen

Da die Hospizbewegung von Anfang auch gehandelt hat und versucht hat Wege für ein besseres Sterben zu gehen, mussten Strukturen geschaffen werden.

> *„Die* (ehrenamtlich arbeitenden Professionellen, Anm. der Autorin), *nicht alle, aber manche haben sich auch als ehrenamtliche Hospizbegleiter ausbilden lassen, aber die hatten dann eher so strukturelle Aufgaben, oder auch eine Verankerung, dass man diese Idee, wie der Christophorus-Hospizverein damals in Großhadern, verankert. Das waren Aufgaben von einer Gruppe von Ärzten aus verschiedenen, und so weiter. Das war alles ehrenamtlich"* (Voltz, Abs. 18).

> *„Ich denke, dass manche Ehrenamtliche einfach gut drin gewesen sind, auch Strukturen zu bilden. Also die dann sehr schnell sich auch auf den Weg gemacht haben, eine Hospizgruppe, einen Hospizverein zu gründen"* (Kränzle, Abs. 7).

Wie Voltz bereits bei den Motiven erwähnte, wollten sie etwas Neues machen und aus ihrer Sicht mussten dafür erst Strukturen geschaffen werden. Es wurden Hospizvereine gegründet. Hilfe und Begleitung mussten organisiert werden. Am Beispiel von Voltz' Aussage erkennt man eine erste Trennung von ehrenamtlichen Rollen und Aufgaben: Die einen werden zu Begleiter*innen, die anderen schaffen einen Rahmen für die Begleitungen.

> *„. . . um die Strukturen überhaupt aufzubauen. Ja. Gustava Everding zum Beispiel, oder andere. Also, die dann auch, bis hin zur Bundesregierung, also, aus ihrer professionellen Rolle heraus sich um die Struktur gekümmert haben"* (Voltz, Abs. 20).

Voltz spricht hier die gesellschaftspolitische Seite der Hospizbewegung an. Gustava Everding gilt als eine der Pionierinnen der Hospizbewegung. Sie ist Mitbegründerin des ältesten und größten Hospizvereins in Deutschland, dem Christophorus-Hospizverein in München. Viele Jahre hat sie ehrenamtlich als Verbandsvertreterin auf Landes- und Bundesebene dazu beigetragen, Hospiz zu organisieren und Strukturen und deren finanzielle Ausstattung zu schaffen.

1.2.3   Korrektiv sein, Anwalt/Anwältin für Sterbende sein

Die Hospizbewegung entstand, weil das etablierte Gesundheitssystem, im Besonderen Pflege und Medizin im Krankenhaus, inakzeptable Sterbesituationen hervorrief. Die Professionellen sahen nicht (mehr) den Menschen hinter der Krankheit und dem Sterben.

> *„Auf der einen Seite ein Korrektiv gegenüber den Profis, weil es immer wieder darum gehen muss, nicht den medizinischen Part dieser ganzen Geschichte, so wichtig er auch ist, dominieren zu lassen"* (Weihrauch, Abs. 5).

Medizinische Versorgung ist absolut notwendig, aber der Mensch soll wieder in seiner Ganzheit gesehen werden. Ein holistisches Menschenbild sollte wieder Einzug halten in die Sterbezimmer, in der Sterbesituation. Ehrenamtliche können hier als Korrektiv tätig werden.

„... aber auch die anderen kontrollieren ... Also, auch eine Art Anwalt sein für den, der an dem Sterbebett, wo sie sitzen" (Haller, Abs. 18).

„Und sie haben ganz klar gesagt, wir wollen Fürsprecher sein. Wir wollen für den Sterbenskranken sprechen" (Graf, Abs. 31).

Die anderen kontrollieren. Aufgrund Begleiterscheinungen der schweren Erkrankungen in der letzten Lebensphase und/oder fehlender Kraft können sich Betroffene nicht (mehr) wehren, ihre Vulnerabilität steigt. In diesen Situationen braucht es Fürsprecher*innen, einen Anwalt und eine Anwältin für die Bedürfnisse der Betroffenen. Auch diese Rolle der Ehrenamtlichen war von Anfang an mitgedacht.

1.2.4   Brücke in die Gesellschaft

Sterben und Tod wieder in die Gesellschaft zurückzubringen, war von Anfang an ein Ziel der Hospizbewegung.

„... dass wir die Ehrenamtlichen, dass die eine unglaublich wichtige Brücke in die Gesellschaft waren. Und ich glaube auch, dass dieses, ja, also das Know-how, das heute in unserer Gesellschaft inzwischen da ist, das kommt nicht aus den Palliativinstitutionen, von der SAPV oder von einer Palliativstation, so gut die auch in einem schönen Zentrum, wie hier in Köln, verankert ist. Sondern sie kommt über die Menschen, die sich ehrenamtlich engagieren und die praktisch aus der Gesellschaft heraus unsere Gesellschaft auch verändern, im Zusammenhang mit dem Bewusstsein, was wir brauchen. Also das ist das Zweite, der zweite Part, den ich für extrem wichtig halte, nämlich die Bewusstseinsbildung in unserer Gesellschaft. Und das kann niemand so gut wie die Menschen, die sterbende Menschen begleiten ... aus dieser Erfahrung und aus diesem Wissen heraus, was sie auch für sich selber gelernt haben oder für sich selber erfahren haben und auch reflektiert haben, das geht ja immer auch um Reflexionsprozesse, sind sie eine wunderbare Brücke in die Gesellschaft hinein" (Weihrauch, Abs. 5).

„Wie geht das? Was passiert? Wie läuft das ab? Also so eine Art Aufklärungskampagne auch ... Und dass sie da eine Aufklärungsarbeit leisten. Und den Tod auch zurückbringen in die Gesellschaft" (Haller, Abs. 18).

Die Hospizbewegung war von Beginn an bestrebt, das Sterben aus der Tabuzone herauszuholen und Sterben und Tod wieder in der Mitte der Gesellschaft anzusiedeln, das Sterben als natürlichen Prozess anzuerkennen und wieder als Teil des Lebens zu sehen. Haller formuliert es als Aufklärungskampagne. *Was passiert?* Einerseits kann durch Wissen Angst eingedämmt werden. Menschen erhalten einen Einblick, was hospizliche Begleitung bedeutet und bewirken kann. Da Ehrenamtliche über ihr Wissen und ihre Erfahrungen praxisnah und ganz konkret berichten, übermitteln sie auch das Versprechen der Letztverlässlichkeit, Ehrenamtliche bleiben bis zum Ende. Dar-

aus kann Vertrauen entstehen und Ängste wurden genommen oder zumindest eingedämmt. Andererseits können damit Angehörige ermutigt werden, Betroffene wieder
zuhause bis zuletzt zu begleiten, denn sie können hospizliche Unterstützung und Begleitung erhalten.

Hinzu kommen eine öffentliche Wirkung und eine möglichst hohe Bekanntheit in
der Bevölkerung erzielen zu wollen, denn mit einer breiten Rückendeckung der Bevölkerung sind gesellschaftspolitische, gesetzliche und finanzielle Ziele schneller und
effizienter zu erreichen.

1.2.5   Zusammenfassung der Rollen

Am Anfang stand ein Ziel: Sterbende und deren Nahestehenden ein gutes Sterben
zu ermöglichen. Danach wurde gehandelt. Es wurde umgesetzt, indem von den Pionier*innen Rollen aufgebaut und angenommen wurden. Dies geschah zwar unbewusst,
die Ausübung dieser Rolle jedoch geschah bewusst – denn es sollte ein bestimmtes
Ziel erreicht werden. Vier Rollen konnten herausgearbeitet werden. Im Mittelpunkt
standen das Helfen und das Begleiten von Sterbenden und deren Zugehörigen. Diese
Rolle besaß zwei Bestandteile; einerseits eine (Letzt-)Verlässlichkeit zu geben und andererseits auch ganz praktische Unterstützung zu geben. Davon abzugrenzen war die
Rolle des Anwaltes bzw. der Anwältin der Betroffenen. Auslöser der Hospizbewegung
war der Umgang der Medizin und der Pflege im Krankenhaus mit Sterbenden. Es galt
dieser Praxis entgegenzutreten, für die Betroffenen in ihrem Sinne einzutreten und
sich nicht der damals gängigen Medizinlogik zu unterwerfen. Um dies alles aufbauen
zu können, benötigte die junge Bewegung eine Struktur, eine Organisation und Ko-
ordinierung der notwendigen Schritte für ein gutes Sterben. Eine weitere Rolle gaben
sich die Pionier*innen, indem sie in der Gesellschaft öffentlich für einen anderen Umgang mit Sterbenden und deren Nahestehenden und ein Verankern von Sterben, Tod
und Trauer in der Gesellschaft warben.

1.3   Aufgaben der Ehrenamtlichen

Eine Einordnung und/oder Aufzählung der Aufgaben kann nur unvollständig sein,
denn *„die haben wirklich einfach das gemacht, was gebraucht worden ist"*, wie von Pelttari
in Kapitel 1.2 der Ergebnisse bereits erwähnt. Zudem sind aufgrund dieser Tatsache
Rolle und Aufgabe teilweise identisch, wurden den Ehrenamtlichen doch keine Vorgaben gemacht.

Dennoch können anhand schwerpunktartig genannter Aufgaben, die den einzelnen Rollenbildern zugeordnet werden, Eindrücke über die Tätigkeiten der Ehrenamtlichen in den Anfängen der Hospizbewegung entstehen.

1.3.1   Aufgaben des Begleitens und des Helfens

Begleitet werden Betroffene und Zugehörige. Begleitung bedeutet den ganzen Menschen sehen, seine Bedürfnisse erfassen und danach handeln.

Auf die direkte Frage „Welche Aufgaben hatten die Ehrenamtlichen in den 80/90er Jahren?" antwortete Haller (Abs. 32):

> *„Alle. Also, da gab es ja auch noch nicht irgendwelche Qualitätskriterien … Wir haben halt alles gemacht, was anstand"* (Haller, Abs. 34).

Dörner (Abs. 27) antwortete auf die Frage: *„Extrem unterschiedlich."*

Auch Grafs (Abs. 33) Ausführungen zu dieser Frage sind knapp: *„Wir haben halt alles gemacht, was anstand."*

Raischl formulierte es ähnlich, nur ausführlicher:

> *„Also, die Menschen, die betroffen sind, sollten, wenn sie das nicht möchten, nicht allein sein müssen, und die Angehörigen sollten Schnaufpausen bekommen, damit sie weggehen können. Wenn ich das erreichen will, da muss ich ja doch jemand hinsetzen, der mit dem auf die Toilette gehen kann oder vielleicht eine kleine Lagerung vornehmen kann. Wenn er das nicht machen kann, ja, dann braucht man ihn da nicht ganz schlicht und ergreifend. Also, dann soll er daheim bleiben … wenn er über Gott und die Welt reden will, dann soll er was anderes machen, aber das ist das, der KERNPUNKT, und das ist elementar. Das sehe ich auch nach 25 Jahren. Elementare Hilfe für die Betroffenen, dass da ein Stück Freiraum entsteht, wo die unmittelbar Zugehörigen entlastet werden, oder eben wenn der Mensch ganz alleine ist vielleicht, dass überhaupt jemand da ist, ja, und nach ihm schaut und soziale Zuwendung. Der mitmenschliche Kontakt steht absolut im Vordergrund, und das geht auch bis dahin, dass wir sagen, da muss auch jemand vielleicht mal ein Medikament geben, oder Essen ist nicht nur eine Dienstleistung, was weiß ich, dass ich jemand was koche, sondern das ist ja auch was Soziales. Ist häufig ein Anknüpfungspunkt"* (Raischl, Abs. 45).

> *„Zeit mitzubringen und zuzuhören. Und auch zu gucken, wie wir Angehörige entlasten können oder wie Angehörige einfach Rückhalt finden … die Angehörigen sind immer in einer Situation, wo sie Unterstützung brauchten, wo sie jemanden brauchten zum Anlehnen … also für die Betroffenen da zu sein, mit ihnen auch die Gespräche führen zu können oder auch nur einfach da zu sein und zu schweigen und Angehörigen eine Hilfe und eine Unterstützung zu sein"* (Weihrauch, Abs. 5).

> *„… rund um die Uhr zur Verfügung gestanden, um sterbende Menschen zu begleiten"* (Kränzle, Abs. 9).

So wird die ehrenamtliche Hospiztätigkeit in der Öffentlichkeit wahrgenommen, dafür wird sie gebraucht und in Anspruch genommen. Die Befragten gaben selten konkrete Aufgaben, wie z. B. eine Suppe kochen, an. Vielmehr wird hier die soziale Komponente der ehrenamtlichen Hospizarbeit sichtbar. Zuhören, Anlehnen, Entlasten, nicht alleine lassen, aber auch einfache pflegerische Tätigkeiten, das sind vor allem auch Aufgaben, bei denen es nicht vorhersehbar ist, was da auf den einzelnen Ehrenamtlichen zukommt. Zeit haben, insbesondere, wie Kränzle formuliert, rund um die Uhr zur Verfügung zu stehen, nur um da zu sein, sehen, was kommt, und den Betroffenen beiseitezustehen und ihnen gegebenenfalls zu helfen, was nicht immer möglich ist. Das Beispiel in Teil II, Kapitel 2.1, in dem Ostaseski die Begleitung seines Freundes Frank beschreibt, zeigt sehr eindrücklich die Aufgaben, die auch hier angesprochen sind. Da sein, schweigen können, zuhören können, eine Stütze sein – und dann kommt was kommt, der Ehrenamtliche versucht darauf einzugehen, für die Betroffenen und deren Nahestehenden von Nutzen sein, was immer das auch sein könnte. Raischl arbeitet hier einen wichtigen weiteren Aspekt heraus. Es genügt nicht, immer nur da zu sein oder zuzuhören, da braucht es auch Ehrenamtliche, die ganz praktisch und unkompliziert zupacken können, die beim Toilettengang helfen können oder eine Suppe kochen können.

Zudem denken die Ehrenamtlichen immer an die Hilfe, die Begleitung der Zugehörigen. Entlasten, Gespräche führen, anlehnen lassen, das kann sehr unterschiedlich heißen. Entlasten kann z. B. bedeuten, dafür zu sorgen, dass die Ehefrau zum Friseur gehen kann, und Entlasten kann einfach nur Zuhören sein oder eine Tasse Tee kochen.

1.3.2   Aufgaben für die Strukturen

Vieles, was am Anfang der Hospizbewegung geschah, war intuitiv geleitet, wurde nicht explizit formuliert. Für diese Hilfe/Begleitung neue Strukturen aufzubauen, war ein anders geartetes Ehrenamt.

> *„Es waren dann auch viele Leute, die in der Organisation auch ehrenamtlich gearbeitet haben"* (Pelttari, Abs. 17).

> *„Reden wir jetzt von den Professionellen, die ehrenamtlich für die Hospizbewegung tätig waren? Die waren dann mehr, oder meist … die hatten dann eher so strukturelle Aufgaben, oder auch eine Verankerung, dass man diese Idee, wie der Christophorus-Verein damals, in Großhadern verankert. Das waren Aufgaben von einer Gruppe von Ärzten"* (Voltz, 10).

> *„Also, die einen mehr auf der strukturellen Ebene, das heißt einen Verein gegründet haben, Vereinszeitung geschrieben haben und sowas"* (Voltz, Abs. 16).

Der Kern des hospizlichen Ehrenamtes, die Begleitung von Betroffenen, benötigte Strukturen, in denen agiert werden konnte. Von Beginn an war der Hospizgedanke, der die Bedürfnisse der ganzheitlich gesehenen Betroffenen in den Mittelpunkt stellt, nur multiprofessionell zu verwirklichen. Der Aufbau einer Organisation, die die Abläufe koordiniert – wer gibt wann welche Hilfe und/oder Begleitung –, war zwingend notwendig. Wie Voltz berichtet, bestanden diese Ehrenamtlichen meist aus ehrenamtlichen Professionellen aus den Krankenhäusern, denen bewusst war, dass sie für diese Neuerungen neue Strukturen außerhalb der vorhandenen aufbauen mussten. Und sie kannten die Notwendigkeiten für eine neue Struktur.

> *„[F]rüher hat es die Ehrenamtlichen auch gegeben, die Technik gemacht haben, die aufgebaut haben, die Möbel geschleppt haben, die Stände aufgebaut haben und, und, und. Und die haben das nicht als Teil von Hospiz-Arbeit verstanden. Sondern gesehen wurde, wer Hospiz-Arbeit macht, der sitzt am Bett eines sterbenden Menschen"* (Lange, 38).

Es mussten nicht nur Vereine gegründet werden, da musste mit angefasst werden: Möbel schleppen, mit Technik arbeiten … Es gab keine staatliche Unterstützung, keine staatlichen Finanztöpfe, die man nutzen konnte. Dennoch musste ein Büro, ein Telefonanschluss eingerichtet werden; auch das gehört zum Aufbau neuer Strukturen.

1.3.3   Aufgaben des Korrektivs, des Anwalt-/Anwältin-Seins

Hier zeigt sich sehr deutlich, dass Rollen aus einer Notwendigkeit entstanden sind. Was brauchen sterbende Menschen? Daraus entwickelten sich Rollen und deren praktische Ausübung in Form einer Aufgabe: Anwalt und Anwältin der Betroffenen zu sein. Die Ehrenamtlichen damals hatten aber auch die Freiheit, daraus ihre Aufgaben selbst abzuleiten, und Ehrenamtlichen wurde zugetraut, dass sie das auch können.

> *„[A]ber auch die anderen kontrollieren im Sinne von: Der Kaffee muss halt nicht kalt sein. Ich kann auch einen warmen Kaffee einfordern. Also, auch eine Art Anwalt sein für den, der am Sterbebett sitzt"* (Haller, Abs. 18).

> *„Auf der einen Seite ein Korrektiv gegenüber den Profis, weil es immer wieder darum gehen muss, nicht den medizinischen Part dieser ganzen Geschichte, so wichtig er auch ist, dominieren zu lassen"* (Weihrauch, Abs. 5).

Die Rolle ist die Aufgabe, Fürsprecher*in für die Betroffenen zu sein. Aufgaben wurden nicht vorgegeben, es wurde sich nicht abgegrenzt. Haller erklärt nur an einem Beispiel, wie die Rolle erfüllt werden kann. Die Aufgaben ergaben sich aus der Rolle, die die Ehrenamtlichen situationsbedingt ausfüllten.

1.3.4   Eine Brücke zur Gesellschaft – Aufgaben

Der Hospizgedanke beinhaltet von Beginn an einen Bezug zur Gesellschaft: Sterben, Tod und Trauer als natürliche Bestandteile des Lebens sollen wieder Bestandteile des gesellschaftlichen Lebens sein. Und die Gesellschaft soll wissen, wie hospizlich gestorben wird. Hier agierten Hospize in vielfältiger Weise.

„Dass die aufgebaut haben, dass sie Öffentlichkeitsarbeit gemacht haben, dass sie Fundraising gemacht haben, Veranstaltungen gemacht haben, Seminare organisiert haben, das haben sie auch alles ehrenamtlich gemacht" (Pelttari, Abs. 17).

„… dass wir die Ehrenamtlichen, dass die eine unglaublich wichtige Brücke in die Gesellschaft waren … sie kommt über die Menschen, die sich ehrenamtlich engagieren und die praktisch aus der Gesellschaft heraus unsere Gesellschaft auch verändern, im Zusammenhang mit dem Bewusstsein, was wir brauchen" (Weihrauch, Abs. 5).

„Also, das war auf jeden Fall auch deren Aufgabe. Und bei uns machen die Ehrenamtlichen auch viel Öffentlichkeitsarbeit, wie auf Stände gehen, bei Messen oder sonstigen Veranstaltungen, die / Sogar haben wir Ehrenamtliche, die in Schulklassen gehen und über Hospizarbeit erzählen. Also, das ist schon auch deren großer Auftrag so, das Sterben in die Gesellschaft zu bringen, und weg von diesem im Hinterzimmer, oder weg vom Krankenhaus-Pflegeheim und ins Haus oder auf die Straße" (Haller, Abs. 18).

„Unsere Aufgabe bestand darin, möglichst viele Situationen zu schaffen, wo ganz normale Bürger überhaupt mit diesem Thema in Berührung kamen" (Dörner, Abs. 11).

Die Aufgabe bestand demnach darin, die Ziele der Hospizidee in der Gesellschaft bekannt zu machen, Wege zu finden, damit der Hospizgedanke positiv aufgenommen wird und Unterstützung finden kann. Eines dieser Ziele war, Sterben, Tod und Trauer als natürliche Bestandteile des Lebens in das Bewusstsein der Menschen zurückzubringen. So gehörte es von Beginn an zur Hospizbewegung, Öffentlichkeitsarbeit zu betreiben. Dörner beschreibt diese Situation als eine, in der *ganz normale Bürger überhaupt mit diesem Thema in Berührung kamen,* und Haller nennt es Aufklärungsarbeit. Der Auftrag war die Schaffung von Situationen, in denen Menschen aus der Gesellschaft über die Ziele der Hospizidee informiert werden konnten. Es wurden Stände aufgebaut, Messen besucht, Veranstaltungen organisiert, Tische getragen, Informationsmaterial gedruckt und verteilt u. v. m. Dieser Grundgedanke steht auch hinter der nur 95-prozentigen Finanzierung von stationären Hospizen; die fehlenden fünf Prozent sollen durch Spenden generiert werden. Diese sind ein Garant dafür, dass stationäre Hospize in die Öffentlichkeit gehen, was aber aufgrund von manchen Trägermodellen heute nicht mehr der Fall ist. In den Anfängen aber war Öffentlichkeitsarbeit eine wesentliche Notwendigkeit, weil damals noch gar keine staatliche Unterstützung vorhanden war. Alle arbeiteten zwar ehrenamtlich, aber dennoch waren Sachkosten zu decken.

Weihrauch geht auf einen weiteren Aspekt ein: Die Ehrenamtlichen selbst sprechen in ihrem persönlichen Umfeld über ihre Tätigkeit und die Hospizidee an sich. Und sie sind authentisch. Sie geben ihre Begeisterung und/oder ihr Wissen um die Dringlichkeit der Veränderung in ihr Umfeld und so wird die Hospizidee im persönlichen Bereich verbreitet und zieht seine Kreise. Vielleicht ist dies aber auch der Grund dafür, dass sich bis heute die Mehrheit der Ehrenamtlichen aus immer noch dem gleichen Milieu rekrutiert.

1.3.5   Zusammenfassung der Aufgaben

Die Aufgaben können nur in Zusammenhang mit den Rollen beschrieben werden. Wie bereits erwähnt, wurden Aufgaben nicht vorgegeben, Ehrenamtliche besaßen Entscheidungsfreiheit und sahen dadurch Unterschiedliches als ihre Aufgaben an.

Haller und Dörner umschrieben die Aufgaben so: Alles und extrem unterschiedlich. Damit wäre alles gesagt, können doch die Bedürfnisse der Betroffenen alles Mögliche und extrem unterschiedlich sein. Deshalb sind die hier aufgezählten Aufgaben nur exemplarisch zu sehen.

Die Kernrolle – das Begleiten, das Helfen – kann sich in unzähligen Aufgaben äußern, dennoch werden bestimmte Aufgaben immer wieder genannt: da sein, zuhören, die Betroffenen nicht allein lassen, Zeit haben, aber auch einfache pflegerische und/oder haushälterische Handgriffe. Anwalt und Anwältin der Betroffenen zu sein, daraus entstehen Aufgaben, wie Haller es formuliert hat, die von der Bitte nach warmem Kaffee bis hin zu einer Zurückweisung medizinischer und pflegerischer Leistungen reichen. Die Aufgaben der Strukturenschaffung beinhalteten konkretere Aufgaben wie beispielsweise eine Vereinsgründung, einer Organisationsplanung und ähnliches. Das Ziel, Sterben, Tod und Trauer in die Gesellschaft zurückzutragen und gleichzeitig eine neue, gute Art des Sterbens der Öffentlichkeit nahezubringen, erforderte Menschen, die sich dieses Themas annahmen und aktive Öffentlichkeitsarbeit betrieben.

1.4   Die Hospizbewegung als Bürger*innenbewegung

Die Begriffe Bürger*innenbewegung, neue soziale Bewegung und bürgerschaftliches Engagement wurden bereits in Teil II theoretisch erörtert. Wie W. Schneider formulierte, sind diese Begrifflichkeiten nicht verbindlich definiert.

> *„Und da bin ich auch ein bisschen unglücklich über diese Begriffsverwendung. Wir reden heute von Ehrenamt, immer noch, vor allem im Hospizbereich, dann setzten wir das aber gerne synonym mit bürgerschaftlichem Engagement, weil das klingt moderner und dann eben zivilgesellschaftliches Engagement, da fragt man sich, ist das immer noch das gleiche. Und es gibt ja keine verbindlichen Begriffsdefinitionen für all diese einzelnen und dann kombinatorisch verwendeten Begriffe … Und da müsste man dann empirisch schauen, ob das, was da begrifflich getrennt wird, um es besser in den Blick nehmen zu können, tatsächlich auch EMPIRISCH sich dann sortieren lässt, oder ob man sagt, naja, wenn man dann genauer hinschaut, dann ist es gar nicht so“* (W. Schneider, Abs. 23).

Es gibt keine verbindliche Definition des Begriffes Bürgerbewegung. W. Schneider denkt darüber nach, ob sich die Begrifflichkeiten empirisch trennen lassen und ob das sinnvoll wäre.

> *„Und ich glaube, dass man schon sagen kann, hoffentlich ist das irgendwie vertretbar, dass die Hospizbewegung tatsächlich erst mal eine BÜRGERbewegung war, eine Bewegung von BÜRGERLICHEN Frauen … Und ICH habe den Eindruck, dass es tatsächlich vielleicht in den 80er Jahren dieses ehrenamtlich orientierte, Bürgerbewegte war, was wir da erkennen"* (W. Schneider, Abs. 23).

> *„Menschen, wirklich Menschen ohne Profession, ohne Qualifikation; die haben das gemacht. Ganz einfache, normale Menschen"* (Huber, Abs. 22).

Es waren Bürgerinnen und Bürger oder, wie W. Schneider es formuliert, bürgerliche Frauen oder anders gesagt ehrenamtliche/laienhafte Ehrenamtliche, die sich ehrenamtlich engagiert haben. Fachwissen, Qualifikation oder Professionalität waren nicht erforderlich und laut Huber auch nicht vorhanden.

> *„Also, ich sehe die Hospizbewegung als eine Bürgerschaftsbewegung an, weil das waren alles Bürger, die das gemacht haben, das waren keine Strukturen, die von außen das vorgegeben, ein Gesundheitswesen"* (Voltz, Abs. 30).

Die Hospizbewegung wird als Bürger(schafts)bewegung definiert, gerade weil kein System vorhanden war. Sie waren nicht Teil des etablierten Gesundheitswesens. Alle Beteiligten waren als Bürger*innen/Menschen ehrenamtlich beteiligt.

> *„Also, es gibt ja nicht die Medizin. Das sind ja auch Menschen in der Gesellschaft. Die haben dann plötzlich – und viele der Anfangshospizler sind Ärzte … Also, im CHV waren nur normale Menschen. Normale Professionen, die aus verschiedenen Ecken gekommen sind … Es sind ja viele, viele aus den Gesundheitsberufen, die diese Hospizvereine gegründet haben. Also insofern ist es eine Bürgerbewegung, aber auch von Bürgern, die auch erlebt haben, wie es war"* (Voltz, Abs. 42).

Die Bewegung ging von den Bürger*innen, die als Teil dieser Gesellschaft definiert werden, aus, deren Handeln ehrenamtlich erbracht wurde. Darüber sind sich die Expert*innen einig. Die Befragten charakterisieren aber die Bürger*innen der beginnenden Hospizbewegung in unterschiedlicher Weise. *Bürgerliche Frauen, ohne Profession, ohne Qualifikation, ganz einfache, normale Menschen, Menschen in der Gesellschaft,* sie alle eint, aus den unterschiedlichen Bereichen der Gesellschaft zu kommen, kein spezielles Fachwissen zu besitzen. Sie möchten, soweit es ihnen möglich ist, sich für die Verwirklichung der Hospizziele einsetzen. Doch Voltz weicht zum Teil davon ab. Einerseits sieht er die Ärzteschaft als nur Menschen in der Gesellschaft an, aber andererseits war es ihm wichtig, zu betonen, dass viele Ärzt*innen und Menschen aus Gesundheitsberufen Gründungsmitglieder der Hospizvereine wurden. Dies entspringt, wie bereits angesprochen, der Motivation der Professionellen, die den Missstand tagtäglich in ihrer Arbeit gesehen haben und das notwendige Know-how besaßen, die Hospizbewegung so entstehen zu lassen.

Voltz bringt einen weiteren wesentlichen Aspekt ein: Zu Beginn gab es keine vorhandenen Strukturen, keine Institutionen, es wurde Neuland betreten. Die Gründung von Hospizvereinen war etwas ganz Neues, eine neue Antwort auf ein neues Phänomen.

> *„Es war ein Kennzeichen dieser Bürgerbewegung war die damalige Zeit, in der teilweise aus Protest gegründet wurde. Aus Protest gegen den kurativen Ansatz vieler Institutionen. Vor allen in Krankenhäusern"* (Hardinghaus, Abs. 42).

> *„Hospizbewegung ist als Protestbewegung entstanden und ist sie auch gewesen"* (Lange, Abs. 46).

> *„Ich meine, man muss die Protestbewegung, die Bürgerinitiativen, die ja durch die Friedensbewegung hervorgerufen wurden, die ganzen Kirchentagsbewegungen, also das ist, glaube ich, sagen wir mal, so das Milieu, aus dem das geboren worden ist … Aber es ist vielleicht also, der Begriff Bürgerinitiative passt vielleicht noch. Zur Protestbewegung, glaube ich, kann man diese Hospizbewegung nur in einem theoretisch reflektierenden Sinne sehen"* (Gronemeyer, Abs. 19).

> *„Das ist schon eine Art von Protest. Ja. Ja, das kann man natürlich sagen. Also, ich meine, so, in diesem Widerspruch gegen die Götter in Weiß, ist schon so etwas gewesen. Das mag sein"* (Gronemeyer, Abs. 24).

> *„Also, ich glaube, da ist sie überhaupt nicht zu unterscheiden von Friedensbewegungen. Sie ist nicht zu unterscheiden von Bewegungen von Demonstrationen gegen Atommüll und so weiter … Also es war eigentlich eine Demonstration gegen das herrschende, beherrschende System"* (Graf, Abs. 17, 19).

Ein weiteres wichtiges Merkmal ist der Widerstand und/oder der Protest. Auf diesen Protest wurde aus verschiedenen Blickwinkeln gesehen. Der *Protest gegen den kurativen Ansatz in den Krankenhäusern, gegen die Götter in Weiß, gegen das herrschende, beherrschende System*; das Vorhandene war nicht gut (das unwürdige Sterben), es musste verändert werden. Gronemeyer sieht auch ein gewisses Klima, in dem so etwas wie die Hospizbewegung gedeihen konnte, das Milieu, die Nähe zu anderen Bewegungen wie der Friedens- oder den Kirchenbewegungen, die auch Bestehendes verändern wollten. Wie bereits in Teil II, Kapitel 3.5 erwähnt, entstanden in den 80er Jahren die neuen sozialen Bewegungen; im Vordergrund standen der Protest und/oder der Widerstand gegen bestehende Verhältnisse, die zugleich durch Selbstorganisation und eigenes Handeln charakterisiert waren (Evers, Klie, Roß, 2015).

Gronemeyer weist zudem explizit darauf hin, dass für ihn die Hospizbewegung nur in einem theoretisch reflektierenden Sinne zu den Protestbewegungen gehöre. Er weist zugleich auf die Begründung dazu hin: *„Das Selbstverständnis dieser Frauen ist so nicht gewesen"* (Gronemeyer, Abs. 19). Auch Haller formuliert es ähnlich: *„Also, so von meiner Einschätzung her war ihnen es als Bürgerbewegung, glaube ich, gar nicht bewusst"* (Abs. 38). Diese Äußerungen zeigen das Besondere, das Ungewöhnliche der Hospizbewegung als Protestbewegung: Es war ein Auflehnen, ein Protest gegen eine herrschende Praxis, einen Missstand, aber dieser Protest äußerte sich nicht so, wie dies andere Bürger*innenbewegungen zu dieser Zeit praktizierten. Keine Demonstrationen, keine öffentlichkeitswirksamen Auftritte, sondern einfach ein neues Handeln, das diesen Missstand beheben sollte. Das andere ist einerseits in der Hospizarbeit selbst begründet. Am Ende des Lebens nehmen sich die Begleiter*innen zurück und stellen die Bedürfnisse der Betroffenen in den Mittelpunkt, ruhig, empathisch und mitfühlend. Da wurde nicht darüber nachgedacht, ob man nun eine Protestbewegung sei oder nicht, das Handeln stand eindeutig im Vordergrund. Andererseits entstammten die hier angesprochenen Frauen einem Milieu und einer Sozialisation, also einem Selbstverständnis, das sich mit dem damals üblichen, lauten Protestgebaren der Jugend nicht vereinbaren ließ. Es war ihnen nicht bewusst, aber dennoch war es ein Protest und, wie Gronemeyer es formuliert, in einem *theoretisch reflektierenden Sinne*, in der analytischen Aufarbeitung, die erst wesentlich später erfolgte, wurde dies ersichtlich.

Däubler-Gmelin hingegen sieht hier deutliche Unterschiede zu den großen sozialen Bürger*innenbewegungen.

> *„Da ich zu den 68ern gehöre, sehe ich auch die deutlichen Unterschiede. Die Hospizbewegung entstand mehr aus einer durch christliche Nächstenliebe geprägten Haltung bei engagierten Ärzten und Krankenschwestern, zusammen mit Angehörigen, die ihre Lieben leiden und sterben sahen, weniger aus einer eigenständig politisch-emanzipatorischen Bewegung oder der politischen Protestkultur der 68er Jahre.“* (Abs. 8)

Däubler-Gmelin benutzt hier den Begriff der Protestkultur, der sehr gut den Unterschied herausstellt: Es ist nicht der Protest gegen eine Praxis, die verändert werden soll, der die beiden Protestgruppen trennt, es ist die unterschiedliche Herangehensweise, die unterschiedliche Protestkultur.

> *„Sicher gehörten die ehrenamtlich aufgebauten Hospizgruppen zur Bürgerbewegung im weiteren Sinne des Wortes … Allerdings sind sie sehr auf den eigentlichen Zweck der Sterbebegleitung fokussiert“* (Däubler-Gmelin, Abs. 10).

Wie bereits in diesem Teil in Kapitel 1.1.6 angesprochen, war die christliche Nächstenliebe nicht das Hauptmotiv der Hospizbewegung, die Hospizbewegung entstand sogar gegen den Willen der Kirchen. Das Kernmotiv der Hospizbewegung war die Veränderung/Verbesserung der herrschenden Praxis in den Krankenhäusern, aber sie protestierte nicht wie die 68er, ihr Protest lag in erster Linie im eigenständigen Handeln.

Die Hospizbewegung nahm in den 80er und 90er Jahren, also wesentlich später als die 68er, ihren Anfang, doch fußt sie auf deren Errungenschaft, ein etabliertes, staatliches System nicht zu akzeptieren und dagegen zu protestieren. Der Protest bestand größtenteils darin, anders zu handeln, außerhalb des staatlich organisierten Gesundheitswesens, da es dort nicht möglich war. Ins Leben gerufen wurde das Hospizwesen von Bürger*innen, die außerhalb von etablierten Systemen ehrenamtlich ihre Vorstellung vom „guten" Sterben versucht haben zu verwirklichen.

Zusammenfassend kann gesagt werden, wie W. Schneider es eingangs formuliert hat, dass viele der Begriffe, die hier benutzt werden, nicht eindeutig definiert sind. Dennoch bejahen die Interviewten, dass die Hospizbewegung damals eine Bürger*innenbewegung war, wobei von den einzelnen Personen verschiedene Punkte genannt wurden, die aus ihrer Sicht begründen, warum die Hospizbewegung eine Bürger*innenbewegung war. Zwei Kriterien standen im Mittelpunkt: der Bürger bzw. die Bürgerin und der Protest.

Der Bürger und die Bürgerin mussten etwas bewegen, sie müssen Initiator*innen der Bewegung sein und sie müssen den Vorsatz haben, etwas zu verändern. Doch wer ist der Bürger bzw. die Bürgerin? Hier wurde in zwei Dimensionen gedacht: Zum einen Menschen, die keine speziellen Kenntnisse benötigen, um für die Ziele der Hospizbewegung sich einzusetzen und mitzuwirken. Zum anderen waren es Menschen, die zwar Bürger*innen waren, aber zugleich einen Beruf ausübten, auf dessen Basis und anhand der damit verbundenen Qualifikationen die Hospizbewegung schnell ehrenamtlich (z. B. pflegerisch) handeln konnte.

Der Vorsatz, etwas verändern zu wollen, der Protest bezog sich auf die bis dahin herrschende Praxis des Sterbens in Krankenhäusern und Pflegeeinrichtungen; diese Umgangsweise wollte man überwinden und durch etwas Neues ersetzen. Die handelnden Personen und Initiativen gingen dafür nicht protestierend auf die Straße und in die Medien, sondern entwickelten Schritt für Schritt eine neue Praxis. Das Laute und das nur auf einen Missstand hinweisende wird oftmals mit Protest verbunden; die Hospizbewegung protestierte anders, das andere Handeln war der Protest. Dies ist auch der Grund dafür, dass viele Ehrenamtliche diese Aufgabe gar nicht als protestierende Bewegung wahrgenommen haben.

2 Heutige Beurteilung der Hospizbewegung in Bezug auf das hospizliche Ehrenamt

Wie bereits im theoretischen Hintergrund ausführlich dargestellt, haben sich die gesellschaftlichen und die speziell die Hospizbewegung betreffenden Rahmenfaktoren vom Anfang der Hospizbewegung bis heute zum Teil wesentlich verändert. Daraus ergaben sich Auswirkungen auf die Hospizbewegung und die Ehrenamtlichen im Hospiz. Im nachfolgenden Kapitel werden eingangs die von den Expert*innen wahrgenommenen Veränderungen erörtert. Nachfolgend werden die bereits angesprochenen Merkmale aus den Anfängen nun für die Gegenwart und deren Veränderung abgefragt.

2.1   Wahrgenommene Veränderungen

Die Expert*innen wurden danach befragt, welche Veränderungen oder Zäsuren die Hospizbewegung und damit auch verbunden das Ehrenamt im Hospiz besonders beeinflusst haben. Die Frage wurde aus den unterschiedlichsten Blickwinkeln gesehen. Es bestand aber die einhellige Übereinstimmung, dass der Einzug der Hospizbewegung in das Gesundheitssystem die größte Zäsur war.

2.1.1   Aufnahme in das Gesundheitssystem

Die Expert*innen waren sich darin einig, dass die rechtliche/finanzielle Absicherung der Hospizidee ein Meilenstein in der Geschichte der Hospizbewegung war.

> „Also da ist die Differenzierung zu früher und heute und da habt ihr jetzt gerade gesagt in den 90er Jahren war so die Hoch-Zeit und dann kam 97 der Paragraf 39 a, wo die stationären Hospize in die Versorgung gingen, in die Finanzierung gingen" (A. Schneider, Abs. 20).

> „[I]ch gebe Dir (angesprochen war hier A. Schneider) Recht, wenn Du sagst, der Wandel hat 97, 98 mit dem 39 a begonnen" (Lange, Abs. 26).

> „Also, ich glaube schon, die gesetzlichen Vorgaben, ganz klar … Also, das war ja 2007, mit dem Gesetz zur SAPV, das ist ja so. Und jetzt kommt das Hospiz- und Palliativgesetz, da wird sich vielleicht auch noch mal was verändern" (Haller, Abs. 62 und Abs. 64).

Haller weist in ihrer Äußerung zudem darauf hin, dass dieser Prozess noch nicht abgeschlossen ist. Der Beginn war eine Finanzierung stationärer Hospize, doch es kamen mit den Jahren weitere Gesetze hinzu wie beispielsweise 2007 die Regelungen bezüglich der SAPV. Das neueste Gesetz in diesem Bereich ist das Hospiz- und Palliativgesetz, das im November 2015 in Kraft getreten ist. Erste Auswirkungen sind ersichtlich, aber die langfristige Wirkung kann noch nicht beurteilt werden.

Doch zugleich bewerteten die Befragten diese Veränderung.

> „[I]ch gebe Dir Recht, wenn Du sagst, der Wandel hat 97, 98 mit dem 39 a begonnen … Aber das war ein gewollter Wandel. Aber damit ist auch Hospiz- und Palliativarbeit in der Politik angekommen" (Lange, Abs. 26).

> „Also, ich würde sagen, ein Punkt ist sicherlich, als die Hospizbewegung Einzug ins Gesetzbuch gehalten hat und Einzug in die finanzielle Förderung erhalten hat, was wir natürlich brauchen" (Kränzle, Abs. 25).

Hospiz ist in das Gesundheitssystem als staatliche Einrichtung aufgenommen worden, weil die Hospizbewegung mit ihren Organen und Institutionen das auch gefordert hatte. Ein Ziel wurde somit erreicht. Ein wichtiger Grund dafür war die dadurch erreichte finanzielle Absicherung.

2.1.1.1 Auswirkungen auf das Ehrenamt in der Praxis

Konnten Hospize bis zur Einführung des § 39a SGB V vom 1.1.1997 selbst definieren, was Hospizarbeit ist und wie Hospizarbeit gelebt und geleistet wird, mussten nun durch den Einzug in das gesetzlich finanzierte Gesundheitswesen Regeln beachtet werden, denn nun floss, anfangs nur stationären Hospizen, Geld aus dem staatlichen Gesundheitssystem zu. Das wurde vom Gesetzgeber in Form von Pflegekassenzuschüssen gegeben, zog aber für Hospize einzuhaltende Regeln nach sich, wobei in dieser Arbeit nur auf die Veränderungen für Ehrenamtliche eingegangen wird. Drei Bereiche wurden besonders hervorgehoben: die Dokumentation, die Degradierung bzw. Bedrohung des Ehrenamtes und das Wissen/die Ausbildung von Ehrenamtlichen. Letzteres wird im nachfolgenden Kapitel untersucht.

Haller, Leiterin einer Hospizakademie, fasst diese Veränderung aus ihrer Sicht so zusammen:

> „Professionalisierung, toll und schön, aber es macht einfach auch ein Stück unfrei. Wenn ich auch gucke, was wir jetzt alles an Verbänden haben, und an Vorgaben und so, und vorher hatten wir ja lange aus dem Bauch raus geschult" (Haller, Abs. 56).

Regelungen nehmen ein Stück Freiheit, die die Ehrenamtlichen besaßen, da Vorgaben eingehalten werden müssen. Zu diesen Vorgaben gehört auch die neu eingeführte Dokumentationspflicht.

Weihrauch und Kränzle gehen sehr direkt auf das Problem der Dokumentation ein:

> „Also das zur Institutionalisierung … man muss diesen Spagat irgendwie leisten. Ich finde auch, dass diese Dokumentation und alles, was damit zusammenhängt … schon das Gefühl gibt, wir sind nicht mehr so, wie wir in den Anfängen gestartet sind … wie Ehrenamtliche berichten, dann glaube ich, dass man im Abwägen, in das System rein oder nicht in das System rein, dann eine klare Antwort geben kann. Also die Ehrenamtlichen sind aus meiner Sicht davon jetzt nicht so beeinträchtigt, dass man sagen kann, das Ehrenamt hat sich DADURCH verändert" (Weihrauch, Abs. 57).

> „Also, ich würde sagen, ein Punkt ist sicherlich, als die Hospizbewegung Einzug ins Gesetzbuch gehalten hat und Einzug in die finanzielle Förderung erhalten hat, was wir natürlich brauchen. Aber viele Ehrenamtliche, so die noch ganz von Anfang an dabei sind, die sagen, da hat die Hospizbewegung ihre Unschuld verloren, weil natürlich mit einer Finanzierung oder mit einer Förderung auch ganz vieles verbunden ist. Also ich denke zum Beispiel an die Dokumentation,

die wir leisten müssen, die unsere Ehrenamtlichen auch leisten müssen, was nicht einfach war, das einzuführen" (Kränzle, Abs. 25).

Die Einführung der Dokumentation war bei Ehrenamtlichen nicht erwünscht und schwer durchzusetzen, aber die finanzielle Förderung und damit die Absicherung von Hospiz war gewichtiger.

Weihrauch wägte zusätzlich die Situation ab: Einerseits war es aus ihrer Sicht sinnvoll, in das System aufgenommen zu sein, andererseits sah sie aber auch, dass dadurch die Ehrenamtlichen nun gezwungen waren, zu dokumentieren. In ihrer Abwägung ist diese Dokumentationspflicht dabei aus ihrer Sicht hinnehmbar. Dass das Ehrenamt dadurch nicht verändert wurde, wird nicht begründet. Zu beachten ist, dass das Begleiten von Betroffenen und deren Nahestehenden eine mitmenschliche, eine der nachbarschaftlichen Hilfe ähnliches und oftmals sehr emotionale Geschehen ist. Dies zu dokumentieren, entfernt Ehrenamtliche von ihrer Tätigkeit.

> *„Also die größte Zäsur ist mit Sicherheit die Institutionalisierung. Gab es am Anfang nur den Begriff der Hospizidee und der Ideale, die dahinter steckten, hat natürlich die Institutionalisierung, die, um eine Gesellschaft zu verändern, auch sein musste, hat diese Institutionalisierung selbstverständlich dazu geführt, dass der eine oder andere auch hier ein Feld entdeckte, wo man sich monetär bereichern konnte"* (Graf, Abs. 71).

Graf spricht hier von einem weiteren, möglichen Negativum, das auch das Ehrenamt betreffen könnte, den (teilweisen) Ersatz des Ehrenamtes durch bezahlte Kräfte.

Auch Gronemeyer sieht das hospizliche Ehrenamt herabgesetzt und bedroht.

> *„Naja, jedenfalls kann man/ ja, also, sagen wir mal, das palliative Projekt, das ja immer mehr expertokratische Züge annimmt, bei dem gewissermaßen das Instrumentarium immer differenzierter wird, in der die Palliativmedizin die Herrschaft schon längst übernommen hat, wo eigentlich eine Professionalisierung stattfindet und auch eine Vergeltlichung natürlich, die sich eigentlich für meine Begriffe mit dem Lebensende nicht verträgt ... Ich glaube, dass es gegenwärtig so etwas gibt wie das große Aufblühen des ehrenamtlichen Tuns immer mehr in die Schienen der Professionalisierung gedrängt wird und das heißt, dass damit gleichzeitig eine Entwertung stattfindet. Weil die Ehrenamtlichen nie, wenn man diesen Ausgangspunkt erst mal zugelassen hat oder diese Richtung erst mal zugelassen hat, dann können die Ehrenamtlichen mit einem ausgebildeten Mediziner überhaupt nicht mehr konkurrieren. Das ist im Grunde genommen das, wo wir heute angekommen sind. Und dadurch wird, kann man, glaube ich sehen, dass das Ehrenamt immer weiter runtergestuft wird, weil es neben der medizinischen und pflegerischen Expertokratie nicht wirklich noch eine Chance hat"* (Gronemeyer, Abs. 33).

> *„Ja, das Ehrenamt gerät an den Rand. Also, je mehr dieses palliative Projekt expertokratische Züge kriegt"* (Gronemeyer, Abs. 29).

Gronemeyer sieht bereits heute das Sterben als ein palliatives Projekt an. Das heißt bei ihm, dass Sterben professionalisiert wurde und zugleich von der Palliativmedizin beherrscht wird. Das Ehrenamt wird aus seiner Sicht nun auch in eine Professionalisierung gedrängt. Das hat fatale Folgen, denn dann sprechen die verprofessionalisierten, ehemals laienhaften Ehrenamtlichen und die professionellen Palliativmediziner*innen miteinander, was zu einer Degradierung der Ehrenamtlichen führt; die Palliativmedizin beherrscht dann das Sterben.

In einem Beitrag in der Zeitschrift für Palliativmedizin von Meyer et al. (2014) mit dem Titel „Ehrenamtliche auf einer Kinderpalliativstation – zwei Betrachtungsweisen" zeichnet sich bereits ab, was dann mit dem Ehrenamt geschehen könnte. Ehrenamtliche werden im medizinisch-pflegerischen Umfeld derartig degradiert, dass ihnen nur noch reine Hilfstätigkeiten, meist zur Unterstützung der Pflege, zugewiesen werden. Sie sind dann Teil der Palliativstation und damit das hierarchisch unterste Glied. Dort fühlten sich Ehrenamtliche unterfordert, überflüssig und verlassen gegebenenfalls das Ehrenamt.

2.1.1.2   Bildung Ehrenamtlicher

Hier vollzog sich ein grundlegender Wandel. Wie bereits in Teil III beschrieben, wurde in den Anfängen das gemacht, was gebraucht wurde, was anstand. Mit dem Einzug in das Gesundheitswesen veränderte sich der Zugang zu ehrenamtlicher Tätigkeit, eine Ausbildung wurde notwendig, Curricula wurden eingeführt.

> „Ja. Und wir sind anfangs natürlich auch überhaupt nicht auf die Idee gekommen, wenn man sich denn so für das Ehrenamt – für dieses Ehrenamt, sich um das Sterben von Menschen zu kümmern – da Zeit dafür verausgaben will, dass man jetzt eine Ausbildung bräuchte. Das ist ein Fremdwort gewesen. Das hätte niemand verstanden" (Dörner, Abs. 25).

Dörners Rückblick zeigt die Veränderung auf: Was am Anfang der ehrenamtlichen Bewegung geschah, unterschied sich in hohem Maße von der heutigen Situation. Ehrenamtliche haben gemacht, was sie konnten. Dafür eine Ausbildung zu machen (sie konnten, was sie konnten, und vieles war einfach Neuland) schien ihnen unverständlich. Auch Blümke und Kränzle weisen darauf hin:

> „[D]amals waren die Kriterien, um Ehrenamtlicher zu werden, vollkommen andere als heute. Also, nach heutigen Kriterien wäre ich nicht als Hospizhelfer genommen worden. Ich war damals in akuter Trauer, ich habe von den vier Nachmittagen, die ausgereicht haben, viermal drei Stunden konnte ich an einem Nachmittag nicht teilnehmen, habe also im Prinzip 25 Prozent der Schulungen verpasst, wenn man das jetzt so anguckt. Und, ja, bin trotzdem als Ehrenamtlicher in die Hospizarbeit gestartet. Also, das sind so, wenn man sagt, wo sind Unterschiede damals und heute, dann ist sicherlich, dass wir heute mit der ehrenamtlichen Tätigkeit eine ganz andere, ich sage mal Qualifizierung verbinden" (Blümke, Abs. 11).

> *„Das formale Vorhandensein von Hospizdiensten, die es bis dahin eben so nicht gegeben hatte. Und damit verbunden alle Qualitätsanforderungen und alle Nachweispflichten und eben die klare Abgrenzung auch nochmal von den anderen, die hauptberuflich pflegen, medizinisch tätig sind, seelsorgerisch tätig sind, wie auch immer. Und wir haben irgendwann ja auch angefangen, so Qualifizierungskurse für Ehrenamtliche zu machen. Also, ich sage es jetzt mal, wenn ich es abschätzig sagen wollte, würde ich sagen, irgendwann war die Zeit der engagierten Hausfrauen dann so ein Stück vorbei so und dann sind auch Qualitätsanforderungen an Ehrenamtliche gestellt worden"* (Kränzle, Abs. 25).

Während Blümke nochmals ganz konkret an seiner eigenen Schulung/Qualifizierung aufzeigt, dass in den Anfängen zwar schon eine Schulung vorhanden war, diese aber nicht sehr streng gesehen wurde, sieht Kränzle hingegen in der Qualifizierung nicht nur die Umsetzung von Qualitätsanforderungen, sondern auch ein Mittel, Haupt- und Ehrenamt voneinander abzugrenzen, machten doch die Ehrenamtlichen in den Anfängen alles, was sie für notwendig hielten. Jetzt haben sie ein vom Hauptamt abgegrenztes Gebiet, das in der Schulung/Qualifizierung/Befähigung vermittelt wird.

Doch es gibt auch Kritik an den Fortbildungs-, Weiterbildungs- und Befähigungskursen:

> *„Und ich bin nach wie vor höchst im Zweifel, ob da irgendwas, ob irgendeine dieser Fortbildungen irgendeine Begleitsituation wirklich verbessert"* (Gronemeyer, Abs. 33).

Aufgrund der Aufnahme in das Gesundheitswesen wurde ein gewisses Maß an Qualitätsstandards festgelegt. Dazu gehörte, dass nun Ehrenamtliche befähigt werden mussten, also einen Befähigungskurs erfolgreich besucht haben mussten, um überhaupt als Ehrenamtliche tätig werden zu dürfen.

Doch diese Qualitätsanforderungen stehen auch in der Kritik. So bezweifelt Gronemeyer, dass eine Fortbildung die Qualität der Begleitung verbessert, denn da sein, mitfühlen, die Bedürfnisse der Sterbenden erkennen und sie soweit möglich auch befriedigen – kann man das wirklich lernen? Gronemeyer bezweifelt das stark. Auch die Ehrenamtlichen empfanden diese Veränderung nicht immer positiv, wie von Kränzle erwähnt:

> *„Aber viele Ehrenamtliche, so die noch ganz von Anfang an dabei sind, die sagen, da hat die Hospizbewegung ihre Unschuld verloren, weil natürlich mit einer Finanzierung oder mit einer Förderung auch ganz vieles verbunden ist"* (Abs. 25).

Heute sind Befähigung, Fort- und Weiterbildung Voraussetzung und Standard für Ehrenamtliche. Die heutigen Ehrenamtlichen haben einen anderen Blick auf diese Möglichkeiten, sie sehen diese Bildung als Stütze für ihre ehrenamtliche Tätigkeit, bis hin zu einer Forderung nach ihr:

„Ich meine, die Verbände, da bin ich einfach in einem Verein, ich bin nicht alleine unterwegs, und ich kann mich informieren, ich kriege da meine Supervision, ich habe da meine Fortbildungen. Ich meine, früher waren die Fortbildungen ja bei weitem nicht so umfassend, wie das jetzt gemacht wird" (Huber, Abs. 52).

„Wenn ich heute auf die Leute blicke, die sich bewerben in einem Hospizkreis mitzuarbeiten, im Dienst mitzuarbeiten, die auch dabei sind, wie ist das mit Supervision? Wie ist das mit Gruppentreffen, welche Fort- und Weiterbildungen. Wie auch immer. Also das kommt von den Leuten heraus. Da hat es eine ganz deutliche Veränderung gegeben. Das war früher eben anders, das musstest Du denen mehr oder weniger verkaufen und heute ist das Selbstverständlichkeit, dass wird gefordert" (A. Schneider, Abs. 25).

Diese Bildungsangebote werden bei Ehrenamtlichen heute positiv aufgenommen. Huber sieht es als Vorteil an, in den Hospizvereinen heute ein Informationsangebot und Supervision zu erhalten, an Fortbildungen teilnehmen zu können. A. Schneider beobachtete sogar, dass sich hier ein gravierender Einstellungswandel vollzogen hat. Was früher als unbeliebt galt – A. Schneider musste es *verkaufen* –, wird heute gefordert. Ehrenamtliche möchten heute Supervision, Fort- und Weiterbildung.

Begründet wird dies, neben dem gesellschaftlichen Wandel, mit den von den „neuen" Ehrenamtlichen vorgefundenen Strukturen. Es existiert bereits ein etabliertes Hospiz, dessen Regeln feststehen. Dort gibt es Hauptamtliche, die die Ehrenamtlichen führen. Das ist die heutige Grundlage für ein hospizliches Ehrenamt.

2.1.2   Die Pluralität der Lebensformen

W. Schneider sah die veränderte Sterbesituation von einer ganz anderen Warte, der Sicht der Soziologie bezüglich der heutigen Lebensformen, wobei er die ambulant tätigen Ehrenamtlichen, die in ein fremdes Zuhause gingen, im Blick hatte.

In den 80ern konnte er (W. Schneider) noch

„unterstellen … dass, wenn ich in eine Privatwohnung gehe, dass die Leute, die in dieser Privatwohnung leben, SCHON so ÄHNLICH LEBEN wie ich auch … die VORSTELLUNG, wie sich das Private, das Zuhause, die familiale Lebenswelt, wie die sich ordnet und strukturiert, die VORSTELLUNG davon, noch weitgehend HOMOGEN war oder HOMOGENER war als heute. Das heißt, das ERSTE, was ich sagen würde, NICHT das Nachhause-Kommen einer Klinik verändert das Zuhause, sondern es IST schon ganz etwas anderes … EGAL, was da draußen steht, ich lebe heute in dem BEWUSSTSEIN, dass ich NICHT mehr unterstellen kann, dass so, wie ICH lebe, und das, was ich für NORMAL halte, nebenan, Stockwerk darüber, genauso gelebt wird. Das heißt, wir haben DEFINITIV eine PLURALISIERUNG der FAMILIALEN, privaten Beziehungs- und Lebenswelten … Es ist aber für Ehrenamtliche INTERESSANT und

> *wichtig, weil die Ehrenamtlichen ja als NICHTprofessionelle Helfer IM PRIVATEN ... aber dann braucht es ja eine alltagsweltliche NÄHE. ODER es braucht EXPLIZIT einen Konsens darüber, dass jemand ganz FREMDES kommt, der mir trotzdem aber in MEINEM Privaten helfen kann und helfen will und ich das auch zulasse. Insofern haben wir von vorneweg SOWIE-SO eine VÖLLIG andere Konstellation des PRIVATEN in Bezug zu HILFEN, die NICHT im Privaten selber im engen Familien-, Verwandtschafts- sonst wie -kreis geregelt sind. Und zwar vor allem in existenziellen Lebenssituationen"* (W. Schneider, Abs. 53).

> *„Ja, die Ehrenamtlichen wissen NICHT, was hinter der nächsten Tür aufgeht als private Lebens-welt, wo sie eintreten und dann helfen können, sollen, wollen und dürfen ... das ordnet sich ganz unterschiedlich"* (W., Schneider, Abs. 53).

Die Situation, die Ehrenamtliche im ambulanten Hospiz, wenn sie in ein fremdes Zu-hause kommen, vorfinden, ist eine andere geworden. Die Gesellschaft hat sich in den vergangenen Jahrzehnten seit den Anfängen der Hospizbewegung verändert, sie ist pluralistischer und multikultureller in den Lebensformen geworden. Das Zuhause, in das die Ehrenamtlichen kommen, kann ganz anders als das eigene strukturiert sein, beispielsweise vollkommen veränderte oder gar keine Familiensituationen, die Ehren-amtliche vielleicht so nicht kennen. Dazu gehören auch die möglicherweise veränder-ten Erwartungen, die hier aufeinandertreffen können. W. Schneider betont in diesem Zusammenhang, dass in dieser privaten Situation, dem Zuhause, heute erst ein Kon-sens gefunden werden muss, wie geholfen werden kann und darf.

2.1.3 Zusammenfassung

Von den Anfängen der Hospizbewegung bis heute ist die Hospizbewegung stetig er-folgreich gewachsen. Das führt grundsätzlich zu den Fragen, was aus Sicht der Hos-pizbewegung die Ziele sind und wie diese Ziele erreicht werden sollen. In diesem Abschnitt wurde zusammengefasst, welche Auswirkungen das Erreichen von Zielen auf die Ehrenamtlichen hatte. Genannt wurde die Aufnahme der Hospize in das Ge-sundheitswesen per Gesetz mit deren Folgen für das Ehrenamt und eine veränderte Gesellschaft.

Die Bewertung der Aufnahme der Hospize in das Gesundheitssystem durch die Be-fragten erfolgte differenziert und unterschiedlich. Während einige Befragte diesen Schritt für notwendig hielten, da dadurch die finanzielle Förderung der Hospiztä-tigkeit gesichert wurde, wurden auch Bedenken benannt. Einerseits musste sich das Ehrenamt nun an neue Regeln halten, Dokumentation und Ausbildung wurde einge-führt. Auch dies wurde unterschiedlich bewertet. Diese neuen Regelungen schränkten die Freiheit der Ehrenamtlichen ein, was als Verlust oder als hinnehmbarer Umstand für den großen Schritt ins Gesundheitssystem gewertet wurde. Zusätzlich besteht die

Gefahr der Entwertung und Marginalisierung des Ehrenamtes, wenn die Professiona-lisierungsansprüche, insbesondere der Palliativmedizin, das Sterben zu einem in pro-fessionellen Händen liegenden Vorgang zu machen. Andererseits werden zunehmend Supervision, Fort- und Weiterbildung von den heutigen Ehrenamtlichen eingefordert.

Zudem werden Ehrenamtliche, insbesondere im häuslichen Bereich, heute mit voll-kommen unterschiedlichen Lebens- und Verhaltenswelten konfrontiert. Fanden die Ehrenamtlichen sich in den Anfängen der Hospizbewegung noch in homogenen Fa-milienwelten wieder, die dazu führten, dass Ehrenamtliche einschätzen konnten, wel-che Begleitung und/oder Hilfestellung sie geben konnten, so ist es heute aufgrund der Pluralität der Lebenswelten für das Ehrenamt notwendig, vorab diese Situation erst zu klären.

2.2   Motive

Seit den Anfängen der Hospizbewegung sind ca. 30 bis 40 Jahre vergangen. Bis heute ist das Ehrenamt im Hospiz vertreten. Doch welche Motive leiten die heutigen Ehren-amtlichen im Hospiz und welche Veränderungen sind eingetreten?

Es gab Verlagerungen und die Motive sind vielfältiger geworden. Bei der Auswer-tung der Daten aus den Interviews fiel auf, dass heutige Motive und Veränderungen nicht immer trennscharf voneinander abgegrenzt werden können. Der Grund dafür ist, dass oftmals mehrere Motive ineinandergreifen. Besonders gut ersichtlich wird dies bei dem Motiv „Zeit haben", das heute so losgelöst nicht als Motiv gesehen wer-den kann. Man hat Zeit. Aber wofür hat man heute Zeit? Für etwas Ausfüllendes, et-was Sinnvolles oder wenn man damit etwas erreichen möchte. Das Motiv „Zeit haben" verbindet sich mit einem weiteren Motiv.

Ein weiterer Grund für die Fülle an Motiven, die identifiziert werden konnten, sind die unterschiedlichen Rahmenbedingungen und historischen Unterschiede, wie z. B. Tabus, die es heute nicht mehr gibt, die aber in den Anfängen noch vorhanden waren. Hätten Frauen beispielsweise in den Anfängen gesagt, sie machen das auch für sich oder weil sie sich weiterentwickeln möchten, wäre das ein Rollenbruch gewesen. Des-halb kann im Nachhinein nicht bei all diesen Motiven eindeutig festgestellt werden, ob diese zumindest zum Teil nicht bereits in den Anfängen auch eine Rolle gespielt hat-ten. Die Forschungen aus dieser Zeit bezüglich Motive von Ehrenamtlichen im Hos-piz waren im deutschsprachigen Raum nur rudimentär. Im englischsprachigen Raum lagen zwar wesentlich größere Erkenntnisse dazu vor, doch aufgrund der kulturellen Unterschiede können diese Studien nicht deckungsgleich auf den deutschsprachigen Raum übertragen werden.

Zudem stellt W. Schneider eine *„INDIVIDUALISIERUNG im Selbstverständnis von Ehrenamtlichen"* (Abs. 59) fest.

> *„Also es ist nicht mehr für alle GLEICHERMAßEN erkennbar, dass so etwas wie so ein Kollektivbewusstsein, so einen gemeinsamen Kern Selbstverständnis von Ehrenamtlichen in der Hospizbewegung, und darum geht es, gibt"* (W. Schneider, Abs. 59).

> *„Ich würde jetzt so ganz platt sagen, in den 80ern war im Selbstverständnis der Hospizbewegung ganz klar, wir wollen etwas gegen dieses unmenschliche technisierte Medizinsystem tun und Sterbehilfe kommt auf keinen Fall infrage. Die ersten sozusagen Vergewisserungen, und ich würde jetzt sagen, diese FRONTstellung gegen ein UNMENSCHLICHES, technizistisches Medizinsystem, das würde ich sagen, das kann man heute immer noch so argumentieren, aber es ist BEILEIBE nicht mehr für alle Leute selbstverständlich, dass man das so sehen müsste"* (W. Schneider, Abs. 59).

W. Schneider beschreibt die Veränderung der Motivstruktur auch im Zeitablauf. War das Kernmotiv in den Anfängen klar definiert und allen Ehrenamtlichen gemeinsam, so ist heute das Kernmotiv zwar noch vorhanden, gilt aber nicht mehr für alle Ehrenamtlichen. Heute engagieren sich Menschen mit unterschiedlichen Motiven im hospizlichen Ehrenamt.

Die ehrenamtlichen Professionellen aus den Anfängen der Hospizbewegung gibt es nicht mehr, aus ihnen wurden Professionelle im Gesundheitswesen, den staatlich finanzierten Hospizen und Palliativ-Einrichtungen. Damit fällt eine Gruppe von Ehrenamtlichen mit deren Motiven, Rollen und Aufgaben weg. Die heutigen Ehrenamtlichen, deren Motive in diesem Kapitel erforscht wurden, sind die Nachfolger*innen der laienhaften Ehrenamtlichen.

2.2.1   Altruistische Motive

> *„Und was ich sagte, dieses Altruistische am Anfang, was Sie auch noch mal sagten, man wollte ja nichts anderes als einen gesellschaftlichen Input geben, wenn Menschen sterben, dass sie würdiger sterben können. Ich glaube auch, dass dieser Altruismus in der Form so heute wahrscheinlich nicht mehr gegeben ist"* (Weihrauch, Abs. 59).

> *„Die Generation der Ehrenamtlichen, die aus dem Altruistischen kommen, die helfen wollen und was verändern wollen. Geben Sie ihnen was zu tun. Die haben wir aber nicht mehr oder es werden immer weniger. Die werden alt und die, die nachkommen, haben eine andere Situation"* (Hardinghaus, Abs. 2 oder 10).

Hardinghaus und Weihrauch sehen den Altruismus als das Motiv für das hospizliche Ehrenamt in dessen Anfängen. Die Ehrenamtlichen aus dieser Zeit gehen heute in den Ruhestand oder sind bereits gegangen. Die Ehrenamtlichen, die nachkommen, haben andere Motive. Es darf dabei aber nicht vergessen werden, dass ihr Pioniergeist, ihr Protest und ihr Änderungswille weitgehend nicht mehr notwendig ist. Das Ziel ist noch nicht (ganz) erreicht, aber die Hospizbewegung war und ist erfolgreich. Das spricht auch Hardinghaus an: sie *haben eine andere Situation.*

Ebenso wichtig zu erwähnen ist, dass ehrenamtliche Hospizarbeit Frauenarbeit war und ist. In den Anfängen der Hospizbewegung, wie bereits in Teil III erwähnt, waren die ehrenamtlichen Frauen mit einem Wertekanon aufgewachsen und sozialisiert, der Hospizarbeit als sinnvolle Fortführung ihrer klassischen altruistischen Frauenrolle darstellte. Die Lebensvor- und -einstellungen von Frauen haben sich verändert, die altruistische Frauenrolle gibt es so nicht mehr (siehe Teil IV, 1.3).

> *„Und ich tue etwas für den Menschen. Das steht schon auch im Vordergrund"* (Graf, Abs. 59).

Verschwunden ist der Altruismus nicht, aber die nicht selbstbezogenen Motive haben sich teilweise verändert. Heute können die altruistischen Motive aufgrund der Aussagen der Befragten in Helfen und Geben unterteilt werden.

2.2.1.1   Helfen/Begleiten

Wie bereits erwähnt, war und ist die Hospizbewegung erfolgreich; gutes Sterben ist heute möglich, aber noch nicht überall und für jeden Menschen, der den Beistand des ehrenamtlichen Hospizdienstes benötigen würde. Das Sorgen für die Anderen, ihnen beistehen, sie begleiten, ihnen helfen, das ist die Grundlage der ehrenamtlichen Hospizarbeit.

> *„Und ganz sicher auch wirklich ein Motiv ist, ja, ein Stück helfen zu wollen, was ich völlig in Ordnung finde"* (Kränzle, Abs. 15).

> *„Ja, und wenn man dann noch ein bisschen weiterfragt – das geht natürlich auch nicht immer – dann kommt dann so etwas selbstironisch Distanzierendes: na, dann bin ich eben helfensbedürftig*[30]*"* (Dörner, Abs. 45).

> *„Aber es geht dann tatsächlich um das Thema als SOLCHES, und es geht NICHT so sehr um das Thema IN VERBINDUNG mit EIGENEN BIOGRAFISCHEN AMBITIONEN"* (W. Schneider, Abs. 15).

---

[30] Helfensbedürtig ist eine Wortschöpfung von Dörner, erstmals erwähnt in seinem Buchtitel Helfensbedürftig, 2012. Laut Dörner gibt es Menschen, die Hilfe benötigen, aber es gibt auch Menschen, die helfen möchten. Sie sind helfensbedürftig.

> *„… dass ich glaube, dass einfach so dieses, ja, es gibt da einen Missstand nach wie vor. Und da will man HELFEN, okay? Also ich habe Zeit, ich finde das Thema wichtig und dann engagiere ich mich da. Und das MEISTENS auch dann irgendwie auch mit so einem biografischen Bezug von der eigenen Familie und so. Das, glaube ich, ist nach wie vor"* (W. Schneider, Abs. 41).

> *„[U]nd da müssen wir etwas tun. Das kommt immer wieder vor, aber es kommt auch, finde ich, eine ganz andere Rede vor, nämlich das ist ein ganzes Stückweit entdramatisiert, … da gibt es nach wie vor viel zu tun … und da machen wir mit"* (W. Schneider, Abs. 59).

Das Helfen-Wollen ist ein Motiv für das freiwillige Engagement. Laut Dörner gibt es nicht nur Menschen, die Hilfe benötigen, sondern auch Menschen, denen es ein Bedürfnis ist, zu helfen. Einen Missstand mit der eigenen Hilfe beheben zu können, ist weiterhin ein wichtiges Motiv für ehrenamtliches Engagement in der Hospizbewegung. Aber *„das ist ein ganzes Stückweit entdramatisiert"*. Die Dringlichkeit der Veränderung aus den Anfängen ist weggefallen, denn es gibt erfolgreiche Hospizarbeit. Jetzt ist es eine Aufgabe, die eingeführt ist und fortgeführt wird. Keine Pionier*innen mehr, sondern im vorhandenen System mithelfen.

W. Schneider sieht zudem *einen irgendwie auch mit so einem biografischen Bezug von der eigenen Familie*. Ein biografischer Bezug wird angenommen, wird aber nicht als eigenständiges Motiv, sondern als „Auslöser" dargestellt.

2.2.1.2   Geben

In den Befragungen konnten drei Arten von Geben herausgearbeitet werden: der Gesellschaft etwas zurückgeben; das Hospiz hat mir geholfen, jetzt gebe ich die Hilfe zurück; und Geben aufgrund meiner persönlichen Erfahrung mit dem Sterben.

> *„Ich glaube, es ist immer noch sehr viel dieses ‚Ich will der Gesellschaft etwas geben'"* (Pelttari, Abs. 31).

Diese Äußerung zeugt von bürgerschaftlichem Engagement. Das Ehrenamt wird zur Verbesserung der Gesellschaft ergriffen, geschieht aber durch persönliches Engagement an einem Teil der Gesellschaft, der diese Hilfe brauchen kann.

> *„Bei manchen ist es auch das Motiv ‚Ich habe etwas schon bekommen, ich wurde schon gut begleitet, ich habe etwas ganz Schwieriges erlebt und da hat mir jemand von der Hospiz sehr gut helfen können … Ich will auch etwas zurückgeben'"* (Pelttari, Abs. 31).

Aufgrund der erfolgreichen Präsenz der Hospizbewegung gibt es Menschen, die bereits die vom Hospiz angebotene ehrenamtliche Begleitung angenommen haben und aus Dankbarkeit nun ihrerseits diese Hilfe/Stütze für andere sein möchten.

„[A]ber viele oder die meisten sind über persönliche Erfahrungen dazu gekommen. Entweder weil ein Angehöriger, naher Angehöriger gestorben ist oder eine unmittelbare Freundin, also jedenfalls eine ganz persönliche Ansprache oder ganz persönliche Erlebnisse haben sie dazu gebracht" (Weihrauch, Abs. 91).

„Also, viele Ehrenamtliche, die zum Beispiel hierherkommen, die haben auch entsprechende Erfahrungen gemacht und sagen, ich möchte, dass es andere Menschen besser haben können" (Kränzle, Abs. 15).

Die ganz persönliche Konfrontation mit Sterben, Tod und Trauer, das Verarbeiten dieser Situationen führt zu der Erkenntnis, dass hier ein Wissen und/oder eine Erfahrung weitergegeben werden kann – auch oder vielleicht gerade, weil die eigene Erfahrung negativ war und sich nicht wiederholen soll.

2.2.2 Eigene Bereicherung

Die eigene Bedürfnisbefriedigung wird heute nicht mehr vernachlässigt. Es wird genau nachgedacht und nachgefragt: Was macht die Tätigkeit mit mir und was bringt mir diese Tätigkeit? Die selbstbezogenen Bedürfnisse sind vielfältig.

„Früher waren die wirklich primär für andere da. Ich will unterstützen. Ich will was Gutes tun. Und heute ist das so: Ich bin für andere da, für sich selber und für die Gesellschaft" (A. Schneider, Abs. 20).

„Sondern, dass man sagt, ich möchte auch was zurückbekommen" (Weihrauch, Abs. 91).

„[G]erade bei Hospizhelfern, bei manchen ist es vielleicht schon ein bisschen im Vordergrund, auch Dankbarkeit zu erfahren" (Huber, Abs. 34).

Während A. Schneider und Weihrauch kein kritisches Verhältnis zwischen eigener Bereicherung und dem Geben sehen, spricht Huber an, dass das Geben doch auch in den Hintergrund geraten und die eigene Bereicherung in den Vordergrund treten kann.

Blümke, der selbst nach eigenen Angaben teilweise heute Ehrenamtsgruppen leitet, entdeckt einen Kontrapunkt in den Ehrenamtsgruppen zur Verdichtung unserer Gesellschaft, der auch bewusst gesucht wird.

„[W]ir haben ungeheuer verdichtete Arbeitswelten … Arbeitsprozesse sind/ läuft alles unter dem Stichwort Optimierung … also, alles verdichtet sich … Und wenn man diese Tendenzen mit anguckt und dann entsteht im Prinzip in einer Gruppe so etwas wie, man hört einander zu, man nimmt sich Zeit, das Credo ist, ich sage jetzt mal, für die Koordinatoren müsste man es extra angucken, aber das Credo ist eigentlich Entschleunigung. Also, ich nehme mir Zeit für den

> *Anderen, weil der Andere es wert ist. Und zwar aber nicht in einem pekuniären und ökonomischen Sinne, sondern weil die Person an sich etwas unendlich Wertvolles ist. … Und das ist auch etwas, ja, was einen übergeordneten Sinn erfahrbar macht und das ist auch etwas, wo ich glaube, dass es einer Sehnsucht entspricht nach einer Heimat, die im Prinzip an dem ansetzt, ich darf so sein, wie ich bin. Und, ich würde jetzt nicht sagen, das ist jetzt eine große Motivationsänderung, das, glaube ich, würde ich nicht sagen, ich würde aber sagen, das ist nochmal eine, sozusagen die Motivlage klärt"* (Blümke, Abs. 23).

Die Entschleunigung, die Wertschätzung wieder möglich macht, nennt Blümke den übergeordneten Sinn, den er als Sehnsucht nach Heimat interpretiert. Erwähnenswert ist diesem Zusammenhang, dass diese Wertschätzung bei den Mitgliedern der Hospizgruppe untereinander geschieht, nicht zwischen Sterbenden, Zugehörigen und Ehrenamtlichen.

Aber es gibt auch Motive, die gänzlich vom hospizlichen und vom Ehrenamt im Allgemeinen entfernt sind.

> *„… und auch, so Leute kennenzulernen auch"* (Pelttari, Abs. 31).

Oder:

> *„Und die, also, die einfach Menschen mögen, die Kontakt mögen. Am Anfang war es auch interessant, da waren es mehr so die Zugezogenen, die keine so, die nicht so viele Freundschaften am Ort hatten, die über diesen Verein halt auch Kontakt bekommen wollten"* (Huber, Abs. 138).

Hier ist die eigene Bereicherung das vordergründige Motiv für die Ausübung dieses Ehrenamtes.

2.2.2.1   Etwas Sinnvolles, etwas Gutes machen

Das Motiv „etwas Sinnvolles machen" enthält eine selbstbezogene Motivlage, wird aber dennoch als „selbstständiges" Motiv genannt; es war bereits in den Anfängen ein wichtiges Motiv und hat ebenfalls eine Veränderung durchlaufen.

Gab es in den Anfängen eine Situation, die von den Pionier*innen als nicht hinnehmbar empfunden wurde, weshalb gehandelt, Gutes und Sinnvolles getan werden musste, so ist heute dieser Handlungsdruck nicht mehr vorhanden. Hospizarbeit im Ehrenamtsbereich ist heute mit anderen sozialen Ehrenämtern wie beispielsweise der Flüchtlingsarbeit vergleichbar.

Das Motiv „etwas Sinnvolles/Gutes machen" wurde in den unterschiedlichsten Formen und Verbindungen genannt:

„Wir erleben hier, dass in unterschiedlichen Settings unterschiedliche Menschen Ehrenamtliche werden ... Also, da differenziert sich das schon sehr aus. Und ob allen zusammen was zugrunde liegt? Natürlich, etwas Soziales machen zu wollen, etwas Gutes tun zu wollen, seine Zeit auch sinnvoll einsetzen zu wollen, das liegt sicher allen zugrunde" (Voltz, Abs. 50).

Voltz spricht grundsätzlich den Aspekt der Verschränkung verschiedener Motive an, wobei er das Gute als eine Art Kernmotivation definiert. Das Gute/Sinnvolle haben die Ehrenamtlichen als grundsätzlich gemeinsames Motiv und das liegt, unabhängig von weiteren Motiven, der ehrenamtlichen Tätigkeit zugrunde. Ohne dieses Motiv würden sie dieses Ehrenamt nicht ausüben.

„Aber ich glaube, manche, die möchten was Sinnvolles im Leben tun, und, ist es ja, natürlich" (Huber, Abs. 43). An anderer Stelle verbindet Huber das Sinnvolle mit der Zeit: *„Also, ein Ehrenamtlicher, der hat Zeit übrig in seinem Leben und möchte diese Zeit mit etwas Sinnvollem nutzen."* (Huber, Abs. 40) *„Also, das sind schon viele auch, also alleinstehende Frauen, die vielleicht auch nicht verheiratet waren, oder die in einem Beruf waren, und dann noch was Sinnvolles machen möchten"* (Huber, Abs. 134).

Der Auslöser ist nicht, Gutes zu tun, der Auslöser ist Zeit haben. Das verändert das Motiv, denn es stellt sich dann die Frage, ob das hospizliche Ehrenamt auswechselbar wird.

„Ich komme bald in Ruhestand, was kann ich denn noch Gutes für mich und für die Gesellschaft tun?" (Haller, Abs. 44). *„Also, Gutes tun, immer noch. Für eine Gruppe, die schwach sind, die sich vielleicht auch nicht wehren können"* (Haller, Abs. 46).

Auch hier ist die neue freie Zeit im Mittelpunkt. Wenn der Ruhestand kommt, wird eine neue Betätigung gesucht. Sinnvoll muss sie sein, wobei Haller es zugleich mit einem weiteren, sehr konkreten Motiv verbindet: Menschen helfen, die aufgrund ihrer Vulnerabilität sich nicht mehr wehren können und einen Fürsprecher benötigen.

Etwas anders formulierte es Pelttari: *„... eine begrenzte, ganz bewusst gewählte Zeit, das will ich jetzt dafür verwenden"* (Abs. 29). Eine begrenzte Zeit ist eine wertvolle Zeit, die man bewusst für etwas Wertvoll, Sinnvolles, Wichtiges und Gutes einsetzt.

Die drei Expertinnen Huber, Haller und Pelttari setzen das Motiv des Guten und des Sinnvollen in Verbindung mit der Zeit. Die Menschen haben Zeit, beispielsweise wenn sie in den Ruhestand gehen. Dann möchten sie noch etwas Sinnvolles machen, wobei Haller in diesem Zusammenhang zugleich eine Verschränkung von Motiven beschreibt. Aber auch Menschen, die weniger Zeit haben, möchten sich diese wenige Zeit bewusst für etwas Wertvolles nehmen. Auch stellt sich die Frage, wenn die eigene Zeit als besonders wertvoll eingestuft wird, welches Selbstbild diese Ehrenamtlichen haben und inwieweit das dem hospizlichen Ehrenamt förderlich ist. Diese Frage beantworten zu wollen, würde in dieser Arbeit allerdings zu weit führen.

Doch wer legt die Sinnhaftigkeit fest, wer weiß, was das Gute ist? W. Schneider umschreibt die Sinnhaftigkeit so:

> „[D]as ist halt ein Bereich, da gibt es nach wie vor viel zu tun und da sind wir auch dabei, aber es passiert auch viel und da machen wir mit und zwar so in DEM Bereich finde ICH jetzt als Ehrenamtlicher, das ist für MICH wichtig, so" (W. Schneider, 59).

Hier kommt ein wichtiger neuer Aspekt hinzu: Die Sinnhaftigkeit kommt nicht mehr aus der Gesellschaft, der*die Einzelne beurteilt die Sinnhaftigkeit; „[D]as ist für MICH wichtig", den Sinn gebe ICH. W. Schneider nennt dies eine „INDIVIDUALISIERUNG im Selbstverständnis von Ehrenamtlichen" (W. Schneider, Abs. 59).

> „Und dass Menschen eben sagen, wenn ich ein Ehrenamt mache, dann will ich, dass das irgendwie sinnstiftend ist. Also spannenderweise haben wir viele Menschen, die in irgendwelchen, ja, ich sage mal, organisatorischen, administrativen Jobs sind oder so, die eben sagen, ich möchte neben dem allem, was ich jeden Tag machen muss, irgendwas haben, wo ich auch so ein Stück zur Besinnung kommen kann. Und gleichzeitig das Gefühl habe, da tue ich was Sinnvolles" (Kränzle, Abs. 17).

Die sinnvolle Tätigkeit steht nicht für sich oder wird von der Gesellschaft vorgegeben, sie ist verbunden mit der eigenen Möglichkeit der Besinnung auf das eigene Leben. „Und gleichzeitig das Gefühl habe, da tue ich was Sinnvolles" (Kränzle, Abs. 17). Hier steht erst der eigene Nutzen: Ich besinne mich auf mein eigenes Leben, das Sinnvolle für den anderen wird zum Nebenthema.

Haller formuliert dies ähnlich: „[S]ie möchten mal was Sinnvolles tun ... Auch wirklich als Ausgleich zu irgendwelchen Jobs noch was Soziales zu tun" (Haller, Abs. 44). Das hospizliche Ehrenamt als Ausgleich – für mich. Dabei noch etwas Sinnvolles zu tun befriedigt das eigene Ego, das steht auch hier im Vordergrund. Sterbende als Ausgleich? Das sollte hinterfragt werden.

Auch bei Gronemeyers Motiveinschätzung steht die Sicht auf das eigene Leben im Vordergrund:

> „Ja, also mein Eindruck ist, dass so, ich sage mal, die erfahrene Vereinzelung und Vereinsamung vieler Menschen, die ahnen, dass eine rein konsumistische Existenz leer ist. Es dazu führt, dass viele so sagen, ich möchte mal irgendwie was machen, was wichtig ist und was sinnvoll ist. Und dass das ein starkes Motiv ist, sich dem Thema Hospiz zuzuwenden. Das ist ja nochmal so dramatisch zugespitzt im Bereich Kinderhospiz. Wo dann manchmal auch bisschen Verdacht aufkommen kann, ob man sich nicht in erster Linie selber füttert" (Gronemeyer, Abs. 31).

Gronemeyer sieht das hospizliche Ehrenamt als Gegenpol zur konsumistischen Lebensweise. Die Suche nach etwas, das sinnvoll für mein Leben sein könnte, führt zum hospizlichen Ehrenamt. Doch wie er weiter ausführt, ähnlich wie W. Schneider, steht die eigene Einschätzung der Sinnhaftigkeit im Vordergrund.

Blümke betrachtet die Sinnhaftigkeit aus einer anderen Perspektive. Um diese zu erläutern, wie er selbst im Interview sagt, holte er etwas aus.

> *„[W]enn eine Gesellschaft wenig Raum bietet für eine Auseinandersetzung mit Sterben, Tod und Trauer, also, wenig tiefen Raum … gibt es bei vielen Ehrenamtlichen das Bedürfnis nach der Auseinandersetzung mit echten Themen, mit existenziellen Fragen und auf der Suche auch nach Antworten. Also, ich würde schon sagen, das ist auch so etwas wie eine Frage, eine Suche nach Sinn ist, die über das Eigene hinausgeht … es gibt ein spirituelles Vakuum in der Gesellschaft und eine Sehnsucht, dass sozusagen, dass etwas Halt gibt, was über das, was/ und auch Sicherheit gibt und auch Geborgenheit gibt. Und wenn ich mir so auch manche Gruppen angucke und, ich arbeite ab und zu mit Ehrenamtsgruppen … was immer wieder deutlich wird, dass die Gruppe bekommt eine, bei aller Unterschiedlichkeit der Ehrenamtlichen, eine Tragfähigkeit dadurch, dass ich hier Menschen habe, die mit einem gemeinsamen Interesse zu existenziellen Fragen zusammen sind. Und die im Zweifel auch keine Angst haben, im Prinzip über Verluste zu sprechen, Trauer auszuhalten und, also auch dem Tod zu begegnen"* (Blümke, Abs. 23).

Blümke, ähnlich Gronemeyer, sieht eine Verflachung des Gesellschaftslebens, die oftmals keinen Raum mehr für die Sinnfrage zulässt. Blümke erkennt in den Hospizgruppen, dass die dort auftretenden Motive wesentlich über das Etwas-Sinnvolles-Machen hinausgehen. Es ist die Suche nach DEM Sinn im Leben, diese Menschen suchen ihren Sinn des Lebens, oder abgeschwächt, sie stellen sich selbst existenzielle Fragen. In der Hospizgruppe, im Hospizverein finden sie Gleichgesinnte, mit denen sie sich austauschen können, wobei sich im Sterben als existentiellste Form des Lebens die Sinnfrage ganz besonders stellt. Die Gruppe als Austausch und Hilfe zur Selbstreflexion steht im Vordergrund. Der Sterbende wird als Hilfsobjekt zur Selbstreflexion genutzt.

> *„Und das ist so eine Form von Verbindung. Und was die Gruppen dann bieten, das ist quasi das Kulturgut Hospiz, sie bieten so etwas wie eine ideelle und physische Heimat"* (Blümke, Abs. 23).

Blümke sieht eine Sehnsucht nach Halt und Geborgenheit, die in diesen Gruppen in ihren Gesprächen eine Heimat findet. Hier steht der sterbende Mensch nicht mehr im Vordergrund, er wird zum Anschauungsobjekt.

Nicht nur eine sinnvolle Tätigkeit finden, sondern grundsätzlich darüber nachzudenken, was gibt meinem eigenen Leben Sinn, diesen Aspekt beachtet auch Gronemeyer:

> *„Aber das ist gewissermaßen so/ also, ich denke, es sind diejenigen, die immerhin die Sensibilität haben, sich zu fragen, was will ich mit meinem Leben? Und dass das Motiv manchmal mitspielt"* (Gronemeyer, Abs. 31).

Gronemeyer spricht auch von der Selbstbetrachtung, die eigene Lebenssinnfindung, aber bei ihm steht dieses Motiv nicht im Vordergrund.

Ein weiterer Aspekt der Sinnhaftigkeit ist es nach Weihrauch, das Sinnvolle als wichtige Lebensphase zu sehen. Es gibt eine Zeit, eine Phase, in der es für mich wichtig oder interessant ist, das hospizliche Ehrenamt auszuüben.

> „Und ich bin sicher, dass diese jüngeren Menschen auch nicht sagen, das mache ich bis an mein Lebensende, sondern das ist unter Umständen auch etwas, was in dieser Lebensphase für sie unglaublich wichtig oder interessant oder eine große Herausforderung ist. Und dann sagen die vielleicht in sechs Jahren, ich habe jetzt ganz andere Dinge, die für mich eine Priorität haben" (Weihrauch, Abs. 59).

Auch hier stellt sich die Frage, wer im Vordergrund steht und welche Auswirkungen das auf das hospizliche Ehrenamt hat.

2.2.2.2   Prestige

Das hospizliche Ehrenamt hat sich in der Gesellschaft etabliert; wer es ausübt, wird von der Gesellschaft geachtet.

> „Ich sage jetzt mal was Provokatives … Ich möchte mal nicht sagen, es ist en vogue, im Hospiz-Bereich tätig zu sein. Aber so kommt es mir manchmal vor. Man kann mal nach außen schick was erzählen. Nicht, dass die Leute nicht trotzdem alles geben, aber es ist auch ein Aspekt, dass sich das Ansehen, das Wissen um Hospiz- und Palliativ-Arbeit in der Gesellschaft es sehr viel mehr präsent ist … aber es ist sehr viel mehr schick, auch in so einem Bereich tätig zu werden … Ist das heute gesellschaftlich wertvoll, super und Du engagierst Dich. Mensch, dass Du das kannst und so" (A. Schneider, Abs. 11).

> „Es ist cool, dann in dem Freundeskreis zu sagen, ich arbeite im Hospiz. Was, wow, mit sterbenden Menschen und wie kann man das überhaupt und so weiter. Das ist ja unglaublich, was du da machst. Also ich glaube, das war vorher gar nicht die Motivation" (Pelttari, Abs. 31).

> „Aber sicher auch, aus so einem Grund heraus, es ist ein angesehenes Ehrenamt. Es ist kein Kaninchenzuchtverein" (Graf, Abs. 57).

> „Und dass das Motiv manchmal mitspielt, gerade so im Bereich Kinderhospiz, naja, damit kann ich also meinen Freundinnen und Freunden gegenüber auch irgendwie auftreten, um es mal vorsichtig zu sagen. Das Motiv gibt es natürlich auch. Ich weiß das auch hier aus/ also, ich weiß es ja aus dem Kinderhospiz-Verein, den ich kenne, dass sich viele zu den Kursen anmelden, aber eigentlich auch, ich sage mal, zu der wirklichen, praktischen Tätigkeit gar nicht so aufgelegt sind. Sondern im Wesentlichen, jetzt boshaft gesagt, im Kaffeekränzchen sagen möchten, ich will aber, ich bin aber tätig in der Kinderhospizarbeit. Das gibt es auch. Das ist weiß Gott nichts, was man über alle sagen kann. Aber da trennt sich die Spreu vom Weizen, wie überall" (Gronemeyer, Abs. 31).

Ehrenamtliche Hospizarbeit genießt ein so hohes Ansehen in der Gesellschaft, dass es zu einem Motiv wird, in diesem Bereich ehrenamtlich tätig zu werden und eben nicht im Kaninchenzuchtverein. Teil dieser Gruppe der ehrenamtlichen Hospizbegleiter zu sein, ist aufgrund des Ansehens dieser Gruppe erstrebenswert, wobei A. Schneider einen wichtigen Halbsatz beifügt hat: „*Nicht, dass die Leute nicht trotzdem alles geben*". Sie stellt damit die Qualität und das Engagement der Ehrenamtlichen nicht in Frage, sieht aber eben auch eindeutig das Prestige als ein Motiv für die ehrenamtliche Hospiztätigkeit.

Gronemeyer geht in seinen Äußerungen sogar so weit, dass er bei manchen Befähigungskurs-Teilnehmer*innen festgestellt hat, dass sie gerne mit ihrer (Noch-nicht-)Tätigkeit im Hospiz im Freundeskreis glänzen möchten, aber im Grunde gar nicht diese Tätigkeit ausüben möchten. Das ist der Extremfall.

Während in den Anfängen der Hospizbewegung noch das Bestreben, in der Gesellschaft wahrgenommen zu werden, bestand, ist es heute so be- und anerkannt, dass es sogar erstrebenswert wurde, Teil dieser Bewegung zu sein – um die eigene Anerkennung in der Gesellschaft damit zu steigern.

2.2.2.3   *Studium, Beruf, Karriere*

Um einen begehrten Studienplatz zu erhalten oder einen Karrieresprung zu erzielen, zählen heute auch sogenannte *soft skills*. „*Soft Skills bezeichnen eine nicht abschließend definierte Vielzahl persönlicher Werte (…), persönlicher Eigenschaften (…), individueller Fähigkeiten (…) und sozialer Kompetenzen (…)*" (Lies, o. J., 1) wie beispielsweise Geduld, Freundlichkeit, Empathie und Kommunikationsfähigkeit.

Soft skills sollen in Gruppen und Teams die Kooperation und Motivation erhöhen. Bei Positionen mit Personalverantwortung werden Personen mit soft skills gute Führungsqualitäten unterstellt (Lies, o. J.). Das kann bei Karriereentscheidungen den Ausschlag für diese Person geben. Aber nicht nur bei Karriereentscheidungen, sondern auch bei Praktika- und Studienplatzvergabe können diese soft skills heute eine entscheidende Rolle spielen. Den Ehrenamtlichen im Hospiz werden besondere soft skills zugerechnet.

> „*[E]s könnte mir helfen, in meiner beruflichen Karriere, das ist schon auch ein Motiv heute*" (Pelttari, Abs. 31).

> „*Die nehmen natürlich auch etwas für den Beruf mit. Ich kann mir durchaus vorstellen, dass, wenn man in bestimmten Positionen auch ist und sagt, man ist hier ehrenamtlich tätig in dem Bereich, dass das natürlich auch eine gewisse soziale Kompetenz auch zeigt, die ich natürlich eventuell auch in meinem beruflichen / Das finde ich heute schon ziemlich gegeben*" (A. Schneider, Abs. 11).

> „… *denke auch, sie machen es sich vielleicht auch gut, also, das ist eine Hypothese von mir, im Lebenslauf. Ehrenamtliche Arbeit, wollen vielleicht auch die einen oder anderen Firmen sehen im Lebenslauf"* (Haller, Abs. 46).

> „*Und dieses WAS es bringt, das ist dann ganz unterschiedlich. Beruflich, karrieremäßig oder die Leute sagen, der Hospizbereich, im Vergleich zu vielen anderen Dingen, der ist authentisch, da muss ich nicht Angst haben irgendwie, auf einem falschen Dampfer zu sein, was sich erst hinterher herausstellt"* (W. Schneider, Abs. 43).

A. Schneider spricht die soziale Kompetenz an. Soft skills werden heute von Unternehmen positiv bewertet. W. Schneider spricht die Authentizität an, ein wichtiges weiteres Kriterium für das Vorhandensein von positiv bewerteten soft skills. Authentizität steht im Beruf für Ehrlichkeit, Verlässlichkeit, Loyalität.

> „*Es gibt heute in Betrieben ja auch großes Interesse daran, dass Mitarbeiter im Social Sponsoring aktiv sind, das wird sehr, sehr unterstützt von vielen Betrieben, dass ihre Mitarbeiter sich in solchen Dingen engagieren. Und Mitarbeiter wissen auch genau, die machen das auch gerne, aber sie wollen das auch auf ihrer Agenda haben. Die wollen auch in ihrer Vita, wenn sie sich vielleicht irgendwo woanders bewerben, sagen können, ich bin auch ehrenamtlich tätig"* (Weihrauch, Abs. 59).

Einerseits spricht Weihrauch über die Vita, eine wichtige Unterlage für die berufliche Weiterentwicklung, aber andererseits auch über den Nutzen des Unternehmens, wenn sich die eigenen Mitarbeiter sozial engagieren.

> „*Dann erlebe ich das heute, wenn man bestimmte begehrte Studienplätze haben möchte wie zum Beispiel Psychologie, einige gute Medizinstudienplätze auch, also gute Universitäten. Dann wird schon oft geguckt ‚Macht jemand ein Ehrenamt?'"* (A. Schneider, Abs. 9).

> „*So wie es im Studium Ehrenamt für bestimmte Sachen gut ist. Kriegt man einen Bonus"* (A. Schneider, Abs. 11).

Bei der Vergabe von begehrten Studiengängen könnte es als positiv angesehen werden, wenn Studienbewerber*innen bereits Engagement bewiesen haben. Es kann aber auch ein bestimmtes Ehrenamt in bestimmten Studiengängen besonders positiv herausstechen, wenn beispielsweise ein Studienplatz für Medizin vergeben wird und die Anwärter*innen sich in einem artverwandten Bereich ehrenamtlich engagiert haben. Das könnte auch ein hospizliches Ehrenamt sein.

2.2.2.4   Lernen

Ehrenamtliche möchten etwas lernen, doch was sie lernen möchten, unterscheidet sich voneinander. Grundsätzlich gilt aber:

„[D]ie wollen auch was im Bereich Bildung. Die wollen für sich was mitnehmen" (Hardinghaus, Abs. 10).

Das hospizliche Ehrenamt wird ausgeübt, damit die Ehrenamtlichen (auch) von diesem Ehrenamt profitieren können.

> *„Wie ist das mit Gruppentreffen, welche Fort- und Weiterbildungen. Wie auch immer. Also das kommt von den Leuten heraus … und heute ist das Selbstverständlichkeit, das wird gefordert. Das wird als Bildung wahrgenommen und auch die Ehrenamtstage, die Supervision, die Gruppentreffen, das wird als Bildung wahrgenommen"* (A. Schneider, Abs. 25).

> *„Wir haben über 50 jetzt ehrenamtlich tätige Ausgebildete und die sind sehr an Fort- und Weiterbildung interessiert …. Erlebe ich heute sehr viel, dass das auch mit Bildung verbunden ist"* (A. Schneider, Abs. 9).

Die Ehrenamtlichen erwarten eine ganz gezielte Bildungsart, sie möchten Fort- und Weiterbildung. Damit erhalten sie zum Teil auch offiziell anerkannte Bezeichnungen und/oder Zertifikate, die sie grundsätzlich und meist auch außerhalb des hospizlichen Ehrenamtes nutzen können. Die Äußerung von Hardinghaus, *die wollen für sich was mitnehmen*, kann auch in diese Richtung gedeutet werden. Doch es gibt noch weitere Dimensionen des Lernens:

> *„Und was man als Ehrenamtlicher da so viel lernen und bekommen kann von den Menschen, die sie begleiten. Ich glaube, das ist auch ein ganz ein hohes Motiv"* (Pelttari, Abs. 31).

> *„[E]s sind Menschen, die sich selber nochmal bilden, die auch selber wachsen und wachsen wollen"* (Graf, Abs. 61).

Dies ist eine andere Art von Bildung: von den Sterbenden lernen. Von der Lebenserfahrung der Betroffenen lernen, von ihrem Prozess des Sterbens lernen. Bilden steht hier für die eigene Persönlichkeit, die eigene Lebensweisheit wachsen lassen, lernen, was wesentlich ist im Leben, und in Anlehnung an Blümke in Abschnitt 2.2.2.1 vielleicht auch der Versuch, den Sinn des Lebens zu finden.

> *„Es ist sicherlich auch, ich will etwas lernen, ich will auch etwas erfahren, ich will, es ist auch ein bisschen diese Neugierde dabei, irgendwie so, was passiert denn da eigentlich"* (Peltari, Abs. 31).

Pelttari spricht noch eine andere Perspektive auf das Lernen an: das Lernen aus Neugierde. Was geschieht wirklich beim Sterben? Zwar lässt sich nicht das Sterben lernen, aber man kann lernen, damit umzugehen.

2.2.2.5   Eigene Aufarbeitung

Das hospizliche Ehrenamt kann als Hilfestellung genutzt werden, um Eigenes aufzuarbeiten:

> *„Also, vielleicht auch so ein Stück weit eigene Dinge aufzuarbeiten oder sich auch sehr bewusst mit seinem eigenen Leben und Sterben auseinandersetzen zu wollen"* (Kränzle, Abs. 15).

> *„Also wenn man so will, ist es vielleicht auch, und das darf man gar nicht so verhehlen, ein Stück Therapie am Eigenen"* (Graf, Abs. 61).

Eigene Dinge wie beispielsweise eine nicht durchlebte oder verdrängte Angst oder Trauer aufzuarbeiten oder noch einen Schritt weiter, wie Graf es formuliert, ein Stück *Therapie am Eigenen* wurde als Motiv für dieses Ehrenamt genannt. Das hospizliche Ehrenamt wäre damit eine Hilfestellung für die Person, die den Sterbenden und deren Zugehörigen eine Hilfestellung sein sollte.

2.2.3   Zusammenfassung

Die Veränderung der Motive steht in Zusammenhang mit den oben genannten Veränderungen in der Organisation von Hospiz und Gesellschaft. Die Hospizbewegung hat sich etabliert; Protest ist nicht mehr notwendig, denn auch die Gesellschaft hat sich verändert, das Hospiz und das Sterben haben sich verändert.

Die Motive sind vielfältiger geworden und Motive werden miteinander verbunden. Die Motive wurden in altruistische und selbstbezogene Motive unterteilt. Altruismus als Motiv wurde von den Befragten altersabhängig differenziert betrachtet. Ehrenamtliche aus den Anfängen sind immer noch altruistisch orientiert, bei der nachkommenden Generation wird dieser Altruismus als nicht mehr vorhanden bezeichnet und wird als solches auch nicht mehr erwartet. Helfen und Geben wurden den altruistischen Motiven zugerechnet, doch auch hier ist eine Verschiebung zu erkennen, denn das Geben kann mit der Erwartung von „etwas zurückbekommen" oder mit dem Wunsch nach Dankbarkeit verbunden sein. Selbstbezogene Motive konnten in sieben unterschiedliche Motive unterteilt werden: etwas Gutes/Sinnvolles machen, das ich als sinnvoll erachte, bis hin zur Sinnfrage des Lebens, Prestige, Vorteile für Beruf, Karriere und Studium, Lernen und Hilfestellung bei der eigenen Aufarbeitung von schwierigen Situationen.

Die selbstbezogenen Motive überwiegen zahlenmäßig und auch ehemals altruistische Motive sind zu selbstbezogenen Motiven mutiert. Daraus ergibt sich die Frage, ob dies nicht das Bild von Ehrenamtlichen verzerrt. Eine entscheidende Frage ist, wer aus welchem Motiv oder welchen Motiven, aus welchem Motiv-Mix im hospizlichen Ehrenamt tätig ist. Hierüber kann nur eine weitere detaillierte Studie Aufschluss geben. Des Weiteren stellt sich die Frage, ob die vorhandenen selbstbezogenen Motive in den Anfängen wirklich so nicht vorhanden waren. Zu bedenken ist hierbei, dass heute Motive genannt werden, die in den Anfängen als Tabu in Bezug auf sterbende Menschen galten.

Daraus ergibt sich die Frage: Kommen die Veränderungen aus einer veränderten Gesellschaft oder aus einer veränderten Hospizbewegung? Es liegt die Vermutung nahe, dass die Veränderung der Gesellschaft einen höheren Anteil an der Veränderung der Motive für das hospizliche Ehrenamt hat, denn die überwiegend selbstbezogenen Motive stehen in keinem direkten Zusammenhang zum Hospiz. Bei den einzelnen hier aufgezählten Motiven fällt auf, dass sie auch auf andere soziale Ehrenämter passen würden und keine direkte Bindung an die Hospizidee vorhanden ist. Weitere Forschung ist hierzu notwendig.

2.3   Rolle der Ehrenamtlichen

In diesem Kapitel sollen die Veränderungen der Rollen der Ehrenamtlichen, das Rollenverständnis von Haupt- und Ehrenamtlichen bezüglich des Ehrenamts, die Rollengebenden und die Aufgaben von Ehrenamtlichen betrachtet werden. Ein besonderes Augenmerk liegt dabei auf den*die Rollengebende*n.

2.3.1   Rollengebende

Wie bereits unter 2.1.1 festgestellt, war die Aufnahme der Hospizbewegung in das Gesundheitswesen die bislang größte Zäsur in der Geschichte der Hospizbewegung. Damit verbunden veränderte sich die Situation des Ehrenamtes grundlegend, wurden doch aus den professionellen Ehrenamtlichen nun nur Professionelle. Damit fiel eine große Gruppe von Ehrenamtlichen weg, übrig blieben die oben erwähnten Frauen, die laienhaften Ehrenamtlichen.

Gronemeyer sah die Veränderung im Geld begründet:

> *„Also in erster Linie das Geld. Also, sagen wir mal, es ist ein großer Erfolg gewesen, dass die Hospizbewegung in Gesetzen und Finanzierung verankert worden ist, aber gleichzeitig ist damit zugelassen worden, die Kontrolle. In dem Moment, wo man Geld nimmt, will der Geldgeber kontrollieren, ob das Geld auch richtig ... Da ist die Frage, wer darf da was? Das kommt über das Geld ... Und auch die damit verbundenen Konflikte natürlich zwischen Ehrenamt und Professionalität"* (Gronemeyer, Abs. 37).

Mit dem Geld wurde das Hauptamt überhaupt erst möglich. Bezahlt wurden aber nur bestimmte Leistungen, die erst definiert werden mussten. Die Arbeitsinhalte der Hauptamtlichen mussten erfasst, systematisiert und festgelegt werden. Die Arbeit der Hauptamtlichen besaß nun einen Wert und wurde damit gewichtig. Was nicht bezahlt wurde, blieb weiterhin Ehrenamt. Damit war die Trennung vollzogen. Dies erzeugte Konflikte zwischen hospizlichem Ehrenamt und den Professionellen. Mit dem Geld kam aber auch die Kontrolle der Mittelverwendung. Strukturen, Systeme, Rahmenbedingungen und Institutionen sind die einzelnen Bestandteile, die nun notwendig wurden. Auch das Ehrenamt musste darin abgebildet werden, da es auch Teil diese Systems wurde.

In den Anfängen gab es diese Regelungen nicht. Lange schildert den Übergang:

> *„Bei uns, als wir angefangen sind, wir hätten ohne Ehrenamt überhaupt nicht den Betrieb aufrechterhalten können. Wenn wir nicht Ehrenamtliche gehabt hätten, die regelmäßig gekommen wären, sich um das Abendessen kümmern oder am Wochenende mit einspringen oder Ehrenamtliche gehabt hätten, die aus der Pflege kamen und dann in der Pflege mit eingestiegen sind und unterstützt haben. Wäre überhaupt nicht denkbar gewesen. Heute brauchen wir das nicht mehr. Also die Rolle fällt weg. Wir haben unterstützend, helfend tätig zu sein. Also Hauptamt in seinem Arbeitsfeld zu unterstützen. Sondern da kriegt ein Ehrenamt kriegt eine andere Rolle. Für die alten Ehrenamtlichen ist das schmerzhaft"* (Lange, Abs. 32).

Aus den ehrenamtlichen Professionellen wurden Professionelle, wie hier angesprochen, aus der Pflege. Nicht nur die pflegerischen Tätigkeiten, die ehemals auch die ehrenamtlichen Frauen geleistet hatten, wurden von Hauptamtlichen übernommen, sondern alle Tätigkeiten, die nun bezahlt wurden. Das hospizliche Ehrenamt durfte nur noch unterstützen.

Da aus Ehrenamtlichen Haupt- und Ehrenamtliche geworden sind, reagierte der Christophorus-Hospizverein in München folgendermaßen:

> *„... und haben eine Struktur vorgegeben, die sehr, sehr hilfreich war ... Also, eine klare Trennung, ehrenamtliches Engagement. Da ist eine verantwortliche Leitung. Das heißt ja nicht, dass die drübersteht und denen sagt, was sie tun sollen, aber die auch klar zugeordnet war"* (Raischl, Abs. 27).

Was ehemals von allen gemeinsam getragen wurde, wurde nun *klar* getrennt und erhielt eine professionelle, verantwortliche Leitung für die Ehrenamtlichen. Raischl nennt sie Zuordnung – die Bezeichnung Hierarchiesystem benennt die Situation deutlicher –, aber wie Lange es formuliert hatte, war das *für die alten Ehrenamtlichen ... schmerzhaft* (Lange, Abs. 32) und wurde vermieden auszusprechen.

Haller benennt diese verantwortliche Leitung deutlicher:

> *„Klar. Und das ist unsere Vorgabe, und so müsst ihr funktionieren. Und das ist eure Rolle und eure Aufgabe. Ihr seid jetzt mal zum Händchenhalten da ... Aber es ist schon auch eine Art Kleinhalten wieder"* (Haller, Abs. 96, 100).

Dem Ehrenamt wurde nun gesagt, wie es sein soll, *so müsst ihr funktionieren*. Was Ehrenamtliche zugewiesen bekamen, beinhaltete keine wichtige, keine tragende Rolle, keine Verantwortung mehr. *„[Z]um Händchenhalten da"* zu sein muss, wie Haller es formuliert, als Herabstufung empfunden werden.

Wenn die Rollen und Aufgaben der Hauptamtlichen aufgrund des Eintritts in das Gesundheitssystem definiert werden mussten, musste dies mit dem Ehrenamt ebenso geschehen, denn das Ehrenamt wurde auch für bestimmte Rollen und Aufgaben finanziell gefördert. Das betrifft Kosten für Befähigungen, Fort- und Weiterbildung oder auch Fahrtkosten. Was bezahlt wurde, musste auch begründet werden. Zudem sah sich das Hauptamt als berechtigt an, Rollen und Aufgaben der Ehrenamtlichen festzulegen.

> *„… glaube ich, müssen wir eine Rollenbeschreibung vornehmen, weil wir inzwischen hauptberuflich so gut aufgestellt sind, dass die professionellen Tätigkeiten dadurch auch abgelenkt werden"* (Lange, Abs. 30).

Das *Wir* sind nicht die Ehrenamtlichen, die Rollenbeschreibung und damit die Rollenzuschreibung erfolgt nicht von Ehrenamtlichen für Ehrenamtliche. Zudem muss eine Zusammenarbeit für beide Seiten von Haupt- und Ehrenamt geregelt werden. Auch diese Zusammenarbeit regeln die Hauptamtlichen.

> *„[U]nd ich glaube, wir sind heute dabei, dass wir als Hospizbewegung die Rollen beschreiben und dementsprechend Bildung anbieten, damit Ehrenamtliche diese Rolle füllen können"* (Lange, Abs. 28). Anm. der Autorin: Lange ist Mitglied des Geschäftsführenden Vorstandes des DHPV, und somit kann angenommen werden, dass mit *„wir als Hospizbewegung"* der Verband mit seinen richtungsgebenden Arbeitsgruppen gemeint war.

Lange spricht hier verschiedene Generationen von Ehrenamtlichen an. Auf der einen Seite die Ehrenamtlichen, die bereits vor der Aufnahme in das Gesundheitssystem im Hospiz tätig waren; sie möchten weiterhin tätig sein wie bisher: Machen, was gebraucht wird. Dies führt aber teilweise zu Überschneidungen und Konflikten mit den Hauptamtlichen, einige der Tätigkeiten wurden von Professionellen übernommen. Lange nennt dies *ablenken*. Das kann von diesen Ehrenamtlichen als degradierend wahrgenommen werden, was wiederum zu Konflikten führen kann. Auf der anderen Seite spricht Lange davon, dass heute die Rollen beschrieben werden müssen. Die Ehrenamtlichen der ersten Stunde sind größtenteils bereits aus Altersgründen ausgeschieden. Heutige Ehrenamtliche, die nächste Generation von Ehrenamtlichen, stehen vor einer ganz anderen, einer etablierten Hospizbewegung, die bereits feste Strukturen aufweist und dem Ehrenamt eine klar umgrenzte Rolle gibt. Zudem haben die *neuen* Ehrenamtlichen andere Motive, dieses Amt auszuüben, und benötigen ein gewisses Maß an Wissen.

Heute stehen wir einer veränderten Situation gegenüber:

> *„Sobald Sie hospizlicher Ehrenamtlicher werden, sind Sie eingeschränkt. Sie müssen einen Be-
> fähigungskurs machen, Sie müssen sich supervidieren lassen. Sie sind eingeschränkt in Ihrer per-
> sönlichen Freiheit. So. Damit fängt es ja schon mal an. Das heißt, Sie begeben sich schon in ein
> System hinein, was eine gewisse Struktur hat. Also, wenn Sie das nicht wollen, dann brauchen Sie
> nicht Ehrenamtlicher zu werden"* (Voltz, Abs. 104).

> *„Also, gerade der DHPV verhandelt ja sehr schön für die bestimmten Bereiche der Dinge, die
> dann in ein Gesetzeswerk kommen. Also, und da natürlich Rahmenbedingungen vorgeben. In-
> sofern beeinflusst das sehr wohl die Tätigkeit oder die Rahmenbedingungen"* (Voltz, Abs. 134).

Hospiz bedeutet heute eine Form von Hilfe am Ende des Lebens, die strukturiert
angeboten wird. Es gibt feste Institutionen, Organisationen und klare Regeln. Diese
Strukturen, diese Rahmenbedingen müssen Ehrenamtliche akzeptieren, sonst kann
dieses Ehrenamt im Hospiz nicht ausgeübt werden. Das Hospiz ist ein etabliertes System geworden; wer Teil davon sein möchte, muss diese Struktur akzeptieren, sonst
funktioniert das System nicht.

Da dem Ehrenamt nun eine bestimmte Rolle gegeben wird, stellt sich die Frage,
welche Ziele die Rollengebenden bezüglich des hospizlichen Ehrenamtes verfolgen.

> *„... dass das Ehrenamt heute eigentlich immer mehr in der Gefahr der Marginalisierung, an den
> Rand gedrängt zu werden. Also, dass gewissermaßen die Scheinkooperation zwischen Hospiz
> und Palliativmedizin längst sich zugunsten einer hierarchischen Abstufung der Hospizbewegung
> verändert hat. Und das sehen viele, das spüren viele. Dass sie irgendwie beinahe nicht mal mehr
> das Wasserglas dem Menschen am Lebensende reichen dürfen. Und gewissermaßen so als die
> deklariert werden, die da im Wesentlichen am Bett sitzen und mal Händchen halten. Und das ist
> eine große Entkräftung dessen, was die Hospizbewegung kann und will"* (Gronemeyer, Abs. 29).

> *„Also, was ich von ehrenamtlichen Frauen höre, ist, dass sie etwa im Rahmen von SAPV und in
> palliativmedizinischen Abteilungen, aber auch in Hospizen eigentlich eben immer mehr an den
> Rand geraten. Weil sie als, ja, als Laien, die neben der wichtigen Arbeit der Profis naturgemäß
> keine wichtige, keine bedeutende Rolle einnehmen können, gedrängt werden. Das ist das, was
> passiert"* (Gronemeyer, Abs. 35).

Ehrenamtliche, wie hier beschrieben, fühlen sich an den Rand gedrängt, haben das Gefühl, nur noch weniges tun zu dürfen. Wenn Hauptamtliche die *wichtige Arbeit* machen,
dann dürfen Ehrenamtliche nur noch unwichtige Aufgaben verrichten, so Gronemeyer. Sie werden aus ihrer Sicht der Verantwortung enthoben, die haben nun die Hauptamtlichen. Hier sollte bedacht werden, dass die Ehrenamtlichen aus den Anfängen auf
sich gestellt waren, dass es keine palliativmedizinisch-palliativpflegerische Begleitung
gab. Die Tätigkeiten und die Verantwortung lagen bei den Ehrenamtlichen. Die Hospizbewegung und damit genau jene Ehrenamtlichen forderten damals die Aufnahme

in das Gesundheitswesen mit der hauptamtlich ausgeführten Palliativpflege und -medizin ein und waren erfolgreich. Das musste zu einer Reduzierung der Aufgaben der Ehrenamtlichen führen, was dann als schmerzlicher Verlust wahrgenommen wurde. Zudem ist eine neue Generation von hospizlichen Ehrenamtlichen nun in den Hospizen angekommen, die eine Situation vorfindet, wie Voltz sie oben beschrieben hat.

Die Frage nach der Rollenzuweisung geht sogar so weit, dass die Rolle in sich von den Rollengebenden angezweifelt wird.

> *„Ja, also ich glaube, es hat sich schon verändert, weil die Hospiz- und Palliativlandschaft sich verändert hat im Laufe der Jahre ... Welche Rolle bleibt den Ehrenamtlichen auch? Und die Hauptamtlichen sagen, naja, es machen eh wir alles. Wir machen auch psychosoziale Begleitung und das machen wir eh alles, wozu braucht man dann noch die Ehrenamtlichen?"* (Pelttari, Abs. 33).

Pelttari drückt es konkret aus: Die Hauptamtlichen machen aus ihrer Sicht alles, was notwendig ist. Hier entsteht ein Denken, dass die Hauptamtlichen keine Rolle/n mehr sehen, die Ehrenamtliche erfüllen könnten, denn es gibt keine mehr.

Auch Graf sieht eine Tendenz zur Verdrängung des Ehrenamtes:

> *„Naja, wir haben/ wir spüren ja schon also, wenn wir mit den vielen Ehrenamtlichen reden, eine große Sorge des Ehrenamtes, dass es da, ähnlich wie früher der Sterbenskranke, jetzt mehr abgeschoben werden soll. Also ich könnte es auch so formulieren. Wenn gar keiner mehr eine Idee hat, dann kommt/ verfällt man vielleicht noch auf den Begriff des Ehrenamtes. Ansonsten ist das Postulat Medizin und Pflege zurzeit so hoch, dass der Ehrenamtler sich dort suchen muss"* (Graf, Abs. 67).

Die Sterbenden werden von den Professionellen versorgt und diese sehen keine Notwendigkeit, hospizliches Ehrenamt hinzuzuziehen. Die Professionellen sehen ihre Versorgung als allumfassend an. Das Ehrenamt wird nur noch dann hinzugezogen, wenn *gar keiner mehr eine Idee hat.*

2.3.2   Selbstverständnis der Rolle der hospizlichen Ehrenamtlichen

Die Frage, wie hospizliche Ehrenamtliche heute ihre Rolle sehen und ob sie mit ihr einverstanden sind, ist kein eigenständiges Motiv, dieses Ehrenamt zu ergreifen. In Anlehnung an die Zweifaktorentheorie (Maier, o. J.)[31] zeigt Herzberg aber auf, dass die Arbeits-

---

31 Die tatsächliche Ausübung eines hospizlichen Ehrenamtes kann als Arbeit beschrieben werden. Die Zweifaktorentheorie nach Herzberg befasst sich damit, wie Arbeitszufriedenheit gemessen werden kann und was daraus folgt. Zwei unabhängige Dimensionen bestimmen die Arbeitszufriedenheit: Unzufriedenheit/Nicht-Unzufriedenheit und Zufriedenheit/Nicht-Zufriedenheit. Für die erste angesprochene Dimension sind die sog. Hygienefaktoren zuständig, für die zweite die Motivatoren. Während die Motivatoren sich inhaltlich auf die Arbeit beziehen, sind Hygienefaktoren der Kontext, in dem die Arbeit erbracht wird. Betrachtet man

inhalte, oder hier als Rollen und Aufgaben definiert, maßgeblich zur Zufriedenheit oder zur Unzufriedenheit beitragen. Entsteht Unzufriedenheit mit der Rolle und den sich daraus ergebenden Aufgaben, kann dies zu einer Beendigung des Ehrenamtes führen.

Es konnten zwei Sichtweisen herausgearbeitet werden: Einerseits eine empfundene Verdrängung und Marginalisierung der hospizlich-ehrenamtlichen Tätigkeit und andererseits ein selbstbewusstes Ehrenamt, das selbst festlegt, was es machen möchte und was auch nicht. Zudem ist hier der Übergang von anfänglichem zu heutigem Ehrenamt gut sichtbar.

Die Ehrenamtlichen, die sich von den Hauptamtlichen als unwichtig eingestuft fühlten, erkennen eine Einschränkung, die auch als Degradierung ihrer hospizlichen Tätigkeit empfunden wird/werden kann.

Wie bereits im vorangegangenen Kapitel von Gronemeyer angesprochen, fühlen sich Ehrenamtliche an den Rand gedrängt (Abs. 35). Die Professionellen erfüllen die wichtigen, die Ehrenamtlichen erfüllen die unwichtigen Aufgaben; das Laientum wird nicht vom Hauptamt geschätzt, sonst würden diese Tätigkeiten nicht als unwichtig bezeichnet. Die mangelnde Wertschätzung führt bei den Ehrenamtlichen zu Frustration, sehen sie doch ihre Tätigkeit als wichtig an.

Haller geht auf die Veränderung des Ehrenamtes an sich ein:

> *„Und ich weiß, was auch so für die alten Ehrenamtlichen schwierig ist: die Veränderung zwischen Hauptamt und Ehrenamt, und was darf ich und was darf ich nicht?"* (Haller, Abs. 28).

Haller deutet hier auf einen wichtigen Punkt hin: *alte Ehrenamtliche*. Es sind diejenigen Ehrenamtlichen, die in den Anfängen noch alles gemacht haben und dies auch durften. Nun kommen die Professionellen hinzu und werden als Beschneidung empfunden. In den Anfängen durften Ehrenamtliche (fast) alles machen, was sie selbst für sinnvoll hielten, gab es doch noch keine Professionellen. Doch Professionelle übernehmen nun viele dieser Aufgaben, sie bestimmen auch, was als sinnvoll erachtet wird. Nun fragen sie bzw. müssen sie fragen, was sie noch machen dürfen. Die Veränderung sehen sie für sich als *schwierig*, als nachteilig, als Beschneidung an.

> *„Ja, ja, ich glaube, sie sind viel stärker reguliert. Sie sind viel mehr an die Koordinatorin angebunden, sie haben ganz klare Aufträge, was sie tun dürfen und nicht"* (Haller, Abs. 52).

> *„Ich bin unfrei, ich darf weniger entscheiden, ich darf weniger aus dem Bauch raus machen, also bin ich auch abhängiger zu denen, die das im Hauptamt dann auch machen"* (Haller, Abs. 54).

---

die Abschnitte 2.2.2 und 2.3.2 „Motive, das Ehrenamt weiterhin auszuüben", können diese größtenteils den Hygienefaktoren zugeordnet werden. Werden Hygienefaktoren nicht positiv eingeschätzt, führt dies zu Unzufriedenheit. Unzufriedenheit kann zur Beendigung der – hier hospizlich-ehrenamtlichen – Arbeit führen.

Traf man in den Anfängen viele Entscheidungen selbst und *aus dem Bauch,* so änderte sich das mit dem Einzug des Hauptamtes in das Hospiz. Nun entstanden klare Regelungen und Aufträge. Das Hauptamt war speziell ausgebildet und erhielt Entscheidungskompetenz. Auch das wurde als Verlust wahrgenommen.

Dörner betrachtet diese Situation von einer anderen Seite:

> *„[A]lle die Dinge, alle gutherzigen, wohlwollenden, engagierten Menschen, die sich mit dem Komplex überhaupt beschäftigen, natürlich sagen ‚das ist ja alles so kompliziert geworden, dass man dementen Menschen oder sterbenden Menschen hilft. Das können wir gar nicht mehr verantworten, mit unserem Laienverstand‘, so"* (Dörner, Abs. 113).

Das speziell ausgebildete Hauptamt, multiprofessionell und interdisziplinär arbeitend, auf der einen Seite, und auf der anderen Seite das Ehrenamt, das Laientum. Was die Professionellen können, das können *alle gutherzigen, wohlwollenden, engagierten Menschen, die sich mit dem Komplex überhaupt beschäftigen* nicht, denken sie. Dörner bezeichnet diese Situation nicht als Verlust, sondern das Ehrenamt glaubt, aufgrund der hohen Professionalität, die nun geboten wird, den Sterbenden nicht mehr gerecht werden zu können. Dieser Rückzug ist freiwilliger Natur, wird doch den Professionellen eine bessere Begleitung zugetraut.

Bei allen hier angesprochenen Argumenten und Standpunkten muss bedacht werden, dass dies auf die Ehrenamtlichen aus den Anfängen zutrifft, die diesen Wandel erlebt haben. Der Erfolg und die gerade von diesen Ehrenamtlichen aus den Anfängen eingeforderte Professionalität in der Versorgung Sterbender, eine adäquate, gute medizinische und pflegerische Versorgung, wurde erreicht, musste aber zwangsläufig zu einer Veränderung, zu einer Neuaufteilung der Tätigkeiten führen.

Das *neue* Ehrenamt – gemeint sind damit die Ehrenamtlichen nach dem Generationswechsel – kennt die Problemstellungen und Konstellationen aus den Anfängen nicht, weshalb diese Argumentation auf sie nicht übertragen werden kann. Das neue Ehrenamt steht einer etablierten Hospizbewegung gegenüber. Wer dieses Ehrenamt ausüben möchte, kennt die Regelungen und kann diese akzeptieren oder nicht und wird dann dieses hospizliche Ehrenamt auch nicht ausüben.

Aber es gibt auch andere Sichtweisen. Graf, Ehrenamtliche aus den Anfängen, wurde zu einer Professionellen, die weiterhin sehr viel ehrenamtlich tätig war und nach ihrer Pensionierung nun wieder ausschließlich ehrenamtlich im Hospizverein tätig, beantwortet die Frage nach der Einschränkung der Ehrenamtlichen durch das Hauptamt so:

> *„Also ich persönlich sehe die Einschränkung nicht. Gut. Antwort ist eindeutig"* (Graf, Abs. 95).

Graf ist heute Ehrenamtliche in einem bürgerschaftlich organisierten Hospizverein, der Verein trägt und organisiert sich selbst bürgerschaftlich. Dort ist die Einflussnahme einer übergeordneten hierarchischen Organisation nicht vorhanden. Die hospizliche Bürger*innenschaft entscheidet dort. Es sollte aber auch berücksichtigt werden, dass Graf als ausgewiesene Expertin mit jahrzehntelanger Erfahrung von Mediziner*innen oder Pflegenden eine andere Anerkennung als eine laienhafte Ehrenamtliche erhält.

Eine weitere Sichtweise kommt von den neuen Ehrenamtlichen mit ihrem neuen Selbstverständnis:

> *„Also wenn ich jetzt auf unsere eigene Hospizbewegung schaue, da ist es für den Ehrenamtler an sich wichtig, die Sicherheit zu haben, wenn ich in eine Situation gerate, die ich alleine nicht beherrschen kann, gibt es den Koordinator, die Koordinatoren und den Vorstand, der mir hilft. Und das halte ich auch für was Wichtiges. Mit diesem Dürfen habe ICH eher den Eindruck, dass der Ehrenamtler heute viel mehr Wahlmöglichkeiten hat, entsprechend seiner Befähigung zu sagen: ,Was will ich denn machen?'"* (Graf, Abs. 93).

Die Koordination kann als weisungsbefugt als einschränkender oder als unterstützender Teil der Organisation Hospiz gesehen werden. Das Hauptamt steht bei Graf im Hintergrund als sichere Hilfe, wenn sie gebraucht wird. Dann und nur dann hilft und/oder unterstützt es. Haupt- und Ehrenamt nehmen sich gegenseitig anders als bei Gronemeyer, Dörner und Haller wahr. Der Grund dafür ist, dass die drei zitierten Expert*innen die Sichtweise des alten Ehrenamtes im Blick haben, in Grafs Hospizverein altes und neues Ehrenamt vereint wurde. Und das neue Ehrenamt geht, wie bereits unter 2.2 „Motive" angesprochen, mit einer veränderten Motivation in die Begleitung.

> *„Ich glaube, wir haben heute ein sehr viel aufgeklärteres Ehrenamt als noch vor 20 Jahren, mit den Nachteilen, die ich vorhin mal beschrieben habe, dass dieses Ehrenamt sehr selbstbewusst ist und sehr viele Grenzen setzt und das macht es schwieriger, diese Ehrenamtlichen dann in Begleitung einzusetzen bis hin, dass sie sagen, nee, also, in die Familie gehe ich nicht, weil ich habe ja gar keinen Kontakt zu dem sterbenden Kind, ich muss ja die ganze Zeit mit dem Geschwisterkind spielen, ne?"* (Blümke, Abs. 39).

Selbstbezogene Motive sind im hospizlichen Ehrenamt nichts Ungewöhnliches mehr. Das spiegelt sich auch im Selbstbewusstsein der neuen Ehrenamtlichen wider. Ehrenamtliche möchten nur dann begleiten, wenn die Begleitung ihren Vorstellungen entspricht, wie auch immer dieser Vorstellung aussieht. Blümke wählt hier als Beispiel, dass die Begleitung nur dann übernommen wird, wenn das sterbende Kind begleitet werden kann. Soll das Geschwisterkind begleitet werden, wird die Begleitung abgelehnt. Nach der Bedürftigkeit der Betroffenen wird nicht gefragt. Hier wäre auch ein Vergleich mit dem alten Ehrenamt interessant. Aus der Literatur ist nicht bekannt, dass in den Anfängen Begleitungen aus selbstbezogenen Motiven abgelehnt wurden.

„Das heißt also, der Ehrenamtler der heutigen Zeit wird, um sich auch selber zu genügen, seine Rolle und seine Aufgabe selbst mitdefinieren. Und der Ehrenamtler der heutigen Zeit nimmt auch nicht mehr so ohne Weiteres an, was zu tun ist, sondern er möchte sich in der Tat auch ein Stück selbst verwirklichen in dieser Aufgabe" (Graf, Abs. 63).

Auch Graf greift hier den Aspekt der selbstbezogenen Motive auf. Ehrenamtliche sind heute selbstbewusst, sie möchten aktiv ihre Rolle und Aufgabe gestalten. Sie tun nicht mehr alles, was gerade erforderlich ist, sondern überlegen dabei immer mit, ob dies auch ihren eigenen Ansprüchen genügt.

Das neue Ehrenamt geht auf die etablierte Hospizbewegung mit einem anderen Blickwinkel als die erste Generation zu. Wer heute dieses hospizliche Ehrenamt ergreifen möchte, sieht ein etabliertes System vor sich, von dem auch erwartet wird, dass es eine klare Vorstellung davon gibt, was von den Ehrenamtlichen erwartet wird, welche Rolle die Ehrenamtlichen einnehmen werden.

„Sie fordern es ein. Es ist nicht so, dass die Hospizbewegung sagt ‚Wir beschreiben die Rollen.' Sondern die Ehrenamtlichen kommen auch mit dieser Anforderung an die Hospizbewegung heran" (Lange, Abs. 30).

Wer heute dieses Ehrenamt übernehmen möchte, möchte klar darüber informiert werden, was in diesem Amt von den Ehrenamtlichen erwartet wird. Es wird heute nicht als Beschränkung, sondern als Handlungsrahmen wahrgenommen.

Aber es gibt auch Rollen, die erst über die Weiterentwicklung von Hospizen entstanden sind.

„Wenn ein Ehrenamtlicher sagt: ‚Ja, ich möchte qualifizierte Sterbebegleitung machen', merkt aber dann später: ‚Ich würde viel lieber in Richtung Öffentlichkeitsarbeit gehen.' Oder aber in Richtung Bildung, sprich: Hospiz macht Schule ... Ja, also, wo er auf einmal seine Affinität spürt" (Graf, Abs. 63).

Da Hospize heute, wie Raischl bereits anmerkte, Größenordnungen von kleinen Unternehmen angenommen haben, ist das Spektrum von Rollen und Aufgaben für Ehrenamtliche im Hospiz gestiegen. Liegen die Fähigkeiten, die Ehrenamtliche einbringen möchten, in anderen Bereichen, dann können sie sich weiterhin einbringen.

2.3.3   Die Sicht des Hauptamtes auf die Rolle der Ehrenamtlichen

Lag in den Anfängen die Koordination in der Hand des Ehrenamtes, wurde mit dem Eintritt in das Gesundheitssystem daraus eine hauptamtliche Tätigkeit. Wie sieht nun das Hauptamt, insbesondere die professionelle Koordination, die Rollenverteilung zwischen Haupt- und Ehrenamt?

> *„[W]enn ein Helfer das nicht merkt, dann ist er in Bälde auch nicht mehr in der Lage, das*
> *weiterzumachen … Der eine kriegt dann einen Heiratsantrag. Also, die gehen in die Systeme ein*
> *der Menschen, denen sie helfen wollen, alle guten Herzens und guten Willens, erleben dort aber*
> *Dinge, weil sie alle Grenzen übersteigen, sind … und DAS verlange ich von einer Einrichtung*
> *und einem Dienst, der das organisiert, dass die Menschen schützt, und zwar auf beiden Seiten"*
> (Raischl, Abs. 37).

[A]lle guten Herzens und guten Willens, aber … – hier wird eine Kontrollfunktion ausgeübt. Das Hauptamt, wie hier ausgedrückt, *schützt die Menschen, und zwar auf beiden Seiten*, eine typisch paternalistische Wortwahl. Der Koordinator/die Koordinatorin weiß, was für den Ehrenamtlichen gut ist und was nicht und handelt auch danach. Hier entsteht dadurch eine Hierarchisierung. Wenn Dinge *alle Grenzen übersteigen*, wird Ehrenamtlichen die Fähigkeit abgesprochen, dies selbst zu erkennen.

> *„… was ihre absolute Stärke und der Schatz ist, finde ich, dass sie das einfach als Mitmenschen*
> *tun. Ja, und die Versuchungen liegen natürlich immer allzu nahe. Das ist ganz klar"* (Raischl,
> Abs. 45).

Das Ehrenamt unterliegt *Versuchungen*. Die Begegnung von Ehrenamtlichen und Betroffenen ist immer eine zutiefst menschliche Begegnung. Es ist der Kern der hospizlichen Begegnung, der auch durch Schulungen und Supervisionen den Ehrenamtlichen immer wieder ins Bewusstsein gebracht wird. Ehrenamtliche sind darauf vorbereitet, mit menschlich zutiefst schwierigen Situationen umzugehen, die *Versuchungen* sind für Ehrenamtliche nicht ungewöhnlich und sie wissen, damit umzugehen. Dennoch vertrauen Hauptamtliche nicht darauf und kontrollieren dies.

Haller erkennt einen anderen Aspekt bei der Sicht der Haupt- auf die Ehrenamtlichen:

> *„[V]ielleicht stören Ehrenamtliche auch ganz viele Koordinatoren im Hospizbereich, weil es ja*
> *auch anstrengend ist, mit Auseinandersetzungen"* (Haller, Abs. 100).

Das neue (selbstbewusste) Selbstverständnis der Ehrenamtlichen kann für die Koordinierenden zur Herausforderung werden. Wie Blümke und Graf bereits angesprochen haben, muss bei der ehrenamtlichen Begleitung heute nicht nur darauf gesehen werden, was die Sterbenden und die Zugehörigen benötigen, sondern auch die selbstbezogenen Bedürfnisse der Ehrenamtlichen müssen beachtet werden. Ist dies nicht der Fall, kann es zu Auseinandersetzungen kommen. Klare Regelungen können hilfreich sein, damit diese Auseinandersetzungen sachbezogen entschieden werden können.

2.3.4   Die Rolle der Ehrenamtlichen und deren Veränderungen

Die anfänglichen Rollen der Ehrenamtlichen gegenüber den heutigen Rollenbildern sind grundsätzlich erhalten geblieben, haben aber aufgrund veränderter Rahmenbedingungen teilweise neue Akzentuierungen erhalten.

Mit der oben angesprochenen Veränderung, der Aufspaltung in haupt- und ehrenamtliche Tätigkeiten war eine Veränderung der ursprünglichen Ehrenamtlichen-Rolle unumgänglich, denn nun mussten die vorhandenen Rollen und Tätigkeiten auf Haupt- und Ehrenamt verteilt werden.

> *„[E]s geht darum, direkt am Sterbenden dran zu sein und zu sagen, hier, da braucht es / sind auch natürlich Angehörigen wichtig, aber Rasenmähen kommt nicht infrage oder natürlich auch Pflegeaufgaben darf ich gar nicht … Also manches, was ich den Eindruck habe, dass das dann so bis heute eigentlich kontrovers diskutiert wird, was ist die Rolle der Ehrenamtlichen, das kriegt vielleicht heute noch mal vor dem Hintergrund der ganzen Entwicklungen seither noch mal so neue Konturen an manchen Stellen, aber es sind vielfach die Themen, die immer wieder kommen und die damals auch schon diskutiert wurden. Also so die Rollendefinitionsprobleme, also fand ich damals schon an wesentlichen Punkten, die man heute auch wieder hört, schon irgendwie so akzentuiert"* (W. Schneider, Abs. 19).

W. Schneider deutet hier an, dass mit der Einführung des Hauptamtes das Thema Rollendefinition immer wieder kam und kommt, mit neuen Akzenten, aber im Grunde geht es immer um das Thema, wer macht was oder wer darf was machen.
Anja Schneider umschreibt diesen Vorgang wie folgt:

> *„Und eben, dass diese Rollen sehr viel differenzierter werden"* (A. Schneider, Abs. 33).

Alles machen, was sinnvoll ist, alles machen, was nötig ist – was in den Anfängen notwendig war, ist mit Einführung des Hauptamtes nicht mehr möglich. Mit dem Eintritt professioneller Berufsbilder in das Hospiz mussten für beide Seiten differenzierte Rollen definiert werden, wobei gefragt werden sollte, ob dies so detailliert möglich ist.

> *„Weil die Rollen teilweise sich überschneiden und weil sie nicht nur als komplementär, sondern: ,Du machst das, was ich eigentlich gerne machen würde' … Und das ist manchmal ein bisschen schwierig, finde ich"* (A. Schneider, Abs. 33).

A. Schneider spricht hier ein Kernproblem an; die Rollen überschneiden sich. Eine vollkommene Trennung zwischen haupt- und ehrenamtlicher Tätigkeit ist nicht möglich, denn auch das hospizliche Pflegepersonal möchte begleiten, möchte Zeit haben, um da zu sein und Gespräche zu führen. Das macht die Rollendefinition und -abgrenzung schwierig.

2.3.4.1   Helfen/Begleiten

Die Ur-Rolle des Helfens und der Begleitung hat eine Akzentuierung erhalten.

> *„Weil die Ehrenamtlichen eine andere Rolle haben. Das ist nicht dieses unglaublich viele Tun und Pflegen, sondern es ist auch dieses Da-Sein. Einfach auch da sein, zuhören, vielleicht einfach gemeinsam schweigen. Und diese Zeit haben die mobilen Palliativteams zum Beispiel nicht. Das ist das Besondere, was die Ehrenamtlichen geben können. Auch sich als Mensch sozusagen hineingeben, es hängt sehr viel, ich glaube, die Begleitungen hängen auch sehr viel davon ab, welche Chemie da entsteht, sozusagen … und auch den Leuten zu vermitteln, die Ehrenamtlichen haben eine eigene Rolle mit diesem Da-Sein. Was immer das Da-Sein dann bedeutet. Weil ich glaube, dieses Da-Sein kann unterschiedliche Dinge bedeuten. Es kann bedeuten, dass man vielleicht einfach einkaufen geht, wenn der etwas braucht, oder man geht mit dem Hund Gassi … ein Ehrenamtlicher, ein Mann, der vorher ein Bankdirektor war, der hat gesagt, es ist ja nicht so etwas Glorreiches, dieses Ehrenamt. Es ist einfach, ich gehe jetzt einfach hin und schaue, was die brauchen … Also es sind auch diese quasi kleinen Dinge, die aber für den Patienten unglaublich wichtig sind. Und das ist für mich dieses Da-Sein, einfach zu schauen, was wird gebraucht. Und vielleicht wird nur gebraucht, dass ich da sitze und zuhöre oder gar nichts sage. Einfach aushalte auch. Und das ist so vielfältig und das ist, glaube ich, das Schöne an dieser ehrenamtlichen Begleitung, aber auch diese Herausforderung, man weiß nie, was kommt. Und da ist man als Mensch gefordert. Das ist gut und wichtig … schlussendlich zählt der Mensch"* (Pelttari, Abs. 3).

Was von manchen als Verlust wahrgenommen wurde, sieht Pelttari als eine Art von Bereicherung. Die Pflege und die medizinische Versorgung, die Physiotherapie, die Seelsorge, alle Hauptamtlichen verrichten zielorientiert ihre Tätigkeit und müssen das auch, schließlich werden sie dafür bezahlt, dass sie schnell und nur diese Tätigkeit verrichten. Diese Tätigkeiten liegen nicht (mehr) im Tätigkeitsbereich der Ehrenamtlichen. Sie können nun ihre Einzigartigkeit entfalten, das Zeithaben, die Offenheit allem gegenüber, was kommen kann, das Aushalten, das Menschsein, die kleinen Hilfen. Pelttari beschreibt, wie wichtig diese scheinbar unwichtigen Dinge, diese Kleinigkeiten für die Betroffenen sein können und wie befriedigend diese ehrenamtliche Tätigkeit sein kann.

> *„Ja, und natürlich, dass man miteinander redet und einen Rat gibt, ist ja ganz klar, aber wir machen keine Familienberatung … dass sie bei dem bleiben, was ihre absolute Stärke und der Schatz ist, finde ich, dass sie das einfach als Mitmenschen tun"* (Raischl, Abs. 45).

Raischl fasst die ehrenamtliche Begleitung ähnlich wie Pelttari zusammen: Ehrenamtliche sind nicht in einer speziellen Funktion oder Fertigkeit gefragt; es geht um sie als Mitmenschen, darum, von Mensch zu Mensch füreinander da zu sein – immer auf einer freundschaftlich-nachbarschaftlichen Ebene, wobei nicht vergessen werden darf, dass hospizliche Ehrenamtliche entsprechend sensibilisiert sind. Raischl spricht davon, dass sie keine Familienberatung anbieten; das ist eine sehr bewusste Nicht-Tätigkeit der Ehrenamtlichen, würde doch die Nachbarin oder der Nachbar vielleicht sehr gern eine Familienberatung bieten.

> *„Aber das sind auch wirklich die erfahrenen Ehrenamtlichen mit einem guten Standing … Und da eine große Stütze für die Familien sind"* (Haller, Abs. 58).

Begleiten heißt immer auch die Zugehörigen mit zu bedenken. Ehrenamtliche können ein ganzes Netz um den Betroffenen stützen oder manchmal, falls notwendig, auch nur Teile dieses Netzes, wie beispielsweise die Geschwisterbetreuung im Kinderhospizbereich.

Kränzle sieht es als den größten Auftrag der Hospizbewegung an, dass Menschen zuhause, ehrenamtlich begleitet, sterben können und

> *„dass wir nicht alleine sein müssen, und das ist der Teil, den nur die Ehrenamtlichen auch machen können. Das lässt sich hauptamtlich überhaupt weder organisieren noch bezahlen, und von daher ist es nach wie vor die große tragende Säule in der Hospizbewegung, das Ehrenamt"* (Kränzle, Abs. 19).

Kränzle zeigt hier deutlich die Grenzen des Hauptamtes an: Geld und Organisation. Häusliche Begleitung, in dem Sinne, wie es Pelttari beschrieben hat, ist nur durch ehrenamtliche Begleitung möglich, denn Ehrenamt ist kostenfrei und zeitlich ungebunden.

Haupt- und Ehrenamt, beide begleiten die Betroffen, aber auf unterschiedliche Weise.

> *„Stellen Sie sich vor, Sie sind bei einer Familie in der Versorgung im stationären Hospiz. Die Schwester, die hat den schon dreimal aus den eigenen Exkrementen gehoben am Tag. Der Ehrenamtliche, der nach der Arbeit kommt, eine Stunde mit den Angehörigen spricht. ‚Mensch, nach der Arbeit und ehrenamtlich. Mensch, sind Sie toll.' Da steht die Schwester, die ihn schon dreimal aus dem Siff gehoben hat. Dabei sind oft Situationen, wo man sagt: ‚Das ist ein bisschen so Neid, Konkurrenz. Das ist in der Rolle begründet'"* (A. Schneider, Abs. 37).

Ehrenamtliche Arbeit wird von den Angehörigen oftmals höher bewertet als hauptamtliche. Die einen werden für ihre Tätigkeit bezahlt, die anderen geben ihre freie Zeit für andere. Diese höhere Bewertung entstand erst durch die Einführung des bezahlten Hauptamtes. Wie bereits in Teil II 3.6.1 erörtert, fällt der Dank für die Hauptamtlichen wesentlich geringer aus als für die Ehrenamtlichen, denn die Hauptamtlichen werden für ihre Tätigkeit bezahlt.

2.3.4.2 Strukturen schaffen

Hieß in den Anfängen Strukturen aufbauen Hospizvereine zu gründen, so heißt es heute, in den Hospizen und Hospizvereinen differenziertere Strukturen für differenziertere und neue Rollen auszugestalten.

Lange zeigt hier den Übergang auf:

> „Sie haben eben gesagt … früher hat es die Ehrenamtlichen auch gegeben, die Technik gemacht haben, die aufgebaut haben, die Möbel geschleppt haben, die Stände aufgebaut haben und, und, und. Und die haben das nicht als Teil von Hospiz-Arbeit verstanden. Sondern gesehen wurde, wer Hospiz-Arbeit macht, der sitzt am Bett eines sterbenden Menschen. Die anderen hat es auch gegeben und die haben sich genauso engagiert und die sind so nicht wahrgenommen worden. Nochmal zur Wahrnehmung glaube ich heute ist das anders. Heute haben wir in den Vereinen Ehrenamtliche, die sagen: ‚Ich mache einmal im Jahr den Weihnachtsraum oder ich organisiere den Chor-Event.‘ Auch das ist ehrenamtliches Hospiz-Engagement. Also da haben wir, glaube ich, auch nochmal einen Wandel“ (Lange, Abs. 38).

Bereits in den Anfängen gab es ehrenamtliche Tätigkeiten in den Hospizen und Hospizvereinen, die nicht in der direkten Begleitung von Sterbenden bestanden, doch, wie Lange beschreibt, wurden sie nicht als solche wahrgenommen. Das hat sich nun geändert. Ehrenamtliche Tätigkeiten, die nur mittelbar mit dem Hospizbegriff verbunden sind, werden nun auch gesehen und wertgeschätzt. Zudem erhielten einige Bereiche eine Aufwertung. Dazu gehört die Öffentlichkeitsarbeit.

> „Wir haben viel mehr gelernt eine regelmäßige Öffentlichkeitsarbeit zu führen … oder welche sind bei bestimmten Events mit dabei oder ich habe welche, die organisieren jedes Jahr ein Chor-Event. Ich kann auch in der Hospiz-Arbeit tätig sein, ohne in der Sterbebegleitung tätig zu sein, und das hat sich auch nochmal verändert“ (A. Schneider, Abs. 33).

> „Heute haben wir in den Vereinen Ehrenamtliche, die sagen: ‚Ich mache einmal im Jahr den Weihnachtsraum oder ich organisiere den Chor-Event‘“ (Lange, Abs. 38).

> „Okay, für mich gibt es zwei unterschiedliche Arten … die in den Organisationen helfen. Da organisatorische Aufgaben machen, so wie bei uns im Dachverband Hospiz Österreich, senden Patientenverfügungen, helfen bei den Veranstaltungen, helfen im Büro, alle diese Dinge, und bei manchen Organisationen machen sie auch Fundraising. Und Öffentlichkeitsarbeit“ (Pelttari, Abs. 27).

Auch Öffentlichkeitsarbeit kann als Unterstützung für das Fundraising gesehen werden, müssen doch Hospize an die Öffentlichkeit gehen, um Spendengelder, auf die sie teilweise oder ganz angewiesen sind, einzuwerben. Aber auch andere Tätigkeiten, wie beispielsweise organisatorische Tätigkeiten, werden in die Strukturen eingebettet.

Hier besteht zudem der Vorteil, dass auch Ehrenamtliche angesprochen werden können, die aufgrund begrenzter Zeitressourcen nur zu ganz bestimmten Zeiten und Zeiträumen tätig werden möchten/können.

Hier sollte eine Einschränkung mitgedacht werden: Die Organisation der Hospize ist heute stark trägerabhängig. Die genannten Aufgaben für Ehrenamtliche sind trägerabhängig. Große Wohlfahrtsorganisationen oder Einrichtungen der Kirchen und des Gesundheitswesens geben diese Tätigkeiten teilweise heute ebenfalls in fremde, professionelle Hände.

Aber nicht nur die Öffentlichkeitsarbeit und das Fundraising entstanden, wie bereits Lange erwähnt hat; den Weihnachtsraum herzurichten oder einen Chorauftritt zu organisieren (Abs. 38) fußt auf einem eigenständigen Rollenverständnis – sich mit seinen Möglichkeiten und Fähigkeiten nützlich machen zu wollen. So auch Haller:

> „[W]ie die Hospizbewegung erfolgreich wurde, hat sich das, denke ich, auch parallel entwickelt, dass es dann einfach Unterscheidungen gab. Dass jemand jetzt nur noch Öffentlichkeitsarbeit macht eventuell … Und ein anderer macht Trauerbegleitung oder Bildungsbegleitung, oder dann haben wir ja auch nur noch Leute gehabt, die nur Postversand oder den Garten gemacht haben" (Haller, Abs. 36).

Es sind die Kleinigkeiten, die einfach helfen, die nützlich sind, die auch Freude schaffen, einfach Tätigkeiten, die vielleicht unverbindlicher sind oder davon zeugen, dass es Ehrenamtliche gibt, die gern helfen möchten, aber eben nicht am Bett sitzen möchten. Hier können sie sich nun einbringen.

Ein großer und wichtiger Bestandteil der ehrenamtlichen Hospizarbeit wurde die Trauerarbeit als eigenständiger Bereich.

> „… die jetzt sicherlich jetzt auch ein bisschen neu gekommen ist, gibt es schon immer wie/ schon länger, aber ist auch die Trauerbegleitung, die ehrenamtliche Trauerbegleitung. Die schon eine eigene Rolle ist" (Pelttari, Abs. 33).

Die Betreuung der Zugehörigen endet nicht mehr mit dem Tod des Betroffenen, die Zugehörigen konnten von Ehrenamtlichen weiter begleitet werden. Für diesen eigenständigen Bereich gibt es heute eigene Befähigungskurse.

2.3.4.3 *Korrektiv sein, Anwalt/Anwältin sein*

Aufgrund der Aufteilung in Haupt- und Ehrenamt lag nun die pflegerische und medizinische Verantwortung wieder beim Hauptamt, wie in der Zeit vor der Hospizbewegung. Aus der Medizin wurde die Palliativmedizin, aus der Pflege wurde die Palliativpflege; dennoch bleiben Sterbende und deren Zugehörige besonders vulnerable

Menschen, die es auch besonders zu schützen gilt. Das hospizliche Ehrenamt als Korrektiv hat an dieser Stelle nichts von seiner Bedeutung eingebüßt, denn es übernimmt diesen Schutz.

> „… Selbstbestimmtheit. Also, im Sinn von Kritik üben, in Auseinandersetzungen gehen, wenn ihnen was nicht passt … dass sie das auch tun sollen. Das Salz in der Suppe oder so ein Haar in der Suppe zu sein. Also, das, finden wir schon, ist viel stärker" (Haller, Abs. 66).

Der*die Ehrenamtliche wird zum Anwalt/zur Anwältin für die Betroffenen und den Zugehörigen. Kritik üben und, falls notwendig, auch in die Auseinandersetzung gehen ist so wertvoll, weil die Betroffenen und deren Zugehörigen entweder unwissend und/oder seelisch und/oder körperlich so belastet sind, dass sie sich oftmals gar nicht wehren können.

> „Ich persönlich glaube sogar, dass das Ehrenamt heute, wenn es gut/ da wo es verortet ist, wenn es gut befähigt und qualifiziert arbeitet, eine Wächterfunktion hat. Der das System auch ein Stückchen überwacht und sagen kann und auch einen Finger in eine Wunde legen kann, wo etwas nicht so gut ist. Und wo man sagt: ‚Da müssten wir aber nochmal hingucken.' Ja also, und es ist natürlich auch an Neutralität nicht zu überbieten. Weil es ja sich nicht daraus speist, daraus auch diese finanziellen Mittel zu ziehen" (Graf, Abs. 75).

Graf spricht hier einen wichtigen Aspekt an: Hospizliche Ehrenamtliche sind aufgrund ihrer Absichtslosigkeit die einzigen Personen im System, die vollkommen neutral agieren. Sie sind keine Betroffenen, keine Zugehörigen und sie verdienen damit kein Geld; sie sind, wie Graf sagt, *an Neutralität nicht zu überbieten*. Damit können sie am besten *das System auch ein Stückchen überwachen* und damit den Betroffenen und den Nahestehenden Hilfestellung geben.

2.3.4.4 *Brücke in die Gesellschaft*

Seit den Anfängen der Hospizbewegung gehört es zu den Zielen der Bewegung, Sterben, Tod und Trauer wieder in die Gesellschaft zu tragen und sie als natürlichen Bestandteil des Lebens anzuerkennen. Auch in diesem Bereich war die Hospizbewegung erfolgreich, sieht ihr Ziel aber noch nicht erreicht und arbeitet deshalb weiterhin an diesem Ziel.

Weihrauch, ehemalige Vorsitzende des Geschäftsführenden Vorstandes des Deutschen Hospiz- und PalliativVerbandes e. V., sieht diesen gesellschaftspolitischen Auftrag gerade und vor allem bei den Ehrenamtlichen im Hospiz:

> „… die Bewusstseinsbildung in unserer Gesellschaft. Und das kann niemand so gut wie die Menschen, die sterbende Menschen begleiten. Weil sie einfach aus ihrer Erfahrung heraus … und aus

diesem Wissen heraus, was sie auch für sich selber gelernt haben oder für sich selber erfahren haben und auch reflektiert haben, das geht ja immer auch um Reflexionsprozesse, sind sie eine wunderbare Brücke in die Gesellschaft hinein" (Weihrauch, Abs. 5).

Aus ihrer Sicht sind Ehrenamtliche, die Erfahrung und Wissen über die hospizliche Arbeit, darüber, was tatsächlich am Lebensende geschieht, haben, einfach authentisch, ihnen glaubt man. Niemand kann das aus ihrer Sicht aufgrund dieser Authentizität besser in die Gesellschaft vermitteln als die Ehrenamtlichen selbst.

Auch Kränzle, Vorsitzende des Baden-Württembergischen Hospiz- und PalliativVerbandes e. V., sieht diese gesellschaftspolitische Aufgabe des Ehrenamtes:

„… und eben auch dieser gesellschaftspolitische Ausdruck und der Brückenschlag auch von diesem, es heißt ja immer, Tabuthema … Aber dadurch, dass ganz normale Menschen Sterbende begleiten, die sonst nicht in irgendeiner helfenden Profession tätig sind, gibt es ja auch den Link zwischen Sterben und Tod und der Gesellschaft wieder" (Kränzle, Abs. 19).

Kränzle betont hier *ganz normale Menschen* und bringt damit das Thema ‚Sterbende begleiten' auf eine *normale* Ebene, das bedeutet, es betrifft jeden und jeder kann das. *Nicht in irgendeiner helfenden Profession* zu arbeiten ist dafür notwendig, wir alle als Teil der Gesellschaft nehmen es auf in unser Leben. Das Normale wird zum Vorbild – „das kann ich auch", diesen Gedanken in der Gesellschaft zu etablieren ist das Ziel.

2.3.5   Zusammenfassung

In diesem Abschnitt wurden einerseits die Rolle und das Selbstverständnis der Ehrenamtlichen und andererseits die Rollengebenden und deren Sicht auf die Ehrenamtlichen erörtert.

Ein einschneidender Wechsel trat beim*bei der Rollengebenden ein. Mit dem Einzug in das Gesundheitswesen mussten die Rollen der Ehrenamtlichen in Haupt- und Ehrenamt aufgeteilt werden. Das führte zu Konflikten. Das Hauptamt erhielt einen (Geld-)Wert. Die Leistungen, die bezahlt werden konnten, fielen bei den Ehrenamtlichen weg. Zugleich wurden Strukturen, in denen geregelte hospizliche Arbeit ablaufen kann, geschaffen. Dazu gehörte, dass das Ehrenamt keine Verantwortung mehr übernehmen durfte/konnte und ihr Arbeitsfeld ihnen vom Hauptamt zugewiesen wurde, wobei es sogar Hauptamtliche gab, die das Ehrenamt für entbehrlich hielten. Ehrenamtliche fühlten sich degradiert und der Wegfall vieler Tätigkeiten wurde als Verlust empfunden. Doch muss bedacht werden, dass genau diese Generation von Ehrenamtlichen dafür gekämpft hatte, dass hospizliches Tun vom Gesundheitssystem bezahlt werden sollte.

Doch auch die Ehrenamtlichen sind aufgrund des Generationenwechsels im Wandel. Die nachfolgende Generation von Ehrenamtlichen kennt dieses geregelte und organisierte System Hospiz und hat sich aktiv entschieden, Teil davon zu werden. Das spiegelt sich auch in ihrem Selbstverständnis wider. Während die Vorgängergeneration sich verdrängt, nicht ausreichend wertgeschätzt und reguliert fühlt, sieht sich die nachfolgende Generation als selbstbewusst und selbstbestimmt. Dies zeigt sich auch im Verhältnis zum Hauptamt, Hauptamtliche werden nun als Sicherheit empfunden.

Wie sieht das Hauptamt auf die Ehrenamtlichen? Hier ist eine deutliche Distanz entstanden. Hauptamtliche regulieren und kontrollieren die Ehrenamtlichen, weil sie kein Vertrauen in deren Fähigkeiten (mehr) haben.

Die ursprünglichen Rollen sind geblieben; Kompetenz-, Überschneidungs- und Abgrenzungsprobleme zum Hauptamt, wer nun welche Tätigkeiten erbringen darf/ soll, sind aber vorhanden.

Die Rolle ‚helfen und begleiten‘ bedeutet, vom Handhalten bis zum Gassigehen einfach Mitmensch zu sein und für diese Tätigkeiten Zeit zu haben. Was das nun im Einzelnen bedeutet, wurde unterschiedlich bewertet. Als Beispiel hierfür wurde die Gabe von Medikamenten genannt. ‚Strukturen schaffen‘ bedeutet, jedes Ehrenamt, auch das der Menschen, die nicht direkt Betroffene begleiten, als Ehrenamtliche im Hospiz zu sehen. Zudem sind neue Rollen entstanden, einerseits das Auftreten in der Gesellschaft mit Öffentlichkeitsarbeit und Fundraising zu verstärken und andererseits ist die ehrenamtliche Trauerarbeit hinzugekommen.

2.4 Aufgaben der Ehrenamtlichen

Im Gegensatz zu den Anfängen ist ein neuer Gesichtspunkt bei den Aufgaben hinzugekommen: Die Abgrenzung gegenüber dem Hauptamt und im Besonderen die Abgrenzung zur Pflege, gab es hier doch die meisten Berührungspunkte.

> „*Das sind umstrittene Punkte, Hilfe in der Pflege, Hilfe in der Hauswirtschaft*" (Raischl, Abs. 43).

> „*[I]ch glaube, dass heutzutage das nochmal deutlicher abgezirkelt ist, also zum Beispiel auch im Gegensatz zu Pflegenden … Also, so die Abgrenzung von der Pflege*" (Kränzle, Abs. 23).

> „*Also, klare Definitionen, was ist eure Aufgabe und was eben nicht*" (Kränzle, Abs. 29).

Hauswirtschaft und Pflege sind beides Bereiche, die seit den Anfängen in den Händen von Frauen waren und die im privaten Bereich auch heute noch meist von Frauen erledigt werden, weshalb auch ein gewisses Maß an Fähigkeiten vorausgesetzt wird. Diese Tätigkeiten sind nun grundsätzlich in professionelle Hände übergegangen. Es stellt sich nun die Frage, ob die eine oder andere pflegerische oder hauswirtschaftliche Aufgabe von Ehrenamtlichen dennoch erbracht werden sollte und, falls ja, welche. Hier können Konkurrenzen und Abstimmungsprobleme entstehen.

Als Beispiel soll hier nur eine Äußerung von Raischl angeführt werden:

> *„Natürlich, wenn ich vorgebe, dass jemand* (Anm. der Autorin: jemand ist hier ein Ehren- amtlicher) *da sein soll, damit der Mensch nicht allein ist, und damit Angehörige weggehen, das wäre der Hauptansatzpunkt. Also, die Menschen, die betroffen sind, sollten, wenn sie das nicht möchten, nicht allein sein müssen, und die Angehörigen sollten Schnaufpausen bekommen, damit sie weggehen können. Wenn ich das erreichen will, da muss ich ja doch jemand hinsetzen, der mit dem auf die Toilette gehen kann oder vielleicht eine kleine Lagerung vornehmen kann. Wenn er das nicht machen kann, ja, dann braucht man ihn da nicht, ganz schlicht und ergrei- fend. Also, dann soll er daheim bleiben ... und das geht auch bis dahin, dass wir sagen, da muss auch jemand vielleicht mal ein Medikament geben, oder Essen ist nicht nur eine Dienstleistung, was weiß ich, dass ich jemand was koche, sondern das ist ja auch was Soziales. Ist häufig ein An- knüpfungspunkt"* (Raischl, Abs. 45).

Auf die Toilette helfen, eine kleine Lagerung vornehmen, ein Medikament geben oder Essen reichen – welche dieser Tätigkeiten von wem erbracht werden sollten, wird nicht nur von Haupt- und Ehrenamt unterschiedlich gesehen, sondern auch von Haupt- und Ehrenamtlichen untereinander.

2.4.1   Aufgaben des*der Begleitenden/Helfenden

Wie bereits unter den Rollen beschrieben, ist das Begleiten/das Helfen die zentrale Rolle der Ehrenamtlichen.

> *„Weil die Ehrenamtlichen eine andere Rolle haben. Das ist nicht dieses unglaublich viele Tun und Pflegen, sondern es ist auch dieses Da-Sein. Einfach auch da sein, zuhören, vielleicht einfach gemeinsam schweigen"* (Pelttari, Abs. 3).

Diese Rolle enthält so viele mögliche Aufgaben, dass sie gar nicht aufgezählt werden können. Da sein, zuhören, vielleicht einfach gemeinsam schweigen, sind aus Pelttaris Sicht der Kern der Aufgaben. Bei der Befragung verwendeten auch die anderen Expert*innen deshalb Umschreibungen oder Oberbegriffe, die, wenn überhaupt, mit Beispielen veranschaulicht wurden.

Voltz stellt eine weitere Besonderheit des hospizlichen Ehrenamtes heraus.

> *„Also, ein Ehrenamtlicher wird ja nicht machen können, was er will. Weil der Patient braucht in dem Moment jetzt genau das, dann kann er nicht was anderes machen. Das wäre ja nicht hospizliche Tätigkeit. Also ist es immer in der Tätigkeit eingeschränkt. Aber durch das, was der Patient will"* (Voltz, Abs. 106).

Die Aufgaben definiert nicht das Hospiz und nicht die Koordination, die Aufgaben kommen von den Betroffenen und Zugehörigen; sie wissen, was sie brauchen, und fragen nicht nach Regelungen. Das ist die Richtschnur der Ehrenamtlichen.

Zudem definiert Voltz die Aufgaben in Abgrenzung zu den Hauptamtlichen:

> *„Und dann natürlich dürfen Ehrenamtliche nicht eingesetzt werden für das, was Pflegekräfte und so weiter machen. Um das zu sparen, oder was professionelle Psychologen machen, oder professionelle Sozialarbeiter. Oder was natürlich die psychosozialen Koordinatoren machen. So, das ist klar. Und das hat eben der ehrenamtliche Begleiter nicht. Das ist eigentlich relativ einfach und dann doch wieder relativ komplex … Und ansonsten ist es all das, was noch übrig bleibt, sozusagen. Ja, vor allem das Da-Sein. Und einfach die Präsenz und zu hören was gerade auch gewünscht und unterstützend ist"* (Voltz, Abs. 108).

Jeder Professionelle hat eine Aufgabe, die er zu erfüllen hat; ist diese erledigt, geht er. Der Ehrenamtliche hat keine Aufgabe, er erhält seine Aufgabe erst vom Betroffenen und den Zugehörigen. *Das ist eigentlich relativ einfach und dann doch wieder relativ komplex* – das Einfache bedeutet, dass Ehrenamtliche keine Spezialkenntnisse benötigen, aber relativ komplex ist die Vielfalt der möglichen Aufgaben, die auf die Ehrenamtlichen zukommen können. Doch auch Voltz stellt das Da-Sein und die Präsenz in den Mittelpunkt der Aufgaben.

Da sein als Mensch:

> *„… einen neuen Auftrag im Sinne von Dasein. Ich begegne dem sterbenden Menschen als Mensch, bringe Normalität, bringe Alltäglichkeit in diese gar nicht so alltägliche Situation hinein."* (Hardinghaus, Abs. 19)

> *„… dass wir Menschen brauchen, die was aushalten und einfach da sind. Aushalten und also, schweigen können, eine Qualität haben, so einfach da zu sein in sehr schwierigen Situationen vielleicht … Ein Weiterer ist einfach miteinander sich, wie soll ich sagen, die Zeit zu vertreiben, aber das, was Besuchsdienste in der Regel auch machen. Also, was miteinander zu unternehmen, spazieren zu gehen oder Spiele zu machen. Begleitung im Alltag … Dann der dritte Bereich, ja, dann wirklich über Glaubens- und Lebensfragen zu reden, ins Gespräch zu bekommen"* (Raisch, Abs. 39).

Da sein als Mensch, als normaler Mensch mit der ganzen Alltäglichkeit, die den Rhythmus des Betroffenen bestimmt. Raischl spricht hier von *einfach miteinander sich … die Zeit zu vertreiben, spazieren zu gehen oder Spiele zu machen* oder Betroffene *ins Gespräch zu bekommen*. Die Beispiele sollen veranschaulichen, wie eine normale Aufgabe aussehen kann.

> *„… sondern vielleicht geht es drum, dass du mit jemand einen Kuchen isst"* (Raischl, Abs. 43).

„Es kann bedeuten, dass man vielleicht einfach einkaufen geht, wenn der etwas braucht oder man geht mit dem Hund Gassi … Und die eine Dame hat einfach gebraucht, dass ich zu ihr nach Hause gefahren bin und den Postkasten geleert habe, weil sie niemanden hatte, der das gemacht hätte" (Pelttari, Abs. 37).

Oft sind es die einfachen Dinge, die Betroffene sich wünschen, die ihnen Halt geben in dieser schwierigen Situation oder wie Hardinghaus es nannte: die Ehrenamtlichen *bringen Alltäglichkeit* (Abs. 19).

„Dass jemand da sein soll, damit der Mensch nicht allein ist, und damit Angehörige weggehen, das wäre der Hauptansatzpunkt … Der mitmenschliche Kontakt steht absolut im Vordergrund" (Raischl, Abs. 45).

Hier spricht Raischl zwei wichtige Aspekte an: das Nicht-allein-sein-Wollen, entstand doch die Hospizbewegung, weil niemand mehr alleine sterben sollte, und die Einbeziehung der Zugehörigen, damit diese auch einmal weggehen können. Die Einbeziehung der Zugehörigen ist Raischl wichtig und er beschreibt die Aufgabe der Ehrenamtlichen im obigen Absatz sehr praxisnah und anschaulich: Da muss ein Mensch kommen, der Tätigkeiten ausüben kann, die auch gebraucht werden.

Was dürfen Ehrenamtliche und was nicht? Wie bereits oben beschrieben ist das ein wichtiger Punkt in der Begleitung und dort gehen die Meinungen auseinander:

„[U]nd das geht auch bis dahin, dass wir sagen, da muss auch jemand vielleicht mal ein Medikament geben, oder Essen ist nicht nur eine Dienstleistung, was weiß ich, dass ich jemand was koche, sondern das ist ja auch was Soziales. Ist häufig ein Anknüpfungspunkt … Also, das ist ein Stück menschlicher Begegnung, Zuwendung, und ich halte gar nichts davon, dass man dann sagt, nein, das darf ich jetzt nicht machen (lacht) oder ne?" (Raischl, Abs. 45).

„[D]ann haben Ehrenamtliche zum Beispiel klar von uns, ich sage jetzt mal, ein Verbot, dass sie Menschen Medikamente geben dürfen oder dass sie denen, wenn die nicht 100 Prozent klar sind oder in der Lage, zu essen und zu trinken, dass sie denen nichts zu essen und zu trinken geben dürfen. Also, so die Abgrenzung von der Pflege" (Kränzle, Abs. 23).

Beide Expert*innen beurteilen die Medikamentengabe vollkommen unterschiedlich. Raischl sieht die Medikamentengabe auch als etwas Soziales, als einen Anknüpfungspunkt an. Er spricht sich sogar gegen Ehrenamtliche aus, die diese kleinen Tätigkeiten nicht verrichten möchten: *,[D]ann braucht man ihn da nicht, ganz schlicht und ergreifend"* (Raischl, Abs. 45). Kränzle hingegen vertritt bezüglich Medikamentengabe durch Ehrenamtliche sogar ein Verbot. Sie begründet dies mit der Abgrenzung zu professionellen Hauptamtlichen. Ob Kränzles Verbot in der Begleitung wirklich durchsetzbar ist, ist fraglich, denn *„ein Ehrenamtlicher wird ja nicht machen können, was er will.*

Weil der Patient braucht in dem Moment jetzt genau das, dann kann er nicht was anderes machen" (Voltz, Abs. 106).

Das Spannungsfeld ‚was darf wer' ist neu durch die Aufspaltung in haupt- und ehrenamtliche Aufgaben hinzugekommen.

Es zeigt sich hier eine grundsätzliche Problematik: Werden Oberbegriffe genutzt wie beispielsweise Da-Sein, Helfen o. Ä., herrscht weitgehende Einigkeit über die Aufgabenfelder. Wird es konkret wie in diesem Beispiel, können die Meinungen doch sehr weit auseinandergehen. Im konkreten Handeln zeigt sich erst, wie diese gemeinsamen Oberbegriffe mit Leben gefüllt werden.

Auffallend ist, dass gerade bei den Aufgaben, also die praktische Umsetzung der Rolle, die hauptamtliche Leitung, sei es die Koordination, Hospiz- oder Trägerleitung, abhängig von der jeweiligen Organisation der Einrichtung, ganz individuell die Aufgaben der Ehrenamtlichen vorgeben darf.

2.4.2   Aufgaben in den neuen Strukturen

Einige Rollen wurden differenzierter ausgestaltet, neue kamen hinzu. Die neuen Rollen und die damit verbundenen Aufgaben liegen im Umfeld der hospizlichen Begleitung, sind aber nur mittelbar damit verbunden. Auch hier gab es Übergänge:

> *„[F]rüher hat es die Ehrenamtlichen auch gegeben, die Technik gemacht haben, die aufgebaut haben, die Möbel geschleppt haben, die Stände aufgebaut haben und, und, und. Und die haben das nicht als Teil von Hospiz-Arbeit verstanden. Sondern gesehen wurde, wer Hospiz-Arbeit macht, der sitzt am Bett eines sterbenden Menschen. Die anderen hat es auch gegeben und die haben sich genauso engagiert und die sind so nicht wahrgenommen worden"* (Lange, Abs. 38).

Hier ist keine Veränderung eingetreten, das *Möbelschleppen* wird nur heute als Ehrenamt im Hospiz wahrgenommen.

Raischl sieht die Erweiterung der Aufgaben auch im Wachstum der Vereine begründet.

> *„Wir haben gelernt, es klarer zu trennen, zum Beispiel zwischen Vereinstätigkeit, also eher Organisation, Verwaltungstätigkeit, und Patientenarbeit"* (Raischl, Abs. 15).

Verwaltungstätigkeiten, Organisationstätigkeiten – diese gibt es nicht erst seit heute, in den Anfängen fielen diese Tätigkeiten aber wesentlich geringer aus und wurden, wie Lange (Abs. 38) beschrieb, einfach nicht als hospizliches Ehrenamt wahrgenommen.

> *„Also sozusagen die, fangen wir jetzt vielleicht bei dem viel Einfacheren an, das ist diese, die in den Organisationen helfen … senden Patientenverfügungen, helfen bei den Veranstaltungen, helfen im Büro, alle diese Dinge"* (Pelttari, Abs. 27).

Organisatorische Aufgaben werden nun als Ehrenamt wahrgenommen.

> *„Wir haben viel mehr gelernt eine regelmäßige Öffentlichkeitsarbeit zu führen … Auch Ehrenamtliche vielleicht machen Öffentlichkeitsarbeit oder welche sind bei bestimmten Events mit dabei oder ich habe welche, die organisieren jedes Jahr ein Chor-Event."* (A. Schneider, Abs. 33)

> *„Ich kann es nur aus meiner praktischen Arbeit belegen, dass, wenn wir neue Arbeitsfelder haben, was in Richtung Beratung geht"* (A. Schneider, Abs. 45).

A. Schneider nennt hier ein weiteres, neues Aufgabenfeld für Ehrenamtliche: die Beratung.

Auch Vorstände von Hospizvereinen wurden nicht als Ehrenamtliche wahrgenommen, waren es doch meist Männer, die nicht in die Begleitung Sterbender eingebunden waren.

> *„Jetzt kommt bei mir schon noch die dritte: Eigentlich sind die zum Beispiel die Vorstände in den/ oder die Funktionäre, also Funktionäre in den Hospiz- und Palliativeinrichtungen, die sind eigentlich, arbeiten auch alle ehrenamtlich oder sehr, sehr viele"* (Pelttari, Abs. 29).

> *„Also, da hat man sich für diese Idee eingesetzt, und die meisten wollten am liebsten Patienten begleiten, und heute, und das ist ein großes Manko in der ganzen Hospizbewegung, brauchen wir auch Menschen, die sich ausschließlich eigentlich für die Verwaltung und Organisation auch ehrenamtlich engagieren. Das ist große Not der Vereine"* (Raischl, Abs. 17).

Die neuen Aufgaben in den Hospizen sind so unbekannt, dass dafür notwendige Menschen aufgrund von Unwissen nicht zu den Hospizen kommen.

Als weiterer neuer Bereich wurde die Trauerarbeit genannt:

> *„… eine, die jetzt sicherlich jetzt auch ein bisschen neu gekommen ist, gibt es schon immer wie/ schon länger, aber ist auch die Trauerbegleitung, die ehrenamtliche Trauerbegleitung"* (Pelttari, Abs. 33).

> *„Noch ein Punkt vielleicht, der wichtig ist, das ist die Trauerarbeit. Sie macht einen zunehmenden Teil der ehrenamtlichen Arbeit aus und auch ein Teil, den die unheimlich gerne machen"* (Weihrauch, Abs. 109).

Während die oben genannten Funktionen in irgendeiner Weise immer erbracht und nicht als hospizliche Ehrenamtstätigkeit wahrgenommen wurden, ist die explizite Entscheidung, auch Trauerbegleitung anzubieten, ein neues Feld.

2.4.3   Aufgaben als Korrektiv

Korrektiv sein, Fürsprecher*in und Advokat*in des Sterbenden sein, diese Rolle und Aufgabe wird dem hospizlichen Ehrenamt zugesprochen. Wie Graf und W. Schneider bereits zuvor angesprochen haben, sind Ehrenamtliche unabhängig und können einen Gegenpart zum Hauptamt übernehmen. Zudem ist das Hauptamt hierarchisch organisiert, es bestehen Weisungsbefugnisse, die eine gegenseitige Kontrolle nicht durchgängig möglich machen. Die Rolle des Fürsprechers/der Fürsprecherin ist hier zugleich die Aufgabe.

> *„Also, im Sinn von Kritik üben, in Auseinandersetzungen gehen, wenn ihnen was nicht passt … dass sie das auch tun sollen. Das Salz in der Suppe oder so ein Haar in der Suppe zu sein. Also, das, finden wir schon, ist viel stärker"* (Haller, Abs. 66).

Eine Aufgabe für das Ehrenamt ist demnach, für die Betroffenen (für-)sprechen, was aber zugleich auch heißt, das Hauptamt in gewisser Weise zu kontrollieren. Hinzu kommt, was bereits im Kapitel „Selbstverständnis der Ehrenamtlichen" angesprochen wurde: Ehrenamtliche sind selbstbewusst und wissen, was sie möchten. Wenn sie Betroffene begleiten und ihnen helfen, dann sind sie so selbstbewusst, dass sie auch gegenüber dem Hauptamt, falls notwendig, protestieren.

> *„… eine Wächterfunktion hat. Der das System auch ein Stückchen überwacht und sagen kann und auch einen Finger in eine Wunde legen kann, wo etwas nicht so gut ist. Und wo man sagt: Da müssten wir aber nochmal hingucken"* (Graf, Abs. 75).

Graf bezieht das Korrektiv nicht auf den einzelnen, sondern auf das System. Aber auch hier kann die Wächterfunktion als Kontrolle empfunden werden.

2.4.4   Aufgaben zu ‚Brücke in die Gesellschaft sein'

Brücke in die Gesellschaft sein – teilweise kann diese Aufgabe heute der Öffentlichkeitsarbeit zugerechnet werden, aber allein aufgrund ihres Vorhandenseins als Ehrenamtliche sind diese bereits eine Brücke.

> *„… nämlich die Bewusstseinsbildung in unserer Gesellschaft. Und das kann niemand so gut wie die Menschen, die sterbende Menschen begleiten. Weil sie einfach aus ihrer Erfahrung heraus … sind sie eine wunderbare Brücke in die Gesellschaft hinein"* (Weihrauch, Abs. 5).

Allein durch Ihre Anwesenheit erfüllen sie diese Aufgabe. Die Voraussetzung dafür ist, dass die Menschen um sie herum wissen, dass diese Person ehrenamtlich im Hospiz tätig ist.

> *„Aber die Brücke kann auch aktiv gestaltet werden, wie beispielsweise mit Schulprojekten …*
> *Und Gerda Graf steht ja besonders für diesen Grundschulansatz, mit dem Buch auch …. Und*
> *da spielen die Ehrenamtlichen die zentrale Rolle"* (Weihrauch, Abs. 119).

Seit vielen Jahren werden mit dem Curriculum „Hospiz macht Schule" (Hospizbewegung Düren-Jülich, 2010) Ehrenamtliche ausgebildet, in den Grundschulen ein einwöchiges Projektprogramm zum Themenkreis Leid, Krankheit, Tod und Trauer anzubieten.

2.5   Zusammenfassung

Im Bereich der Rollen und Aufgaben von Ehrenamtlichen im Hospiz kam es zu großen Veränderungen. Aufgrund der Aufnahme in das Gesundheitssystem und der damit verbundenen Regeln veränderte sich das System Hospiz sehr stark. Eine Gruppe der Ehrenamtlichen, die professionellen Ehrenamtlichen, fielen weg. Übrig blieben die ehrenamtlichen Frauen. Neu hinzu kamen die Professionellen, die ehemals professionellen Ehrenamtlichen, die speziell ausgebildeten Fachleute, die nun vom Gesundheitssystem bezahlt wurden. Es mussten nun Strukturen geschaffen werden, in denen Haupt- und Ehrenamt miteinander tätig sein konnten. Die Rollen und Aufgaben mussten in haupt- und ehrenamtliche Rollen und Aufgaben aufgeteilt werden. Dies wurde von den professionellen Hauptamtlichen vorgenommen, waren sie doch nun die Spezialist*innen und Leitenden im System. Dies führte bei den Ehrenamtlichen aus den Anfängen zu Verlusterfahrungen und Enttäuschungen, jenen Ehrenamtlichen, die genau diese spezialisierten Fachkräfte jahrelang gefordert hatten. Auf der anderen Seite, bei den Hauptamtlichen, entwickelte sich eine eigene Sicht auf das Ehrenamt. Die ehemals ehrenamtlich Tätigen und nun neuen Hauptamtlichen sehen es als Aufgabe an, das Ehrenamt zu kontrollieren.

Doch die Ehrenamtlichen durchlaufen einen Generationswechsel, ein Großteil der Ehrenamtlichen aus den Anfängen ist bereits aus Altersgründen ausgeschieden, die noch verbliebenen werden in den nächsten Jahren aus demselben Grund ihre ehrenamtliche Tätigkeit beenden. Die neue Generation von Ehrenamtlichen unterscheidet sich von den ehemaligen deutlich: Sie kennen nur ein bereits etabliertes System mit seinen Strukturen. Es ist nun ihre Entscheidung, ob sie Teil dieses vorhandenen Systems werden möchten.

Die einzelnen Rollen der Ehrenamtlichen haben sich unterschiedlich entwickelt. Helfen/begleiten bleibt die zentrale Rolle, aber hier entstand die Problematik der Rollen-

und Aufgabenverteilung zwischen Haupt- und Ehrenamt, denn beide nehmen diese Rolle wahr. Im Bereich „Strukturen schaffen" kam es zu einer Differenzierung der Rollen und Aufgaben von Ehrenamtlichen. Hospizliches Ehrenamt heißt heute nicht nur am Bett sitzen, es kann heute auch Öffentlichkeitsarbeit, Fundraising, Verwaltungstätigkeiten oder die neu hinzugekommene Trauerarbeit beinhalten. Viele dieser Rollen und Aufgaben wurden teilweise bereits seit den Anfängen ausgeübt, wurden aber teilweise nicht als hospizliches Ehrenamt wahrgenommen. Bei der Rolle ‚Korrektiv sein' traten direkt keine Änderungen ein, doch weil diese Rolle zugleich eine Kontrollfunktion enthält und es nun eine Aufteilung zwischen Haupt- und Ehrenamt gibt, üben Ehrenamtliche nun gegenüber dem Hauptamt eine Kontrollfunktion aus. Die letztgenannte Rolle ‚Brücke in die Gesellschaft sein' hat sich für Ehrenamtliche erweitert. Beispielhaft kann hier die Entwicklung der Schulprojekte genannt werden. Ehrenamtliche werden ausgebildet, um in die Schule zu gehen und dort einem der ursprünglichen Ziele der Hospizbewegung nachzugehen, Sterben, Tod und Trauer zurück in die Gesellschaft zu tragen.

2.6   Die Hospizbewegung als Bürger*innenbewegung heute

Die Frage, ob die Hospizbewegung heute noch eine Bürger*innenbewegung ist, wurde sehr unterschiedlich beantwortet. Der Grund dafür ist, dass es, auch in der Literatur, keine eindeutige Definition der Bürger*innenbewegung gibt. Die bloße Anwesenheit von Ehrenamtlichen/Bürger*innen ist noch kein hinreichender Grund für das Vorhandensein einer Bürger*innenbewegung. Eine Bürger*innenbewegung kann die Hospizbewegung nur dann sein, wenn die Bürger*innen sich als basisdemokratisches Mitglied einbringen können (Edinger, 1999).

Bei der Auswertung der Interviews erwies es sich als hilfreich, zwischen der Hospizbewegung als Bürger*innenbewegung und einer Hospizbewegung, die inhaltlich die Zielsetzung der ursprünglichen Hospizbewegung vertritt, aber keine Bürger*innenbewegung ist, zu unterschieden, denn für die Verwirklichung der Ziele des Hospizgedankens ist eine Bürger*innenbewegung nicht zwingend notwendig.

Die Blickwinkel, aus denen die Befragten argumentierten, waren sehr unterschiedlich.

> *„Hospizbewegung ist als Protestbewegung entstanden und ist sie auch gewesen. Sie hat sich gewandelt. Da haben Sie Recht. Sehr deutlich. Man könnte das Gefühl bekommen, dass sie heute weniger Protestbewegung ist"* (Lange, Abs. 46).

> *„Ich glaube, dass die Perspektiven andere geworden sind ... Aber nach wie vor glaube ich, dass wir noch Protestbewegung sind"* (Lange, Abs. 50 und 52).

Die Hospizbewegung startete als ein Protest gegen eine herrschende Praxis des Sterbens in den Krankenhäusern. Sie hat viel erreicht, doch warum immer noch Protest, wenn auch *heute weniger* und *die Perspektiven andere geworden sind*? Darüber gibt Lange nachfolgend Auskunft:

> *„Ja, weil die Gesellschaft auf diese Individualisierung sich immer mehr ausrichtet und weil assistierter Suizid nicht nur gefordert wird, sondern auch als ethisch-moralisch an manchen Stellen durchaus als legitim anerkannt wird, und da ist Hospizbewegung als Protestbewegung, die schon mal sagt: ‚Nein, wir sehen das anders. Wir haben andere handwerkliche Werkzeuge, um dem zu begegnen, und wir protestieren dagegen, dass das zu einer Normalität wird. Zum Alltag wird'"* (Lange, Abs. 54).

Den hospizlichen Protest gegen den assistierten Suizid gibt es seit den Anfängen der Hospizbewegung, doch damals stand der Aufbau eigener, neuer Strukturen, die gutes Sterben ermöglichen sollten, im Vordergrund. Die Hospizbewegung hat viel erreicht und hat damit heute die Möglichkeit, de facto darstellen zu können, wie ein „gutes" Sterben möglich sein kann, und kann so mit ihrem Protest gegen assistierten Suizid mit *anderen handwerklichen Werkzeuge*n eine Alternative anbieten.

> *„Was stationäre Hospizversorgung anbelangte, ist heute Selbstverständlichkeit. Und da wird natürlich ein bisschen was von diesem aggressiveren Protest genommen und dadurch wirkt es sehr viel gemäßigter. Aber nichtsdestotrotz sind wir mit unserer Entwicklung, mit dem, was wir tun, wie wir Politik auch bearbeiten, beeinflussen und so weiter, protestieren wir gegen Zustände, die wären, wenn es unsere Organisation nicht geben würden. Es ist weicher"* (A. Schneider, Abs. 61).

Der Erfolg mäßigt, es wurde viel erreicht, die großen Hürden wurden genommen. Doch die Ziele sind noch nicht vollständig erreicht, deshalb wird weiter protestiert. Mit *unserer Organisation* ist bei A. Schneider der Deutsche Hospiz- und PalliativVerband e. V. gemeint. Protestieren war in den Anfängen der Hospizbewegung ein wichtiges Merkmal der Bürger*innenbewegung, doch das allein macht keine Bürger*innenbewegung aus.

Es fallen ursprüngliche Aufgaben in der Hospizbewegung als Bürger*innenbewegung weg und gehen in das Gesundheitssystem über:

> *„Der Anspruch war, ich will die Situation sterbender Menschen und ihrer Angehörigen verbessern. Da kann ich was tun als Ehrenamtlicher, indem ich da bin, indem ich berate, indem ich informiere. Das muss ich heute als Ehrenamtlicher alles gar nicht mehr. Weil das ist inzwischen in unserem Gesundheitssystem an vielen Stellen angekommen"* (Hardinghaus, Abs. 19).

Aus Hardinghaus, einem ehemaligen professionellen Ehrenamtlichen, wurde durch den Eintritt der Hospizbewegung in das Gesundheitssystem ein Professioneller, der den Regeln des staatlichen Gesundheitssystems unterliegt.

> *„Damit ist es weg von der Bürgerschaftlichen Bewegung"* (Hardinghaus, Abs. 29).

Auf die Nachfrage, ob sie heute noch eine Bürgerbewegung ist, antwortete Hardinghaus: *„Viel weniger als früher. Ich weiß nicht, ob Sie mir da zustimmen?"* (Abs. 44).

Hardinghaus weist hier gezielt auf eine Zwitterproblematik hin. Die einstige Bürger*innenbewegung der Anfänge gibt es so nicht mehr, denn das staatliche Gesundheitssystem, das im Hospiz Einzug gehalten hat, ist keine Bürger*innenbewegung. Aber auf der anderen Seite sind in der Hospizbewegung noch Elemente der Bürger*innenbewegung vorhanden und/oder in bestimmten Fällen ist es noch eine Bürger*innenbewegung. Beispiel dafür sind Hospizgruppierungen, die bis heute nicht Teil des Gesundheitssystems sind, keine Fördergelder erhalten, aber sich deshalb auch nicht an staatliche Regelungen halten müssen.

Auch Pelttari sieht diese Problematik:

> *„Es ist eine Mischung von dem, es ist eine Bürgerbewegung von dem her, dass viele es ehrenamtlich wirklich machen wollen … Was natürlich dann schon zu diesen, ja, vielleicht ist es auch wirklich ein Konflikt, wie bringt man das in ein Gesundheitssystem hinein?"* (Pelttari, Abs. 47).

Wirklich machen wollen, das ist, wie aus den Anfängen bereits beschrieben, das machen, was gebraucht wird, Sterben organisieren. Doch das Gesundheitssystem ist hochgradig organisiert und hierarchisiert; zwei Systemlogiken treffen hier aufeinander. Bürgerschaftliches Engagement und staatlich reguliertes System müssen ausgeglichen werden.

Auch Weihrauch sieht hier eine Veränderung:

> *„Aber auf der anderen Seite, das war klar, diese Hospizbewegung startete wie jede andere Bürgerbewegung der Welt. Es gibt immer, wenn sie tatsächlich gut ist und was verändern will in unserer Gesellschaft, gibt es immer eine Institutionalisierung, in welcher Form auch immer. Und ich glaube, man muss bei dieser Institutionalisierung immer versuchen zumindest, darauf zu achten, dass möglichst viel erhalten wird von dem, was den Ursprung dieser Bewegung ausgemacht hat … Aber ich bin selber sehr überzeugt, dass diese Hospizbewegung noch ganz viel von ihrem Ursprung erhalten hat"* (Weihrauch, Abs. 91).

Aufgrund des Erfolges der Hospizbewegung mussten Strukturen und Institutionen geschaffen werden. Erfolg muss auch organisiert werden, Organisationen entstehen. Dieser Vorgang ist grundsätzlich in einer Bürger*innenbewegung möglich, bei Erfolg wie in der Hospizbewegung sogar notwendig. Die Institutionalisierung ist aber kein Kriterium für oder gegen das Vorhandensein einer Bürger*innenbewegung. Weihrauch ist *sehr überzeugt, dass diese Hospizbewegung noch ganz viel von ihrem Ursprung erhalten hat,* ein Indiz für das Sich-Entfernen von der ursprünglichen Bürger*innenbewegung. Zudem spricht Weihrauch von einer *Institutionalisierung, in welcher Form* *auch immer*. Die *Form* ist aber entscheidend. Teil eines hierarchisch organisierten, bürokratischen Systems wie dem Gesundheitswesen zu sein, dies widerspricht dem Vorhandensein einer Bürger*innenbewegung.

Wie bereits eingangs erwähnt, generiert sich das Expert*innenwissen aus dem Blickwinkel der eigenen Profession. Voltz betrachtet die Hospizbewegung aus palliativmedizinischer Sicht seines Lehrstuhles:

> *„Selbstverständlich, sogar ein Lehrstuhl für Palliativmedizin, also mein Lehrstuhl, ist Ausdruck der Bürgerbewegung ... Und jetzt ist es Teil des Systems ... Und um dieses zu erhalten, brauchen wir auch, gerade wir als Palliativlehrstühle in dem Konzert zwischen Chirurgie, Neurologie und Innerer, den klassischen Lehrstühlen, brauchen wir weiterhin die Unterstützung der Bürgerbewegung Hospiz. Weil sonst sind wir auch weg ... Aber auch in der Nachhaltigkeit brauchen wir kontinuierlich die Unterstützung durch die Bürgerbewegung ... Wir sind Teil davon. Wir sind Teil der Hospizbewegung, so verstehe ich mich natürlich. Nicht nur persönlich, sondern auch aufgrund dieser Entstehungsgeschichte ... Und wir werden es immer bleiben“* (Voltz, Abs. 118).

Die Hospizbewegung war in ihren Anfängen eine Bürgerbewegung, die auch die Palliativmedizin hervorgebracht hat und, wie Voltz hier selbst sagt, heute *Teil des Systems* ist. Voltz sieht die Hospizbewegung als Bürger*innenbewegung auch als Fundament des Lehrstuhles Palliativmedizin. Aber die Palliativmedizin ist heute Teil des Gesundheitssystems. Zugleich Teil der Hospizbewegung zu sein deutet hier auf die oben erwähnte Unterscheidung hin; die Ziele der ursprünglichen Hospizbewegung sind auch die Ziele der Palliativmedizin, aber dies bedeutet nicht, dass die Hospizbewegung noch eine Bürger*innenbewegung ist. Die von Voltz angesprochene *Nachhaltigkeit* und *kontinuierliche Unterstützung* kann als Bürger*innenwille oder gesellschaftlicher Konsens bezeichnet werden, den Hospiz als Einrichtung und Hospiz als Vertreter der Hospizidee benötigt: auch dies ist nicht gleichbedeutend mit einer Bürger*innenbewegung.

Ist die Hospizbewegung noch eine Bürger*innenbewegung?

> *„Jein. Es geht um das Abschiednehmen der Menschen, und wie wird dieses Abschiednehmen gestaltet? Und dieses Abschiednehmen geht uns alle an“* (Raischl, Abs. 55).

Auch Raischl greift ausschließlich die Ziele der ursprünglichen Hospizbewegung inhaltlich auf, ein gutes Sterben gehe uns *alle* an. Weiter führt er aus:

> *„Ich glaube, dass sie natürlich noch eine Bewegung ist, ganz klar, auch wenn die Bewegung sich in enormer Geschwindigkeit auch institutionalisiert hat und es geschafft hat, auch in dem System wirklich auch Pflöcke einzuschlagen. Sie bleibt eine Bewegung, nicht nur, weil es Ehrenamtliche gibt“* (Raischl, Abs. 61).

Die Formulierungen noch eine Bewegung und *in dem System wirklich auch Pflöcke einzuschlagen* könnten das Jein begründen. Eine Bewegung ist sie einerseits als Zeichen der weiteren Verfolgung der inhaltlichen Hospizziele, andererseits sind die *Pflöcke*, das Bild aufnehmend, Teil des (Gesundheits-)Systems geworden zu sein.

Weihrauch betrachtet die Hospizbewegung und deren Institutionalisierung noch von einer anderen Seite:

> *„Und es gibt ja noch ein großes Problem, wenn man diese Institutionalisierung im Ehrenamt sieht … was alles an Voraussetzungen erfüllt sein muss, damit die Gelder fließen können, die Fördergelder … und, wenn jemand skeptisch ist, und das sind ja viele Hospizdienste, es waren vor einigen Jahren, war es etwa die Hälfte, ich habe jetzt keine aktuellen Zahlen gesehen, die gar keine Koordinatoren haben. Und die sagen, wir wollen in dieses System nicht rein von den 1500, die wir schätzen, waren das 750 etwa, die gesagt haben, wir verzichten da drauf. Ich kann das irgendwo auch verstehen und trotzdem glaube ich, dass so eine Koordinatorin und damit auch die Integration in dieses System, was da ja geschaffen wurde, dass das trotzdem so viele Vorteile hat"* (Weihrauch, Abs. 45).

Die Hälfte der Hospizvereine möchte nicht Teil des staatlichen Gesundheitswesens werden. Die Frage nach dem Warum steht hier im Raum und kann aufgrund mangelnder wissenschaftlich fundierter Kenntnisse auch nicht beantwortet werden. Weihrauch sieht als Grund dafür die Institutionalisierung, wobei hier die Regelungen des Gesundheitssystems gemeint sind. Das deutet darauf hin, dass aus Sicht dieser Hospizvereine Bürger*innenbewegung und Teil des Gesundheitswesens zu sein sich gegenseitig ausschließt.

Ähnlich sieht es Gronemeyer. Auf die Frage, ob die Hospizbewegung noch eine Bürger*innenbewegung sei, antwortete er:

> *„Eigentlich gar nicht. Eigentlich gar nicht. Also, sagen wir mal, Andres Heller und ich haben ja diesen Aufsatz noch mal geschrieben ‚Stirbt die Hospizbewegung an ihrem Erfolg?'. Ich glaube, dieses Risiko ist groß. Es gewissermaßen es ein Erstickungsvorgang ist … Und da kann dann das Ehrenamt noch viele Jahre als Begleitboot gewissermaßen mit dabei sein, aber es ist nicht mehr das, was es anfänglich gewesen war. Nämlich sozusagen der Träger und das Herz der Geschichte. Wie das ganze ohnehin mehr vom Herzen zum Verstand gewandert ist … Ich glaube, wir kriegen ein sediertes Sterben hin und ein durch Profession unauffällig gemachtes Sterben. Aber, ob das gutes Sterben ist, das wage ich entschieden zu bestreiten. Da kommt natürlich immer, ja, wollen sie denn etwa unter Schmerzen sterben? Natürlich nicht. Aber dieser Satz wird ja auch immer nur gesagt, auf der Basis einer unglaublichen, arroganten Blindheit, die den Schmerz nur noch als somatischen begreift. Und die Frage nach der Verabschiedung vom Leben, von Freunden, von Kindern, als Schmerzthema zunächst mal gar nicht mehr erkennen lassen will. Erkennbar macht"* (Gronemeyer, Abs. 43).

Das Ehrenamt war *der Träger und das Herz,* das ist heute nicht mehr so. Sterben geht in professionelle Hände über, es ist *vom Herzen zum Verstand gewandert.* Das Ehrenamt existiert weiterhin, doch nicht mehr als Herz, sondern als Begleitboot, das entbehrlich werden könnte und/oder auch wird. Das, was Ehrenamtliche einbringen, steht nicht mehr im Vordergrund, die Professionellen haben nun das Sagen, was aus Gronemeyers Sicht keine Vorteile für die Betroffenen mit sich bringt. Dies erläutert er am Beispiel Schmerz. Den Betroffenen mit Hilfe der Palliativmedizin den Schmerz zu nehmen, ist wichtig; schwierig wird es nur dann, wenn Schmerz nur noch aus medizinischer Sicht betrachtet wird. Total pain ist mehr als das und dort sind Ehrenamtliche wichtig.

W. Schneider betrachtet die Hospizbewegung unter zwei soziologisch orientierten Aspekten. Auf der einen Seite:

> „... aber wenn ich jetzt nur ein Beispiel nehme, wenn etwas INSTITUTIONALISIERT wird, dann kann ich natürlich in einer 68er-Tradition immer sagen, das ist schlecht. Ich kann aber Institutionen auch SO fassen, dass ich sage, Institutionalisierung heißt, es wird etwas gesellschaftlich in den Griff genommen, UM etwas zu VERREGELMÄßIGEN. Und ich könnte natürlich diese Verregelmäßigung auch im Sinne eines Freiheitszuwachses sehen ... Also es ist die Frage des WIE und nicht allein des OB ... Ich glaube, wenn man jetzt Bürgerbewegung nimmt als Indiz dafür, dass in einer Gesellschaft ein Problem definiert wird, ein Problembereich definiert wird, Leute kümmern sich darum, und zwar nicht die, die eigentlich von den STRUKTUREN her dafür BESTIMMT wären, sondern andere, dann könnte man sagen, das wäre so EIN so ein zentraler Aspekt von BÜRGERbewegung. Dann könnte man sagen, dann ist vielleicht die Hospizbewegung mittlerweile tatsächlich am ENDE angekommen als Bürgerbewegung, weil sie jetzt im SYSTEM so drin ist, dass es ihre Aufgabe ist, sich darum zu kümmern, okay? Und dann kann man das natürlich beklagen und sagen, jetzt ist die Hospizbewegung tatsächlich an ihrem eigenen Erfolg zu Ende gegangen. Aber man müsste es ja auch gar nicht beklagen" (W. Schneider, Abs. 61).

W. Schneider deutet hier an, dass es aus seiner Sicht mehrere mögliche Blickwinkel auf die Bürger*innenbewegung Hospiz geben kann. Wird ein Problem erkannt, um das sich Bürger*innen ehrenamtlich kümmern, und wird dieses Problem in einem (neuen) System gelöst, dann wird ein Problem gelöst. Dies bedeutet nicht zugleich das Ende einer Bürger*innenbewegung, es bedeutet nur, dass gutes Sterben nun vom Staat *verregelmäßigt* wurde. Wichtig ist nicht das Ob, denn das Ziel wurde erreicht, sondern das Wie. Teil *im System* zu sein, wobei es hier der Staat mit seinem Gesundheitswesen ist, wird von der Hospizbewegung als Bürger*innenbewegung als Verlust angesehen. Das ist eine Sichtweise.

Aber

> „... man könnte auch sagen, ja ist doch gut, dann haben wir halt ein Problem jetzt GELÖST, indem wir es auf Dauer gestellt haben. Solange sich Leute finden, die das dann ehrenamtlich, bürgerschaftlich, engagiert, wie auch immer, machen, ist ja die Gesellschaft jetzt besser als sie

> *vorher … Und was ich aber dazu dann eigentlich DOCH im Grundsatz meine, ist, ich habe den Eindruck, dass es halt für die Hospizbewegung wichtig wäre, tatsächlich eine Bürgerbewegung zu bleiben oder noch besser eine soziale Bewegung zu bleiben, wenn sie es nicht schon ist, dann zu werden UND eben weiter Veränderungspotential zu entwickeln"* (W. Schneider, Abs. 61).

Auffällig ist hier eine Parallele zur Aussage von Lange, Abs. 54 in diesem Kapitel: Ist ein Ziel erreicht, dann wendet sich die Hospizbewegung mit ihren Artikulationsmöglichkeiten nun dem Protest gegen den assistierten Suizid zu, also ein neues Ziel wird in Angriff genommen.

Die bürgerschaftlich Engagierten könnten sich sagen, dass sie sich dennoch weiterhin einbringen, denn ihr Tun veränderte das Sterben positiv. Denn das Veränderungspotential sieht W. Schneider im Ehrenamt, im Idealfall könnte aus der Bürger*innen-Hospizbewegung eine soziale Bürgerbewegung werden. Leider wird hier nicht berücksichtigt, ob dies überhaupt überall noch möglich wäre, ein Krankenhaus als Träger besitzt u. U. keinen ehrenamtlichen Hospizverein. Er geht so weit, dass er die Frage, ob es sich noch um eine Bürger*innenbewegung handelt oder nicht, sogar als falsche Frage betrachtet:

> *„Für mich ist es fast die falsche Frage, ist es jetzt noch eine BÜRGERbewegung oder nicht mehr, sondern die Frage ist, solange da Ehrenamtliche noch MITmischen, KOMMEN da neue gesellschaftliche Strukturen, Prozesse heraus. Und ich glaube, dass die EHER herauskommen, als wenn man etwas tatsächlich professionalisiert abschließt"* (W. Schneider, Abs. 61).

W. Schneider sieht Ehrenamt als zentrales Element, das grundsätzlich über Neues nachdenkt und auch Neues schafft. Voraussetzung dafür ist aber, dass die Bürger*innen eine Stimme haben, die auch gehört werden muss. Dieses Potential gesteht er den Professionellen nicht zu.

Abschließend eine Äußerung, die die Wahrnehmung der Hospizbewegung in Form eines ambulanten Hospizes von außen widerspiegelt:

> *„Also, wenn Sie mich so fragen, und ich wirklich nur von meiner Erfahrung ausgehe, und wenn ich die Menschen sehe, die in der Hospizbewegung sind, würde ich sagen, das ist eine Bürgerbewegung. Weil das kann ja jeder machen. Man muss keinen besonderen Beruf mitbringen, man muss keine Erfahrung mitbringen, man muss keine Erfahrung mitbringen, wenn man das Interesse hat, wird man aufgenommen …, also, denke ich schon, dass jeder willkommen ist, und dann ist es für mich doch eine Bürgerbewegung"* (Huber, Abs. 58).

Huber bemerkt implizit, wann die Hospizbewegung eine Bürger*innenbewegung ist: Wenn jeder Mensch, der Interesse hat, kommen kann, willkommen ist, aufgenommen wird, was implizit für Hospiz im Sinne einer Gastfreundschaft eine Begegnung auf Augenhöhe darstellt, dann ist die Hospizbewegung eine Bürger*innenbewegung.

Die Hospizbewegung muss nicht Bürger*innenbewegung sein. Die Frage, ob die Hospizbewegung noch zu den Bürger*innenbewegungen zu rechnen ist, hängt grundsätzlich von der Frage ab, ob die in der Hospizbewegung zusammengeschlossenen Bürger*innen/Ehrenamtlichen an Entscheidungsprozessen beteiligt sind. Ist dies nicht gegeben, ist es auch keine Bürger*innenbewegung (Westphalen, 2001). Das bloße Vorhandensein von Ehrenamtlichen ist kein Kriterium für eine Bürger*innenbewegung. Mit dem Eintritt in das staatliche Gesundheitssystem wird Hospiz Teil der Exekutive und muss sich an Gesetzen und Regelungen des Gesundheitssystems orientieren. Dazu gehört die Schaffung vom Gesundheitssystem bezahlter professioneller Arbeitsplätze, die auch mit Leitungs- und Kontrollfunktionen verbunden sind. Funktionen, die teilweise von ehemaligen Ehrenamtlichen ausgeübt wurden, werden von Professionellen als Teil des Gesundheitssystems übernommen. Ehrenamtliche werden an Entscheidungsprozessen nicht mehr beteiligt. Die Träger sind heute oftmals Wohlfahrtsorganisationen, Institutionen des Gesundheitswesens wie beispielsweise Krankenhäuser; Hospize sind Teil dieses Systems.

Dies gilt aber nicht für alle Hospize mit hospizlichem Ehrenamt, denn Hospize und Hospizvereine müssen nicht Teil des Gesundheitssystems werden. Sie können weiterhin bürgerschaftlich organisiert bleiben, erhalten aber im Gegenzug keine staatliche Förderung. Ob die Hospizbewegung noch eine Bürgerbewegung ist, hängt somit auch vom Träger ab. Das kann bis hin zur totalen Institution gehen – was als das Gegenteil einer Bürger*innenbewegung bezeichnet werden kann.

3   Zukünftige Entwicklungsmöglichkeiten in Bezug auf das hospizliche Ehrenamt

Wie bereits im Teil IV theoretisch erörtert, befinden sich die gesellschaftlichen und speziell die Hospizbewegung betreffenden Rahmenfaktoren in einem Veränderungsprozess. Diese Veränderungen werden Auswirkungen auf die Hospizbewegung und die Ehrenamtlichen im (ambulanten) Hospiz haben. Im nachfolgenden Kapitel werden von den Expert*innen einzelne Szenarien zusammengetragen.

3.1   Zukünftige Veränderungen

Die Expert*innen wurden danach befragt, welche Veränderungen oder Zäsuren die Hospizbewegung und damit auch verbunden das Ehrenamt im Hospiz erwarten wird. Die Frage wurde aus den unterschiedlichsten Blickwinkeln gesehen. Beim Blick in die Zukunft wurde, wie bereits in Teil IV angedeutet, die gesellschaftliche Entwicklung mit in den Blick genommen, da die Expert*innen davon ausgehen, dass diese sich entscheidend auf das hospizliche Ehrenamt auswirken wird. Die Hospizidee und die Hospizbewegung kommen aus der Gesellschaft, weshalb Veränderungen in der Gesellschaft sich auf Hospizarbeit auswirken. Genannt wurden hier ein verändertes Verhalten der Ehrenamtlichen, demografische Entwicklung, die weiterhin steigende Pluralität der Lebensformen, die Sterbehilfedebatte und die Idee und Entstehung von caring communities.

Veränderungen, die aus der Hospizarbeit entstehen, sind geprägt von einem etablierten System. Die einschneidende Veränderung wird die weitere Ausformung der HPG von 2015 sein. Zudem liegen die Veränderungen in der Differenzierung und dem Ausbau auf bekannten und neuen Gebieten. Angesprochen wurden aber auch die Schattenseiten, die zukünftig auftreten können.

3.1.1   Veränderungen in der Gesellschaft und deren Auswirkungen auf das hospizliche Ehrenamt

W. Schneider spricht im nachfolgenden Zitat ein ganz grundsätzliches Phänomen an: die reziproke Beeinflussung von Gesellschaft und Ehrenamtlichen als Teil der Gesellschaft.

> „Die Hospizbewegung, wenn sie weiter existiert als BEWEGUNG ... wird auf diese Dinge reagieren UND sie wird sie weiter MITgestalten. Also was Ehrenamtliche für MOTIVATIONEN haben, ist natürlich nicht von der Hospizbewegung beeinflussbar, aber bei DEN Ehrenamtlichen, die sich für die Hospizbewegung dann interessieren, da werden womöglich Motive auch dann sich ändern und die werden wieder nach AUßEN getragen und die werden weiter kommuniziert, und insofern beeinflusst sie mittelbar auch die MOTIVLAGEN, so gesehen, ne? Und genauso, wie sie strukturabhängig ist, aber sie ist auch Struktur-MITGESTALTER, WAR sie ja schon, Gott sei Dank, muss man sagen. Also auf all diese Entwicklungen wird die Hospizbewegung reagieren. Vielleicht müsste man auch sagen, die Hospizarbeit als konkrete PRAXIS wird darauf auch reagieren MÜSSEN. Und damit ÄNDERT sich die Hospizbewegung und damit ändert sich aber auch wieder Gesellschaft" (W. Schneider, Abs. 87).

Die Hospizbewegung und die hospizlichen Ehrenamtlichen sind aus der Gesellschaft heraus entstanden und die Ehrenamtlichen sind immer zugleich weiterhin Teil dieser Gesellschaft. Wie bereits in Kapitel 1 dieses Teils angesprochen, fungieren oder sollen sie auch als Brücke in die Gesellschaft fungieren, um dort Einstellungen gegenüber und Veränderungen bezüglich Sterben, Tod und Trauer zu verbreiten und dadurch Einfluss auf die Gesellschaft zu nehmen. Aber auch die Gesellschaft verändert sich und mit ihr die Ehrenamtlichen, die in die (ambulanten) Hospize gehen.

3.1.1.1   Pluralität der Lebensformen

Die Pluralität der Lebensform in der Gegenwart wurde bereits von W. Schneider in Kapitel 2.1.2 angesprochen. Diese Entwicklung wird sich in Zukunft verstärken. Aber die pluralisierten Lebensformen können zukünftig auch verstärkt prekäre Formen des Lebens sein.

A. Schneider weist hier nicht nur auf die Altersarmut, sondern auch auf versteckte Obdachlosigkeit hin, die laut ihrer Meinung in den nächsten Jahren noch zunehmen wird.

> *„Ich habe mit unseren Hausärzten jetzt ganz viel gesprochen die sagen, Du kommst in die Wohnung rein und denkst: Was ist denn hier los. Wo Wasser abgestellt ist. Dann bei ALG II wird Miete immer weiter gezahlt sozusagen. Aber dann wird irgendwann Strom und Wasser abgestellt und dementsprechend / Und dann hast Du kein vorzeigbares Zuhause mehr ... Also das sind Situationen, das wird in den nächsten Jahren sehr viel deutlicher werden"* (Schneider, A., Abs. 45).

Was bereits W. Schneider (Kap. 2.1.2) angesprochen hatte, Ehrenamtliche wissen nicht mehr, was sie bei ihren Begleitungen erwartet. Die lebendig funktionierende Familie kann heute nicht mehr erwartet werden und A. Schneider sieht hier für die Zukunft zudem eine Verschärfung am unteren Rand der Gesellschaft. Werden Ehrenamtliche dort noch hingehen und begleiten? Das wird eine offene Frage für die Zukunft sein.

3.1.1.2   Neues Ehrenamt

Wie bereits in Kapitel 2 dieses Teils für die Gegenwart herausgearbeitet, hat sich Ehrenamt im Gegensatz zu den Anfängen der Hospizbewegung verändert. Diese Veränderung ist nicht abgeschlossen, sie dauert an, weshalb die Zukunftsprognosen als eine Extrapolation des Ist-Zustandes bezeichnet werden können.
„Das ist schon ein großer Generationen- und Paradigmenwechsel, der da stattfindet" (Kränzle, Abs. 45), und wir stehen erst am Anfang dieser Entwicklung. Die Ehrenamtlichen aus den Anfängen gehen oder sind bereits im Ruhestand, die neuen Ehrenamtlichen, die der nachfolgenden Generation angehören, sind anders. Darauf muss Hospiz reagieren.

Für dieses Ehrenamt Zeit zu haben besitzt bereits heute und wird besonders in Zukunft eine andere Aktualität besitzen. Wie Kränzle oben angesprochen hat, geht der Paradigmenwechsel mit dem Generationenwechsel einher. Hatten die Ehrenamtlichen in der Vergangenheit einfach Zeit, so wird die verfügbare Zeit der neuen Ehrenamtlichen für ihre Tätigkeit geringer. Ein Grund ist *„die Berufstätigkeit der Frau"* (Kränzle, Abs. 45).

> *„Also, unsere vielen Nachtwachen zum Beispiel, die natürlich wegfallen, wenn eine junge Frau am anderen Morgen wieder arbeiten muss, dann kann die vielleicht nur bis zwölf Uhr mal eine Nachtwache machen, aber nicht mehr bis morgens"* (Kränzle, Abs. 45).

Manche Angebote von ambulanten Hospizen könnten in Zukunft einfach wegfallen. Wer Vollzeit arbeitet, kann keine Nachtwache übernehmen. Generell ist aber abzusehen,

> *„dass die Einsätze eben auch, ich sage jetzt mal, noch mehr geplant werden müssen. Dass wir viel in den Hospizen viel mehr auch Organisationsaufwand haben, bis wir eine Begleitung stehen haben"* (Kränzle, Abs. 51).

Aufgrund der veränderten und stärker begrenzten Einsatzzeiten von Ehrenamtlichen wird auch im Hauptamt ein erhöhter Organisationsaufwand erwartet. Zudem werden voraussichtlich mehr Ehrenamtliche für die gleiche Anzahl an Begleitungen benötigt.

Aber auch bei jüngeren Menschen, die noch in der Ausbildung stehen und dieses Ehrenamt ausüben möchten, muss davon ausgegangen werden, dass sie nur wenige Monate oder zumindest für eine kürzere Zeit dieses Ehrenamt ausüben werden.

> *„… dass auch jüngere Leute sich befähigen lassen. Und da glaube ich eher, müssen wir nach anderen Konzepten der Befähigung schauen. Genauso gut auch nach anderen Formen des Zeitgeschenkes"* (Graf, Abs. 105).

Ein Befähigungskurs, der sich über ein Jahr hinzieht, und erst danach darf dieses Ehrenamt ausgeübt werden, kann jüngere Menschen abschrecken. Neue Modelle der (Teil-)Befähigung und spezielle Einsatzzeiten und/oder -orte müssen angedacht werden. Auch aus Sicht des Hospizes ist es sinnvoll, sich neue Konzepte auszudenken, die Ehrenamtliche schneller befähigen, wodurch diese aber auch beispielsweise nur in bestimmten Bereichen einsetzbar sind.

Haller resümiert diese Entwicklung:

> *„Ja, weil wir uns ja anpassen müssen an die Ehrenamtlichen. Die Ehrenamtlichen passen sich nicht an das Hospiz an, sondern anders herum. Und das heißt für alle: Mehr ausbilden, damit wir einen Riesenpool haben, damit die Zeiten, wo man jemand braucht, auch jemanden anrufen kann und jemand da ist"* (Haller, Abs. 150).

Wenn sich das (ambulante) Hospiz an die Ehrenamtlichen anpassen muss, müssen sich dann auch die Betroffenen an die Ehrenamtlichen anpassen? Das kann nicht verneint werden; in welchem Grad dies geschehen wird, ist unklar. Bezogen auf die Äußerung von Kränzle (Abs. 51) könnte zukünftig vermehrt eine Begleitung beispielsweise von mehreren Ehrenamtlichen erbracht werden. Ob dies die Letztverlässlichkeit oder den empathischen Zugang zu Betroffenen und deren Nahestehenden beeinträchtigt, wird abzuwarten sein.

Haller sieht eine Vermehrung der Ehrenamtlichen als eine mögliche Antwort auf die zukünftige Herausforderung: zukünftig mehr Ehrenamtliche zur Verfügung zu haben, damit die Begleitungen abgedeckt werden können. Aber sind das dann noch die Ehrenamtlichen, die die Betroffenen und deren Nahestehenden wirklich brauchen? Hier muss noch viel hinterfragt werden. Einen möglichen, sinnvollen Weg schlägt Haller für die Zukunft vor:

> *„Also, wirklich die Aufgaben noch mal, nicht mehr universell, sondern wirklich eine Spezialisierung. Jeder macht wirklich das, was er machen möchte"* (Haller, Abs. 124).

Diese Feststellung finden wir bereits in der Gegenwart im Ansatz in einer Studie von W. Schneider (Schneider et al., 2009): Hatten die Ehrenamtlichen in den Anfängen einfach Zeit für alles, was getan werden musste (Generalisten), so werden die Ehrenamtlichen der Zukunft verstärkt aufgrund ihres Zeitmangels zu Spezialist*innen, sie verrichten nur bestimmte Tätigkeiten. Das ist eine neue Art des Ehrenamtes. Den Rest verrichtet das Hauptamt (dann die Generalist*innen).

Graf, eine der wenigen noch aktiv verbliebenen professionellen Ehrenamtlichen, erlebt die neuen Ehrenamtlichen so:

> *„Die zukünftige Ehrenamtlerin und Ehrenamtler wird selbstbewusst sein. Sie wird nicht nur eine Herzensbildung haben, sondern sich auch ansonsten weitergebildet haben und immer wieder die Synergie zwischen Verstand und Herz wirksam werden lassen. Sie wird politisch interessiert sein. Und sie wird auch eine andere Stimme in ihrem eigenen, ob jetzt kleinen Verein oder im Vorstand eines größeren Vereines haben, weil sie mehr gehört werden möchte. Und ich glaube, dieses Gehör sich zu verschaffen, das wird sich durchsetzen"* (Graf, Abs. 103).

Interessanterweise wechselt Graf im zweiten Satz bereits zur weiblichen Form des Ehrenamtlichen über. Heißt das implizit, das hospizliche Ehrenamt bleibt weiblich? Wohl schon. Das Ehrenamt wird selbstbewusst sein. Frauen sind selbstbewusster geworden.[32] Grafs Prognose besitzt aber eine Grundannahme, die bislang nur teilweise zutrifft und zukünftig weniger zutreffen könnte: Der Hospizverein besteht aus bürgerschaftlich organisierten Ehrenamtlichen als Träger*innen des Hospizes. Dort können Ehrenamtliche sich Gehör verschaffen. Bei einem Wohlfahrtsträger oder einer Institution des Gesundheitswesens können sie das nicht in dem Maße; die Strukturen sprechen dagegen.

---

32 Teil IV „Frauenbewegung".

3.1.1.3   Demografie

Der demografische Wandel ist in vollem Gange. Wie bereits in Teil IV, 1.1 belegt, werden in wenigen Jahren die geburtenstarken Jahrgänge (Baby-Boomer) das Rentenalter erreicht haben. Dies belastet anfangs nur die Rentenkassen, mittelfristig aber auch die Kosten für Altenpflege und Sterbephase.

> *„Es werden Herausforderungen, ja, auf das Ehrenamt zukommen, weil es wird einfach mehr Unterstützung brauchen, wegen der demografischen Entwicklung. Und das wird, so wie es jetzt ist, ja gar nicht mehr funktionieren. Auch die Altenheime, so viele Altenheime wird man ja gar nicht bauen können, und ich glaube, es wird sich mehr auf den ambulanten Bereich verlegen. Also, ich weiß nicht, wie das in Städten möglich ist"* (Huber, Abs. 100).

Huber prognostiziert aufgrund der Demografie einen Versorgungsaufwand, den wir mit unserem heutigen System nicht erfüllen können. *So viele Altenheime wird man gar nicht bauen können.* Ob das hospizliche Ehrenamt diesen erhöhten Begleitungsbedarf auffangen kann, ist fraglich. Huber, selbst Teil einer Sorgegemeinschaft im ländlichen Bereich, sieht hier zudem die großen Probleme in den Städten.

Gronemeyer hingegen weist auf den finanziellen Aspekt des demografischen Wandels hin:

> *„… das palliative Projekt an seinem eigenen Wachstum zu Grunde geht. Weil das nämlich alles nicht mehr bezahlbar ist. Sterben ist ohnehin teuer in dieser Gesellschaft. Das sagen die Krankenkassen. 80 Prozent der Krankenhauskosten fallen in den letzten Lebensmonaten an. Und da wird irgendwann Schluss sein. Und wenn dann jetzt auch noch palliativmedizinisch-hospizlich-expertokratische Begleitung, in Zukunft wird die teuer sein"* (Gronemeyer, Abs. 71).

Sterben ist heute bereits teuer. *80 Prozent der Krankenhauskosten fallen in den letzten Lebensmonaten an.* Bei einer alternden Gesellschaft schlägt dieser Kostenfaktor verstärkt zu. Je mehr es sich durchsetzen wird, dass Menschen zusätzlich nur noch mit professioneller Begleitung sterben können, desto teurer wird diese Versorgung, und die Baby-Boomer-Generation kommt zunehmend in einigen Jahren verstärkt hinzu. Es wird sich in der Zukunft die Frage stellen, ob die Gesellschaft das bezahlen möchte. Gronemeyer verneint dies. Ob das hospizliche Ehrenamt dann den anstehenden Begleitungsaufwand erbringen könnte, erscheint fraglich. Zudem könnte aus diesem Grund die Sterbehilfedebatte erneut und verstärkt aufgenommen werden.

3.1.1.4   Sterbehilfedebatte

Laut Umfragen, wie bereits in Teil IV, 1.7 erwähnt, befürworten die befragten Bundesbürger*innen in Deutschland mehrheitlich unterschiedliche Formen der aktiven Sterbehilfe/des assistierten Suizids.

> *„[D]ie Wenigsten sterben in Kontakt mit Hospiz aktuell, aber der ganze BEREICH im Sinne des Gestaltens von Sterbensprozessen, palliativ, hospizlich und so, Sterbehilfe, das wird die nächsten 20, 30 Jahre RASANT sich verändern, ne. Und von daher also, jetzt nur ein konkretes Beispiel, wie sich Hospiz zum Thema Sterbehilfe stellen wird und wie wir ÜBERHAUPT als Gesellschaft SterbeHILFE dann vielleicht ganz anders verstehen als wir es heute verstehen und nicht mehr so in so einer reinen Frontstellung. Da bin ich mir relativ sicher, dass das in 20 Jahren ganz anders aussehen wird als heute"* (W. Schneider, Abs. 87).

Die Sterbehilfedebatte in all ihren Formen, wie bereits in Teil IV, 1.8 angesprochen, kennen die deutsche und die österreichische Gesellschaft seit den 70er Jahren und sie endet nicht. Eine Veränderung des heutigen Umgangs mit diesem Thema könnte sich laut W. Schneider in den nächsten 20 Jahren ergeben. Dies würde die Grundlage der hospizlichen Ehrenamtlichkeit vollkommen verändern, geht doch die Hospizidee davon aus, dass das Sterben weder beschleunigt noch sinnlos verlängert werden soll.

Zudem ist anzumerken, dass die Professionalisierung Sterben zu einem technokratischen Vorgang machen könnte, der, wenn er als solcher gesehen werden würde, auch den natürlichen Tod als technokratischen Vorgang durch eine Form der Sterbehilfe ersetzen könnte.

3.1.1.5   Wird die Gesellschaft sorgen? Die caring community

Wie bereits in Teil II angesprochen verändern sich unsere Gesellschaften. Besonders der demografische Wandel ist für die Gesellschaft eine besondere Herausforderung. Wer wird und wie werden die zukünftigen Sterbenden begleitet und versorgt werden? Der aus dem Bereich der public health stammende Begriff der caring community oder sorgende Gemeinschaft wird auch in der Hospizbewegung als mögliche zukünftige Weiterentwicklung und zugleich als Lösung des demografisch bedingten Hilfebedarfs diskutiert. In den Interviews wurde nach diesen Zukunftsideen und -vorstellungen gefragt.

Der Begriff des Ehrenamtes wird hier nicht erwähnt, was aber daran liegt, dass diese Gemeinschaften grundsätzlich auf unbezahlter, freiwilliger Tätigkeit beruhen. Ob diese in Zukunft dann noch Ehrenamt heißen wird ist nicht absehbar, da dieser Begriff bereits bei der jüngeren Bevölkerung durch den Begriff der Freiwilligenarbeit ersetzt wird. Der Begriff der Hospizbewegung wird hier nur im Sinne der ehrenamtlichen Bürger*innenbewegung benutzt. Ein Veränderungsprozess ist im Gang.

> *„Und da bin ich eigentlich auch wieder dann bei den Leuten wie Klie oder Dörner, also ich glau-*
> *be, was wir tatsächlich erkennen, ist, wir verabschieden uns von dieser 20.-Jahrhundert-Vorstel-*
> *lung, es gibt hier die Profis und da gibt es die Laien und es gibt das Private und dann die Systeme.*
> *Diese Dinge sind schon LÄNGST nicht mehr so klar konstelliert. Klappt alles zusammen, ver-*
> *mengt sich, verwischt sich, wird komplizierter"* (W. Schneider, Abs. 61).

Die klare Trennung von Laientum und Professionellen gibt es schon jetzt nicht mehr und diese Entwicklung wird weitergehen und *wird komplizierter.* Gerade das Bürgertum, die Laien übernehmen Aufgaben in einer zivilgesellschaftlich orientierten Gesellschaft, die vormals in Profihänden lagen. Dies geschieht nicht nur unter Kostengesichtspunkten; die gewünschte aktive Gestaltung des Lebens und Sterbens und der Helfensbedürftigkeit (Dörner, 2012) in der Gesellschaft zu verwirklichen steht im Vordergrund. Zudem ist diese Veränderung eine wichtige Voraussetzung für caring communities, Bürger*innen, die sich unentgeltlich einbringen, dabei aber auch ehemalige Profiaufgaben wahrnehmen.

> *„Und das mit den sorgenden Gemeinschaften, das finde ich in der Tat spannend. Und da wür-*
> *de ich tatsächlich sagen, das ist als Idee extrem interessant, wenn ich das auf Sterben, was ja*
> *nicht unbedingt sein muss, die Idee ist ja eigentlich anders und breiter konzipiert, und wenn*
> *ich also jetzt auf Sterben zulaufen lasse, je genauer ich mir darüber den Kopf zerbreche, umso*
> *schwieriger wird es in der Einschätzung, umso differenzierter muss man das diskutieren. Ich war*
> *unlängst wieder mit Klaus Wegleitner jetzt zusammen, und wenn das DARGESTELLT wird,*
> *noch einmal, ich will da überhaupt nicht irgendwie herumkritisieren oder so, weil ich finde das*
> *Konzept wichtig, überzeugend und das glaube ich auch, wenn es entsprechend umgesetzt wird,*
> *es FUNKTIONIERT auch in der Praxis. Und das ist auch für Hospiz, glaube ich, ein GUTES*
> *Fundament. Vielleicht was AKTUELL wirklich PASSEND ist, und insofern würde ich da auch*
> *SOFORT das so sehen, die sollen das mal weiter propagieren, probieren, beforschen, umsetzen*
> *vor allem"* (W. Schneider, Abs. 107).

Caring communities benötigen als Voraussetzung diese neuen Bürger*innen, die dann bestimmt nicht mehr Ehrenamtliche heißen werden, wie W. Schneider in Abs. 61 erwähnt, der nicht mehr in Begriffen wie Profi und Laie unterscheidet, sondern vielmehr danach fragt, was gebraucht wird und was der Einzelne erbringen kann. Es gibt das Konzept der sorgenden Gemeinschaften, es funktioniert in der Praxis in einzelnen kleinen Projekten. Klaus Wegleitner hat in mehreren Projekten diesen Ansatz von caring communities in verschiedenen Kommunen zwar teilweise verwirklicht, doch diese sind bis heute nur kleine Inseln (Wegleitner, 2015, Schuchter, Wegleitner, 2017).

    W. Schneider sieht Hospiz als ein Fundament an, auf dem caring communities aufgebaut werden können. Deshalb soll weiter *propagiert, probiert, beforscht, vor allem umgesetzt* werden (W. Schneider, Abs. 107). Die Sorge um die Anderen, die Betroffenen, für die Anderen da sein, wenn sie es brauchen, ist schließlich auch das Fundament der Hospizbewegung. Aber dieses Konzept befindet sich noch am Anfang, es ist noch ein weiter Weg zu einer in der Breite wirksamen Ausbreitung von sorgenden Gesellschaften, denn nicht alles wird überall möglich sein. Kulturell gewachsene, regionale und kommunale Unterschiede wird man berücksichtigen müssen für eine Zukunft, wie immer sie dann aussehen wird.

> *„Das ist eine schöne Hoffnung. Es ist auch klar, dass wir das brauchten. Ob es gelingt, ist eine ganz andere Frage. Und es wird, also, sagen wir mal, im besten Falle so etwas sein, dass eben vielmehr unter den Begriff der Freundschaft und der Nachbarschaftlichkeit gehört als unter den Begriff sozusagen der hospizlichen Betreuung. Also, wir werden das hinkriegen müssen. Aber, wie und wie viel Konflikte und wie viel Scheitern da noch auf uns warten, das weiß keiner"* (Gronemeyer, Abs. 75).

Das ist eine schöne Hoffnung. Auch hier stellt Gronemeyer klar, dass es sich um eine Zukunftsvision handelt. Er sieht eine solche Entwicklung als notwendig an, um die zukünftige Herausforderung der Demografie bewältigen zu können. Dabei lenkt er die Begrifflichkeit von Hospiz auf Nachbarschaftlichkeit, denn einerseits geht es nicht nur um sterbende Menschen und deren Zugehörigen. Zum anderen bergen die Begriff Freundschaft und Nachbarschaft den Gedanken der Gegenseitigkeit oder zumindest den Gedanken, nicht nur Hilfe geben zu müssen, sondern auch Hilfe empfangen zu können. Doch wie das Ganze dann aussehen wird, ist ungewiss. Ein Scheitern schließt er nicht aus.

> *„Und wir haben da ja auch schon immer mal wieder was probiert so, ich weiß nicht, mit Dement Support und so, die machen da ja auch viel, auch durch das Teilhabegesetz. Und ich glaube, da braucht man einfach einen langen Atem ... Das sehe ich schon so als Zukunftsvision. Also, die Riesenpflegeheime, da will ja keiner hin"* (Haller, Abs. 166).

Auch Haller sieht caring communities als mögliche Antwort auf die demografische Entwicklung, sie bezeichnet diese mögliche Herangehensweise aber als Zukunftsvision, nicht als konkreten Weg. Der Weg zu einer caring community ist noch lange, *da braucht man einfach einen langen Atem.* Denn die Alternative, die Riesenpflegeheime, ist nicht gewollt.

In den Interviews stellte sich die Frage, wie bereits mehrfach angeklungen, welche Rolle hier Hospiz spielen wird.

> *„Und ich glaube, da müsste uns noch viel mehr einfallen ... Und da kann die Hospizbewegung enorm helfen"* (Weihrauch, Abs. 69).

Helfen oder wie Weihrauch sagt, *„wie man das übertragbar machen kann",* das heißt implizit: Hospiz und caring communities, das sind zwei verschiedene Entwürfe für ein Zusammenleben; aber sich für andere einzusetzen und Bedürftige begleiten, darin könnten Parallelen gefunden werden, darin könnte zukünftig die Hospizbewegung ihre Erfahrungen weitergeben, auf die man in der Zukunft aufbauen könnte. Und das könnte enorm helfen.

> „Als Zukunft, ja, definitiv. Dass der Hospizgedanke, der Palliativ- und Hospizgedanke dort (Anmerkung der Autorin: mit „dort" wurde der Begriff caring community bezeichnet) sich auch vermischt, wieder mit eben Institution und nicht Institution, da ist beides zu denken, wunderbar ... Und insofern, und ob es jetzt dann Hospiz nicht mehr draufsteht? Also, ich glaube, es ist sehr viel akzeptabler in der Gesellschaft, wenn nicht unbedingt Hospiz und Palliativ immer vorne drauf steht ... Da fühlen sich auch viel mehr dabei mitgenommen. Und wenn man sagt: Caring Community, ist das viel inklusiver. Und dann sind wir eigentlich da, wo wir als Hospizbewegung hinwollten. Und das ist damit auch nicht abgeschafft. Weil es gibt immer noch diesen expliziten Kern, der weiterhin Hospiz und Palliativ heißen muss, selbstverständlich. Aber wenn sich das so ausdehnt, in andere Bereiche, Demenz hatten Sie ja auch gesagt, und andere Bereiche, ja wunderbar" (Voltz, Abs. 206).

Voltz äußert sich ähnlich wie W. Schneider zu Beginn dieses Abschnitts: Alles vermengt sich, vermischt sich. Institutionen und Nicht-Institutionen aus verschiedensten Bereichen der (Ver-)Sorge verändern oder erweitern ihre ursprünglichen Aufträge. Voltz geht sogar so weit, dass er auf die Begriffe Hospiz und Palliativ zukünftig verzichten könnte, der Hospizgedanke bliebe dennoch enthalten. Auch ehrenamtliche Sterbebegleitung muss nicht mehr so heißen. Denn die caring community zieht weitere Kreise, ist nicht nur auf die letzte Phase des Lebens gerichtet. Sie ist, wie Voltz es sagt, *viel inklusiver*. Es betrifft alle Menschen in einer Gemeinschaft, unabhängig vom Alter. Hospiz und Palliativ wird aber bleiben, die Menschen sterben weiterhin und manche Menschen werden weiterhin palliativmedizinische und palliativpflegerische Hilfe benötigen.

> „Also schon heute erleben wir ja Institutionen, die sagen: ‚Ja, das ist prima. Aber kommen Sie bitte nicht mit dem Begriff Hospiz.' ... Müssen wir diesen Begriff Hospiz dann so schützen? Oder können wir auch hier sagen, dann ist Hospiz ein Stück erfüllt. Wenn die Gesellschaft innerhalb des Quartiers, innerhalb der Kommune gelernt hat, den anderen Umgang, der aus dem hospizlichen herauskommt" (Graf, Abs. 137).

In diesem Zusammenhang ist für Graf die Institution das Pflegeheim und das Krankenhaus. Hospiz betreute schon immer auch Menschen in diesen Institutionen, in Zukunft soll dies verstärkt stattfinden. Das Handeln der Ehrenamtlichen aus dem Hospiz wird von Professionellen hoch anerkannt, doch das Wort Hospiz, das in der Bevölkerung mit (sofortigem) Sterben verbunden wird, sehen sie als hinderlich an. Aber auch Graf sagt in diesem Zusammenhang, es sei nicht wichtig, wie wir es nennen, wichtig sei dieser Umgang miteinander in dieser Gesellschaft. Wenn Hospiz in der caring community als ein Bestandteil aufgeht, ist der Sinn der Hospizbewegung erfüllt. Hospiz ist Haltung, es wird nur einen anderen Namen haben, der voraussichtlich mehrheitsfähiger sein wird.

„Ich würde eher sagen, Hospizbewegung ist ja auch ein Teil dieses Stichwort, wenn man das so sagen kann, in einer sozialen Gesellschaft, einer sorgenden Gesellschaft, die das soziale Miteinander/ sich engagiert. Da, sehe ich, ist Hospizbewegung ein Teil davon … Es ist natürlich entscheidend, dass das nicht nur erst die letzten 14 Tage losgeht, diese Sorge. Für uns Menschen insgesamt ist es elementar, dass ein soziales Miteinander erhalten wird und natürlich auch bis zum Schluss … Aber auch selbst wenn jetzt sozusagen das Hospizliche dabei mehr in den Hintergrund tritt. Es geht um die Haltung" (Raischl, Abs. 125).

Raischl benennt die Hospizbewegung als einen Teil der sorgenden Gesellschaft, denn soziales Engagement für ein gutes Miteinander, das ist Teil des hospizlichen Gedankengebäudes. Was Hospiz von der sorgenden Gesellschaft, wie er es nennt, unterscheidet, ist der Zeitraum der Sorge. Während Hospiz erst am Ende des Lebens mit Betroffenen und Zugehörigen in Kontakt kommt, ist die sorgende Gesellschaft grundsätzlich vorhanden, bis zum Schluss. Auch Raischl stört sich nicht daran, dass das Wort Hospiz dabei in den Hintergrund gerät, denn Hospiz sei kein Ort, sondern eine Haltung, und Raischl sieht die Verbundenheit in der Haltung. Ähnlich äußerte sich Blümke:

„Ich meine, da können wir uns ja wunderbar einbringen. Aber aus unserer Geschichte heraus … Also, wenn ich aus einem Hospizdienst in eine Community hineingehe und überlege, was kann Menschen gut tun, dann tue ich das auch im Bewusstsein, dass ich verhindern will, dass Schwache ausgegrenzt werden, dann tue ich das aus einem Bewusstsein heraus, dass ich weiß, was eine Gesellschaft anrichten kann, wenn sie meint, nur das, was der Gesellschaft offensichtlich nützt, ist gut für die Gesellschaft. Und dieses Bewusstsein in einen solchen Prozess einer Compassioned Community einzubringen ist wichtig … Und da glaube ich, haben wir einen Auftrag, das Humane zu begründen in einer Solidarität für das Schwache. Und dieser Begründungszusammenhang hängt eng damit zusammen, was es bedeutet, auch gerade für das deutsche Volk bedeutet, was passiert ist, als Schwache nicht mehr geschützt werden konnten. Und ich finde, diese Form von Geschichtsbewusstsein gehört einfach mit dazu … Die tiefe Dimension ist, wenn eine Gesellschaft verroht, sich entsolidarisiert, führt das letztendlich zu einer Elitenbildung und zu der Stärkung der vermeintlich Besseren gegenüber anderen. Und das verändert im Prinzip das gesamte Bewusstsein, wie wir Menschen begegnen … wo auch die Hospizbewegung nach wie vor einen Auftrag hat, das ist das Menschenbild, was dahintersteht. Und so ein bisschen, kann ich ja nicht verhindern, es ist auch das Gottesbild, was dahintersteht. Weil es noch einen Rückbezug hat. Ob die Frau Kübler-Ross am Ende an Gott geglaubt hat, oder nicht, das spielt hier gar keine Rolle, aber dahinter steht ein Bild, das den Wert des Menschen nicht an dem bemisst, was er am Ende kann oder geleistet hat. Und das ist wertvoll … Und da glaube ich, da können wir noch viel mehr machen" (Blümke, Abs. 72).

Die Hospizbewegung kann sich in eine sorgende Gemeinschaft, Blümke nennt sie hier Compassionate Community, einbringen, wie bereits zuvor bei Graf, Raischl und Voltz genannt. Dabei geht es auch Blümke um die Haltung, das Menschenbild, das hinter der Hospizbewegung steht. Er sieht hier *einen Auftrag, das Humane zu begründen in einer Solidarität für das Schwache.* Aber das ist Hospiz, der Sterbende ist der Schwache, Hospiz ist der Advokat für den Schwachen. Das Schwache zu schützen, möchte Blümke auch in Zusammenhang mit unserer Geschichte sehen. *„[W]as es bedeutet, auch gerade für das deutsche Volk bedeutet, was passiert ist, als Schwache nicht mehr geschützt werden konnten.* Der deutsch-österreichische Nationalsozialismus und dessen beispielloser Vernichtungswahn ist auch eine besondere Verpflichtung, dass wir ganz besonders die Schwachen schützen müssen.

Der Theologe Blümke sieht hier auch sein Gottesbild, das hier dahintersteht. Doch es ist ihm nicht wichtig, ob die, die sich dort betätigen, an Gott glauben oder nicht, wichtig ist allein, dass der Wert eines Menschen nicht herabgesetzt werden darf. Ein Ausspruch von W. Schneider bildet hierzu ein gutes Schlusswort:

> *„Und eins würde ich sagen, ist sicher. Es wird kein Modell herauskommen im Sinne von, AHA, so muss es sein und wenn es SO, dann funktioniert es überall, ne. Und das ist ja auch so angelegt, vor Ort muss es funktionieren und so. Insofern finde ich das* (Anmerkung der Autorin: mit „das" ist eine caring community gemeint) *die richtige Richtung, definitiv. Nur vieles, was mir dann, je genauer ich es mir anschaue, mir dann so vor Augen steht, mir dann halt die soziologischen Fragezeichen oder das Stirnrunzeln nahelegt. Aber das ist dann kein Gegenargument, sondern eigentlich nur, ja, umso spannender ist es, das zu machen und zu beobachten"* (W. Schneider, Abs. 107).

Gießkannenlösungen kann es nicht geben, jede Lösung wird individuell auf das jeweilige Umfeld angepasst werden müssen. Besonders die Herausforderung, ein auf Dauer gestelltes, verlässliches System, das individuelle Lösungen bieten soll, herzustellen, wirft viele Fragen auf, die zukünftig angegangen werden müssen. Auch die Frage, inwieweit die Hospizbewegung sich hier de facto wird einbringen können, ist völlig offen, denn Hospize sind weder die ursprüngliche noch die einzige Gruppierung, die caring communities schaffen möchte.

Exkurs: Der Verein für Nachbarschaftliche Unterstützung und Zeitvorsorge (NUZ) e. V.

Wie bereits im vorangegangenen Kapitel von den Expert*innen angesprochen, das Problem war die praktische Umsetzung in den Gemeinden und/oder Kommunen. Flächendeckend, verlässlich und auf Dauer ausgelegt – diesen Kriterien müsste eine caring community genügen, damit sie andere Akteur*innen und Systeme ersetzen kann. Viele kleine Teilprojekte wurden und werden gestartet, um neue Formen der Sorge zu entdecken und zu realisieren. Eine Interviewpartnerin, Hanna Huber, ist Teil eines dieser Projekte, die im NUZ e. V. in Pfronten[33] zusammengefasst wurden.

---

33 Pfronten ist eine Gemeinde im Ostallgäu mit ca. 8 000 Einwohner*innen.

„Der Verein für Nachbarschaftliche Unterstützung und Zeitvorsorge fördert das soziale und kulturelle Miteinander und organisiert Dienstleistungen als Art Generationenvertrag. Die aktiven Mitglieder wenden Zeit auf für Personen, die der Unterstützung bedürfen. Diese Zeit wird vom Verein gutgeschrieben und kann später wieder in Form von Dienstleistungen in Anspruch genommen werden." Der Text wurde der Präambel des Vereins entnommen.[34]

Weiter heißt es in der Satzung zum Zweck des Vereins:

„Zweck des Vereins ist es, hilfsbedürftigen Menschen … in Verrichtungen des täglichen Lebens, in der Gesundheitspflege sowie an der Teilhabe am sozialen, kulturellen, religiösen und politischen Geschehen zu unterstützen … Wissen, Können und Fähigkeiten des Einzelnen werden der Gemeinschaft zur Verfügung gestellt. Ziel des Vereins ist es, soziale Kontakte zu fördern und das Bewusstsein von Generationen überschreitender Wertschätzung, Achtung und gegenseitiger Anerkennung auszubauen. Geben und Nehmen sollen dabei ausgewogen sein."[35]

Huber als Koordinatorin und Ehrenamtliche berichtete im Interview von der Entstehung, der Vision und den Erfahrungen im NUZ e. V.

„Also, die Idee kam ursprünglich aus dem Tauschring raus, und Tauschring gibt es ja jetzt schon mehrere Jahrzehnte. Also, ich leiste Stunden, ich kriege von irgendjemand anderem eine Stunde zurück. Das, was ich gerne mache, das, was ich kann, das bringe ich ein, in den Pool, und ich kann aus dem Pool mir wieder Dienstleistungen von jemand holen. Das war die Grundidee … Na, Tauschring, ja, vielleicht schon auch vom Geld wegzukommen. Also, Tauschring, das ist ja so ganz eine soziale Geschichte." (Huber, Abs. 112)

Geld spielt hier keine Rolle, es ist ein Geben und Nehmen, aber nicht zwischen zwei Personen, sondern wer jetzt Zeit oder Hilfe geben kann und wer jetzt Zeit oder Hilfe benötigt, die beiden Personen kommen zusammen. Der Tausch kann dann unabhängig vom jeweils anderen geschehen, da es Zeitkonten gibt. Aufgrund dieses Auseinanderfallens von Geben und Nehmen der einzelnen Personen könnte die von W. Schneider als wichtig formulierte Verlässlichkeit auf Dauer möglich werden.

„Genau, so ging es los, darum sind wir jetzt doch, also haben uns sehr in Richtung Demenz bewegt, wo wir manchmal also, es wird im Vorstand darüber diskutiert, dass wir demenzlastig sind. Aber ich sage, wir machen das, was es braucht. Das ist nicht demenzlastig, sondern, das ist einfach Fakt. Und ich kann jetzt nicht sagen, wenn wir jemanden anrufen, jetzt werden wir demenzlastig, wir kommen nicht. Wenn uns jemand braucht, dann kommen wir. Und das ist halt, also 2016 war es ungefähr die Hälfte, und 2015 war es mehr als die Hälfte. Also, da war Demenz also mehr wie 50 Prozent" (Huber, Abs. 128).

---

[34] https://www.nuz-pfronten.de.
[35] https://www.nuz-pfronten.de.

Nachbarschaftsunterstützung bedeutet, es muss getan werden, was gebraucht wird – genau das, was die ehrenamtlichen Frauen der ersten Generation in der Hospizbewegung gemacht haben. Wie Huber ausführt, wenn über 50 Prozent der Unterstützungen bei Menschen mit Demenz angefragt werden, dann braucht es genau diese Unterstützung, und wenn sie geleistet werden kann, dann wird sie auch geleistet.

Doch was bewegt die Menschen, sich im NUZ e. V. betätigen? Huber sieht das so:

> *„Und für mich gehört das wirklich in ein Menschsein. Und da ist es wurst, ob ich jetzt ein Professor bin oder ob ich eine SAPV-Schwester bin oder ob ich ein Hospizhelfer bin oder ob ich der Nachbar bin. Ich bin ein Mensch, und ich bin da für dich, als Mensch. Und das wird der Mensch anders erleben, der das braucht. Und der Mensch, der gibt, wird das anders geben. Und ich glaube, also, das ist echt meine Vision, aber ich glaube, dass das funktioniert … Ich glaube, die Haltung macht viel aus"* (Huber, Abs. 86).

Das soziale Miteinander, das Geben und Nehmen von Mensch zu Mensch, das Verstehen und Annehmen des Anderen als Mensch, das ist die Haltung, die Huber und den NUZ e. V. trägt. Aber sie erzählt auch von den Beweggründen der anderen Mitglieder aus einer NUZ-Supervision:

> *„Sie sollten auch wirklich mal hören, wie unsere Leute bei der Supervision, wie die erzählen. Das ist, unser Supervisor ist der Pfarrer. Der sagt schon manchmal: ‚Ich weiß schon gar nicht, was ich mit euch machen soll, weil ihr habt ja keine Probleme.' Weil die das so gerne machen. Die sind so begeistert von ihrem Tun und von der Reaktion des Anderen, dass die sich so freuen, da warten, alte Leute warten genau auf den Dienstag, weil am Dienstag kommt ihre NUZ Begleiterin"* (Huber, Abs. 98).

Die Begeisterung der NUZ-Begleitenden liegt nicht in erster Linie in der Gegenseitigkeit, die Begleitenden freuen sich über die Begeisterung der Menschen, die sie begleiten. Der andere freut sich, dass ich etwas für ihn mache (was von Nutzen ist). Dazu gehört auch die soziale und kulturelle Teilhabe. Damit haben NUZ und die Hospizidee die gleiche Haltung, doch der NUZ e. V. betreut Menschen nicht nur in der letzten Lebensphase, er fängt ab der Bedürftigkeit, unabhängig von der Lebensphase, an zu wirken.

Wie bereits von Huber berichtet wurde, erhält der Verein viele Unterstützungsanfragen bei der Begleitung von Menschen mit Demenz. Huber schildert eine Begleitung, die sich kurz zuvor ereignet hatte:

> *„Also, ein Mann in einer fortgeschrittenen Demenz, Anfang achtzig, wird von der Frau wirklich ganz alleine versorgt. Die Frau sagt, ihr Mann würde niemanden akzeptieren. Meine Erfahrung ist, dass er sehr wohl jemanden akzeptiert, weil ich ihn von früher schon kannte, und immer, wenn ich ihm begegnet bin, war es immer: ‚Grüß dich' und alles, und, aber ich habe es mehrmals*

angeboten. Die Frau hat es nicht akzeptiert. Gut. Dann ruft sie mich eines Tages an, und sagt, sie kann nicht mehr, die Situation eskaliert, ihr Mann wird aggressiv gegen sie. Und ich sage, weil ich, ich habe es wahrgenommen, wie schlecht sie beieinander ist, habe gesagt: ,Sofort zum Arzt gehen, mit dem Hausarzt reden, da muss man jetzt dann Weichen stellen.' Und es war dann so, dass ihr Mann auf die geriatrische Akutstation in Pfronten eingeliefert wurde, was ein großes Entgegenkommen des Chefarztes war. Und dort war er, es stand im Raum, weil er eben sehr im Widerstand war und unzugänglich, dass er vielleicht ins BKH muss, auf Gerontopsychiatrie, und da hatte die Frau sehr große Angst, weil da war er vor zwei, drei Jahren, und das ist eskaliert, da ist er dann auch, also, weg, war eine sehr dramatische Situation. Das Krankenhaus wollte es möglich machen, aber kamen an ihre Grenzen, da hat man mich wieder angerufen. Dann habe ich an einem Wochenende geschaut, dass ich zwei Helfer finde, die am Wochenende also Dienst tun, NUZ-Dienst. Unsere Leute sind, die haben die Vierzig-Stunden-Demenzhelferschulung, die haben Erfahrung, und ich wusste auch, dass die beiden eben familiäre Erfahrung haben mit Demenzkranken, dass sie diesen Mann erreichen, dass sie Dialekt sprechen, das war dann wieder auch wichtig, dass sie ihn erreichen. Und wir haben dann so einen Plan gemacht: ,Ihr tut so, als würdet ihr ihn kennen, ihr geht so auf ihn zu.' Und es hat echt funktioniert. Das Krankenhaus hat uns gewarnt, die Station, die Schwestern haben uns gewarnt: ,Mit dem geht gar nichts, und der ist nicht zugänglich und nicht kooperativ', und das hat da funktioniert. Das haben wir eine Woche so durchgezogen, und dann hat er in einem Altenheim einen Platz bekommen, und der Übergang wurde auch begleitet. Also, das ist für mich eine ganz tolle Geschichte gewesen" (Huber, Abs. 78).

Da helfen sich Menschen gegenseitig. Eine gute Begleitung ist individuell auf die vorhandenen Bedürfnisse und Möglichkeiten abzustimmen. Das muss organisiert werden. Der NUZ e. V. reagiert mit nachbarschaftlichen Mitteln. Für die Begleitung werden Menschen ausgewählt, die nicht nur eine Demenzschulung erfahren haben, sondern auch aus dem eigenen familiären Umfeld die Krankheit kennen und die den heimischen Dialekt sprechen. Und es gelingt.

Doch die Tätigkeiten sind vielfältiger als nur die Begleitung von Menschen mit Demenz, geht es doch um gegenseitiges nachbarschaftliches Begegnen, Helfen, Begleiten und um soziale Nähe.

"[D]a warten, alte Leute warten genau auf den Dienstag, weil am Dienstag kommt ihre NUZ Begleiterin. Und es ist ja immer der Gleiche. Da schauen wir ja, dass immer der Gleiche kommt. Und da entsteht eine Freundschaft, da ist Nähe da, und das darf sein" (Huber, Abs. 98).

Die Tätigkeiten bei diesen Besuchen beschreibt Huber nicht, denn das Wichtige ist hier die soziale Nähe, die Teilhabe an der Gesellschaft. Und es darf auch mehr sein, *da ist Nähe da, und das darf sein*, eine Distanz ist nicht notwendig. Es sind zwischenmenschliche Angebote, keine professionellen Tätigkeiten.

Huber arbeitet auch den Unterschied und die Gemeinsamkeit zwischen Hospiz- und NUZ-Begleitung heraus. Wenn eine nachbarschaftlich begleitete Person an ihr Lebensende kommt und eine ehrenamtliche Hospizbegleitung auch möglich wäre, dann:

> *„Also, das überlasse ich dann den NUZ-Helfern. Also, das ist ja dann auch das Zeitfaktor, der mitspielt. Also, dass es über die NUZ-Zeit hinausgeht, und dann ist es auch möglich, dass der Hospizhelfer parallel zur NUZ-Begleitung dann hinzukommt. Manche NUZ-Helfer sind halt auch Hospizhelfer, die machen dort einfach weiter. Das ist auch mit dem Hospizverein abgesprochen, das darf so sein. Also, da merke ich, wir sind einfach mit allen so im Guten vernetzt"* (Huber, Abs. 120).

> *„Das ist für mich auch sehr schön zu wissen und dann sind die Leute im Sterben begleitet von Menschen, die sie vielleicht schon zwei, drei Jahre kennen. Und da mag ich einfach so dieses persönliche Engagement. Also, das ist ja wirklich Herzensarbeit. Also, die mögen sich und die sind da für Menschen, die sie mögen. Und das merken die Menschen, die da liegen, natürlich. Und ich denke, das ist eine große Motivation, ehrenamtlich was zu machen"* (Huber, Abs. 42).

Aus der nachbarschaftlichen Begleitung wird eine Begleitung am Ende des Lebens, aber die begleitende Person muss nicht gewechselt werden. Die Aufgabe ist die gleiche. Der Unterschied liegt in der Länge der Begleitung, nachbarschaftliche Begleitung kann schon Jahre vor dem Sterben entstehen. Dadurch kann eine gute Begleitung bis zuletzt entstehen, denn die beteiligten Personen kennen sich bereits seit Jahren, da gibt es bereits Vertrauen und Verlässlichkeit. Darin unterscheiden sich Hospiz und NUZ e. V. Diese Begleitung fängt viel früher an und die Bindungen/Beziehungen, die dort entstehen, nennt Huber *„mögen"*. Interessant ist in diesem Zusammenhang auch, dass manche NUZ-Begleiter*innen auch ehrenamtliche Hospizbegleiter*innen sind, wobei hier von der Gegenseitigkeit zum (einseitigen) Ehrenamt gewechselt wird.

Auch bezüglich der Zusammenarbeit mit Professionellen und in Netzwerken gibt es Ähnlichkeiten:

> *„Ja, also, mittlerweile sind wir gut bekannt und sehr geschätzt und sehr angenommen. Und das ist, was ich vorher ja schon gesagt habe, wenn man sagt, man ist vom NUZ, dann ‚Ah, vom NUZ, ja klar.' Dann ist alles gut. Die Ärzte wissen von uns, die empfehlen uns, das Krankenhaus empfiehlt uns. Ambulante Pflege ist ein gutes Miteinanderarbeiten. Weil wir nehmen den anderen ja nichts weg. Also, im Gegenteil, also die empfehlen uns, und wir empfehlen die, und manchmal hole ich die ins Boot, wenn ich merke: ‚Oh, das eskaliert, die brauchen jetzt eine Krankenschwester, die müssen gewaschen werden, zum Beispiel.' Weil das machen wir ja nicht. Also, manchen machen wir es ein bisschen, wenn es was braucht, machen wir ein bisschen was, also das ist, oder wenn es halt Krankenschwestern sind, ich meine, die, wenn die etwas sehen, dann machen sie halt was. Aber ich bremse dann schon immer und sage: ‚Nein, da holen wir die ambulante Pflege'"* (Huber, Abs. 118).

Die nachbarschaftliche Unterstützung möchte und kann professionelle Hilfe nicht ersetzen, sondern arbeitet bei Bedarf mit ihnen zusammen. Die gegenseitige Anerkennung, das Miteinander und das Nicht-den-Anderen-ersetzen-Wollen führen zu einer guten Zusammenarbeit. Diese Art der Zusammenarbeit ist auch Ziel der ehrenamtlichen Hospizarbeit.

Doch wie bereits W. Schneider formulierte, es braucht Unterstützer, die solche Projekte mittragen und eine Verstetigung, eine dauerhafte Verlässlichkeit begünstigen. W. Schneider sieht hier die Gemeinden oder die Kommune als „Treiber" (Abs. 107).

Dieses soziale Projekt war möglich, weil

> *„die Gemeinde hat uns, und das ist wirklich ein ganz großes Plus, die hat uns von Anfang an großzügig unterstützt. Indem sie meine Stelle finanzieren, über eine Stiftung … Und, also meine Erfahrung ist, dass die meisten Leute, denen es möglich war, haben auch gespendet"* (Huber, Abs. 114).

Das Projekt wurde von Anfang an von der Gemeinde unterstützt. Die Gemeinde finanziert eine hauptamtliche Koordination, ein wichtiger Eckpfeiler für eine Verstetigung. Gleiches gilt für eine Stiftung, die grundsätzlich auf eine langfristige Finanzierung zielt. Die, *denen es möglich war, haben auch gespendet*. Das Projekt wurde von der Gemeinschaft mitgetragen, denn jeder, der in der Lage war, spendete. Doch dabei blieb die Gemeinde nicht stehen.

> *„… sind wir mit der Gemeinde wirklich auch dran, dass wir vielleicht doch eine Wohngruppe, irgendwas, in Pfronten auf den Weg bringen. Also, da sind wir schon dran. Oder eine Genossenschaft bilden, oder, da sind wir wirklich am Ausloten und haben auch schon Projekte besucht und angeschaut, und die Gemeinde, merke ich, ist offen"* (Huber, Abs. 148).

Die Gemeinde und der Verein denken über weitere Formen des sozialen Zusammenlebens von alten Menschen bis zum Tod nach *und haben auch schon Projekte besucht und angeschaut*. Es ist nicht möglich, anderes einfach zu übernehmen. Die zukünftigen Projekte müssen individuell an die Situation vor Ort angepasst werden.

Der NUZ e. V. ist nur ein Beispiel für eine Gemeinschaft, die den Versuch macht, füreinander im Sinne eines bürgerschaftlichen Engagements, auf Gegenseitigkeit beruhend, zu sorgen. Viele Fragen wurden nicht erörtert, das Modell wurde nur in seinen Grundzügen vorgestellt. Es sollte im Rahmen dieser Arbeit auch nicht umfassend dargestellt werden, das würde den Rahmen sprengen. Dieses Beispiel soll nur aufzeigen, dass Projekte in diesem Bereich etwas bewirken können. Wie viel geschehen wird und wie weit das gehen kann und auch wird, wird sich in den nächsten Jahren zeigen.

3.1.2   Veränderungen innerhalb der Hospizbewegung

Das 2015 in Kraft getretene Hospiz- und Palliativgesetz hat neue Weichen für die Zukunft gestellt. Die Veränderungen könnten zukünftig eine Zäsur, ähnlich dem Eintritt in das Gesundheitswesen 1997, für ambulante Hospizdienste und deren Ehrenamtlichen bedeuten. Aber auch das Voranschreiten der Professionalisierung in stationären und ambulanten Hospizen und die Ausweitung des hospizlichen Tätigwerdens wird das Ehrenamt beeinflussen. Die zukünftig möglichen Schattenseiten des Erfolges der Hospizbewegung, die Ehrenamtliche betreffen könnten, werden ebenso benannt.

3.1.2.1   Das Hospiz- und Palliativgesetz von 2015 (HPG)

Das Gesetz zur Verbesserung der Hospiz- und Palliativversorgung in Deutschland (HPG) soll eine verbesserte Versorgung von Sterbenden und ihren Zugehörigen ermöglichen. Im Zusammenhang mit dieser Arbeit wurde nur nach den Auswirkungen des Gesetzes auf die hospizlichen Ehrenamtlichen gefragt.

> *„Also das HPG, da kann ich eigentlich recht kurz antworten. Also SOZIOLOGISCH gesehen kann ich nur sagen, das HPG ist aus MEINER Sicht weder eine Bremse, noch eine FÖRDERUNG des Ehrenamts, es ist aus meiner Sicht relativ indifferent zu dem Ehrenamt. Und insofern hängt es davon ab, wie das ausbuchstabiert wird. Also Gesetzestexte haben einen normierenden Charakter, wobei HIER ich den Eindruck habe, da bleibt gerade in Bezug auf EHRENAMT, INSGESAMT auf HOSPIZ so viel UNBESTIMMT. Und es kommt darauf an, wie es AUSBUCHSTABIERT wird"* (W. Schneider, Abs. 107).

Soziologisch gesehen hat sich für das Ehrenamt nichts verändert. Weder Rollen noch Aufgaben, weder Stellung in der Gesellschaft noch die Betroffenen haben sich verändert. Dennoch schränkt W. Schneider zugleich seine Ausführung ein: *wobei HIER ich den Eindruck habe, da bleibt gerade in Bezug auf EHRENAMT, INSGESAMT auf HOSPIZ so viel UNBESTIMMT.* Dieses UNBESTIMMT wird zu klären sein.

Bei den weiteren Interviews hatten sich zwei Schwerpunkte herauskristallisiert: die Verbesserung der Finanzierung ehrenamtsrelevanter Bereiche und die Begleitungen in Krankenhaus und Pflegeheim werden abrechnungsfähig, wobei Pflegeheime per Gesetz nun mit ambulanten Hospizdiensten sogar zusammenarbeiten müssen.

Bei der Finanzierung muss zwischen der Finanzierung der stationären und der ambulanten Hospize unterschieden werden.

> *„… im stationären Hospiz so aufgestellt zu sein, dass dort auch wirklich die hauptberuflichen, die Arbeit, die sie als Hauptberufliche tun sollen, Pflege, Hauswirtschaft, auch erfüllen können. Dafür ist der Personalschlüssel vorgesehen"* (Hardinghaus, Abs. 19).

> *„Dadurch, dass wir natürlich die Strukturen geschaffen haben, dass endlich genügend hauptberufliche Personalressourcen auch im stationären Hospiz und im ambulanten Hospiz-Dienst gegeben sind, dass wir also eine Förderung dafür bekommen"* (Lange, Abs. 96).

> *„Gerade die neue Veränderung für stationäre Hospize. Mit dem Personal wird nochmal jetzt die Situation, dass Personal viel mehr Zeit haben wird, für die Dinge, die sie vorher nicht konnte"* (A. Schneider, Abs. 98).

Der Personalschlüssel für Hauptamtliche im stationären Hospiz wurde verbessert, was dazu führen wird, dass Hauptamtliche mehr Zeit für den einzelnen Betroffenen und dessen Zugehörige haben werden. Die *Situation, dass Personal viel mehr Zeit haben wird, für die Dinge, die sie vorher nicht konnte,* wird gravierende Auswirkungen auf das Ehrenamt haben, denn *die Dinge,* das sind Aufgaben, die heute noch von Ehrenamtlichen verrichtet werden. Diese fallen zukünftig weg.

Hardinghaus drückt es positiv aus:

> *„Dafür ist der Personalschlüssel vorgesehen und das Ehrenamt bekommt einen neuen Auftrag im Sinne von Da-Sein. Ich begegne dem sterbenden Menschen als Mensch, bringe Normalität, bringe Alltäglichkeit in diese gar nicht so alltägliche Situation hinein und das verändert. Ich glaube, da sind wir am Anfang wirklich für uns das Ehrenamt in der Hospizbewegung nochmal sehr deutlich wandeln wird und da müssen wir was für tun"* (Hardinghaus, Abs. 19).

Da-Sein ist kein neuer Auftrag, es gehört zum ursprünglichen Rollenbild und den Aufgaben von Ehrenamtlichen. Doch es stellt sich die Frage, ob es hier auch zu einer Reduzierung oder Einschränkung der ehrenamtlichen Rolle, Aufgaben und Tätigkeiten kommt, wenn die Professionellen nun mehr Zeit für die Belange der Betroffenen und deren Zugehörige haben. Das kann zukünftig auch Da-Sein heißen.

> *„… dass endlich genügend hauptberufliche Personalressourcen auch im stationären Hospiz … gegeben sind, dass wir also eine Förderung dafür bekommen, verändert auch die Rolle von Ehrenamt. Das wissen wir und da müssen wir mehrfach hinschauen und da müssen wir gut draufgucken. Strukturieren, damit das Ehrenamt dort seinen Platz behalten kann"* (Lange, Abs. 96).

Aufgrund einer Aufstockung des hauptamtlichen Personals können von diesem Personal mehr Rollen und Aufgaben wahrgenommen werden. Dass *Ehrenamt dort seinen Platz behalten kann,* das kann bedeuten, dass Ehrenamt zumindest teilweise im stationären Hospiz verschwinden wird, denn ihre Rollen und Aufgaben scheinen zukünftig Hauptamtliche übernehmen zu können. Dies erinnert an die Aufnahme in das Gesundheitswesen von 1997, als das Ehrenamt ebenso eine Reduzierung seiner Rollen und Aufgaben durch die Übernahme dieser Aufgaben durch Professionelle hinnehmen musste.

A. Schneider sieht diese neue Situation zudem als nicht konfliktfrei an:

> *„... die Situation, dass Personal viel mehr Zeit haben wird, für die Dinge, die sie vorher nicht konnte. Es wird wieder ein bisschen mehr Konkurrenzgeschubse geben. Das kann ich mir durchaus vorstellen"* (A. Schneider, Abs. 98).

Betrachtet man die Übergänge von den Anfängen zur heutigen Situation, lassen sich hier Parallelitäten erkennen: Je mehr Geld in das System stationäres Hospiz kam, desto weniger wurde Ehrenamt gebraucht, denn die ehemals unbezahlte Ehrenamtsarbeit wurde nun durch professionelle, bezahlte Arbeit ersetzt. Dieser Vorgang scheint sich zu wiederholen. Was mit dem Ehrenamt geschieht, wird sich erst im *Konkurrenzgeschubse* herausstellen. Der Begriff Konkurrenz umgeht zudem ein wichtiges Kriterium – das Machtgefüge. Wird dieses *Konkurrenzgeschubse* auf Augenhöhe geführt werden können? Dies wird auch vom Träger abhängen. In Organisationen, in denen klare Hierarchien herrschen, ist dies zumindest fraglich.

Ein weiteres Szenario ist denkbar: Die hospizlichen Ehrenamtlichen ziehen sich selbst zurück, denn entweder sind sie mit der immer kleiner werdenden Anerkennung nicht mehr zufrieden oder sie haben einfach keine Aufgabe mehr dort. Sie gehen. Parallelen zur Entwicklung des Ehrenamtes im späten 19. und frühen 20. Jahrhundert können hier gezogen werden (siehe Teil II 3.3).

Auch dem ambulanten Hospizbereich fließt zukünftig mehr Geld zu, doch dieses dient hier der Stärkung des Ehrenamtes.

> *„Was hat denn das Hospiz-, Palliativgesetz verändert? Letztendlich die daraus resultierenden Rahmenvereinbarungen, die schaffen eine hauptberufliche Absicherung der hospizlichen Arbeit, sprich Vorbereitung, Begleitung von Ehrenamt-Unterstützung"* (Hardinghaus, Abs. 19).

Die Koordination eines ambulanten Hospizes wird von Hauptamtlichen, so das Hospiz Teil des Gesundheitssystems ist, ausgeführt. Zu ihren Aufgaben zählt die Ausbildung, oftmals auch Supervision und die Begleitung und, falls gewünscht, Unterstützung und/oder Hilfe für die Ehrenamtlichen in der Begleitung. Mehr Geld für die Koordination bedeutet deshalb eine Stärkung und mögliche Ausweitung des Ehrenamtes.

Gronemeyer steht dieser Ausweitung skeptisch gegenüber. Man kann *„wildwachsende Ehrenamtliche nicht mehr gebrauchen"*, sie müssen zertifizierte Fortbildungskurse ableisten (Gronemeyer, Abs. 59). Diese Standardisierung von ehrenamtlichem Handeln, das durch diese Kurse entstehen könnte, ist aus seiner Sicht dem Amt nicht förderlich: *„Gnade uns vor solchen Entwicklungen"* (Gronemeyer, Abs. 59). Auf diese mögliche Entwicklung wird im nächsten Kapitel eingegangen werden. Eine solche Ausweitung des ambulanten Hospizes ist durch das HPG auch gewollt.

> *„Allein die Tatsache, dass Ehrenamtliche jetzt in Institutionen gehen können und Pflegeheime und Krankenhäuser und auch dort begleiten können, das verändert natürlich die Situation auch von Ehrenamtlichen oder kann sie verändern"* (Hardinghaus, Abs. 93).

> *„Ich glaube, dass das HPG einfach nochmal Türen öffnet für das Ehrenamt. Ehrenamt ist immer schon in Pflegeeinrichtungen gegangen. Auch in Krankenhäuser gegangen und hat da begleitet. Aber nie so offiziell. Sondern es war lediglich anerkannt auch von den Institutionen"* (Lange, Abs. 96).

Die hospizlich-ehrenamtliche Begleitung in Pflegeheimen und Krankenhäusern wird nun auch vom Gesundheitssystem finanziell unterstützt. Wie bereits in Teil II, 2.4 erwähnt, sterben die Menschen zu 97 Prozent zuhause, im Krankenhaus und im Pflegeheim, d. h. 97 Prozent der Sterbenden könnten zukünftig Zugang zu ambulanter Hospizbegleitung erhalten. Das könnte zu einem hohen Zuwachs an der Nachfrage an hospizlicher, ehrenamtlicher Begleitung kommen. Doch dort stellt sich die Frage nach einer realistischen Umsetzung.

> *„Auch aus dem Grund, dass die Pflegeeinrichtungen Kooperationen zwingend mit Hospiz-Diensten machen sollen. Da wissen wir noch nicht, was dabei herauskommt"* (Hardinghaus, Abs. 99).

> *„Allein, wenn ich mal zähle, ich glaube es gibt 11 000 Pflegeheime in Deutschland? 11 000 Pflegeheime gibt es, glaube ich, in Deutschland oder dreizehn. Ganz genau weiß ich es nicht und es gibt 1 500 ambulante Hospiz-Dienste. Allein das klingt schon nach einer großen Herausforderung"* (Hardinghaus, Abs. 100).

Wenn ca. 13 600 Pflegeheime (statista, 2017) mit ca. 1 500 ambulanten Hospizvereinen zwingend zusammenarbeiten müssen, ist es verständlich, dass noch nicht gesagt werden kann, wie sich das in der Zukunft ausgestalten soll. Kränzle bricht diese Zahlen ganz konkret auf ihr Hospiz, das sie leitet, herunter:

> *„Na gut, also die Pflegeheime sind ja angehalten, dass sie Hospizdienste als Kooperationspartner haben müssen. Und nun kann man sich natürlich fragen, wenn es in einer Stadt wie Esslingen, ich weiß gar nicht, wie viele Pflegeheime es hier gibt, sagen wir mal 25 oder 30, wie wir als Hospizdienst mit jedem einen Kooperationsvertrag schließen sollen, den wir dann im Anschluss auch erfüllen können"* (Kränzle, Abs. 69).

Doch auf diese 1 500 ambulanten Hospizdienste kommen nicht nur ca. 13 000 Pflegeheime zu. Wenn alle Pflegeheime Kooperationsverträge mit Hospizen schließen würden, dann wäre in der Sache nicht viel erreicht, denn Hospize können keine zusätzlichen Ehrenamtliche in dieser Größenordnung bereitstellen, um die Sterbenden in den Heimen besuchen zu können.

> *„Aber ich glaube, eine der neuen Herausforderungen ist durch das HPG ermöglicht. Herausfor-*
> *derung im positiven Sinne, nämlich der Einsatz oder das Erweitern der Einsatzgebiete in Kran-*
> *kenhäusern"* (Voltz, Abs. 220).

Der Einsatz von Ehrenamtlichen erweitert sich zukünftig zugleich auch auf das Krankenhaus. Im Jahr 2017 gab es in Deutschland 1 942 Krankenhäuser (mit 498 700 Krankenhausbetten), die zukünftig hospizliche Ehrenamtliche für Betroffene nachfragen
könnten (statista, 2019). Voltz nennt es eine *Herausforderung im positiven Sinne.* Die
Herausforderung wird in der Umsetzung liegen; einerseits besitzt diese *Herausforde-*
rung von Seiten der Krankenhäuser keinerlei Verbindlichkeit; wie Krankenhäuser zukünftig damit umgehen, ist (noch) nicht bekannt; und andererseits stellt sich die Frage, wie viele hospizliche Ehrenamtliche es geben wird, die zukünftig begleiten können.
Auch Raischl findet positive Worte für diese Entwicklung:

> *„Kann man nur sagen, wir sind jetzt an einem Punkt, wo es in die Fläche gehen soll, wo klar ist,*
> *es muss ja noch viel mehr Bestandteil der normalen Versorgung werden und damit Gott sei Dank*
> *auch rauskommen auch einer gewissen Abschottung"* (Raischl, Abs. 61).

Zu hospizlich-ehrenamtlicher Begleitung haben relativ wenige Menschen Zugang. Ein
Grund dafür ist die relativ geringe Anzahl an Hospizen. Aber die Abschottung, wie
Raischl es nennt, liegt auch in der Wahrnehmung der Hospize als besonders gute Orte
des Sterbens. Das Hospiz als besonderer Ort, der nur wenigen zugänglich ist – diese
Abschottung soll sich in Zukunft auflösen, indem hospizlich ehrenamtliche Beglei-
tung in allen Bereichen, wo gestorben wird, möglich werden soll. Doch angesichts der
Größenordnungen von ambulanten Hospizen sowie Krankenhäusern und Pflegehei-
men stellt sich für die Zukunft die Frage der Machbarkeit.

> *„Die werden gar nicht alle Verträge bekommen, weil, so viele Hospizdienste gibt es gar nicht. Aber*
> *das macht aus meiner Sicht nichts, sondern, es ist einfach so, es ist einfach das Selbstverständnis,*
> *dass Pflegeeinrichtungen gucken müssen, wie sie das, was ein Hospizdienst leisten kann, wie sie*
> *das nach Möglichkeit mit mobilisieren helfen, ja … Und alle anderen sterben auf irgendeiner*
> *anderen Station, in der inneren Medizin oder in der Chirurgie oder so, in diesen Abteilungen ja*
> *vor allem in der Neurologie. Und wenn Hospizdienste dort begleiten dürfen, das werden die gar*
> *nicht alle schaffen"* (Weihrauch, Abs. 19).

Weihrauch stellt nicht die Machbarkeitsfrage; aus ihrer Sicht ist es offensichtlich, dass
es nicht möglich ist, alle Bedürfnisse abzudecken. Weihrauch stellt das Umdenken –
sie nennt das hier Mobilisierung – in den Vordergrund. Pflegeheime müssen nun dazu
übergehen, aktiv daran zu arbeiten, das, was ein ambulanter Hospizdienst leistet, der
eigenen Bewohnerschaft zur Verfügung zu stellen. Dies muss als sehr positive Auslegung der Situation gewertet werden, wäre es doch auch möglich, dass aufgrund der
fehlenden Ehrenamtlichen Pflegeeinrichtungen und Regelkrankenhäuser jegliche
hospizliche Ausrichtung als nicht machbar zur Seite legen könnten.

Zudem könnten hier zukünftig Erwartungen vom guten Sterben geweckt werden, die Ehrenamtliche auch zukünftig nicht erfüllen können:

> *„Aber wir sind nicht diejenigen, die das Hauptamt oder die Familien in der Gänze ersetzen können und wollen und sollten, ganz klar"* (Kränzle, Abs. 69).

Kränzle bringt zum Thema Machbarkeit einen weiteren wichtigen Aspekt ein: Es besteht die Gefahr, dass hospizliches Ehrenamt etwas leisten soll, was es weder leisten kann noch möchte –Professionalität/Ersatz für Professionelle und eine familiäre Atmosphäre. Auch hier wird in Zukunft die Frage im Raum stehen, wie kann Hospiz auch mit diesen Erwartungen umgehen. Das schöne und gute Sterben im Hospiz kann zum Bumerang werden, die hospizliche Begleitung wird weiterhin nicht für alle möglich sein, was zukünftig bei den Nicht-Begleiteten und deren Nahestehenden zu Unzufriedenheit führen könnte. Auch Weihrauch stellt dar, was das Gesetz nicht kann:

> *„Aber, was das HPG nicht bewirken kann und natürlich auch nicht als gesetzliche Regelung hat, das ist die Sorgekultur"* (Weihrauch, Abs. 15).

Dass hospizliche Ehrenamtliche nun auch in Pflegeheimen und Krankenhäusern begleiten, bedeutet nicht zugleich, dass dort nun eine Sorgekultur entsteht. Bedenkt man, dass auch zahlenmäßig eine hospizlich-ehrenamtliche Begleitung in Pflegeheimen und Krankenhäusern nicht annähernd flächendeckend möglich ist, kann nicht von Sorgekultur gesprochen werden.

Voltz sieht einen weiteren Aspekt, der beachtet werden muss:

> *„… Kostengründe oft im Hintergrund solcher Entwicklungen sind, aber da müssen wir halt aufpassen, dass das nicht der Fall ist. Dass man dadurch nicht eine Pflegekraft einspart. Also, wenn Hospizmitarbeiter dabei sind"* (Voltz, Abs. 210).

Eine professionelle hospizliche Versorgung am Ende des Lebens für alle wäre nicht bezahlbar. Dennoch versucht die Gesetzgebung, indem sie hospizliche Begleitung im Krankenhaus und im Pflegeheim nun fördert, die Situation für Sterbende dort zu verbessern. Aber die Beweggründe des Gesetzgebers können auch in eine andere Richtung ausgelegt werden: Besonders im Altenpflegebereich herrscht ein massiver Fachkräftemangel, dessen Behebung noch nicht absehbar ist. Ehrenamtliche Begleitung ist kostengünstig und Ehrenamtliche sind gut ausgebildet. Die Gefahr besteht, dass gut ausgebildete Ehrenamtliche einfache Tätigkeiten verrichten sollen und somit ein Personaleinsparungspotential von Seiten der Institutionen darstellen könnten. A. Schneider und Haller sehen eine ähnliche Gefahr:

> *„Das heißt, dass man natürlich auch noch aufpassen muss, dass Ehrenamtliche, die in diesem Bereich arbeiten, jetzt nicht missbraucht werden für Tätigkeiten aus Personalmangel, der jetzt ohnehin schon besteht"* (A. Schneider, Abs. 98).

„Aber dass natürlich dann billige Arbeitskräfte ersetzt werden, soll ja nicht sein" (Haller, Abs. 160).

Doch Haller findet zugleich eine Antwort auf diese mögliche zukünftige Situation:

„Und ich glaube, das reguliert sich von selber, weil das Ehrenamt hat die Freiheit zu sagen: Nein, so nicht. Und dann habe ich keine mehr ... Und wenn ich das Ehrenamt da auspressen will, dann sind die sofort weg, weil die Wahl ist groß. Ich kann ja mich auch woanders dann engagieren. Also, das wird sich selbst regulieren" (Haller, Abs. 160).

Ehrenamtliche werden dieses Ehrenamt verlassen, wenn sie sich, aus welchem Grund auch immer, missbraucht fühlen. Wird das die Reaktion des hospizlichen Ehrenamtes sein? Graf formuliert es ähnlich:

„Spürbar wird aber, dass die Ehrenamtler sagen: „Mhmm (verneinend), wir wollen uns hier nicht als Lückenbüßer verschleißen lassen" (Graf, Abs. 129).

Hier wird deutlich, dass diese mögliche Situation den Ehrenamtlichen bereits bewusst ist und dass Ehrenamtliche sich zukünftig bestimmt dagegen wehren werden. Ehrenamtliche werden sich nicht als Lückenbüßer missbrauchen lassen. Oder doch? In den Anfängen der Hospizbewegung haben Ehrenamtliche gemacht, was getan werden muss – sie haben Lücken gefüllt. Auch dies könnte hier zukünftig wieder möglich sein. Ehrenamtliche möchten Gutes tun, eine sinnvolle Tätigkeit ausüben, gebraucht werden – all das wäre gegeben. Es könnte zukünftig auch bürgerschaftliches Engagement heißen. Aber es könnten sich auch Situationen ergeben, in denen Pflegeheime hospizliche Ehrenamtliche in ihren Einrichtungen nicht gerne sehen.

„... ich habe ein Mords-, wirklich eine Riesenwertschätzung gegenüber den Teams, die mit Ehrenamtlichen tagein, tagaus arbeiten, weil es ist viel Auseinandersetzung gibt, weil die natürlich immer kommen: ‚Es geht auch besser. Und warum macht ihr es nicht so? Und warum macht ihr es so?‘ Also, deren Auftrag ist ja immer noch ganz stark da, vor allem, weil sie auch selbstbewusster geworden sind, und zur Selbstbewusstheit erzogen werden in den Ausbildungen auch. Wollen wir ja eigentlich auch. Wir wollen ja keine Masse, die nur alles abnimmt. Und ich glaube, da (Anm. der Autorin: „da" bedeutet hier im Pflegeheim) ist das Ehrenamt überhaupt nicht interessant und gefragt, weil dann wird aufgedeckt, dann wird gesagt: ‚Guckt mal euch den Pflegenotstand an, guckt es euch doch mal an. So geht das doch gar nicht.‘ ... Das bisschen, was das Hospiz- und Palliativgesetz macht, verändert nicht die Welt in einem Pflegeheim und in den Krankenhäusern. Leider nicht. Und, ja, also, die haben wenig Interesse. Es gibt ja auch wenig Ehrenamt in Institutionen. Ein bisschen grüne Dame ist ja nett. Aber wo sie dann auf die Wunde drücken und: ‚Guckt an, was hier schiefläuft, und wir haben eine Unterbesetzung, weshalb müssen wir das auffangen?‘ Das sind ja die klassischen Fragen vom Ehrenamt. Das wollen die (Anm. der Autorin: „die", das sind die Pflegeheime), glaube ich, gar nicht so hören, oder die Institutionen" (Haller, Abs. 76).

Hospizliche Ehrenamtliche sind selbstbewusst und sagen, was sie denken, auch wenn es unangenehme Tatsachen oder Problematiken sind. Zudem sehen sie sich als Advokat*in für Sterbende und artikulieren dies auch. Das bedeutet, sie könnten zukünftig auch in den Pflegeheimen in vielfältiger Weise auf Missstände hinweisen, wozu auch der Personalmangel in Pflegeheimen gehören könnte. Diese Ehrenamtlichen passen, ähnlich dem Krankenhaus, nicht in das System. Da treffen zwei Welten aufeinander. Wie Pflegeheime damit zukünftig umgehen werden, wird sich noch erweisen. Haller bezweifelt zumindest die Kritikfähigkeit der Pflegeheime. Das Pflegeheim als totale Institution könnte zudem sein System gefährdet sehen, kommt doch das Ehrenamt von außen und möchte Veränderungen. Doch es könnte noch weitere Stolpersteine geben. Blümke formulierte es so:

> *„Und deswegen ist das nur, nur wenn ich ein Verständnis, eine Haltung innerhalb des Systems entwickle, kann ein Ehrenamt wirklich gut ergänzen und sozusagen auch die Gesellschaft auch in diese, ich sage jetzt mal fast geschlossenen Systeme hineinbringen. Und von daher glaube ich, die Kunst liegt in diesen Brücken, also in diesen koordinativen Brückenbauten. Und das bedeutet, dass sehr gute Absprachen sein müssen zu dem, wie Ehrenamtliche in Einrichtungen eingesetzt werden, es muss sehr klar sein, wie die Abgrenzung in Einrichtungen erfolgt, wenn man an, sozusagen an mehreren Sterbezimmern vorbeigeht. Und das ist, es verändert einfach etwas. Und wir müssen gucken, wie diese Veränderung sich auswirkt. Das bedeutet, dass die Reflexionsprozesse andere sind, also, es kommt vielleicht, darauf kann man auch weniger gut vorbereiten. Deswegen muss man vielleicht intensiver in der Praxisbegleitung sein. Also, das sind so Punkte, wir werden jetzt lernen, was es bedeutet, dieses eine Gesetz, ambulante Hospizdienste in Krankenhäusern"* (Blümke, Abs. 40).

Hier treffen zwei sehr unterschiedlich organisierte Institutionen aufeinander. Auf der einen Seite das Pflegeheim und/oder das Krankenhaus, beide im Sinne Goffmans totale Institutionen mit starren Vorschriften in vielen Bereichen des Qualitätsmanagements, entpersonalisierte Bewohner*innen-/Patient*innenschaft und strengen Controllinginstrumenten (Goffman, 1973, Heimerl, 2008) Auf der anderen Seite das hospizliche Ehrenamt, das sich durch Haltung und Kultur definiert und dessen Verwirklichung nicht standardisierbar ist (Heimerl, 2008). Wenn diese beiden Organisationsformen aufeinandertreffen, so Blümke, werden *sehr gute Absprachen* notwendig. Aber zu der Frage, welche Konsequenzen dieses Zusammentreffen haben wird, vermutet Blümke, dass sich etwas verändern wird und dass diese Veränderungen mit veränderten Reflexionsprozessen und vielleicht auch mit intensiver Praxisbegleitung begleitet werden müssen. Es steht ein Lernprozess an – Ausgang offen.

Abschließend sollte eine wichtige Frage nicht vernachlässigt werden: Werden die ambulanten Hospize genügend Ehrenamtliche finden, die in Krankenhäusern und Pflegeheimen zukünftig begleiten möchten? Raischl weist hier auf einen wichtigen Aspekt hin:

> *„[I]ch möchte im Hospiz arbeiten, dann wollen mir alle hier auf die Station. Also, ich habe hier 16 Bewohner im Hospiz. Ja, und da liegen, wie viel haben wir hier? 12 000, glaube ich, Pflegebedürftige im Pflegeheim in München, und ich versuche Leute zu finden, die in Pflegeheimen sich engagieren wollen"* (Raischl, Abs. 53).

Im Pflegeheim und in (Akut-)Krankenhäusern soll hospizlich begleitet werden. Raischl berichtet, dass Ehrenamtliche aber dieses Amt ergreifen, weil sie im stationären Hospiz begleiten möchten. Dieser Ort gilt als ein besonders guter Ort des Sterbens und daran möchten sie als Ehrenamtliche teilhaben. Die Situation in Pflegeheimen ist eine ganz andere. Es steht zukünftig die Frage an, ob sich genügend Ehrenamtliche finden werden, die auch in dieser Institution begleiten möchten. Und für das Pflegeheim werden aufgrund des Gesetzes sehr viele Ehrenamtliche benötigt werden. Ähnliches gilt für Krankenhäuser.

> *„Der nächste Schritt wird sein, dass, wir weiten uns einfach immer weiter aus. Und dann wird da eine völlig neue, auch für uns noch völlig unbekannte Situation entstehen, wenn Sie plötzlich ehrenamtliche Hospiztätigkeit auf der Allgemeinstation, Chirurgie haben. Ja? Ich schaue da noch, oder aus der Neurologie, oder wo auch immer. Ja? Wenn dann dort ein Ehrenamtlicher am Bett sitzt und dann kommen die weißen Fahnen der Visiten durchgeweht. Auch nicht mehr so. Ich übertreibe das ja. Aber trotzdem. Da treffen dann zwei Welten aufeinander, und ich glaube, man kann beide traumatisieren. Und das muss man auch gut vorbereiten und begleiten"* (Voltz, Abs. 90).

Das Krankenhaus als Ort der Begleitung. Kennt das Ehrenamt bereits die Palliativstation, so ist es doch, wie Voltz es hier anspricht, eine vollkommen neue Situation, wenn Ehrenamtliche auf normalen Stationen eines Krankenhauses der Regelversorgung Betroffene besuchen. Der Krankenhausbetrieb kennt keine hospizlichen Ehrenamtlichen, vielleicht einen Besuchsdienst der Kirchen, aber Menschen, die wissen, dass die Betroffenen bald sterben werden und mit ihnen u. U. auch darüber sprechen, das ist neu. Oder denkt man an die Situation, dass der*die hospizliche Ehrenamtliche Advokat*in für den Sterbenden sein kann – auf einer normalen, keiner Palliativ- Station im Krankenhaus. Das passt nicht in den symptombezogenen, hierarchisch organisierten Krankenhausbetrieb. *Da treffen dann zwei Welten aufeinander, und ich glaube, man kann beide traumatisieren.* Somit kann zukünftig einerseits auf hospizlich-ehrenamtlicher Seite viel Neues auf das Ehrenamt zukommen, wie beispielsweise die von Voltz hier angedeutete Krankenhaus-Hierarchie in Form der *weißen Fahnen.* Aber auch die Pflege und die Ärzteschaft werden Wege finden müssen, wie sie den Ehrenamtlichen begegnen werden. Auch hierbei ist der Ausgang offen.

> *„Wie wird es auch unseren Ehrenamtlichen gehen, die hier im warmen Zentrum arbeiten, und plötzlich dann in dem kalten, gesamten Uniklinikum, ja, das wird eine Freude. Also, nein, ich sag nur, es ist einfach, es wird spannend"* (Voltz, Abs. 90).

Beide Welten werden zusammenfinden müssen. *„Und das muss man auch gut vorbe-reiten und begleiten"* (Voltz, Abs. 90). *[I]n dem kalten, gesamten Uniklinikum* bedeutet auch, die Kliniken sind heute an Krankheitsbildern orientiert, sie bekämpfen tech-nokratisch eine Krankheit, sehen aber nicht den Menschen in seiner Ganzheit. Hier müsste zukünftig einerseits ein neues Verständnis der Ehrenamtlichen für die Regel-versorgung und andererseits aber auch ein neues Verständnis der Ärzteschaft gegen-über dem Menschen, der ihnen anvertraut wurde, entstehen.

3.1.2.2   *Ausweitung nach Sterbeorten, Krankheitsbildern und der Dauer der Begleitung*

Das Tätigkeitfeld der Hospizbewegung weitet sich aus. Waren es in den Anfängen (fast) nur Menschen mit Krebserkrankungen im letzten Lebensabschnitt zuhause, später in stationären Hospizen, so erweitert sich der Wirkungskreis der ambulanten Hospize bezüglich anderer Sterbeorte, weiterer Krankheitsbilder und einer früheren Einbin-dung in den Lebensverlauf der Betroffenen und deren Zugehörigen. Die Erweiterung der Sterbeorte wird sich zu einem großen Teil aus dem Hospiz- und Palliativgesetz von 2015 ergeben, das im vorangegangenen Kapitel behandelt wurde. Aus diesem Gesetz ergab sich aufgrund der Erweiterung der hospizlichen Begleitung in Pflegeheimen und (Akut-)Krankenhäusern auch eine Erweiterung der Krankheitsbilder.

Der Einsatz Ehrenamtlicher im Krankenhaus, aber auch im Pflegeheim erfordert erweiterte Kenntnisse bezüglich Erkrankungen der Patient*innen- bzw. der Bewoh-ner*innenschaft. Dort werden Menschen mit den verschiedensten Krankheiten be-gleitet werden. Während in den Anfängen und größtenteils heute noch Krebserkran-kungen im Vordergrund standen, werden zukünftig ganz andere Krankheiten am Lebensende begleitet werden.

> *„Aber, ich glaube, dass sich das noch mal wieder drastisch ändern kann. Und zwar aus zwei Gründen. Das Eine ist das vorhin schon mal erwähnte Thema, dass die Demenz die hospizliche Arbeit verändern wird und sie schon verändert. Also, was heißt eigentlich hospizliche Begleitung im Angesicht eines Menschen mit Demenz?"* (Gronemeyer, Abs. 49).

> *„... aber auch geschult nochmal, dass die auch anders ausgerüstet sind. Wir haben uns mehr mit Krankheitsbildern beschäftigt, zum Beispiel Demenz, Parkinson oder andere eher geriatrische Erkrankungen, um die Helfer zu befähigen, aber auch mit dem System Altenheim, Pflegeheim, damit das sozusagen attraktiver wird"* (Raischl, Abs. 53).

Nach Schätzungen der Dt. Alzheimer Gesellschaft leben in Deutschland ca. 1,3 Mio. Menschen mit einer Demenzerkrankung, wovon ca. ein Drittel in Pflegeheimen leben soll. Das bedeutet, von ca. 783 000 Menschen, die in Pflegeheimen wohnen, leben dort 433 000 Menschen mit einer Demenzerkrankung (Dt. Alzheimer Gesellschaft, 2016). Das stellt hospizliche Ehrenamtliche vor neue Herausforderungen. Begleitung im Pflegeheim bedeutet mit hoher Wahrscheinlichkeit, wenn man obige Zahlen betrachtet, Begleitung von Menschen mit demenzieller Erkrankung. Während Gronemeyer nur auf die grundsätzlich veränderte Situation hinweist, sieht Raischl bereits, dass diese Erweiterung bei den hospizlichen Ehrenamtlichen zu neuem Schulungsbedarf führen wird. Zudem spricht er hier nochmals einen Aspekt an, der im vorangegangenen Kapitel bereits angesprochen wurde: die Attraktivität für Ehrenamtliche, sich im Altenheim zu betätigen. Mit der Formulierung *damit das sozusagen attraktiver wird*, wird die Hoffnung ausgesprochen, dass mit steigender Kenntnis über die neuen Krankheitsbilder die Attraktivität des Einsatzortes steigt.

> *„Aber genauso ist es dann, wenn plötzlich Ehrenamtliche auch mehr mit noch neurologischen Patienten, gerade Demenzpatienten, zu tun haben werden, egal in welchem Setting die jetzt sind. Da sind ja auch noch mal völlig neue Herausforderungen"* (Voltz, Abs. 90).

Wenn sich das hospizliche Ehrenamt auf andere Patient*innengruppen ausweitet – dies gilt im Besondern bei Menschen mit Demenz –, entstehen neue Anforderungen an die Ehrenamtlichen. Demenziell erkrankte Menschen benötigen eine ganz andere Begleitung als beispielsweise Menschen mit Krebserkrankungen. Ehrenamtliche müssen Kenntnisse über die Krankheit erwerben und zugleich Techniken lernen, wie sie diesen Menschen begegnen können. Ob ambulante Hospize Ehrenamtliche (in ausreichendem Maße) finden, die auch diese Menschen begleiten, ist noch nicht absehbar. Damit muss offenbleiben, ob die in diesem Kapitel als Erfolgsgeschichte angesprochenen Erweiterungen oder Ausweitungen vom Hospizwesen geleistet werden können.

Die dritte Dimension der Ausweitung betrifft die Dauer der Begleitung.

> *„Genauso, ein anderer Bereich, der in der Hospizbewegung noch nicht so vollständig akzeptiert ist, auch wenn man auf die Website von DHPV schaut, geht es ja nur um die Sterbephase. Die Palliativmenschen reden ja von Frühintegration von Palliativ, warum reden wir nicht auch von Frühintegration von Hospiz? Also, das heißt, wir werden auch dort Ehrenamtliche nicht nur eben in den letzten Lebenswochen, Tagen, Wochen, wenigen Monaten haben, sondern Palliativbegleitung, die ja parallel zu tumorspezifischen Therapien und anderen krankheitsspezifischen Therapien laufen soll. Palliativ, da brauchen wir auch Ehrenamtliche. Und das ist dann plötzlich eine Palliativ- und Hospizbegleitung früh integriert"* (Voltz, Abs. 90).

In der Palliativmedizin, wie bereits unter Teil IV 1.4 angesprochen, gibt es Bestrebungen, die palliative Begleitung von Menschen nicht erst in der letzten Lebensphase beginnen zu lassen. Nach Voltz' Vorstellung sollte dies in Zukunft auch für Hospiz gelten, da er eine Einheit von (ehrenamtlicher) Hospiz- und Palliativversorgung sieht. Den DHPV e. V. sieht er noch nicht an dieser Stelle. Es stellt sich einerseits die Frage, wann eine ehrenamtliche Begleitung konkret beginnen sollte, und andererseits die Frage, ob sich Ehrenamtliche finden, die diese zusätzliche Aufgabe übernehmen könnten.

3.1.2.3   *Professionalisierung des Ehrenamtes*

Das Ehrenamt wird professioneller oder, genauer beschrieben, Ehrenamtliche möchten professioneller werden.

> *„Das ist gewissermaßen ein Dilemma, da muss sich etwas ändern. Das muss mehr Bildung rein. Das ist alles ein Teil einer Professionalisierung. Ein Teil liegt auf Empathie, auf der Natürlichkeit ihres Herzens, das ist die Hauptaufgabe der Ehrenamtlichen. Das ist in Gefahr. Das sehe ich schon, dieses Dilemma. Einerseits muss man die Professionalisierung fördern, aber es geht etwas vom Menschen weg"* (Lange, Abs. 24).

Lange beschreibt die Herausforderung für die Zukunft, das Dilemma. Die Ehrenamtlichen erwarten ein Mehr an Bildung, an Professionalisierung. Doch Professionelle sehen mit einer spezifischen Brille auf den Betroffenen, verrichten ihre Profession und gehen wieder. Ihr Handeln ist zielorientiert. Wie wird sich das Verhalten bei den Ehrenamtlichen verändern, wenn sie sich professionalisieren? Lange befürchtet, dass dies auch zu einer noch unbekannten Distanz führen könnte. Ob diese auch gewünscht und/oder akzeptiert wird, ist eine weitere Frage, die beantwortet werden muss.

Haller (Abs. 124), die im nachfolgendes Kapitel 3.3 sich zu zukünftigen Aufgaben der Ehrenamtlichen äußert, sieht bereits eine Tendenz, die sich aus ihrer Sicht zukünftig auch verstärken wird, hin zu einer Spezialisierung der Ehrenamtlichen. Im Spezialgebiet professionalisieren sich die Ehrenamtlichen. Sie wenden ihre Spezialkenntnisse an und gehen wieder. Dies entspricht dem Handeln der Hauptamtlichen, führt aber, wie Lange oben beschreibt, weg vom Menschen und weg vom ursprünglichen Gedanken des Ehrenamts im Hospiz, weg von *der Natürlichkeit ihres Herzens.*

A. Schneider sieht bereits heute diesen deutlichen Trend (Kap. 2.2.1.2). Während den Ehrenamtlichen der Vorgängergeneration Weiterbildung fast aufgedrängt werden musste – *das musstest Du denen mehr oder weniger verkaufen* (A. Schneider, Abs. 25) –, wird sie heute eingefordert. Dieser Trend dürfte sich fortsetzen.

Zu beachten sei hier auch, dass aufgrund der Ausweitung der Sterbeorte durch das HPG nun neue Krankheitsbilder in der Begleitung auf hospizliche Ehrenamtliche zukünftig vermehrt zukommen werden. Das wird erhöhten Schulungsbedarf auslösen und kann als ein Schritt in Richtung Professionalisierung bewertet werden.

3.1.2.4   *Schattenseiten*

Doch es sind auch in vielfältiger Weise mögliche Fehlentwicklungen angesprochen worden, wobei hier, bis auf die Äußerung von Kränzle, nur Fehlentwicklungen aus der Hospizbewegung heraus angesprochen wurden. Doch gerade diese oben beschriebene Erfolgsgeschichte könnte auch Schattenseiten erzeugen:

> *„Also, das Highlight jetzt Hospiz, aber das ist ja nur ein Spiegelbild. Ist ein Spiegelbild der Gesell-*
> *schaft, wenn man die Umfragen anschaut. 30 Prozent oder was wollen in Hospizen sterben. Ist ja*
> *völlige Illusion. Da muss man ja sich ja fragen, was haben wir denn angerichtet? Und mit der Poli-*
> *tik und allen, die Gesellschaft, haben wir es geschafft, dass jeder sich denkt, ja, im Hospiz stirbt*
> *man gut? Woanders nicht. Also wollen alle, die hospizlich helfen wollen, ins Hospiz. Ist ja völlig*
> *wahnsinnig, völlig wahnsinnig. Also, da muss dagegen gearbeitet werden"* (Raischl, Abs. 53).

Hier werden drei mögliche Schattenseiten zugleich angesprochen: Zu viele Menschen
wollen im Hospiz sterben, weil sie meinen, nur im stationären Hospiz sterbe man gut,
und alle Helfenden – dazu gehören vorzugsweise die hospizlichen Ehrenamtlichen –
möchten im stationären Hospiz helfen.

30 Prozent der Bevölkerung, so Raischl, möchten im stationären Hospiz sterben,
aber so viele Menschen benötigen kein stationäres Hospiz zum Sterben. Diese Zahl ist
aber deshalb so groß, weil, was Raischl hier auch anspricht, in der Öffentlichkeit der
Eindruck entstanden ist, nur im stationären Hospiz kann man wirklich gut und umsorgt sterben. *Woanders nicht.* Aber stationäre Hospize können und wollen diesem Anspruch gar nicht genügen. Stationäre Hospize haben klare Regeln, wer aufgenommen
werden kann und wer nicht. Zudem könnten damit zukünftig verstärkt andere Sterbeorte wie beispielsweise Altenpflegeheime als minderwertig wahrgenommen werden;
auch dies ist kein wünschenswertes Szenario. Nach Raischls Meinung *muss* zukünftig
dagegen gearbeitet werden.

Hospizliche Ehrenamtliche für Begleitungen in Altenheimen und Krankenhäusern
zu finden und dort einzusetzen könnte zukünftig schwieriger werden, möchten doch
alle im (stationären) Hospiz helfen. Doch wer soll in Zukunft Menschen in diesen
beiden Organisationen, die um ein Vielfaches mehr sind, begleiten? Zudem wird aufgrund des HPG die Menge an Ehrenamtlichen in den stationären Hospizen zurückgehen. *Also, da muss dagegen gearbeitet werden …*

Auch Gronemeyer prognostiziert eine zu hohe Nachfrage an – nennt dies aber nicht
hospizliche, sondern palliative – Versorgung mit Expert*innen:

> *„[D]ie Produktion des Bedürfnisses nach palliativer Versorgung läuft ja auf Hochtouren …*
> *800.000 Menschen sterben jährlich in Deutschland. Wenn die alle irgendwann oder die Mehr-*
> *heit, nur die Mehrheit oder nur ein Drittel dieses palliative Bedürfnis nicht mehr unterdrücken*
> *kann, also der eine klagt, ich kann nicht sterben ohne Experten, dann wird sehr schnell die De-*
> *ckelung erforderlich sein. Dann wird nämlich irgendwie ein Gesundheitsminister sagen, das ist*
> *nicht mehr zu bezahlen. Das geht so nicht. Und dann gibt es die zwei Möglichkeiten. Entweder*
> *wir machen gewissermaßen Fünf-Sterne-Hospize und Ikea-Hospize oder McDonalds-Hospize"*
> (Gronemeyer, Abs. 49).

Das Sterben mit palliativer Versorgung wird (nach Gronemeyer von der Gesundheitsindustrie, Abs. 63) als der beste Weg für ein gutes Sterben dargestellt und die *Produk-*

tion *des Bedürfnisses* wird auch zukünftig *auf Hochtouren* forciert werden. Das würde zu einer vermehrten Nachfrage nach hospizlicher und/oder palliativer Begleitung/Versorgung bei den Betroffenen und deren Zugehörigen führen, wobei die Sinnhaftigkeit nicht mehr abgefragt werden würde. Gronemeyer bewertet an dieser Stelle diese Forcierung des Bedürfnisses nicht, vielmehr geht er auf die künftige Folge der Nicht-Finanzierbarkeit ein. Gronemeyer schätzt, wenn *nur ein Drittel dieses palliative Bedürfnis nicht mehr unterdrücken kann … Dann wird nämlich irgendwie ein Gesundheitsminister sagen, das ist nicht mehr zu bezahlen.*

> „*… das palliative Projekt an seinem eigenen Wachstum zu Grunde geht. Weil das nämlich alles nicht mehr bezahlbar ist. Sterben ist ohnehin teuer in dieser Gesellschaft. Das sagen die Krankenkassen. 80 Prozent der Krankenhauskosten fallen in den letzten Lebensmonaten an. Und da wird irgendwann Schluss sein. Und wenn dann jetzt auch noch palliativmedizinisch-hospizlich-expertokratische Begleitung, in Zukunft wird die teuer sein*" (Gronemeyer, Abs. 71).

Gronemeyer geht in seiner Prognose so weit, dass er ein Scheitern des, wie er es nennt, palliativen Projekts für möglich hält. Als Grund hierfür nennt er die zu hohen Kosten.

Wie bereits im vorhergehenden Teil IV 1.1 erwähnt, wird zudem der Anteil der Sterbenden in der Bevölkerung in den nächsten Jahren stetig steigen. Das führt zu vermehrten Kosten im Gesundheitswesen von zwei Seiten, die der Staat nicht tragen wird können und/oder wollen. Gronemeyer sieht dann für die Zukunft zwei Szenarien: Entweder wird es ein Sterben abhängig von der Finanzkraft der Betroffenen geben – vom *Fünf-Sterne-Hospiz* bis *zum McDonald-Hospiz* – oder nachfolgendes Szenario könnte möglich werden:

> „*Oder es wird mit einmal deutlich, dass das alles gar nicht ohne Ehrenamtliche geht. Weil, mit einem Mal deutlich wird, das können wir überhaupt nicht für alle bezahlen. Und dann kommt dieser schmutzige Augenblick, möchte ich mal fast sagen, wo die Ehrenamtlichen, was ja auch heute vielfach der Fall ist, als Lückenbüßer eingesetzt werden … Das kann gut passieren, dass das dabei rauskommt. Aber im Wesentlichen geht es darum, dass die Stunde kommen wird, des zivilgesellschaftlichen und ehrenamtlichen Aufbruchs, weil der Versorgungsapparat kollabiert … Und das ist der Augenblick, wo man dann sagen könnte, okay, jetzt müssen wir noch mal neu überlegen …, wir brauchen die Palliativmedizin … Aber sie darf sich nicht zum Herrscher des Sterbeprozesses aufwerfen. Und insofern würde ich mal sagen, die Zukunft des Ehrenamtes, das dann sicher nicht mehr so heißen wird, liegt in einer freundschaftlich gesinnten Gesellschaft. Die Familie wird es immer weniger sein. Klar, die Frauen, die das in der Familie bisher gemacht haben, machen es aus verschiedenen Gründen immer weniger*" (Gronemeyer, Abs. 49).

Ein professionell begleitetes Sterben für alle Betroffenen ist nach Gronemeyer nicht bezahlbar, weshalb die Gesellschaft und/oder das Gesundheitswesen sich voraussichtlich wieder auf die Ehrenamtlichen rückbesinnen wird. Auch hier sieht er wieder zwei Möglichkeiten: Entweder werden sie als Lückenbüßer*innen eingesetzt oder es wird neu, aus der Gesellschaft heraus, über das ehrenamtliche Engagement nachgedacht. Aus Gronemeyers Sicht liegt eine mögliche Lösung *in einer freundschaftlich gesinnten Gesellschaft*, in einer zivilgesellschaftlich engagierten Gesellschaft, die in wesentlich breiterer Form sich unentgeltlich engagieren wird. *Klar* ist für ihn, dass Frauen diese Aufgabe immer weniger wahrnehmen werden. Die Palliativmedizin wird weiterhin gebraucht werden, aber nur dort, wo sie wirklich gebraucht wird. *Aber sie darf sich nicht zum Herrscher des Sterbeprozesses aufwerfen.*

Ein weiterer großer, kritisch zu sehender, zukünftiger Themenkomplex sind die möglichen Schattenseiten der Institutionalisierung, der Professionalisierung und damit verbunden die Machtkonstellationen, die für die Zukunft des hospizlichen Ehrenamtes von großer Bedeutung sein kann.

Hardinghaus sieht, dass den stationären und ambulanten Hospizen die Gefahr droht, zur totalen Institution zu werden oder sich in totale Institutionen eingliedern zu müssen. Das Selbstbestimmungsrecht *einzelne[r] Menschen* könnte dadurch beeinträchtigt werden.

> „… *die Herausforderung … dass wir das Prinzip funktionalisiert haben. Und auf der anderen Seite sind wir heute an dem Punkt, wo unser Ehrenamt darauf achten muss, dass nicht dem Hospiz genau das Gleiche passiert, was den Pflegeeinrichtungen oder Krankenhäusern passiert. Nämlich, dass das Selbstbestimmungsrecht des einzelnen Menschen übergriffig in Frage gestellt wird*" (Hardinghaus, Abs. 65).

Hospizliche Sorge und Begleitung beinhaltet auch eine gute palliativmedizinische und palliativpflegerische Versorgung der Betroffenen. Dazu sind Institutionen notwendig, *das Prinzip* wurde *funktionalisiert* als notwendige Voraussetzung dafür, Menschen in stationären und ambulanten Hospizen versorgen zu können. Damit diese Versorgung dauerhaft und für alle Betroffenen zugänglich finanziert werden kann, musste diese Versorgung in das Gesundheitssystem aufgenommen werden. Das ist geschehen, oder wie Hardinghaus es benennt: *dass wir das Prinzip funktionalisiert haben.* Doch viele Institutionen des staatlichen Gesundheitssystems sind im Sinne Goffmans totale Institutionen (Goffman, 1973).

Pflegeheime und Krankenhäuser sind totale Institutionen, in denen das Selbstbestimmungsrecht *übergriffig in Frage gestellt wird.* Diese Gefahr kann auch auf Hospize zukommen. Einerseits besteht die Gefahr, dass stationäre Hospize ähnlich den Krankenhäusern selbst zu totalen Institutionen werden, und andererseits besteht die Möglichkeit, dass ambulante Hospize sich zukünftig in totale Institutionen wie beispielsweise den Pflegeheimen eingliedern müssen, um dort tätig zu werden. Das würde Auswirkungen auf das hospizliche Ehrenamt selbst haben. Ehrenamtliche müssten dann dem entsprechen, was von der Institution gefordert wäre; die eigenständige Entscheidung der Ehrenamtlichen, bedürfnisorientiert Betroffene zu begleiten, könnte dann *in Frage gestellt* werden. Wie Ehrenamtliche darauf reagieren werden, ist offen. Zudem wird in totalen Institutionen das Selbstbestimmungsrecht die Betroffenen *übergriffig in Frage gestellt*. Es war, ist und wird auch zukünftig Ziel der Hospizbewegung sein, dass Betroffene bedürfnisorientiert, und das heißt zugleich: selbstbestimmt soweit möglich, begleitet werden. Hospizliche Ehrenamtliche möchten dieses Ziel verwirklichen; wie dies zukünftig dann noch möglich wäre, ist ebenso offen, wobei Hardinghaus hier auch eine zukünftige Lösung sieht:

> *„Und von daher brauchen wir diese Bürgerbewegung."* (Hardinghaus, Abs. 65)

Die Bürger*innenbewegung Hospiz muss dem entgegenwirken und ihr ursprüngliches Ziel der Bedürfnisorientierung auch zukünftig verfolgen. Damit könnten Ehrenamtliche auch ihren Freiraum behalten.

Zu den Schattenseiten des Erfolgs der Hospizbewegung gehört seit dem Einzug ins Gesundheitswesen 1997 die Macht- und die Verdrängungsfrage, die hier bereits in mehreren Fragestellungen erörtert wurde und mit dem neuen HPG verstärkt wieder auftreten wird. Gronemeyer sieht die Existenz von hospizlichen Ehrenamtlichen als grundsätzlich gefährdet an:

> *„Also aus palliativmedizinischer Professionalitätssicht ist sowas* (Anm. der Autorin: mit *sowas* war das Ehrenamt angesprochen) *eigentlich nicht erforderlich ... Der Ehrenamtliche lässt sich sehr schnell durch ein iPad ersetzen mit einem entsprechenden Unterhaltungsprogramm. Und das kann man viel besser kontrollieren und das ist natürlich viel besser einsetzbar und viel besser überprüfbar"* (Gronemeyer, Abs. 57).

Gronemeyer spielt mit dem Gedanken, zukünftig Ehrenamtliche durch ein elektronisches Medium zu ersetzen, das kontrollierbar ist. Die Professionellen möchten laut seiner Äußerung in der Hierarchie über den Ehrenamtlichen stehen, sie kontrollieren und überprüfen. Wenn Sterben zu einem technokratischen Projekt werden würde, hätte dies seine eigene Sinnlogik. Ehrenamtliche würden dann nicht mehr gebraucht werden.

Weihrauch sieht ebenfalls die aufkommenden Verdrängungsmomente, aber auch Lösungen. Nicht alle Professionellen sehen das hospizliche Ehrenamt als in der letzten Lebensphase notwendiges Element einer sorgenden Begleitung an.

> *„[W]as wir im Blick haben müssen ... ihr müsst als Ehrenamtliche selbstbewusst auftreten ... sie dürfen nicht in ihrer Rolle sozusagen gegenüber der SAPV ... immer sich schnell zurückzuziehen und sagen, okay, dann wir eben nicht. Sondern sie müssen sagen, hey, hier sind wir und unsere Rolle ist eine ganz bestimmte und die könnt ihr nicht ausfüllen"* (Weihrauch, Abs. 93).

Wenn das SAPV-Team nach Hause kommt, dann entsteht meist eine multiprofessionelle medizinisch-pflegerische Versorgung, die verschiedenste medizinisch-pflegerische Module enthält und sich dadurch als für den Betroffenen umfassende*n Versorger*in sieht. Wie Pelttari (Abs. 33) in Kapitel 2.3.1 dieses Teils angesprochen hatte, sehen die Hauptamtlichen kein Betätigungsfeld mehr für Ehrenamtliche.

Weihrauch sieht hier diese Gefahr, doch sie sieht eine zukünftige Lösung in der emotionalen Stärkung der Ehrenamtlichen. Ehrenamtliche müssen zukünftig lernen, dass sie *selbstbewusst auftreten* und ihre Rolle selbstbewusst darstellen und sie dadurch auch den Betroffenen geben können.

Pelttari sieht diese Entwicklung für die Zukunft grundsätzlich, wie bereits unter 2.6 erwähnt:

> „[W]ie bringt man das (Anmerkung der Autorin: das, damit sind die Ehrenamtlichen gemeint) in ein Gesundheitssystem hinein? ... Aber das ist für mich sozusagen das Eckige. Und diese Hospizbewegung ist für mich etwas Rundes. Und wie bringt man das Eckige in das Runde? Ist eine große Herausforderung" (Pelttari, Abs. 47).

Das Eckige in das Runde bringen, hier treffen zwei Systemlogiken aufeinander, die sich bei jeder Veränderung wieder neu finden müssen.

Graf weist auf eine Entwicklung hin, die sich aus der Professionalisierung ergeben hat. Die ganzheitliche Sorge/Versorgung wurde in einzelne Professionen zerlegt. Diese Entwicklung möchte Graf zukünftig korrigieren.

> „Zu sagen, wir müssen weg von dieser Fragmentierung, wir müssen tatsächlich wieder diesen Aspekt, den Menschen als Mensch mit der Einheit Seele, Geist und Körper sehen und da ansetzen" (Graf, Abs. 71).

Aufgrund der Professionalisierung haben sich fachspezifische Qualifikationen herausgebildet. Es gibt ein breites Angebot an Aus- und Weiterbildung innerhalb der einzelnen Professionen und dem Ehrenamt, aber nicht übergreifend. Im Hauptamt ist aus ihrer Sicht bereits eine Fragmentierung eingetreten, es wird nicht mehr der Mensch als Ganzes gesehen, er wird mit der fachspezifischen Brille gesehen. Sollten sich Ehrenamtliche zunehmend professionalisieren, kann ihnen der Blick auf den ganzen Menschen ebenso verloren gehen. Graf möchte zukünftig weg von der Fragmentierung, wieder hin zur ganzheitlichen Sicht auf den Menschen, und diese Schattenseite damit beseitigen.

Kränzle sah zudem eine mögliche, zukünftige Schattenseite, die nicht aus der Hospizbewegung kommt, sondern gesellschaftlich bedingt ist.

> „Also, was ich fürchte, es gibt ja inzwischen Einrichtungen, die eine so genannte Aufwandsentschädigung ihren Ehrenamtlichen bezahlen und das ist in der Hospizbewegung schlicht nicht möglich und auch nicht vorgesehen und ich finde es auch nicht richtig. Also, das sind dann Mini-

jobs oder wie auch immer. Das kann man nicht als Ehrenamt laufen lassen. Das befürchte ich,
dass sich das nochmal, dass das mehr um sich greift, weil natürlich das Ehrenamt ein sehr hart
umkämpfter Markt ist" (Kränzle, Abs. 53).

Auslöser ihre Betrachtung ist der *sehr hart umkämpfte[] Markt* der Ehrenamtlichen
in der Gesellschaft. Laut statista (o. J.) engagieren sich ca. 22 Prozent der Menschen
über 14 Jahren in einem Ehrenamt in Deutschland. Im hospizlichen Ehrenamt sind es
ca. 1 Prozent der Bevölkerung über 14 Jahren (Klie et al., 2019). Doch Ehrenamtliche
werden in vielen Bereichen des Lebens benötigt und die Ämter sind zudem unterschiedlich begehrt. Einige Organisationen greifen zu dem Mittel, die für sie notwendigen Ehrenamtlichen mit einer Aufwandsentschädigung zu bezahlen. Kränzle lehnt das
ab, denn die Kriterien für eine Ehrenamtlichkeit sind dann nicht mehr gegeben. Doch
sie weiß, dass diese Situation sich zukünftig verschärfen wird.

3.1.3   Weitere Schritte

In den vorausgegangenen Kapiteln wurden mögliche Entwicklungen und deren mögliche Auswirkungen auf das hospizliche Ehrenamt erfasst. Doch stellt sich bei Zu-
kunftsfragen auch immer die Frage nach der Realisierung. Was wird kommen? Hier
fielen die Antworten je nach Fragestellung sehr unterschiedlich aus. Zudem sind die
Auswirkungen für das hospizliche Ehrenamt unterschiedlich gravierend.

Ein Mehr an Pluralität wird zu Veränderungen im Verhalten führen, das Ehrenamtliche bereits in der Vergangenheit und in der Gegenwart bewerkstelligt haben,
und kann als normaler Anpassungsprozess bezeichnet werden. Dieser Prozess wird
weitergehen. Mehr Pluralität verändert aber das hospizliche Ehrenamt nicht grundlegend.

Das neue Ehrenamt bringt Umstellungen im hospizlichen Ehrenamt mit sich. Die
Lösungsansätze wurden diskutiert, aber von den Interviewten als bereits im Gange
bezeichnet.

Eine Veränderung des Umgangs mit irgendeiner Form der Sterbehilfe wird einen
großen Diskussions- und Lösungsbedarf darüber hervorrufen, wie stationäre und ambulante Hospize und deren Ehrenamtliche damit umgehen werden, denn Begleitungen
könnten dann ganz andere Verläufe nehmen. Doch Hospize, Ehrenamtliche und die
Hospizbewegung selbst werden kaum Veränderungen durchlaufen, sie werden auch
zukünftig ein Gegenentwurf zu jeder Form der aktiven Sterbehilfe bleiben.

Doch zwei Themenfelder sind ebenso gravierend wie konsternierend: Die zukünftigen Auswirkungen des Hospiz- und Palliativgesetzes von 2015 und die Antwort auf die
demografische Entwicklung, die caring communities. Das neue Hospiz- und Palliativgesetz von 2015 ist nicht erfüllbar:

> *„11 000 Pflegeheime gibt es ... es gibt 1 500 ambulante Hospiz-Dienste. Allein das klingt schon nach einer großen Herausforderung"* (Hardinghaus, Abs. 100).

> *„Die werden gar nicht alle Verträge bekommen, weil, so viele Hospizdienste gibt es gar nicht"* (Weihrauch, Abs. 19).

Nach statista leben in Deutschland 818 000 Menschen in 14 500 Pflegeheimen (statista, 2019). Dem gegenüber stehen 1 500 ambulante Hospizdienste. Hinzukommen soll hospizliche Begleitung in (Akut-)Krankenhäusern. Das HPG ist nicht erfüllbar, auch mittelfristig ist das aufgrund der Größenverhältnisse der beiden Institutionen nicht erfüllbar. Und es sind keine Lösungsansätze vorhanden.

Das zweite wichtige Themenfeld ist die caring community als Antwort auf die demografische Entwicklung. Die Entwicklung der Demografie ist eine seit Jahren bekannte Tatsache. Für Hochaltrige und Sterbende wird es nicht genügend Altenheime, ambulante und stationäre Hospize geben und sie sind auch nicht erwünscht. Zudem wären sie nicht finanzierbar. Die Alternative ist eine *schöne Hoffnung* (Gronemeyer, Abs. 75), eine Zukunftsvision, die einen langen Atem braucht (Haller, Abs. 166), denn hier herrscht in zweierlei Hinsichten Ratlosigkeit.

Auf der einen Seite denkt Schneider darüber nach, wie diese neuen Konzepte wirklich auf Dauer verlässlich gemacht werden können; darüber gibt es noch keine (ausreichenden) Erfahrungen. *„[J]a, wir müssten so VIEL wie möglich PROBIEREN und schauen, was funktioniert* (W. Schneider, Abs. 107). Das Konzept ist noch nicht so weit gediehen, dass es als Versorgungsalternative praktiziert werden kann.

Die Frage der Machbarkeit ist nicht geklärt.

> *„[I]ch muss sie verlässlich auf Dauer stellen, sonst habe ich nichts davon ... Und da werde ich halt schon skeptisch"* (W. Schneider, Abs. 107).

Denn wie W. Schneider oben erwähnt, es muss erst probiert werden. Darauf kann (noch) keine absehbare Zukunft aufgebaut werden. Zudem weist Schneider darauf hin, dass es sich um eine *sorgende Gemeinschaft unter individualisierten, pluralisierten Heterogenitätsbedingen, wo den Menschen im Alltag einfach nur EINES klar ist, nichts ist mehr sicher* (W. Schneider, Abs. 107). Das erschwert ein stabiles, auf Dauer gestelltes neues System der freiwilligen Gegenseitigkeit.

> *„[A]ber wenn das Anliegen breit aufgegriffen ist, darauf wird es entscheidend ankommen. Darauf wird es entscheidend ankommen, und wenn da/ Und das Wort vom flächendeckend, und dass es überall gleich ausschaut. Also, daran glaube ich eigentlich nicht"* (Raischl, Abs. 155).

Raischl steht einer sorgenden Gemeinschaft positiv gegenüber (Abs. 125, Kap. 3.1.1.5), doch eine flächendeckende Umsetzung hält er für unwahrscheinlich. Bei klaren Konzepten, die in der Realität umsetzbar sind, können Expert*innen dazu qualifizierte Urteile fällen, bei Visionen geht das nicht. *Also, daran glaube ich eigentlich nicht* – an Visionen kann geglaubt werden oder nicht, aber eine Vision ist weit von einer stabilen, verlässlichen Sorge/Versorgung entfernt. Kränzle geht diese Problematik praxisnah an:

> „... *verändern sich die Lebensbedingungen ja. Also, wir haben ja eine massive Vereinzelung von Personen. Also, in Stuttgart gibt es schon über 60 Prozent Singlehaushalte. Wo sollen die dann herkommen, die Nachbarn und die Familie? Also, wie soll die Quartiersorge konkret funktionieren? Ich finde das eine bestechende Idee, aber ich sehe es nicht in der Praxis, also, da kann ich tausend dramatische Geschichten erzählen, die dann dazu geführt haben, dass Menschen in den stationären Bereich aufgenommen werden mussten, auch aus sozialen Gründen"* (Kränzle, Abs. 67).

Kränzle gleicht die Ideen/Visionen einer sorgenden Gemeinschaft mit der Realität ab und kommt zu einer klaren Einschätzung für die Zukunft: 60 Prozent Singlehaushalte und jeder Singlehaushalt bedeutet eine eigene Daseinsversorgung, die zumindest teilweise zukünftig Sorge benötigen wird. Kränzle stellt die klare Frage: Woher sollen in dieser Situation die Zeit und die soziale Einstellung der Menschen für zusätzliche Sorge für den anderen in Zukunft kommen? Menschen kommen heute in stationäre Einrichtungen, weil eben genau diese Sorge nicht gegeben ist, *da kann ich tausend dramatische Geschichten erzählen, die dann dazu geführt haben, dass Menschen in den stationären Bereich aufgenommen werden mussten, auch aus sozialen Gründen.* Kränzle berichtet aus ihrer eigenen langjährigen Erfahrung als Hospizleiterin. Sie sieht kein Änderungspotential, sie sieht niemanden, der eine sorgende Gemeinschaft umsetzen kann. Warum das so ist, erläutert sie so:

> „*Und was ja auch ist, die Menschen stecken ja unglaublich in ihren beruflichen Verpflichtungen. Also, die haben auch nicht die Zeit und nicht die Kraft, sich noch um sterbende Verwandte oder gar Nachbarn, mit denen sie überhaupt nicht verwandt sind, großräumig sich kümmern zu können. Das geht einfach nicht"* (Kränzle, Abs. 67).

Das Eingebundensein in diese Gesellschaft, das bedeutet, dass zunehmend alle erwachsenen Menschen einer Erwerbstätigkeit nachgehen werden. Die beruflichen Belastungen sind oft enorm auch bei beiden Elternteilen, hinzu kommen Kinder und pflegende Angehörige. Wo soll in diesen Situationen noch Zeit für den Nachbarn und die Nachbarin bleiben? Kränzle hält die sorgende Gemeinschaft *für eine bestechende Idee,* aber eine mögliche zukünftige Umsetzung sieht sie nicht.

Auf der anderen Seite sind die notwendigen Rahmenbedingungen nicht vorhanden.

> „... *Und der zweite Befund, den man oft auch wieder kennt, wenn da nicht bestimmte Faktoren gegeben sind, wo man Treiber hat, Initiatoren, dann ist es auch schnell wieder WEG. Und wer übernimmt diese Rollen. Die KOMMUNE, ja, klar. Kann sie zum Beispiel. Oder irgendein Netzwerk oder so"* (W. Schneider, Abs. 107).

Hieraus wird ersichtlich, warum die Expert*innen hier von Visionen, Hoffnungen und bestechenden Ideen sprechen. Wenn caring communities einen Teil der Daseinssorge und Sorge um Hochaltrige und Sterbende übernehmen sollen, muss es einen *Treiber* geben, der nachhaltig eine caring community auf Dauer garantieren kann. W. Schneider gibt die Rolle der Kommune oder einem anderen Netzwerk, das aber den Rahmen für die caring community tragen kann und muss. Kommunen können nur Insellösungen bieten. Zu den anderen Netzwerken gehören beispielsweise Kirchengemeinden, doch auch dort befinden sich die Gemeinden noch in der Phase des Nachdenkens (Coenen-Marx, 2019). Ein Treiber ist aber nicht vorhanden und nicht in Sicht.

3.1.4   Zusammenfassung

Welche Veränderungen auf das hospizliche Ehrenamt zukommen werden, können nur aus der heutigen Sicht und den heutigen, sich abzeichnenden Entwicklungen gedeutet und/oder bewertet werden, Wissen darüber gibt es nicht. Hier wird der Versuch gewagt, bedeutende Tendenzen aufzugreifen und mögliche und/oder wahrscheinliche Entwicklungen zu extrapolieren oder verschiedene, mögliche Szenarien aufbauen. Dass die Ehrenamtlichen der Zukunft sich von der Anfangsgeneration der Ehrenamtlichen deutlich unterscheiden werden, darüber herrscht weitestgehend Einigkeit.

In den Interviews haben sich acht Themenbereiche, in denen Veränderungen im Gange sind, die das hospizliche Ehrenamt unterschiedlich gravierend betreffen werden, herauskristallisiert. Diese wurden wiederum in Veränderungen aus der Gesellschaft und Veränderungen innerhalb der Hospizbewegung aufgeteilt und ihr zukünftiger Beeinflussungsgrad beurteilt. Ebenso wurden die zukünftig möglichen Schattenseiten angesprochen.

Die Pluralität der Gesellschaft wird zunehmen, nicht nur im positiven Sinne, am unteren Rand der Gesellschaft könnte es zur Verschärfung prekärer Situationen kommen, mit denen hospizliche Ehrenamtliche dann konfrontiert werden. Wie sie reagieren werden, ist offen. Dennoch wird diese Entwicklung stationäre und ambulante Hospize nur partiell treffen und Lösungsansätze wurden hier auch in der Vergangenheit und der Gegenwart gefunden.

Mit der Gesellschaft hat sich auch das Ehrenamt verändert. Das hospizliche Ehrenamt ist nach wie vor in überwiegend weiblicher Hand. Die Ehrenamtlichen der ersten Generation treten ab, die neue Generation ist anders. Hauptgrund dafür ist die Berufstätigkeit der Frauen, ihnen fehlt die Zeit, die der ersten Generation zur Verfügung stand. Auch die jugendlichen, neuen Ehrenamtlichen werden nur eingeschränkt für dieses Ehrenamt zur Verfügung stehen, zudem wird ihre Verweildauer in diesem Ehrenamt sehr begrenzt sein. Mitbedacht werden sollte an dieser Stelle, dass sich Ehrenamt bereits verändert hat, weg von altruistischen, hin zu selbstbezogenen Motiven. Das stationäre und im Besonderen das ambulante Hospiz muss zukünftig auf beides reagieren. Lösungsansätze sind kürzere Befähigungskurse, Spezialisierung und eine Vergrößerung des Ehrenamtlichen-Pools in den einzelnen Hospizen. Kritisch anzumerken ist, dass Hospize zukünftig darauf achten müssen, dass selbstbezogene Motive der Ehrenamtlichen nicht den Bedürfnissen der Betroffenen entgegenstehen. Wenn hospizliches Ehrenamt zukünftig zu einer Freizeitbeschäftigung wie das Briefmarkensammeln wird, dann ist die hospizliche Haltung in Gefahr.

Die Debatte um aktive Sterbehilfe wird auch in Zukunft nicht abreißen. Dies könnte zur Folge haben, dass mittelfristig eine Lockerung, in welcher Form auch immer, zur heute geltenden Regelung erfolgen könnte. Für hospizliche Ehrenamtliche kann das Veränderungen mit sich bringen. Einerseits wird die Frage im Raum stehen, wie sich dann Verbände und das einzelne Hospiz verhalten, in dem die Ehrenamtlichen dann tätig sind. Andererseits werden auf die Ehrenamtlichen grundsätzlich neue Begleitungsverläufe zukommen; das verändert das Ehrenamt, neue Zielkonflikte könnten dann entstehen. Das hospizliche Ehrenamt in seiner grundsätzlichen Ausrichtung ist nicht in Gefahr, ist doch der Hospizgedanke und die Hospizbewegung als ein Gegenentwurf zu jeder Form von aktiver Sterbehilfe entstanden.

Die demografische Entwicklung in Deutschland war seit vielen Jahren vorhersehbar. Wie der zukünftig stark steigende Anteil der Hochaltrigen und Sterbenden begleitet und versorgt und wie diese Versorgung finanziert werden soll, ist nicht geklärt. Als mögliche Antwort wird die sorgende Gemeinschaft genannt. Doch ist sie das? Jede Versorgungsart muss auf Dauer eine zuverlässige Lösung für diese vulnerablen Menschen bieten. Caring communities sind jedoch weit davon entfernt. Vereinzelte Projekte sind vorhanden und funktionieren auch in der Praxis, aber es muss weiter geforscht, ausprobiert und propagiert werden. Letzteres ist auch deshalb für die Fortentwicklung zu einem flächendeckenden System entscheidend, weil es, wie W. Schneider es nannte, einen Treiber braucht, der, auf Dauer gestellt, die caring community gewährleisten kann. Wie dies geschehen soll, darüber herrscht Ratlosigkeit. Der notwendige Treiber ist noch nicht gefunden.

Bei den Veränderungen, die aus der Hospizbewegung kommen, sind an erster Stelle jene, die das neue Hospiz- und Palliativgesetz von 2015 hervorrufen wird, zu nennen. Durch einen verbesserten Personalschlüssel werden im stationären Hospiz Tätigkeiten, die vormals Ehrenamtliche verrichtet haben, an das Hauptamt übergehen. Das führt zumindest teilweise zu einer Verdrängung der Ehrenamtlichen. Welche Ausformungen das genau haben wird, ist noch nicht abzusehen. Im Bereich der ambulanten Hospize wird aufgrund der verbesserten finanziellen Ausstattung mit Koordinator*innen das hospizliche Ehrenamt gestärkt und ausgebaut. Eine weitere Veränderung für Ehrenamtliche wird die Ausweitung der Sterbeorte bringen. Mit dem neuen Gesetz können nun Begleitungen in Pflegeheimen und (Akut-)Krankenhäusern gesetzlich geregelt abgerechnet werden. Bei Pflegeheimen kommt hinzu, dass sie zwingend eine Kooperation mit einem ambulanten Hospizdienst eingehen müssen. Dies war auch so gewollt, doch der schiere Zahlenvergleich zeigt, dass hier eine auch mittelfristig nicht leistbare Erwartung aufgebaut wird. Auch Lösungsansätze sind nicht vorhanden. Der sich zugleich auch zukünftig abzeichnende Mangel an Fachkräften in der Altenpflege könnte zudem zu dem Versuch führen, hospizliche Ehrenamtliche zu Lückenbüßern zu machen. Doch ist auch von Seiten der Pflegeheime und Krankenhäuser zukünftig eine mögliche Abwehrhaltung gegenüber den Ehrenamtlichen möglich, kommen diese doch aus einer ganz anderen Systemlogik. Pflegeheim und Krankenhaus sind totale Institutionen, sie sind an ihren Aufgaben orientiert. Hospizliche Ehrenamtliche sehen nicht die Aufgabe, sondern den ganzen Menschen mit seinen Bedürfnissen im Mittelpunkt ihrer Tätigkeit. Und Ehrenamtliche, auch als Advokat*in der Betroffenen, äußern Kritik, die nicht immer erwünscht sein wird. Bei den hospizlichen Ehrenamtlichen steht der Betroffene mit seinen Bedürfnissen im Mittelpunkt. Zwei Systemwelten treffen aufeinander, Ausgang offen.

Hospizliches Handeln verbreitet sich zukünftig, weitere Sterbeorte, damit verbunden weitere Krankheitsbilder und eine Ausweitung der Dauer der Begleitung werden die Begleitungen hospizlicher Ehrenamtlicher zukünftig verändern. Krankenhäuser und Pflegeheime als neue Orte der hospizlichen Begleitung werden Ehrenamtliche mit neuen Krankheitsbildern konfrontieren. Ehrenamtliche müssen diese mit ihren Ausformungen verstehen, um adäquat reagieren zu können. Im Besonderen werden Menschen mit Demenz in Pflegeheimen begleitet werden, auf diese Erkrankung müssen Ehrenamtliche vorbereitet werden. Auch die Länge der Begleitung kann sich verändern.

Die dritte Dimension der Ausweitung betrifft zukünftig die Dauer der Begleitung. In der Palliativmedizin gibt es die Bestrebung, wesentlich früher im Behandlungsprozess mit einer palliativen Begleitung anzufangen. Würde dies auch eine hospizlich-ehrenamtliche Begleitung beinhalten, so würden die Begleitungen wesentlich länger werden, und da die Betroffenen sich unter Umständen noch in einer anderen Lebensphase befinden, auch neue zusätzliche Anforderungen auf die Ehrenamtlichen zukommen.

Der zunehmenden Professionalisierung im stationären Hospiz aufgrund des verbesserten Personalschlüssels entspricht auf Seiten des Ehrenamtes die Tendenz zu mehr Bildung und Professionalisierung. Einerseits erfordern neue Krankheitsbilder und -verläufe einfach ein neues Wissen für die Begleitung und andererseits möchten die Ehrenamtlichen während ihrer Tätigkeit eigenes Wissen ansammeln. Dies ist das Ergebnis der veränderten Motivation der Ehrenamtlichen von den Anfängen bis zur Gegenwart.

Doch auch mögliche Schattenseiten der erfolgreichen Hospizbewegung wurden von den Interviewten beleuchtet. Von den angesprochenen möglichen Schattenseiten wurde nur ein Punkt genannt, der sich aus der gesellschaftlichen Entwicklung heraus auch auf das hospizliche Ehrenamt auswirken könnte: der allgemeine Mangel an Ehrenamtlichen in der Gesellschaft. Der Markt ist hart umkämpft, es gibt bereits Akteur*innen, die Aufwandsentschädigung zahlen. Würde diese Entwicklung auch in Hospizen Einzug halten, wären die hospizliche Grundhaltung, wie beispielsweise die Absichtslosigkeit, nicht mehr gegeben.

Die weiteren möglichen Schattenseiten ergaben sich aus der Erfolgsgeschichte der Hospizbewegung selbst.

Hospize und im Besonderen stationäre Hospize genießen ein hohes Ansehen in der Gesellschaft und werden als Orte des guten Sterbens wahrgenommen. Sollte sich dies in der Gesellschaft immer mehr verfestigen, könnte der Eindruck entstehen, dass an anderen Orten im Umkehrschluss nicht so gut oder sogar schlecht gestorben wird. Alteneinrichtungen könnten zukünftig vermehrt als Sterbeorte zweiter Klasse angesehen werden oder auch ein Sterben zuhause könnte dadurch abgewertet werden.

Sollte sich dieser Wunsch nach palliativ-pflegerisch-medizinischer Versorgung am Ende des Lebens weiterhin verstärken, so wäre diese zudem nicht finanzierbar. Gronemeyer entwickelt hier zwei mögliche Szenarien: entweder wird es nach Finanzkraft der Betroffenen abgestufte Hospize geben oder eine Rückbesinnung auf das bürgerschaftliche Engagement wird eintreten, jedoch mit dem Unterschied, dass es nicht mehr Ehrenamtliche wie die aus den Anfängen sein werden, sondern Menschen aus einer freundschaftlich gesinnten Gesellschaft.

Eine weitere mögliche Schattenseite könnte aus einer weiteren Professionalisierung der hospizlichen Einrichtungen entstehen. Stationäre Hospize sind als Einrichtung Teil des Gesundheitswesens, wie Krankenhäuser und Pflegeeinrichtungen. Je mehr hospizliche Einrichtungen in ihrer Ausformung als professionelle medizinisch-pflegerische Einrichtungen der Organisation der Einrichtungen des Gesundheitssystems nahekommen, desto größer wird die Gefahr, sich ebenso einer totalen Einrichtung zu nähern. Dadurch könnten Betroffene und Ehrenamtliche nicht mehr im Sinne der Hospizidee gesehen und behandelt werden. Das Selbstbestimmungsrecht und die Bedürfnisorientierung der Betroffenen könnten in Frage gestellt werden, ebenso die Handlungsspielräume der Ehrenamtlichen. Zudem besteht bei den Ehrenamtlichen nicht nur die Gefahr der Kontrolle und deren Hierarchisierung unterhalb der Hauptamtlichen, sondern deren Verschwinden aus den (stationären, aber auch teilweise aus den ambulanten) Hospizen.

Eine weitere Schattenseite, die sich bereits aus der Professionalisierung ergeben hat und die es zukünftig zu beheben gibt, ist die Fragmentierung der Begleitung der Betroffenen.

Der weitere Themenkreis steht im Zeichen einer neuen Art der Begleitung, der Begleitenden, einer Veränderung der Gesellschaft in besonderem Maße. Sorgende Gemeinschaft, caring communities, compassionate communities, diese Begriffe sind relativ neu, lassen sich nicht trennscharf unterscheiden. Was der Sache nicht hinderlich ist, steht diese Entwicklung noch am Anfang einer vielleicht neuen Art der Begleitung, die genauen Ausformungen sind noch nicht klar ersichtlich. Was all diese Projekte gemeinsam trägt, ist die Idee/Vision einer nachbarschaftlich gedachten Gesellschaft, die erkannt hat, dass eine Versorgung durch Professionelle allein nicht mehr gelingen kann und die Mitglieder dieser Gesellschaft ihren Beitrag dazu leisten können. Die Grundlage dieser Idee/Vision ist eine von Mitmenschlichkeit getragene Haltung, wie diese auch Grundlage der Hospizidee ist. Die Machbarkeit dieser Ideen/Visionen wird einerseits zwar angezweifelt, deren Notwendigkeit aber bejaht.

3.2   Motive

Warum werden auch in Zukunft Menschen dieses Ehrenamt ergreifen? Was wird Menschen in Zukunft auch dazu bewegen, ihre Zeit Sterbenden und deren Zugehörigen zu schenken? Können aufgrund der veränderten Rahmenbedingungen neue Motivstrukturen entdeckt werden? Wird sich etwas verändern?

> *„Ich glaube, das wird sich nicht groß ändern. Die Motive, warum Menschen sich ehrenamtlich in der Hospizbewegung engagieren wollen, ja, je nachdem, ob besondere Einsatzgebiete noch dazukommen ... aber so die Grundsätze, wir hatten es ja auch schon besprochen vorher, glaube ich, würde sich an der Motivation ja nicht ändern"* (Voltz, Abs. 192).

Voltz glaubt nicht an eine Veränderung der Motivstruktur, wobei er, wie bereits erörtert, eine vorwiegend altruistische Motivlage zugrunde legt ... *ja, je nachdem, ob besondere Einsatzgebiete noch dazukommen* ... Voltz möchte nicht unbedingt andere für die Zukunft mögliche Motive grundsätzlich ausschließen, aber er glaubt nicht daran.

   „Also, ich glaube, dass sich an den Motiven gar nicht so sehr viel verändert" (Kränzle, Abs. 45). Kränzle erwartet für die Zukunft keine grundsätzliche Veränderung der Motive, dieses Ehrenamt auszuüben.

   Im Nachfolgenden haben die Expert*innen vereinzelt aus ihrer Sicht entscheidende Entwicklungen extrapoliert und bewertet.

3.2.1   Altruistische Motive

Die ursprüngliche Motivstruktur, die hospizliches Ehrenamt entstehen ließ, war das selbstlose Einstehen für Sterbende; sie nicht allein zu lassen und das Unfassbare zu begleiten, war ein altruistisches Motiv.

Blümke entdeckt eine grundsätzliche Bereitschaft:

> *„... es gibt A die These, dass wir, unsere Gesellschaft sich gar nicht um die anderen kümmert, ja? ... also, ich kann das auch nicht sehen. Wir haben eine kontinuierliche Zunahme an Ehrenamtlichen in Hospizarbeit ... Muss man immer angucken, hat immer verschiedene Seiten, aber im Großen und Ganzen gibt es die Bereitschaft der Menschen, zu helfen. Es gibt auch die Bereitschaft der Menschen zu nachbarschaftlicher Solidarität"* (Blümke, Abs. 28).

Er untermauert diese elementare Bereitschaft zur Hilfe und zur nachbarschaftlichen Solidarität auch mit anderen Bereichen, in denen sich die Malteser engagieren. *„[W]ir haben einen Riesen-Run gehabt im Rahmen der Flüchtlingshilfe"* (Blümke, Abs. 28). Blümkes Äußerung ist sein Erfahrungswert aus dem beruflichen Umfeld der Malteser, einer katholischen Sozialeinrichtung, die einem bestimmten Menschenbild verpflichtet ist. Aber das Ehrenamt *hat immer verschiedene Seiten.* Betrachten wir die Erkenntnisse aus der Motivlage der hospizlichen Ehrenamtlichen, gehören zu den verschiedenen Seiten auch selbstbezogene Motive hinzu.

> *„Ich glaube, dass es auch wertvoll ist, diese Kategorie zu sichern, also, dieses, dass wir uns angerührt fühlen durch die Begegnung mit einem anderen Menschen. Und dass es auch eine, ich sage jetzt mal, eine emotionale Berührung geben kann, also das ist aus meiner Sicht zwingend. Und dazu müssen wir aufpassen, und das ist die Gefährdung aus meiner Sicht des Ehrenamtes, das Ehrenamt nicht zu funktionalisieren"* (Blümke, Abs. 29).

Zukünftig sieht Blümke das Angerührt-Sein nicht unbedingt in Gefahr, aber er möchte es zukünftig sichern und verstärkt im nachfolgenden Satz diese Äußerung. Die *emotionale Berührung* wird jetzt *zwingend*, nun sieht er sie in Zusammenhang mit einer drohenden Funktionalisierung des Ehrenamtes doch als gefährdet an. Die Zukunft liegt damit in der Erhaltung oder sogar dem Schutz des Motivs Angerührt-Sein. Blümke spricht davon, *das Ehrenamt nicht zu funktionalisieren.* Doch wer möchte eine Funktionalisierung? Die Ehrenamtlichen oder das (stationäre und/oder ambulante) von Hauptamtlichen geführte Hospiz? Hier werden auch die Träger einen entscheidenden Einfluss ausüben.

Sich vom Anderen, im Hospiz vom Sterbenden und den Zugehörigen in ihrer schwierigen Lage angerührt fühlen, das ist ein wichtiger Beweggrund dafür, sich im Hospiz ehrenamtlich zu engagieren, und dieser solle nicht untergehen. Die Funktionalisierung ist eine große Gefahr, denn in der Übernahme von Funktionen entsteht ein Spezialwissen, das die Gefahr der Technokratisierung in sich birgt. Die Ehrenamtlichen verrichten dann eine Funktion mit Spezialwissen und danach gehen sie. Die menschliche Nähe und das Angerührt-Sein sind dann in Gefahr. Dieser Gefahr soll zukünftig entgegengewirkt werden.

Gronemeyer formuliert es aus einem anderen Blickwinkel:

> *„Also, ich meine, Hoffnung stiftend könnte sein, dass der Wille der Menschen, das eigene zu machen und jetzt für einen sterbenden Menschen mit seiner Existenz einzustimmen, da zu sein, der wird sich nicht abtöten lassen. Aber, der Versuch, das zu kanalisieren, ist natürlich im Grunde genommen Erstickungsversuch oder der endet im Ersticken"* (Gronemeyer, Abs. 61).

Auch Gronemeyer sieht die zukünftige Motivation weiterhin in der vorhandenen alt-ruistischen Motivation, für den Anderen da zu sein. Dieser Motivdrang *wird sich nicht abtöten lassen,* hofft Gronemeyer für die Zukunft.

Der Altruismus ist aber gefährdet, weil er durch äußere Einflussnahme erstickt wer-den könnte. Im ersten Schritt sollen zukünftig Ehrenamtliche *kanalisiert* und damit eingeengt und im zweiten Schritt verdrängt werden. Als treibende Kraft hinter dieser Kanalisierung sieht er die Gesundheitsindustrie, weshalb er nachfolgendes Szenario entwickelt:

> *„Ich hoffe auf die zusammenbrechende Gesundheitsindustrie, die gewissermaßen ihre Wachs-tumsgrenzen überschritten hat, wenn ich das richtig sehe. Und darauf, dass da also sehr viel Chaos ausbrechen wird. Oder vielleicht nicht Chaos ausbrechen wird, sondern das Geld eine immer entscheidendere Rolle spielen wird. Wer kriegt was noch? Und dass das die Verzweiflung der Menschen am Lebensende wachsen lassen wird und die Verzweiflung ist mit Professionalität vielleicht zu sedieren, aber nicht zu trösten. Und dass dann die Ehrenamtlichen, die natürlich aus ganz anderen Zusammenhängen kommen werden als die Ehrenamtlichen des Anfangs, als Ehrenamtliche sein werden, die wahrscheinlich vielfach die Trostlosigkeit teilen. Die kommen ja dann auch wahrscheinlich immer weniger aus kirchlichen, christlichen Hoffnung erfüllten Erle-benszusammenhängen. Sondern sie kommen aus einer säkularisierten Welt, sind dann vielleicht solche, die nicht wollen, dass auch das Lebensende noch ein konsumistischer Akt wird, dass sie aus diesem Motiv heraus ganz wunderbare Begleiter werden"* (Gronemeyer, Abs. 63).

Gronemeyers Szenario sieht eine Gesundheitsversorgung am Lebensende ohne Eh-renamtliche kommen, doch sie werde zu einer Verzweiflung bei den Betroffenen füh-ren. Aus dieser Not könnte nun ein neues Motiv für ein neues Ehrenamt entstehen. Das Motiv dieser neuen Ehrenamtlichen werde voraussichtlich sein, *vielfach die Trost-losigkeit teilen.*

Diese neuen Ehrenamtlichen werden dann, so Gronemeyer, *natürlich aus ganz anderen Zusammenhängen kommen.* Noch ist das Sterben kein konsumistischer Akt, aber nach Gronemeyer wird er es werden und dann werden die neuen Ehrenamtli-chen einen Gegenentwurf, der den Werten der Mitmenschlichkeit und damit auch auf den Werten der Hospizbewegung fußen wird, entwickeln und *ganz wunderbare Beglei-ter werden.* Altruistische Motive werden nach Gronemeyer nicht sterben, aber einen schwierigen Veränderungskurs durchlaufen müssen.

3.2.2   Selbstbezogene Motive

Selbstbezogene Motive müssen und sollen nicht mit negativen oder unerwünschten Motiven gleichgestellt werden. Graf formuliert hier, wie selbstbezogenes und auch für die Betroffenen Sinnvolles zugleich entstehen kann:

„Das vielleicht nochmal zum Thema, ob es für den Einzelnen attraktiv wird und bleibt, liegt daran, ob der Mensch, im Sinne von Fromm[36], mehr ‚Haben' oder mehr ‚Sein' … Wenn er sich die Haben-Frage stellt, dann ist es klar, dann wird er nicht nochmal nach Lebenssinn, das könnte mich ausfüllen, das könnte mich erfüllen, fragen, sondern dann wird er eher sagen, wo kriege ich noch einen 450-Euro-Job? Wenn er aber mehr nach „Sein" geht und vielleicht auch diese Zeit zwischen älter werden und alt sein nutzt, dann glaube ich, stehen die Zeichen sehr gut … auch Intellektuelle kommen und nochmal nachfragen: ‚Was kann ich hier noch anbieten?' … und von daher glaube ich schon, dass sich da nochmal eine Veränderung auch zum Positiven ergibt" (Graf, Abs. 127).

Graf spricht hier über Menschen, die sie als *zwischen älter … und alt sein* bezeichnet, das ist ungefähr die Zeitspanne zwischen Rentenbeginn und der eigenen körperlichen und/oder geistigen,[37] starken Beeinträchtigung. In dieser Zeitspanne können Menschen nochmal neu über ihren Lebenssinn nachdenken, was sie in dieser Lebensphase aus- und erfüllen könnte, und sehen dann die Antwort auf ihre eigene Frage in der Aufgabe, etwas *anbieten*, das gebraucht werden könnte. Das ist ein selbstbezogenes Motiv, denn es geht um meine Lebensqualität, meinen erfüllten Lebenssinn und nur bedingt um die Sterbenden. Doch kann daraus, auch wie Graf es sieht, eine Win-win-Situation entstehen. Wenn es mich aus- und erfüllt, die Lebensqualität Betroffener und deren Nahestehenden zu verbessern, dann ist das gute ehrenamtliche Hospizarbeit.

„Ja, einfach auch was, wo sie für sich selber was lernen können und das ist ja so ein Nebeneffekt, sage ich mal, von Sterbebegleitung" (Kränzle, Abs. 45).

‚Ich möchte noch etwas für mein Leben lernen' als Motiv für hospizliches Ehrenamt – hier stehen nicht mehr die Betroffenen im Mittelpunkt, sondern der Ehrenamtliche möchte etwas lernen. Kränzle bezeichnet dieses Motiv als Nebeneffekt, also als ein nicht starkes und im Vordergrund stehendes Motiv. Dies entspricht der Auffassung Grafs, wenn als Nebeneffekt einer guten Sterbebegleitung das Selbst-etwas-gelernt-Haben sich *auch zum Positiven ergibt*.

Dennoch stellt sich die Frage, ob das Ehrenamt auch ohne die gleichzeitige Befriedigung von selbstbezogenen Motiven in Zukunft noch gewählt werden wird. Haller sieht ein weiteres Motiv, wobei sie ein bestehendes Motiv auch in der Zukunft sieht:

„Neugierig sich mit der Sterblichkeit auseinanderzusetzen. Mit dem Thema natürlich offen sein, das ist absolute Voraussetzung, und das wird so bleiben. Und aber auch noch mehr Gewinn für mich selbst sehen. Was ich ja auch absolut okay finde. Wer die Arbeit macht, darf ja auch einen Gewinn haben" (Haller, Abs. 126).

---

36 Anmerkung der Autorin: Graf spricht hier vom deutsch-US-amerikanischen Psychoanalytiker, Philosophen und Sozialpsychologen Erich Fromm, 1900–1980.
37 Graf zitiert an anderer Stelle hierzu Heribert Prantl von der Süddeutschen Zeitung: *„Die heute Sechzig-, Siebzigjährigen müssen für die Hochaltrigen da sein."* Abs. 105.

Die Neugierde darauf, was mit sterbenden Menschen geschieht, also das Sterben und den Tod zu erleben, kann demnach auch ein Motiv für Hospizarbeit sein. Nicht als Voyeurismus, sondern als echtes Interesse an der Sache, wenngleich der eigene Gewinn, nicht der Gewinn des Sterbenden der hauptsächliche Handlungsgrund ist. Dort wird die Hospizbewegung in Zukunft genau hinsehen müssen, ob die Haltung von Ehrenamtlichen mit einer solchen Motivlage nicht doch z. B. in einen Voyeurismus kippt. Es wird sich auch die Frage stellen, ob dort ein Abstand zu dem Sterbenden entsteht, der der Situation nicht mehr gerecht wird. Das Interesse am Sterbeprozess selbst steht nicht in direktem Zusammenhang mit irgendeiner Form der Hospizidee. Wünschen Ehrenamtliche mehr Gewinn für sich selbst, muss die Hospizbewegung darauf achten, dass die Bedürfnisse der Betroffenen und deren Nahestehenden nicht vernachlässigt werden.

> *„[I]ch will für meine, ich brauche das für meine Karriere, ich plane das jetzt strategisch. Ich arbeite jetzt ein Jahr in einem Hospizteam mit, dann habe ich es in meinem Lebenslauf drinnen und dann mache ich irgendetwas anderes. Dann mache ich vielleicht etwas mit Kindern mit Behinderungen oder irgendwo einer anderen oder eben Greenpeace oder irgendetwas anderes, das schaut ja gut in meinem Lebenslauf auf und ist fördernd für meine Karriere"* (Pelttari, Abs. 65).

Hospizliches Ehrenamt als Karrierebeschleuniger, denn ein hochanerkanntes soziales Engagement im Ehrenamt auszuüben verleiht zumindest den Anschein von sozialer Kompetenz und Empathie-Vermögen, von Soft Skills. Hospizarbeit, Greenpeace oder die Arbeit mit Kindern mit Behinderungen, das hübscht den Lebenslauf bezüglich sozialer Kompetenz auf. Welche Auswirkungen das auf die Betroffenen und deren Zugehörigen haben wird, ist noch nicht zu erkennen. Aber auch hier besteht berechtigter Anlass, diese Situation kritisch zu hinterfragen.

3.2.3   Es mischt sich

Wie bereits bei den altruistischen Motiven angeklungen, gibt es kaum (mehr) nur altruistische Motive für die Ausübung des hospizlichen Ehrenamtes.[38] Ohne selbstbezogene Motive wird dieses Ehrenamt nicht mehr ausgeübt. Graf hob zwar hervor, dass selbstbezogenen Motive sehr wohl im Einklang mit dem hospizlichen Ehrenamt stehen können. Für die Zukunft stellt sich dennoch die Frage, welcher Teil überwiegen wird und welche Auswirkungen das auf das Ehrenamt haben wird.

> *„Also, ich hätte nicht die Sorge sowohl jetzt auch bei den Berufstätigen wie auch bei den nicht mehr Berufstätigen. Ich möchte sagen, das wird sich wahrscheinlich weiter steigern, dass Menschen danach suchen, sich zu engagieren, und in einem Bereich, der für sie sinnvoll ist … dass*

---

38 Das „mehr" steht hier in Klammern, da dies für die Vergangenheit nicht eindeutig gesagt werden kann. Hier fehlen einschlägige Untersuchungen.

Menschen nach einfach einem guten Zweck suchen, wo sie sich engagieren können. Wo es auf der Hand liegt, dass sie selber auch was davon haben, was sozusagen Lebensschule für sie selber ist" (Raischl, Abs. 151).

Seines Erachtens werden sich Menschen nicht nur weiterhin für etwas Gutes (für andere) engagieren und zugleich etwas Sinnvolles tun wollen, wovon sie selbst profitieren können, sondern dieses Bestreben werde noch zunehmen. Das Sinnvolle für mich entsteht hierbei durch den guten Zweck, sich für andere zu engagieren. Raischl nennt das Sinnvolle auch die *Lebensschule für sie selber*. Den Begriff „sinnvoll" bringt er in Zusammenhang mit den *„Krisen zum Beispiel in den bisher vielleicht sinntragenden Einrichtungen wie den Kirchen ... (die) ... weiter zunehmen"* werden (Raischl, Abs. 151). Es ist die grundsätzliche Lebens-Sinnsuche. Dabei suchten die Menschen seines Erachtens immer weniger die Antworten bei den Kirchen, und diese Tendenz werde sich weiter verstärken. Sie suchten auch in Zukunft vermehrt ihren Sinn selbst, wobei der andere aber nicht vergessen werde, denn das sinnvolle Engagieren ist die Gabe für andere; ein christlicher Wert, der zukünftig vermehrt nicht mehr bei den Kirchen, sondern etwa im hospizlichen Ehrenamt verwirklicht werden könnte. Ähnlich sieht Pelttari die Sinnsuche:

> *„... dass sich das ein bisschen mehr teilt ... Also ich glaube, dass es dann auch Leute gibt, die wirklich Sinn suchen. Sinn suchen, was ist der Sinn des Lebens ... okay, es könnte einen Sinn für mein Leben geben, dass ich ehrenamtlich für sterbende Menschen, schwerkranke Menschen arbeite. Dass es sozusagen diesen inneren Bedarf für Sinn irgendwie befriedigt, die Hospizarbeit. Ich mache etwas Sinnvolles. Auch wenn ich mein Geld woanders verdienen muss, wo ich eigentlich nicht so innerlich Befriedigung finde in meiner Arbeit, dann suche ich das vielleicht in der Hospizarbeit und in der Begleitung der Menschen"* (Pelttari, Abs. 65).

[D]ass sich das ein bisschen mehr teilt – es gibt mehrere Gründe, warum Menschen sich in der Hospizbewegung ehrenamtlich engagieren, dieser Trend könnte sich verstärken. Pelttari nimmt an, dass es dann Menschen geben wird, die bei ihrer Sinnsuche auf das hospizliche Ehrenamt stoßen werden und denken: *[E]s könnte einen Sinn für mein Leben geben, dass ich ehrenamtlich für sterbende Menschen, schwerkranke Menschen arbeite.* Die Sinnsuche würde dann in einer Gabe an andere ihre innere Befriedigung finden. Dies entspricht auch den Äußerungen von Graf und Raischl. Das Ich muss den Sinn feststellen, aber dieser Sinn ist für andere.

> *„Also diese zwei Pole sehe ich jetzt irgendwie für die Zukunft stärker kommen ... Und dieses, ja, ich will nur helfen, ich glaube, das wird schon auch bleiben, das ist sozusagen Grundstock, aber es ist differenzierter und ich glaube, die Menschen denken strategischer. Denn auch, was nützt das mir? Was bringt das mir, wenn ich das tue? Warum soll ich das überhaupt tun? Ich kriege ja kein Geld. Was kriege ich denn dafür? Also diese Denkweisen sind schon viel da auch"* (Pelttari, Abs. 65).

Pelttari sieht zwei Pole, die sich verstärken werden. Ein Pol ist: *„Ich glaube, die andere, ja, und dann, das andere ist vielleicht dieses, okay, ich will für meine, ich brauche das für meine Karriere, ich plane das jetzt strategisch"* (Pelttari, Abs. 65). Hospizarbeit als selbstbezogenes Karriereinstrument ist das eine, das andere wurde von Pelttari im vorangegangenen Zitat angesprochen; von der Sinnsuche und deren Verwirklichung in der Arbeit für Sterbende. Aber auch dort sieht sie die ehrenamtliche Hospizarbeit nicht als rein altruistisches Motiv. Sie bestärkt diese Aussage hier, denn sie sieht die Menschen als zukünftig immer *strategischer* denkend. Das Ehrenamt wird nur noch angenommen, wenn diese Fragen positiv beantwortet werden können: *Was nützt das mir? Was bringt das mir, wenn ich das tue? Warum soll ich das überhaupt tun? Ich kriege ja kein Geld. Was kriege ich denn dafür?* Bekommen sie nicht genügend, dann werden Menschen dieses Ehrenamt künftig nicht mehr ausüben. Der *Nutzen* muss kein negatives oder zu selbstbezogenes Motiv sein, dennoch ist das Selbstbezogene im Vordergrund. Welche Auswirkungen das auf das hospizliche Ehrenamt haben wird, ist offen.

3.2.4   Neue Fragen

Die Motive, ein hospizliche Ehrenamt auszuüben, sind vielfältig, und es zeigt sich eine klare Tendenz, dass zumindest selbstbezogene Motive nicht abnehmen; deren Zunahme wird als wahrscheinlicher angenommen. Extrapoliert man diese selbstbezogenen Motive, kommen neue Fragen auf.

> *„Naja, also, sagen wir mal, das wird so ein, also, im unangenehmen Falle, so eine Art Freizeit, die Suche nach einer sinnvollen Freizeitbeschäftigung sein. Früher hat man Briefmarken gesammelt. Und dann macht man einen zertifizierten Fortbildungskurs und ist dann Hospizhelfer. Gnade uns vor solchen Entwicklungen"* (Gronemeyer, Abs. 59).

Wie bereits in den vorangegangenen Kapiteln angesprochen, es besteht die Gefahr, dass selbstbezogene Motive einen Stellenwert zukünftig annehmen könnten, die eine Begleitung im Sinne der Hospizidee nicht mehr möglich macht. Eine *sinnvolle Freizeitbeschäftigung*: dieser Begriff lässt sich mit der Hospizidee nicht in Einklang bringen. Freizeit ist nicht freie Zeit; Freizeit wird mit Entspannung, Sport und Reisen verbunden, freie Zeit ist die Beschreibung eines Tatbestandes und damit neutral. Gronemeyer wählte das Wort *Freizeit*, nicht freie Zeit um die Gefahr der Beliebigkeit, die dem hospizlichen Ehrenamt drohen könnte, darzustellen.

Gnade uns vor solchen Entwicklungen! Gronemeyer sieht die Gefahr, dass das Ursprüngliche des Hospizgedankens verloren gehen kann. Es stellt sich für ihn die Frage, ob ein zertifizierter Fortbildungskurs wirklich die Ehrenamtlichen hervorbringen kann und wird, die Sterbende wirklich begleiten wollen und können, denen die Tragweite ihres Ehrenamtes noch bewusst ist. Der *zertifizierte Fortbildungskurs* könnte aus den hospizlichen Ehrenamtlichen ein technokratisch mechanisiertes Ehrenamt machen, dem die Seele, das Herz der Hospizidee abhandengekommen sein wird. Dann ginge es nicht mehr um absichtsloses Da-Sein, um empathisches Sich-Einfühlen und radikale Betroffenenorientierung. Dann wird eine Tätigkeit verrichtet, eine Stundenzahl abgesessen und dann geht der Ehrenamtliche, doch ein sterbender Mensch ist keine Freizeitbeschäftigung. Das hospizliche Ehrenamt wird zur sinnvollen Freizeitbeschäftigung für die Ehrenamtlichen, die nicht mehr in erster Linie für den Betroffenen da sind. Das Ich steht im Vordergrund. Diese Entwicklung hat bereits begonnen und könnte sich verstärken – noch sind Sterbende keine Briefmarken.

Wenn das absichtslose Da-Sein, das Begleiten, das die Bedürfnisse des Sterbenden und der Zugehörigen absolut in den Mittelpunkt stellt, wenn das fehlt, was passiert dann?

> *„Denn wenn die Motivation anders ist, sie sind nicht an eine ganz grundsätzliche, ich würde sagen, normale Begleitungsarbeit dann gar nicht mehr interessiert. Also ich glaube, dass wir als Hospizorganisationen auch gut schauen müssen, auf diese Balance, ja? Was brauchen unsere Patienten und die Familien und welche Ehrenamtliche gibt es überhaupt da, die diesen, quasi diesen Bedarf decken können? Haben wir dann auch genug solche Ehrenamtliche, die bereit sind, solche Begleitungen noch zu machen. Und das ist eine große Herausforderung für die Zukunft"* (Pelttari, Abs. 69).

Pelttari bezieht sich hier auf ihre Äußerung im vorherigen Abschnitt. Dort spricht sie über die Motivation aus Karrieregründen. Die Fragestellung ist Gronemeyers Bedenken ähnlich. Bei den neuen Ehrenamtlichen müssen selbstbezogene Motive mitbedacht werden. Selbstbezogene Motive können, wie gerade in der Sinnsuche, mit dem Hospizgedanken und der Ausübung eines hospizlichen Ehrenamtes gut zusammenwirken, aber es könnte auch der entgegengesetzte Fall eintreten. Das Selbstbezogene könnte so im Vordergrund stehen, dass keine sinnvolle Begleitung (mehr) möglich wird. *Also ich glaube, dass wir als Hospizorganisationen auch gut schauen müssen, auf diese Balance*, dass selbstbezogene Motive mit einer guten Begleitung im Einklang stehen müssen. *Und das ist eine große Herausforderung für die Zukunft*. Das ist neu, darüber muss nachgedacht werden und dafür müssen Lösungen gefunden werden.

> *„[I]ch finde, dass es eine sehr große Herausforderung ist, weil es schon auch sehr viel Egoismus schon auf der Welt gibt, vor allem in unserer westlichen Welt, warum soll ich das tun? Warum soll ich etwas geben? Ich kriege kein Geld dafür, warum soll ich das tun."* (Pelttari, Abs. 71)

Pelttari führt diese selbstbezogenen Motive auf allgemeine Werte der westlichen Welt zurück. *Egoismus* steht einer hospizlichen ehrenamtlichen Begleitung entgegen, denn es gibt keinen Gegenwert, auch kein Geld. Werden Begleitungen zukünftig abgebrochen, weil die Ehrenamtlichen beispielsweise bei zunehmender Demenz keinen Gegenwert mehr empfinden? Oder werden Begleitungen bei Menschen mit unschönen Karzinomen nicht mehr möglich? Hier können zukünftig viele neue Fragen auftauchen.

Eine weitere Entwicklung aus der Gesellschaft wird Auswirkungen auf die Zukunft des hospizlichen Ehrenamtes haben: Der schwindende Einfluss der christlichen Kirchen als Grundlage der eigenen Entscheidung, dieses Ehrenamt auszuüben.

Die hospizlichen Ehrenamtlichen aus den Anfängen besaßen aufgrund ihrer Sozialisation, unabhängig davon, ob sie Gläubige waren oder nicht, einen kirchlich-christlichen Hintergrund, dessen Werte unreflektiert anerkannt wurden. Dieser Hintergrund verliert seit vielen Jahren an Bedeutung und wird insbesondere in der Zukunft weitestgehend an Bedeutung verloren haben. Eine Untersuchung des Sozialwissenschaftlichen Instituts der EKD beschreibt bereits in ihren Titel die Situation sehr genau: Was bestimmt mein Leben? Ich![39] Christliche Werte werden zukünftig zumindest nicht mehr über die christlichen Kirchen in Deutschland verbreitet werden können, werden sie selbst doch nahezu bedeutungslos werden. Der christlich-kirchliche Einfluss wird – sofern die Entwicklung der letzten Jahrzehnte anhalten sollte – stark abnehmen und das Ich, das Selbstbezogene wird zunehmen. Damit wird auch die Zahl der Ehrenamtlichen, die dieses Amt aufgrund ihrer religiösen Verankerung aufnehmen, abnehmen.

Raischl sieht diese Entwicklung der Kirchen und die notwendigen Lösungsansätze für das hospizliche Ehrenamt so:

> *„Wird sicher auch eine große Rolle spielen für die nächsten Jahrzehnte, wie das mit den Kirchen weitergeht ... dass Menschen sich sozusagen im Sinne der klassischen Werke der Barmherzigkeit einfach dem anderen zuwenden und was einbringen, ist im kirchlichen Bereich schon sehr schwierig geworden zum Teil ... Also, dass man diese neutrale menschliche Zuwendung/ Ja. Ich glaube, daran muss man arbeiten. Müssen die Dienste auch und die Vereine arbeiten, dass sie das erhalten. Dann wird das immer eine Chance haben, glaube ich"* (Raischl, Abs, 153).

Das christliche Motiv der Barmherzigkeit sieht Raischl gerade im *kirchlichen Bereich* als *schon sehr schwierig geworden zum Teil* an. Wie es mit den Kirchen zukünftig weitergeht, dazu wagt er zwar keine Prognose, doch wenn die Barmherzigkeit schon schwierig geworden ist, kann ein Verlust der christlichen Anbindung der Ehrenamtlichen an die Ausübung der hospizlichen Begleitung erwartet werden. Die Aufgabe von Hospizen wird es zukünftig sein, daran zu arbeiten, die neutrale menschliche Zuwendung zu erhalten. Ihr gibt er die größere Chance für die Zukunft.

Auch Gronemeyer sieht zukünftig den Zusammenhang zwischen kirchlich-christlichen Werten und Ehrenamtlichen schwinden. *Die kommen ja dann auch wahrscheinlich immer weniger aus [von] kirchlichen, christlichen Hoffnung[en] erfüllten Erlebenszusammenhängen. Sondern sie kommen aus einer säkularisierten Welt* (Abs. 63). Es wird ein

---

39 Untersuchung des Sozialwissenschaftlichen Instituts der EKD: „Was mein Leben bestimmt? Ich!" (Endewardt, Wegner, 2018).

nicht mehr im christlichen Milieu angesiedeltes Motiv entstehen, das den christlichen Werten zwar voraussichtlich nicht widersprechen wird, sich aber nicht mehr auf die christliche Glaubenslehre bezieht. *Sondern sie kommen aus einer säkularisierten Welt – Mensch sein, auf Augenhöhe da sein als nicht-christliche Begleitung. Es werden dann vielleicht solche sein, die nicht wollen, dass auch das Lebensende noch ein konsumistischer Akt wird, dass sie aus diesem Motiv heraus ganz wunderbare Begleiter werden* (Abs. 63). Das ist ein Szenario, dessen neues Werteschema noch unbekannt ist.

Ein gesellschaftlicher Wertewandel, der Verlust des kirchlich-christlichen Wertekanons, der auf einem Gottesglauben basiert, ist in Gang, aber noch nicht abgeschlossen. Die Werte der christlichen Kirchen werden marginalisiert werden, doch ein neuer Wertekanon ist noch nicht gefunden, wobei fundamental gefragt werden kann, ob es zukünftig einen (festen) Wertekanon noch geben wird. Welche Auswirkungen wird das auf das hospizliche Ehrenamt haben? Dieser Fragestellung werden sich in der Hospizbewegung Tätige auf allen Ebenen, vom Ehrenamtlichen bis zum Verband stellen müssen.

Huber, die anfänglich berichtete, hospizliche Tätigkeit als von Glauben abgeleitete Aufgabe vor vielen Jahren kennen gelernt zu haben, sieht hier eine deutliche Veränderung kommen, die zugleich auch ihr Wunsch ist. Huber sieht eine neue Spiritualität aufkommen:

> *„Also, mein Wunsch ist, dass es eine Veränderung gibt. Ich glaube ja auch, dass sich da was tut. Also, wenn ich die Bücher jetzt auch gerade, gerade wenn ich jetzt Joan Halifax oder wenn ich Frank Ostaseski nehme, ich meine, das kommt jetzt halt aus den USA, aber ich merke da, also ich merke da auch sehr spirituelle Dimensionen. Das was mit dem Menschsein zu tun hat. Also, das ist für mich persönlich auch ganz faszinierend, und um das dreht es sich ja … Aber das merke ich ja auch, dass man aus diesem Helfer – armer Patient, aus der Schiene rauskommt. Das wäre für mich, das ist für mich eine Vision. Also, dass das einfach, und da geht man auch weg von dem Ehrenamt: Ich bin der Ehrenamtliche und ich tue was Gutes. Weil da ist ja schon wieder das Gefälle da"* (Huber, Abs. 84).

Der Einfluss der christlichen Kirchen schwindet, aber Huber glaubt, *dass sich da was tut.* War die Spiritualität in der Vergangenheit stark bei den Kirchen verankert, erlebt sie nun neue Blickwinkel. Öxler bezeichnet alles, was dem Menschen wichtig ist, als spirituell (2018). Die Spiritualität war nicht im Fokus dieser Untersuchung, dennoch ist nach Huber zu erkennen, dass dieser Bereich in Bewegung ist.

Das Neue, das sich nach Hubers Einschätzung weiter entwickeln wird, ist das neue Verständnis von Spiritualität (als Ersatz für die schwindenden christlich-kirchlichen Religionen). Huber nennt als Beispiel für dieses neue Verständnis von Spiritualität Frank Ostaseski und Joan Halifax, beides Lehrende des Zen-Buddhismus. In Teil II dieser Arbeit befindet sich eine Äußerung des Zen-Buddhisten und Hospizbegleiter Frank Ostaseski über die Begleitung seines Freundes aus einer vom Buddhismus geprägten Sicht. Auch Joan Halifax, Buddhistin und Anthropologin, lehrt ebenso eine spirituelle, aber nicht-christliche Dimension der Begleitung, die von Achtsamkeit und Präsenz für den sterbenden Menschen geprägt ist, wobei anzumerken ist, dass diese Werte den christlichen Werten nicht entgegenstehen, aber dennoch vollkommen neue Werte und Begleitungsmöglichkeiten eröffnen können.[40] Die aus dieser Tradition entstehende Art der Begleitung Sterbender und deren Zugehörigen wird auch eine neue Dimension des Verhältnisses von sterbenden Menschen und der begleitenden Person mit sich bringen. *[D]ass man aus diesem Helfer – armer Patient, aus der Schiene rauskommt. Das ... ist für mich eine Vision ... da geht man auch weg von dem Ehrenamt: Ich bin der Ehrenamtliche und ich tue was Gutes. Weil da ist ja schon wieder das Gefälle da.* Hospizliche Ehrenamtliche begleiten äußerst vulnerable Menschen, die Sterbenden. Huber spürt hier ein Gefälle, denn der Ehrenamtliche tut Gutes, der Betroffene kann das nicht. Bei Ostaseki und Halifax gibt es das in der Begleitung nicht. Beide Autor*innen finden mit ihrem Wirken und ihren Büchern weltweite Aufmerksamkeit. Huber sieht deren Gedanken als wegweisend, als Vision.

> *„Also, dann wird das freier werden. Vielleicht. Nicht mehr so dogmatisch oder so eng, sondern dann ist das wirklich etwas, was, also, da geht es schon wieder so für mich so mehr in so, was Getragenes. Dass man mehr getragen ist"* (Huber, Abs. 92).

Keine christliche Lehre mehr, wie sie es in den Anfängen erlebt hatte (Kapitel 1.1.6), aber auch eine säkularisierte Welt braucht Werte, nur *nicht mehr so dogmatisch oder so eng.* Wie Huber hier erwähnt, könnte dabei etwas Neues entstehen, freier, wozu auch, wie hier beispielsweise genannt, Erkenntnisse aus dem Zen-Buddhismus beitragen könnten. Aber auch die neuen Werte müssen tragen, müssen das Neue tragen.

Auch Gronemeyer entwickelt ein neues Motiv, das nicht mehr aus dem christlich-kirchlichen Umfeld kommt: *„... dass dann die Ehrenamtlichen ... wahrscheinlich vielfach die Trostlosigkeit teilen ... die nicht wollen, dass auch das Lebensende noch ein konsumistischer Akt wird"* (Abs. 63). Sterben in einer Konsumgesellschaft beinhaltet bei Gronemeyer auch das Sterben als Konsumakt. Er hofft, dass es in dieser zukünftigen Welt wieder Menschen geben wird, die den Sterbenden beistehen möchten, denn sie teilen die Trostlosigkeit, sie sind (wieder) da.

3.2.5   Zusammenfassung

Welche Motive werden zukünftig auslösend sein, um sich in einem hospizlichen Ehrenamt zu engagieren? So lautete die Frage an die Interviewten. *„... sehe ich jetzt irgend-*

---

40 Joan Halifax, Being with Dying: Cultivating Compassion and Fearlessness in the Presence of Death, 2008.

wie für die Zukunft stärker kommen" (Pelttari, Abs. 65). Damit spricht Pelttari etwas an, was bei den Expert*innenmeinungen stark hervortrat: In der Gegenwart gibt es eine starke Veränderung der Motive gegenüber den Anfängen der Hospizbewegung. Diese Veränderung ist noch nicht abgeschlossen. Den Interviewten war dies bekannt und sie sind Teil dieser Veränderung und/oder beforschen diese. Daraus ergab sich, dass die momentanen Veränderungen für die Zukunft extrapoliert wurden. Zugleich wurden neue Fragestellungen diskutiert.

Welche Veränderungen werden von den Interviewten prognostiziert? Grundsätzlich wurde festgestellt, dass rein altruistische Motive nicht mehr auftreten. Sie sind immer mit selbstbezogenen Motiven verbunden. So werden für die Zukunft altruistische und selbstbezogene Motive genannt, wobei die altruistischen Motive in Gefahr sind und die selbstbezogenen Motive zur Gefahr werden können. Die Bedrohung des Altruismus liegt in der Gefährdung, dass hospizliches Ehrenamt funktionalisiert oder gänzlich verdrängt wird. Die Gefahr bei selbstbezogenen Motiven ist eine Vernachlässigung der Betroffenenbedürfnisse. Begleitung und/oder Hilfe könnte nur dann kommen, wenn die Ehrenamtlichen dies möchten, und was die Betroffenen benötigen, könnte nicht mehr zuerst gefragt werden. In Zukunft wird eine Balance hierfür gefunden werden müssen, denn die Nutzenorientierung dürfte sich verstärken.

Das Motiv der Lebenssinnstiftung wird sich aus Sicht der Expert*innen verstärken. Die Suche nach dem eigenen Sinn des Lebens ist zwar ein selbstbezogenes Motiv, wird aber zugleich mit einer Gabe an den Sterbenden und den Zugehörigen verbunden werden. So kann zukünftig für beide Seiten eine positive Situation und eine gute Begleitung entstehen.

Es werden aber aller Voraussicht nach in Zukunft auch nur selbstbezogene Motive verstärkt auftreten. Die entscheidende Frage, die hier im Raum steht, ist die nach der Vereinbarkeit von selbstbezogenen Motiven und den Bedürfnissen der Betroffenen und deren Zugehörigen.

Zu den Herausforderungen der Zukunft dürfte auch der Wertewandel in manchen Bereichen gehören. In den Anfängen der Hospizbewegung handelten viele Ehrenamtliche aufgrund eines christlich-kirchlichen Wertekanons. Die christlichen Kirchen und damit auch ihr Wertekanon könnten sich marginalisieren, ein neuer Wertekanon ist nicht gefunden und es besteht auch Zweifel darüber, ob es einen solchen geben wird. Ein Weg könnte in einer neuen Spiritualität liegen, die sich ihre eigenen, freien Werte schafft; als Beispiel wurden hier Zen-buddhistische Einflüsse genannt.

Veränderte Rahmenfaktoren machen neue Entscheidungen notwendig; wie hospizliches Ehrenamt dann neu definiert werden wird, ist eine offene Frage.

3.3   Rollen und Aufgaben

Werden sich Rollen und Aufgaben der Ehrenamtlichen in Zukunft verändern? Wird die Rollenzuweisung sich zukünftig verändern? Diesen Fragen wurde hier nachgegangen.

Die größte Zäsur, die aus heutiger Sicht erkennbar ist, ist das Hospiz- und Palliativgesetz (HPG) von 2015, dessen Auswirkungen noch nicht absehbar sind; neue Einsatzorte, neue Krankheitsbilder, ein Mehr an Hauptamtlichen, die Befürchtung einer Verdrängung des hospizlichen Ehrenamtes, um nur einige Eckpunkte zu nennen, könnten Veränderungen in der hospizlichen ehrenamtlichen Begleitung herbeiführen (siehe Kapitel 3.1.2.19). Hierzu nur eine exemplarische Aussage:

> *„Waren für mich sehr seltsame Überlegungen, und jetzt nach 15 Jahren muss der Gesetzgeber sagen, ja, Hospizhelfer gehen auch ins Krankenhaus. Jetzt entstehen aber ganz neue Herausforderungen, weil natürlich die Krankenhäuser auch anders dastehen und man sich fragen muss, ja, was wird jetzt da mit den Ehrenamtlichen dort gemacht?"* (Raischl, Abs. 33).

Hospizliches Ehrenamt im Krankenhaus (außerhalb der Palliativstation), das gab es in der Vergangenheit nicht. Hier wird absolutes Neuland betreten, es gibt keinerlei Erfahrungswerte in zwei Richtungen: Einerseits müssen sich Ehrenamtliche auf neue Krankheitsbilder einstellen und andererseits treffen hier zwei ganz unterschiedliche Organisationen aufeinander. Das Krankenhaus als totale Institution mit strenger Hierarchie trifft auf eine bürgerschaftliche, oftmals (noch) basisdemokratische Organisation. Beide Seiten werden lernen müssen. Oder wie Kränzle es ausdrückte:

> *„Ich glaube, die Aufgaben [ändern sich] nicht. Die Rolle, glaube ich, auch nicht. Ich denke, es ändern sich Rahmenbedingungen."* (Kränzle, Abs. 51)

Wie bei der ersten Zäsur, dem Eintritt des Hospizes in das Gesundheitswesen, ist der Ausgangspunkt der Veränderung die Veränderung der Rahmenbedingungen. Heute ist es das HPG mit seinen noch ungewissen Ausformungen. Es kann in der Zukunft jedoch genauso einschneidende Veränderungen für das hospizliche Ehrenamt mit sich bringen, wie das beim Eintritt in das Gesundheitswesen der Fall war. Der Ausgang ist noch offen. Eine wichtige Entscheidung wird sein, wer in Zukunft welche Rolle definieren kann und/oder darf.

3.3.1   Künftige Rollenzuweisung

Wie in 2.3 festgestellt, wird das hospizliche Ehrenamt heute von einer hauptamtlich besetzten Koordination befähigt, eingesetzt und (teilweise) auch kontrolliert. Aufgrund des HPG wird zukünftig die Koordination gestärkt. Vor dem oben genannten Hintergrund stellt sich die Frage nach dem Rollengebenden teilweise neu:

> *„Die Vereine werden immer größer, werden kleine Unternehmen ... dass es auch Leitungen und Vorgesetzte braucht, um den Laden überhaupt so weiterzuentwickeln ... dieses Basisdemokratische wird auf einer bestimmten Ebene einfach nicht weitergehen"* (Raischl, Abs. 17).

Dass die Koordination das hospizliche Ehrenamt leitet, wird nicht ausgesprochen, aber doch gefordert. *Dass es auch Leitungen und Vorgesetzte braucht,* diese Tatsache untermauert Raischl mit der Äußerung, dass *dieses Basisdemokratische* in einem *Laden* ab einer gewissen Größe nicht mehr machbar ist. Da er, wie bereits in Kapitel 2.3.3 dieses Teils erwähnt, die hauptamtliche Koordination als Schützende für das Ehrenamt ansieht, ergibt sich daraus die Hierarchie.

Raischl spricht hier ein weiteres sehr wichtiges Kriterium an: die Größe eines Hospizvereins. Die Organisationsform, die Raischl hier als notwendig ansieht, ist bei einem kleinen, bürgerschaftlich organisierten Hospizverein, der auch nicht Teil des Gesundheitssystems ist, nicht notwendig. Dort ist auch die Koordination in ehrenamtlichen Händen und das Arbeiten auf Augenhöhe ist möglich. Werden die Hospizvereine aber zu kleinen Unternehmen, sieht es Raischl als notwendig an, eine Organisation mit Leitung und Vorgesetzen zu installieren. Dass hier die Augenhöhe zwischen Haupt- und Ehrenamt beibehalten werden kann, ist zumindest anzuzweifeln. Zudem sollte bedacht werden, dass, wie in Kapitel 2.3 erwähnt, bereits in der Gegenwart vom Hauptamt eine Leitungsfunktion gegenüber dem Ehrenamt als sinnvoll erachtet wurde. Das kann für Ehrenamtliche in einer solchen Organisation nur eine Ein- oder Unterordnung in das System bedeuten. Die Leitung wird in der Koordination liegen. Haller drückt dies so aus:

> *„Also, von Haupt- zur Nebenrolle, ich glaube, da sind wir ja schon ein bisschen hin"* (Haller, Abs. 132).

Wurden ambulante und stationäre Hospize in den Anfängen von Ehrenamtlichen organisiert, wurde aufgrund des Eintritts in das Gesundheitswesen und des neuen HPG stetig der Anteil der Hauptamtlichen erhöht. Damit einher ging eine Kompetenzverschiebung, die, wie Raischl hier angesprochen hat, zu einer Leitungsfunktion der Hauptamtlichen führte, was sich in Zukunft noch verstärken werde. Dadurch wurden einerseits die Rollen und Aufgaben der hospizlichen Ehrenamtlichen kontinuierlich vermindert und andererseits wurde ihnen die Kompetenz genommen. Die Hauptrolle spielt nun das Hauptamt. Die Rolle der Ehrenamtlichen in der Organisation wird zur Nebenrolle. Als Ersatz dafür gibt es viel Anerkennung:

> *„Von der Anerkennung von außen. Und ich glaube, Ehrenamt ist schon sehr hoch anerkannt in unserer Gesellschaft. Also, das bleibt auf jeden Fall. Und wird vielleicht NOCH besser. Wünsche ich mir eigentlich, weil / Aber die Ehrenamtlichen werden ja auch sehr prämiert für ihr Tun, und gesehen. Und das ist ja auch das, was sie wollen. Sie wollen ja gesehen werden für das, dass sie wirklich sich die Zeit hier schenken, und kein Geld nehmen"* (Haller, Abs. 142).

Zeit schenken und kein Geld dafür zu erhalten, das ist in einer konsumistischen Welt ein hohes und gesellschaftlich angesehenes Gut, und Haller sieht für die Zukunft diese Anerkennung noch wachsen. Doch stellt sich die Frage, ob das vom Ehrenamt so gewollt ist. Die Anerkennung kommt von außen, sie entsteht nicht innerhalb ihres Tätigkeitsfelds. Die fehlende Augenhöhe innerhalb der Hospize soll und wird vielleicht zukünftig durch Anerkennung aus der Gesellschaft ersetzt.

Aber auch die neuen hospizlichen Ehrenamtlichen beeinflussen indirekt ihre Rollen.

> *„Naja, die Leute, die das für ihren Lebenslauf und für die eigene Karriere, sie wollen sicherlich eher so kurze abgegrenzte Projekte machen und dann sind sie wieder weg. Was natürlich dann auch dazu führt, warum sollen wir als Hospizeinrichtungen, diese Leute dann eigentlich schulen. Weil das kostet natürlich wieder Geld, es ist viel Aufwand, sie auch in das Team hineinzuholen und dann futz-ti-wutz sind sie weg"* (Pelttari, Abs. 67).

Teilweise kommen neue Ehrenamtliche mit selbstbezogenen Zielen zu diesem Ehrenamt, die kein wirkliches Interesse an ehrenamtlicher, hospizlicher Begleitung mehr haben. Wenn der Eintrag im Lebenslauf zum Ziel wird, ist es nicht vorstellbar, dass diese Ehrenamtlichen über Rollen und Aufgaben nachdenken; wichtig wird, dass der Zeitrahmen stimmt. Kürzere Ehrenamtszeiten kommen aber auch aus anderen Beweggründen (siehe Kapitel 3.2) auf die Hospize zu. Lange Schulungszeiten, verbunden mit wenigen Begleitungen, das ist teuer für den Hospizverein und kann auf Dauer für die Zukunft nicht finanzierbar und nicht leistbar sein; es wird nach neuen Lösungen gesucht werden müssen, die auch in einer veränderten und/oder verengten Rolle gesehen werden müssen. Diese veränderten Rollen werden aber zunehmend von den neuen Ehrenamtlichen dem Hospiz vorgegeben.

Hieraus ergibt sich eine neue Art der Rollenzuteilung: Das Hauptamt definiert die Rolle der Ehrenamtlichen, denn Ehrenamtliche sind nur für eine begrenzte Dauer und eine begrenzte Stundenzahl einsetzbar, wobei die Art der Befähigung auch geklärt werden müsste. Zudem deutet das Motiv Karriereschub nicht darauf hin, dass diese Ehrenamtlichen über ihre Rolle selbst bestimmen möchten, ist dies doch nicht ihr Fokus.

> *„Ja, aber dafür erleben wir ja auch durchaus in der heutigen Gesellschaft, dass auch jüngere Leute sich befähigen lassen. Und da glaube ich eher, müssen wir nach anderen Konzepten der Befähigung schauen. Genauso gut auch nach anderen Formen des Zeitgeschenkes"* (Graf, Abs. 105).

Graf nennt *andere Konzepte der Befähigung* und *andere Formen des Zeitschenkens* für jüngere Leute.

Die neuen Ehrenamtlichen sind jüngere Menschen, die mit den Ehrenamtlichen aus den Anfängen in Bezug auf ihre Verfügbarkeit und deren Selbstverständnis als Ehrenamtliche für dieses Ehrenamt nicht mehr vergleichbar sind. Wie Kränzle (Abs. 45) bereits formuliert hatte, sind es meist Frauen, die entweder berufstätig sind und/oder noch Kinder versorgen. Sie haben nicht mehr das gleiche Zeitbudget wie die Ehrenamtlichen aus den Anfängen und dieses Zeitbudget könnte zukünftig noch sinken. Zudem könnte, aufgrund der veränderten Motive, das hospizliche Ehrenamt nicht mehr den hohen Stellenwert einnehmen, den es bei den Ehrenamtlichen der ersten Stunde hatte. Ehrenamt ist selbstbezogener geworden. Das führt zu einem anderen Engagement und meist auch zu einem kürzeren Engagement. Noch durchlaufen Ehrenamtliche ca. ein Jahr lang einen Befähigungskurs, um dieses Ehrenamt ausüben zu dürfen. Aufgrund der geringeren Bindung an dieses Ehrenamt werden sich nicht nur die wöchentlichen/monatlichen oder jährlichen Einsatzstunden der Einzelnen verringern, sondern Hospize werden zukünftig in steigendem Maße auch Ehrenamtliche befähigen, die bereits nach kurzer Zeit dieses Amt wieder verlassen. Dementsprechend müssen mehr Ehrenamtliche befähigt werden, was nach heutigem Stand weder personell noch finanziell machbar ist und mittelfristig zumindest auch bleibt. Das wird zu einer Verkürzung und damit auch zu einer Veränderung der Befähigung führen. Wie hier aufgeteilt oder zerteilt werden wird, das ist offen. Weihrauch sagte dazu:

> „Ja, die Urfunktion, das Eigentliche, womit das alles begonnen hat. Aber alle anderen ehrenamtlichen Tätigkeiten, für die würde ich bis hin zu den Vorständen von Hospizvereinen, wir brauchen die und wir brauchen Ehrenamt, was sagt, ich möchte mich für diese Sachen engagieren. Und ich eigne mich nicht zur Begleitung, ich mache gerne die Küche hier oder ich, wir haben ja hier Leute, diesen wunderschönen Garten, Sie kennen den ja wahrscheinlich, die sagen, ich mache hier den Garten, das ist mein Ding. Und andere stehen hier immer an der Kaffeebar, ja" (Weihrauch, Abs. 127).

Nicht immer müssen Ehrenamtliche im Hospiz am Bett eines Sterbenden sitzen. Es gibt auch andere Möglichkeiten, sich in ein Hospiz einbringen zu können. Dafür wären wesentlich kürzere Ausbildungen möglich und eine größere Fluktuation würde sich nicht so stark auf das Gefüge eines Hospizes auswirken. Zudem sinken die Kosten für eine Schulung. Und wie Weihrauch anspricht, nicht jeder Mensch, der gerne in einem Hospiz tätig sein möchte, eignet sich, Sterbende zu begleiten. Aber dennoch benötigen die Hospize vornehmlich Menschen in der Begleitung von Sterbenden und deren Nahestehenden. Aufgrund der hier genannten Veränderungen kann ein Mechanismus ins Rollen gebracht werden, der das Ehrenamt, beispielsweise aufgrund von Zeitmangel, mechanisiert, wie Gronemeyer es (Abs. 59) in Kapitel 3.2.3 formuliert hat.

Eine weitere Beeinflussung der Rolle geschieht über das Sich-verdrängen-Lassen, also der Versuch anderer an der Begleitung Beteiligter, über die Rolle der Ehrenamtlichen zu bestimmen, indem sie die Ehrenamtlichen als nicht notwendig darstellen. Die gegebene Rolle muss verteidigt werden:

> „Und was das Ehrenamt betrifft, ist es ein Kampf gegenüber natürlich, auch ein Kampf gegenüber den Profis, wenn es nicht ein gutes Einvernehmen gibt auf der Ebene, wo die Organisation statt-

findet. Und ich glaube, was wir vielleicht auch noch mal im Blick haben müssen, was ich auch in vielen Gesprächen mit Ehrenamtlichen, auch in Vorträgen, die ich gehalten habe, immer gesagt habe, ihr müsst als Ehrenamtliche selbstbewusst auftreten. Und die Koordinatoren müssen selbstbewusst auftreten und sie dürfen nicht in ihrer Rolle sozusagen gegenüber der SAPV oder anderen professionellen Diensten immer sich schnell zurückziehen und sagen, okay, dann wir eben nicht. Sondern sie müssen sagen, hey, hier sind wir und unsere Rolle ist eine ganz bestimmte und die könnt ihr nicht ausfüllen, die können nur wir ausfüllen. Und dass Familien zum Beispiel am Ende dann doch noch sich entschließen ihren schwerstkranken Angehörigen ins Krankenhaus zu schicken zum Sterben, das hat häufig damit zu tun, dass da kein Ehrenamtlicher ist, der sie gestützt hat und der sie entlasten konnte. Und der gesagt hat, wir schaffen das zusammen, ich sitze hier auch mal eine ganze Nacht. Und, wenn man das hinbekommt, dann werden viele Familien sagen, dann schaffen wir das auch und dann brauchen wir ja unseren Vater oder wen auch immer nicht ins Krankhaus zu schicken am Schluss. Denn, die sind ja nicht immer wegen Komplikationen, wegen medizinischer Komplikationen am Ende dann im Krankenhaus, sondern ganz oft, weil einfach die Familie es nicht mehr schafft" (Weihrauch, Abs. 93).

Hauptamtliche, hier angesprochen bei der SAPV, sehen nicht immer die Notwendigkeit, einen ambulanten Hospizdienst mit hinzuzuziehen. Hier muss das hospizliche Ehrenamt sich stärker behaupten. Weihrauch macht an einem sehr guten Beispiel klar, warum das hospizliche Ehrenamt unersetzlich sein kann. Die hier dargestellte Leistung kann kein Professioneller erbringen, Zeiteinsatz und den damit verbundenen Kosten können nicht von ihnen geleistet werden, wohl aber von Ehrenamtlichen. Zudem können Ehrenamtliche eine Stütze sein und das nicht nur auf emotionaler Ebene, sondern sie können auch (kleine) praktische Hilfestellungen geben. Diese einmalige Position muss zukünftig verstärkt gegen das Hauptamt verteidigt und diese unersetzliche Begleitung durch hospizliche Ehrenamtliche muss erhalten werden.

Während Weihrauch von den Ehrenamtlichen mehr Selbstbewusstsein einfordert, hält Lange es für notwendig, dass das Ehrenamt zukünftig sein Profil stärken solle.

„Die Kollegen haben da auch je eine Studie gemacht und beide kamen zu dem Ergebnis, das Ehrenamt muss sein Profil stärken und wie kann es das?" (Lange, Abs. 85).

Wenn das Profil nicht bekannt oder sehr verwässert wahrgenommen wird, ist es umso schwieriger für andere Gruppen, seien es nun Hauptamtliche verschiedener Berufsgruppen oder auch Betroffene und Zugehörige, zu sehen und zu verstehen, warum es hospizliches Ehrenamt braucht. Geschieht das nicht, würde das Ehrenamt seine Rollen aufgeben.

Sowohl Weihrauch als auch Lange setzen dabei indirekt voraus, dass das Ehrenamt sich noch selbst seine Rolle geben darf. Das ist, wie bereits mehrfach beschrieben, nicht immer der Fall.

3.3.2   Rollen der Zukunft

Gerade bezüglich der Schärfung des Profils weist Lange nochmals auf die Hauptauf-gabe/Hauptrolle des hospizlichen Ehrenamtes hin:

> *„Ich glaube sicher, dass man darauf zurückkommen muss, dass das die Hauptaufgaben des Eh-renamtes sind. Das ist die psychosoziale und spirituelle Begleitung von Schwerstkranken, Ster-benden und deren Angehörigen"* (Lange, Abs. 85).

Die psychosoziale und die spirituelle Begleitung Sterbender und deren Zugehöri-ger ist die Ur-Aufgabe des hospizlichen Ehrenamtes. Daran soll sich nichts ändern. Das ist eine klare und eindeutige Antwort. Es soll keine Veränderung für die Zu-kunft geben. Lange deutet an, dass *man darauf zurückkommen muss.* Zukünftig muss damit ein klares Signal nach Außen gehen, was die Rollen der Ehrenamtlichen sind. Dies scheint aus seiner Sicht noch nicht bei allen Beteiligten so wahrgenommen zu werden.

Gronemeyers Szenario für die Zukunft wurde bereits mehrfach zitiert: eine neue, perfekt durch das Hauptamt organisierte palliative Versorgung bis zuletzt. Aber wenn *der Versorgungsapparat kollabiert* (Abs. 49), wie Gronemeyer erwartet, dann werden *die Ehrenamtlichen … in den Lücken sitzen* (Abs. 67). Der kollabierende Versorgungs-apparat werde Einsamkeit und Trostlosigkeit bringen (Abs. 63). Und danach, nimmt Gronemeyer an, werden die Ehrenamtlichen aus ihren Lücken herauskommen und eine neue Rolle oder eine alte Rolle bei den Betroffenen und deren Nahestehenden einnehmen oder wiederbeleben. Die neue Rolle ist die des Trösters und der Trösterin, aber auch die alt-neue Rolle, wie sie bereits Lange angesprochen hat. Zukünftig wird das hospizliche Ehrenamt weiterhin psychosoziale und spirituelle Begleitung bieten, den sterbenden Menschen nicht allein lassen, da sein.

   Die Frage war aber auch, welche neuen Akzente möglich wären. Die Auswirkungen des HPG sind noch nicht absehbar, doch es gibt weitere Ideen, wohin sich die Rollen der hospizlichen Ehrenamtlichen bewegen könnten. Pelttari entwickelt aus der Advo-kat*innenrolle eine ganz neue Rolle für das hospizliche Ehrenamt:

> *„Ja, also sozusagen auch zu sagen, da oder dort brennt es in der Organisation oder sie können sagen, die können auch diese kritischen Fragen stellen, warum macht ihr das so, und dann glaube ich, da ist dann die Leitung gefragt, sozusagen da auch zuzuhören, was haben die Ehrenamtlichen zu sagen, und sie auch ernst zu nehmen, das zum Beispiel mache ich immer, wenn meine Ehren-amtlichen irgendetwas sagen, dann denke ich mir, hoppla, da muss ich jetzt gut hinschauen, da stimmt jetzt irgendetwas nicht und da muss ich gut zuhören und schauen und das stimmt meistens immer, was sie sagen, weil sie das mit anderen Augen, mit den Augen von einem Außenstehenden, aber jemand, der die Organisation gut kennt und irgendwie doch ein Teil der Organisation sind in der eigenen Rolle, andere Perspektiven und andere Sichtweisen haben"* (Pelttari, Abs. 41).

Die Advokat*innenrolle üben hospizliche Ehrenamtliche bereits, zumindest teilweise, als Anwalt für die Bedürfnisse der Betroffenen und deren Zugehöriger aus. Doch Pelttari erweitert diese Funktion für die Zukunft auf die Hauptamtlichen und die Organisation, auch dort sollen Ehrenamtliche sich zukünftig für die Belange der Betroffenen einsetzen, damit eine gute Gesamtbegleitung entstehen kann. Pelttari sieht es als Vorteil an, dass Ehrenamtliche mit den Augen eines Außenstehenden auf die Situation schauen können und zugleich die Organisation kennen. Als Voraussetzung nennt sie dabei, *sie auch ernst zu nehmen*. Zukünftig würde das bedeuten, dass es gelingen müsste, das Ehrenamt als gleichwertigen Teil der Versorgung anzusehen. Betrachtet man dies unter dem Licht der Äußerung von Weihrauch im vorangegangenen Kapitel, scheint das noch ein weiter Weg zu sein.

Pelttari geht noch weiter:

> *„Oder sie können auch zum Beispiel in den Teams, sie können ja auch so eine Zuhörer-Funktion wie die hauptamtlichen Mitarbeiter auch übernehmen. Wenn die irgendwie ein Problem haben, dann können sie auch mit den Ehrenamtlichen das einmal austauschen. Das ist auch eine völlig andere Rolle wieder"* (Pelttari, Abs. 41).

Sie sind nicht mehr nur Anwalt bzw. Anwältin des Betroffenen, sondern sie hören zukünftig allen Beteiligten zu. Bei Problemen innerhalb des Teams und/oder mit den Betroffenen werden Ehrenamtliche eingesetzt werden, um die Kommunikation zu optimieren. Auch dies setzt eine Akzeptanz der Hauptamtlichen auf Augenhöhe voraus. Graf geht hier noch einen Schritt weiter:

> *„Die Veränderung könnte auch lauten, dass gerade der Ehrenamtler der Lotse wird im System … Ich kann mir sehr gut vorstellen, dass die Folge seiner hohen Neutralität gut gebildete, ausgebildete Ehrenamtler auch in einer Familie genau diese Arbeit wahrnehmen können, die man heute Case Management nennt. Warum nicht?"* (Graf, Abs. 117).

Graf sieht wie auch Pelttari die Ehrenamtlichen als neutrale Personen, die von außen, aber mit guten Kenntnissen auf die Vorgänge schauen können und aufgrund ihrer Neutralität gegenüber allen Professionen genau sehen können, was die Betroffenen und deren Zugehörige brauchen. Dies sind für Graf gute Voraussetzungen, dass Ehrenamtliche die Funktion eines Lotsens im Sinne eines Case Managers übernehmen könnte. Auch hier liegt seine Überlegenheit in der Absichtslosigkeit. Doch würden Ehrenamtliche die Stellung eines Case Managers einnehmen, müsste es dafür eine Akzeptanz bei den Hauptamtlichen geben. Zudem stellt sich die Frage, ob Ehrenamtliche so viel Zeit und Engagement in ihr hospizliches Ehrenamt einbringen möchten, wobei bedacht werden sollte, dass Graf, wie bereits mehrfach angesprochen, hier an die Gruppe der 60- bis 70-Jährigen denkt.

Eine weitere Rolle für die Zukunft verknüpft Graf mit einer aus ihrer Sicht notwendigen Entwicklung:

„Ich persönlich glaube, dass sie immer mehr eine politische Rolle einnehmen müssen. Neben dem direkten Tun auch zu sagen: „Was heißt das jetzt? Was müssen wir verändern?" Also wird es das eine, das Tun am nächsten sein. Im Sinne der Nächstenliebe. Und das andere wird aber auch gleichzeitig politische Forderungen bedeuten" (Graf, Abs. 109).

Graf sieht es zukünftig als wichtige Rolle für Ehrenamtliche an, nicht nur die Tätigkeiten zu verrichten, sondern auch (vielleicht wie in den Anfängen) wieder gesellschaftspolitisch aktiv zu werden. Wer kennt die ehrenamtliche Hospizarbeit besser als die Ehrenamtlichen selbst? Sie wissen, was vor Ort vor sich geht, sie wissen auch am besten, was noch wie verändert werden müsste. Damit könnten sie verstärkt ein Sprachrohr für die Betroffenen werden, das sich auch um die politische Durchsetzung ihrer Ziele kümmert.

3.3.3   Aufgaben der Zukunft

Die zukünftigen Aufgaben der Ehrenamtlichen abzufragen war aufgrund der noch nicht absehbaren Veränderungen der Rollen, des Rollenverständnisses der Ehrenamtlichen und der nicht geklärten Frage, wer diese Rollen definiert und/oder definieren darf, nicht sinnvoll. Insbesondere im Zusammenhang mit dem HPG wird im Moment über die Veränderung/Verschiebung von Rollen diskutiert, woraus voraussichtlich eine Mixtur aus Altem und Neuem entstehen wird. Aufgaben entstehen aus den Rollen; erst wenn diese definiert sind, können daraus neue und/oder bestehende Aufgaben für der Zukunft entstehen.

3.3.4   Zusammenfassung

Zukünftige Motive, Rollenzuweisungen, Rollen und Aufgaben müssen grundsätzlich vor dem Hintergrund betrachtet werden, dass die Veränderung der Motivlagen und daraus folgend die Aufgaben zum Teil bereits von der Vergangenheit in die Gegenwart gerade erst vollzogen wurden, diese Veränderungen aus der Gegenwart noch nicht abgeschlossen sind und/oder andere Motive schon gesehen werden, die zwar noch kaum vorhanden sind, sich aber zukünftig noch wesentlich verstärken könnten. Zudem wurden die Rahmenbedingungen gravierend verändert, was Auswirkungen auf Rollenzuweisungen, Rollen und Aufgaben haben wird.

Aufgrund des HPG werden die Rahmenbedingungen für das hospizliche Ehrenamt einschneidend verändert: durch neue Krankheitsbilder und damit verbunden ein anderes Sterben, auf das geeignet reagiert werden muss, aber auch neue Formen von Organisationen wie Krankenhäuser und Altenpflegeheime, mit denen zusammengearbeitet werden muss. Welche Rollen und Aufgaben dort entstehen werden, ist noch offen, ebenso wie und von wem Rollen zugewiesen werden.

Altruistische Motive wird es weiterhin geben, aber die Gefahren der Funktionalisierung und der Verdrängung bestehen. Und altruistische Motive sind meist mit selbstbezogenen Motiven verbunden, wobei diese nicht unbedingt als negativ angesehen werden müssen. Die hier mehrfach angesprochene Suche nach dem Sinn des Lebens wird in der Begleitung der Betroffenen und deren Zugehörigen gefunden. Das Ich steht zwar im Vordergrund, wird aber durch den Dienst am anderen erreicht. Dies kann zu einer guten Begleitung führen. Doch können selbstbezogene Motive, wie beispielsweise der Karrieregedanke, die Begleitung ins Negative kippen lassen. Das Ich könnte so sehr im Vordergrund stehen, dass die Bedürfnisse der Betroffen zur Nebensache werden und damit eine hospizliche Begleitung nicht mehr möglich ist.

In der Rollenzuweisung wird sich nach Meinung der Interviewten eine heute sich bereits abzeichnende Entwicklung verstärken; auch hospizliche Ehrenamtliche sind Teil einer Hierarchie. Hospize, auch ihre Ehrenamtlichen, benötigen Leitung und Führung. Diese wird vom Hauptamt ausgeübt. Dem hospizlichen Ehrenamt bleibt die Anerkennung. Wie das Ehrenamt darauf reagieren wird, wird sich zeigen, aber auch die Ehrenamtlichen selbst nehmen Einfluss auf ihre Rollen, indem sie den stationären und ambulanten Hospizen ihre Vorgaben machen: geringere Zeitressourcen, auch für die Dauer des Engagements, und veränderte Motive, dieses Ehrenamt zu ergreifen. Hospize müssen mit passenden Rollen- und Aufgabenangeboten reagieren. Doch Rollen, wenn sie von wem auch immer zugewiesen worden sind, müssen zukünftig auch verteidigt werden. Aufgrund zunehmender Professionalisierung am Bett des Sterbenden besteht zukünftig zunehmend die Gefahr, dass hospizliches Ehrenamt von Hauptamtlichen als überflüssig wahrgenommen und deshalb abgelehnt wird. Das Ehrenamt muss künftig verstärkt sich dafür einsetzen, in seiner ureigenen und einmaligen Rolle wahrgenommen zu werden und damit weiterhin Teil der Begleitung zu sein.

Doch welche neuen, veränderten Rollen könnten, abseits der vom HPG verursachten, für hospizliche Ehrenamtliche entstehen? An der Ur-Aufgabe des hospizlichen Ehrenamtes, die psychosoziale und spirituelle Begleitung, soll und wird sich nichts verändern. Doch die Rahmenbedingungen verändern sich, die Professionalisierung schreitet voran, aufgrund des erhöhten Personalstands werden die Rollen von Ehrenamtlichen reduziert werden. Damit einhergehend kann sich zukünftig der Status der Ehrenamtlichen verschieben, von der Haupt- zur Nebenrolle. Aber auch vollkommen neue Rollen könnten entstehen, wie beispielsweise die Idee, aus nachvollziehbaren Gründen die Ehrenamtlichen zukünftig als case manager zu installieren. Eine andere mögliche Entwicklung ist die Stärkung der gesellschaftspolitischen Dimension von hospizlichem Ehrenamt: Ehrenamt als der gesellschaftspolitische Fürsprecher für Sterbende und deren Zugehörigen, gekoppelt mit deren Wissen aus der Begleitung.

3.4   Die Zukunft der Hospizbewegung als Bürger*innenbewegung

Eine Bürger*innenbewegung hat ein gesellschaftspolitisches Anliegen, sieht eine Not, ein Defizit, das behoben werden soll. Das Anliegen der Bürger*innenbewegung Hospiz war, Menschen am Ende des Lebens ein gutes Sterben zu ermöglichen. Es wurde vieles, aber nicht alles, erreicht. Zukünftig steht die Hospizbewegung einerseits vor der Frage, ob sie eine Bürger*innenbewegung bleiben wird, und andererseits, ob sie eine solche bleiben sollte bzw. wie sich die Bürger*innenbewegung Hospiz zukünftig weiterentwickeln könnte.

Hardinghaus als Vorsitzender des DHPV ist sich des Spannungsfelds bewusst, in dem sich die Bürger*innenbewegung Hospiz befindet:

> *„Ja, ich glaube, das ist die Herausforderung, die wir als Verband haben, weil wir auf der einen Seite natürlich uns dafür engagiert haben und unsere Vorgänger auch, dass wir das Prinzip funktionalisiert haben. Und auf der anderen Seite sind wir heute an dem Punkt, wo unser Ehrenamt darauf achten muss, dass nicht dem Hospiz genau das Gleiche passiert, was den Pflegeeinrichtungen oder Krankenhäusern passiert. Nämlich, dass das Selbstbestimmungsrecht des einzelnen Menschen übergriffig in Frage gestellt wird. Und von daher brauchen wir diese Bürgerbewegung, das ist für uns als Verband der Spagat, in dem wir im Moment stehen ... Das wird der Spagat sein, dem wir entgehen müssen"* (Hardinghaus, Abs. 65).

Indem die Hospizakteur*innen das Hospiz als *Prinzip funktionalisiert haben*, ist das Hospiz heute etabliert, im Gesetz und im Gesundheitswesen fest verankert, und das war auch seit den Anfängen der Hospizbewegung so gewollt, um eine gute medizinisch-pflegerische Versorgung am Lebensende zu erreichen. Aber Teil des Gesundheitssystems zu sein kann auch mit gravierenden Nachteilen verbunden sein. Krankenhäuser und Pflegeeinrichtungen, beides Institutionen, die diesem System angehören, sind totale Institutionen oder haben den Hang, solche zu werden. Dort wird *das Selbstbestimmungsrecht des einzelnen Menschen übergriffig in Frage gestellt*. Der reibungslose Ablauf der Organisation steht im Vordergrund, nicht die Menschen dort. Eine Bedürfnisorientierung, wie dies die Hospizbewegung für die Betroffenen und deren Nahestehenden einfordert, ist dort kaum mehr möglich. Hardinghaus, als Vorsitzender des Verbandes, sieht es als Aufgabe des Verbandes an, dass dieses Szenario in Hospizen nicht eintreten darf. Dazu benötigt er die Bürger*innenbewegung Hospiz, die als Garant für eine bedürfnisorientierte Begleitung steht. *Das wird der Spagat sein*: Würden stationäre und ambulante Hospize Teil einer totalen Institution, gäbe es Hospiz als Bürger*innenbewegung nicht mehr. Hospize scheinen auch in Zukunft die Bürger*innenbewegung zu brauchen, aber auf der anderen Seite soll die gute medizinisch-pflegerische Versorgung bleiben. Auch Pelttari sieht diesen Spagat:

> *„Es geht um die hospizliche Haltung … Es braucht dieses Feuer, diese Motivation, ich will das tun, das ist mir wichtig, das ist mir ein Anliegen und ich finde das schön und unglaublich, dass es immer wieder so viele solche Menschen gibt, denen es ein Anliegen ist … Natürlich ist es, wie wir vorher schon gesagt haben, eine Herausforderung mit einem Gesundheitswesen und auch in Österreich mit dem Sozialwesen und die Strukturen, wie ist das, dieses Eckige in das Runde hineinzubringen oder umgekehrt. Ja, also wie man das gut schafft, ist eine Herausforderung für uns und es ist auch eine Leitungsaufgabe"* (Pelttari, Abs. 73).

Das Eckige in das Runde bringen – diesen von Hardinghaus als *Spagat* bezeichneten Zustand sieht auch Pelttari. Auf der einen Seite die bürgerschaftlich organisierten, hospizlichen Ehrenamtlichen, die mit ihrer Haltung, ihrer Motivation, ihrem Feuer mit Wertschätzung und Offenheit die Sterbenden und deren Nahestehenden begleiten und auf der anderen Seite ein staatliches Sozial- und Gesundheitswesen, das regelbasiert funktioniert. Der *Spagat* wird zukünftig bleiben oder sich verstärken. Die Hospizbewegung als Bürger*innenbewegung muss darauf achten, dass sie nicht ihre Eigenständigkeit gegenüber dem Gesundheitswesen verliert. Doch hier sieht Weihrauch Unterstützung von anderer Seite:

> *„Deswegen sage ich denen immer, sagt ganz laut, was ihr wollt, und die Politik wird sehr stark darauf hören. Viel mehr als auf irgendwelche Profis, die ihre Strukturen entwickeln wollen, wo die Politik ja immer die Sorge hat, dass das wieder Eigeninteressenlobbyarbeit oder so was ist"* (Weihrauch, Abs. 13).

Die Politik hört auf ihre Bürgerschaft und hospizlichen Ehrenamtlichen, wenn sie sich organisieren und ihre Anliegen vorbringen, denn im Gegensatz zu den Professionellen sind hospizliche Ehrenamtliche Menschen, die für Sterbende und deren Zugehörige einstehen, aber keinerlei Eigeninteresse im Sinne einer Lobby vertreten. Ohne Bürgerschaftlichkeit wird die Hospizbewegung zu einer professionellen Interessensvertretung werden. Auch Graf betonte im vorangegangenen Kapitel die zukünftige Notwendigkeit, dass Ehrenamtliche sich gesellschaftspolitisch einmischen sollen, um für die Betroffenen das Richtige einzufordern. Doch die Gefahr der Übergriffigkeit der Professionellen und der Institutionen des Gesundheitswesens und der Wohlfahrt wird gesehen; wie es sich zukünftig entwickeln wird, muss abgewartet werden.

Laut W. Schneider liegt es nicht daran, Bürger*innenbewegung zu definieren und dann daraus den Schluss zu ziehen, ob die Hospizbewegung zukünftig noch eine Bürger*innenbewegung sein wird oder nicht. W. Schneider sieht das mögliche gesellschaftliche Verbesserungspotential, das in der Hospizbewegung steckt.

> *„Ich glaube, wenn man jetzt Bürgerbewegung nimmt als Indiz dafür, dass in einer Gesellschaft ein Problem definiert wird, ein Problembereich definiert wird, Leute kümmern sich darum, und zwar nicht die, die eigentlich von den STRUKTUREN her dafür BESTIMMT wären, sondern*

andere, dann könnte man sagen, das wäre so EIN so ein zentraler Aspekt von Bürgerbewegung. Dann könnte man sagen, dann ist vielleicht die Hospizbewegung mittlerweile tatsächlich am ENDE angekommen als Bürgerbewegung, weil sie jetzt im SYSTEM so drin ist, dass es ihre Aufgabe ist, sich darum zu kümmern? ... man könnte auch sagen, ja ist doch gut, dann haben wir ein Problem jetzt GELÖST, indem wir es auf Dauer gestellt haben. Solange sich Leute finden, die das dann ehrenamtlich, bürgerschaftlich engagiert, wie auch immer, machen, ist ja die Gesellschaft jetzt besser als sie vorher war ... Und was ich aber dazu dann eigentlich DOCH im Grundsatz meine ist, ich habe den Eindruck, dass es für die Hospizbewegung wichtig wäre, tatsächlich eine Bürgerbewegung zu bleiben oder noch besser eine soziale Bewegung zu bleiben, wenn sie es nicht schon ist, dann zu werden UND eben weiter Veränderungspotential zu entwickeln. Und ich versuche es ja auch immer irgendwie zumindest nebulös anzudeuten, ich glaube, was wir einfach in Zukunft brauchen in der Gesellschaft, das sind vor ALLEM eben auch soziale Innovationen und nicht einfach nur technische ... Und wo sollen soziale Innovationen herkommen? Die kommen seltenst oder fast nie von der Regierung oder nicht mal von Parteien so wichtig könnte man sagen, sondern die kommen eigentlich eher aus den Lebenswelten von Menschen, die einfach erkennen, ich kann oder man kann nicht mehr so weitermachen, man kriegt die Dinge nicht mehr oder man kriegt sie anders besser in den Griff. ... solange da Ehrenamtliche noch MITmischen, KOMMEN da neue gesellschaftliche Strukturen, Prozesse heraus. Und ich glaube, dass die EHER herauskommen, als wenn man etwas tatsächlich professionalisiert abschließt (W. Schneider; Abs. 61).

Anzumerken ist hierbei, dass W. Schneider bereits die Frage, ob die Hospizbewegung in der Gegenwart noch eine Bürger*innenbewegung sei, als unwichtig bezeichnet hat, denn das Ende der Hospizbewegung als Bürger*innenbewegung, wie er es hier angesprochen hat, wäre definitorisch möglich. Doch *solange sich Leute finden, die das dann ehrenamtlich, bürgerschaftlich engagiert, wie auch immer, machen, ist ja die Gesellschaft jetzt besser als sie vorher war*. Es geht nicht um die Definition es geht um das Machen. Die Zukunft der Hospizbewegung sieht er deshalb darin, *weiter Veränderungspotential zu entwickeln*. W. Schneider sieht die Bürgerschaft als den Motor für Veränderungen, denn diese kommen aus den Lebenswelten, und die Bürgerschaft kennt die Lebenswelten, die sie verändern will. Durch ihr Engagement *KOMMEN da neue gesellschaftliche Strukturen, Prozesse heraus*. Zugleich sieht er die Gefahr, dass, wenn Hospize und die Ideale der Hospizbewegung in die Hände von Professionellen gegeben werden, die (Weiter-)Entwicklung der Hospizidee abgeschlossen wird. Stillstand tritt ein, Veränderungspotentiale im Sinne einer Verbesserung der Gesellschaft werden dort nicht mehr generiert. Das stimmt grundsätzlich mit Raischls Äußerung überein:

„Wir werden weiter Visionäre brauchen. Da sind immer Ehrenamtliche, die sich in ihren Positionen vielleicht entscheidend einsetzen, dass das weitergeht. Sonst wird das nicht weitergehen" (Raischl, Abs. 61).

Ehrenamtliche werden hiermit als Visionär*innen, als Macher*innen, als treibende Kraft gedacht – ähnlich den Anfängen der Hospizbewegung. Die Hospizbewegung entstand aus dem Ehrenamt als treibende Kraft, als Motor, denn nur Ehrenamtliche sehen die Sorge um die Betroffenen als visionäres Ziel ohne Eigeninteressen. So sieht auch Weihrauch die Zukunft der hospizlichen Weiterentwicklung nicht im Hauptamt:

> „[D]as ist jetzt die Frage, wie können wir das, was eben neben den offiziellen Strukturen notwendig ist, also von der Nachbarschaftshilfe über das, überhaupt die Mitmenschlichkeit, in allen Bereichen, wo schwerstkranke Menschen versorgt werden, wie können wir diese Sorgekultur eigentlich in unserer Gesellschaft verbessern" (Weihrauch, Abs. 15).

Offizielle Strukturen – d. h. die medizinisch-pflegerische Palliativversorgung – sind aus ihrer Sicht *notwendig*. Aber diese reichen nicht aus, um aus der Versorgung eine Sorgekultur in der Gesellschaft entstehen zu lassen. Erst Nachbarschaftshilfe und das hospizliche Ehrenamt verbessern diese (Sorge-)Kultur und führen zu der Mitmenschlichkeit, die Sorge um den Anderen trägt. Inoffizielle Strukturen aus engagierten Bürger*innen könnten zukünftig, beispielsweise in einer erweiterten Nachbarschaftshilfe, die Sorge tragen. Diese Art der Sorge ist nicht bezahlbar.

Weihrauch spricht hier die Sorgekultur an, und W. Schneider hat, an obiges Zitat anschließend, ähnlich Weihrauch, auch die Sorgekultur und damit verbunden die Sorgenden Gemeinschaften als neues Betätigungsfeld für das hospizliche Ehrenamt weiter ausgeführt:

> … Also diese Blickrichtung, die findet man ja bei Heller, bei Gronemeyer, und man könnte ja sagen, diese sorgenden Gemeinschaften, Sorgekulturen, das geht ja eigentlich genau in die Richtung. Sagt, da bleibt eine Dynamik oder die wird vielleicht sogar noch schärfer werden in Zukunft und das könnte man eigentlich eher optimistisch sehen und nicht sagen, jetzt ist sie am eigenen Erfolg gestorben, sondern man könnte sagen, ja, das ist der Erfolg, und vielleicht kommen jetzt die nächsten Jahre Herausforderungen und die nächsten Erfolge (W. Schneider, Abs. 61).

W. Schneider geht hier konkret auf das Machen, das Veränderungspotential ein – die sorgende Gemeinschaft, *das geht ja eigentlich genau in die Richtung*. Hier sieht er eine mögliche Fortentwicklung, eine *Herausforderung* für die nächsten Jahre. Dort könnte zukünftig dieses bürgerschaftliche Engagement eingebracht werden und es *bleibt eine Dynamik oder die wird vielleicht sogar noch schärfer werden in Zukunft*. Die sorgende Gemeinschaft steht erst am Anfang einer möglichen Entwicklung, dort kann sich in den nächsten Jahren noch viel Dynamik entwickeln.

Aber nicht nur die Sorgende Gemeinschaft gehört zu den möglichen zukünftigen Tätigkeitsfeldern von hospizlichem Ehrenamt. A. Schneider sieht hier einiges auf die (ambulanten) Hospize zukommen:

„... die Themen sich teilweise auch verändert haben. Zum einen ist das Thema auch überhaupt Suizid in bestimmen Situationen. Bei Krankheit und so weiter. Dann auch ein weiteres Thema, wo wir uns in zehn Jahren aus meiner Sicht beschäftigen werden ist die Altersarmut in Deutschland ... Auch dieses Thema Hospiz und Wohnungsmöglichkeit, Hospiz am Rand der Gesellschaft, das wird viel deutlicher in den nächsten Jahren zu Tage treten ... möchte man nicht sagen, die Hospizbewegung nochmal neu finden kann. Das würde ich nicht sagen. Aber es gibt neue Motoren. Es gibt neue Motivation, um da etwas zu tun für Menschen, die am Rand der Gesellschaft stehen und insbesondere die Altersarmut verbunden auch mit teilweise fehlenden Zugängen oder mangelnde Möglichkeiten zu Zugängen palliativ-hospizlicher Versorgung. Da gibt es vielfältige neue Möglichkeiten und Einsatz von Ehrenamt und das sehen die Ehrenamtlichen auch." (A. Schneider, Abs. 45)

A. Schneider sieht neue Bereiche für die Hospizbewegung und ehrenamtlich Engagierte, tätig zu werden. Eines davon ist das Thema Suizid in bestimmten Situationen. Ein Thema, das ohne Berührung des Themas der aktiven Sterbehilfe nicht möglich sein wird, da die Befürworter der aktiven Sterbehilfe hier auch ihr Betätigungsfeld sehen werden.

Altersarmut, Menschen am Rande der Gesellschaft, mangelnder Zugang zu hospizlich-palliativer Versorgung für bestimmte Gruppen, das sind für A. Schneider die Themen der Zukunft für Ehrenamtliche im Hospiz. Das würde bedeuten, dass zukünftig mehr Menschen als heute Zugang zu hospizlicher Begleitung haben sollen, insbesondere Menschen, die aufgrund ihrer gesellschaftlichen und/oder finanziellen Lage entweder Hospiz nicht kennen oder (noch) keinen Zugang haben. Der hospizlich begleitete Personenkreis würde also erweitert werden.

Hardinghaus sieht auch diese Ausweitung als eines der Ziele der Hospizbewegung an, doch nicht von der empfangenden, sondern der gebenden Seite:

„Und diese 40 Prozent, denke ich, müssen wir als Hospizbewegung auch noch erreichen. Hospizbewegung ist auch eine Region, da die Bewegung wirklich im Sinne der gut situierten Bürgerschaft. Das darf man dann nicht vergessen Alle, die auch finanziell, sozial am unteren Rand der Gesellschaft sind, die engagieren sich nicht in der Hospiz-Arbeit. Die wissen vielleicht auch gar nicht von Hospiz-Arbeit. Da haben wir noch ein riesiges Feld, was brach vor uns liegt und wir gucken müssen, wie kann es uns gelingen, da Zugänge zu finden. Wir haben das Problem der Migration in Deutschland. Wir haben so viele Menschen, die als wo auch immer hergekommen sind, hier alt werden. Das ist vor allem die türkische Gemeinde. Wir haben sehr viele Menschen, die aus der Flüchtlingsbewegung her zu uns gekommen sind, wo wir noch nicht wissen, was da auf uns zukommt. Wo wir Sprachbarrieren haben. Wir haben noch riesige Felder, die wir als Bürger und die wir auch durchaus offen auf den Tisch kriegen, wo wir nur drauf gucken müssen. Von daher habe ich da keine Sorge, dass diese Bürgerbewegung nicht weiter existent ist, und ich glaube auch nicht, dass sie sich schon an dem Punkt befindet, dass sie sich überflüssig machen kann" (Hardinghaus, Abs. 84).

Wie bereits in Teil II erwähnt, kennen fast 60 Prozent laut einer repräsentativen Umfrage des DHPV den Begriff Hospiz und können ihn zuordnen, aber 40 Prozent eben nicht, und diese 40 Prozent möchte Hardinghaus zukünftig erreichen.

Ehrenamtliche Hospizarbeit kommt aus *der gut situierten Bürgerschaft.* Doch es gibt Gruppierungen und gesellschaftliche Schichten, hier speziell angesprochen als *auch finanziell, sozial am unteren Rand der Gesellschaft* stehende Bevölkerungsschichten, die Hospiz-Arbeit gar nicht kennen oder zumindest noch nicht als eigenes ehrenamtliches Betätigungsfeld ansehen. Zu diesen Gruppierungen soll in Zukunft ein Zugang gefunden werden. Aber auch bei Flüchtlingen und anderen Menschen mit Migrationshintergrund wird in den nächsten Jahren ein Begleitungsbedarf entstehen. Hier werden zukünftig hospizliche Ehrenamtliche notwendig. Als Hindernis gelten Sprachbarrieren; diese zu überwinden ist ein Zukunftsthema. Hardinghaus zufolge habe die Hospizbewegung mit ehrenamtlicher Hospizarbeit zukünftig *noch riesige Felder* anzugehen.

Raischl spricht von einer weiteren, in anderem Zusammenhang bereits angesprochenen Herausforderung für ambulante Hospize:

> *„Man muss ja sehr gut aufpassen, wohin man das weiterentwickelt. Ja, und wie dieses Gewonnene, diese Verdichtung der Erfahrung ZURÜCKGETRAGEN wird … wir brauchen Visionäre und Ehrenamtliche, die sich in den Altenheimen, Kliniken engagieren. Dass wir nicht von heute auf morgen einfach nur Stellen geschaffen, und dann soll das gehen. Das wird nicht passieren. Das ist eine jahrzehntelange Aufgabe, denke ich, wenn sie überhaupt zu bewältigen ist, aber es ist ja, was die Hospizbewegung geschaffen hat. Ist ja, es geht anders, und wir erleben dadurch, dass Menschen besser Abschied nehmen können, dass das dem Menschen guttut und es muss weitergegeben werden"* (Raischl, Abs. 61).

Man muss ja sehr gut aufpassen, wohin man das weiterentwickelt, sagt Raischl, wobei er grundsätzlich die zukünftige Entwicklung an einem Wendepunkt sieht. *Kann man nur sagen, wir sind jetzt an einem Punkt, wo es in die Fläche gehen soll, wo klar ist, es muss ja noch viel mehr Bestandteil der normalen Versorgung werden* (Raischl, Abs. 61). Und die Fläche ist hier auch genannt: *Altenheime, Kliniken.*

Ehrenamtliche Hospizbegleitung ist im Krankenhaus und in den Altenheimen nicht ad hoc zu bewältigen. Das zeigen die Zahlen: ca. 1 500 ambulante Hospize stehen ca. 13 000 Altenheimen und ca. 2 000 Kliniken gegenüber. Dies ist auch der Grund, warum Raischl hierin *eine jahrzehntelange Aufgabe* sieht. Zudem weist er darauf hin, dass nicht *einfach Stellen geschaff[en]* werden müssen. Es braucht *Visionäre und Ehrenamtliche.* Und er geht die Frage mit Optimismus an: *wenn sie überhaupt zu bewältigen ist, aber es ist ja, was die Hospizbewegung geschaffen hat. Ist ja, es geht anders.* Schaffen kann die Hospizbewegung im Sinne einer Bürger*innenbewegung, denn das war sie in den Anfängen. Sie kann es schaffen, weil die hospizlichen Ehrenamtlichen das schon einmal geschafft haben. Raischl sieht Ehrenamtliche in diesem Zusammenhang als entscheidenden Faktor für das Gelingen dieser Aufgabe an. Aber es wurden auch mögliche Probleme, Gefahren und Stolpersteine gesehen.

> *„[D]ie Hospizbewegung ist typischerweise Ehrenamt, aber in allen möglichen Bereichen. Also auch das möchte ich wirklich ausdrücklich auch betonen und das sollte man übrigens auch nicht geringschätzen. Wir haben im Moment, sage ich jetzt einfach mal, große Probleme, die Vorstände von Hospizvereinen zu besetzen, ganz große Probleme"* (v).

Mangel an ehrenamtlichen Hospizverein-Vorständen ist ein Thema, das kaum ausgesprochen wird. Über die Gründe können nur Mutmaßungen angestellt werden, was in dieser Arbeit nicht geschehen soll. Aber dieser Mangel hat gravierende Auswirkungen, denn beispielsweise ist der Vorstand der Arbeitgeber der Hauptamtlichen eines Hospizes. Der Vorstand leitet die Organisation der Hospize. Fehlt er, sind wichtige Führungspositionen nicht besetzt.

> *„... das ist ein großes Manko in der ganzen Hospizbewegung, brauchen wir auch Menschen, die sich ausschließlich eigentlich für die Verwaltung und Organisation auch ehrenamtlich engagieren. Das ist große Not der Vereine"* (Raischl, Abs. 17).

Raischl sieht, im Gegensatz zu Weihrauch, nicht nur einen Ehrenamtlichenmangel bei Vorständen von Hospizvereinen, sondern im gesamten Bereich der Verwaltung und der Organisation der Hospize. Den Grund hierfür sieht er in Tatsache, dass nur solche Ehrenamtliche ins Hospiz kommen, die auch begleiten möchten, nicht aber Menschen, die sich nicht direkt in hospizlichen Aufgaben engagieren möchten. Aber die Not ist dennoch groß und woher sollen die neuen Ehrenamtlichen kommen? Eine offene Frage und eine Gefahr für das bürgerschaftliche Engagement, denn wenn Institutionen des Gesundheitswesens oder Wohlfahrtsorganisationen diese bürgerschaftlichen Hospizvereine übernehmen, dann kann das zukünftig zu gravierenden Veränderungen des hospizlichen Ehrenamtes führen.

Der Malteser Hilfsdienst Köln, Fachstelle Hospizarbeit, hat sehr konkret auf eine von ihr erkannte Veränderung in der – nicht nur ehrenamtlichen – Hospizarbeit reagiert:

> *„Wir sind jetzt bewusst anderthalb Jahre in einer Schleife gewesen und haben nochmal gesagt, was ist uns wichtig? Was ist für uns von Bedeutung? Und worauf müssen wir achten? Aus welcher Haltung heraus wollen wir das tun und wo liegen unsere Wurzeln in der Vergangenheit, um dieses zu begründen? Und das ist aus meiner Sicht einer der Schlüssel, also, wenn ich Koordinatoren sehe und kennenlerne, die mit Kübler-Ross und Cicely Saunders nichts mehr anfangen können, die keine Idee haben, was der Euthanasiebegriff in den 8oer Jahren bedeutet hat, dann verlieren wir einen Teil dessen, was wir brauchen, um als Bewegung sozusagen immer auch geerdet zu bleiben. Also, man könnte auch sagen, eine Hospizbewegung ohne Geschichtsbewusstsein ist tot. Weil dann weiß man nicht mehr, warum sich etwas bewegt"* (Blümke, Abs. 70).

Es hat sich, auch aufgrund des Erfolges der Hospizbewegung, betrachtet man deren Anfänge, vieles getan. Der Malteser Hilfsdienst Köln, der mit *Wir* gemeint ist, hat sich Zeit genommen, um sich das ethische Fundament seiner Hospizarbeit zu vergegenwärtigen, denn mit dem Einzug in das Gesundheitssystem und nun dem HPG veränderte sich die Hospizarbeit. Der Grad der medizinisch-pflegerischen Professionalisierung steigt, und wie Blümke hier erwähnt, gibt es bereits Hauptamtliche, die das Fundament der Hospizarbeit gar nicht mehr kennen. Das Fundament ist aber nicht die Pflege und nicht die Medizin, das Fundament der Hospizarbeit ist eine an Betroffenen orientierte Sorge um den sterbenden Menschen und dessen Nahestehenden, das Fundament ist Elisabeth Kübler-Ross, die Sterbenden ein Gehör in der Gesellschaft verschafft hat, das Fundament ist Cicely Saunders mit ihrem Total-Pain-Konzept, und zum Fundament gehört auch die deutsch-österreichische Vergangenheit des III. Reiches mit seiner Verachtung und Vernichtung von Millionen Menschen in einem Unrechtsstaat, der die Menschenwürde nicht geschützt hat. Warum machen wir das? Wenn dieses geschichtlich-ethische Fundament verloren geht, dann ist die Hospizbewegung tot, dann wird daraus ein medizinisch-pflegerischer Vorgang.

Eine Bürgerbewegung geht von Bürgerinnen und Bürgern aus. Sie machen die Gesellschaft aus, sie gestalten diese Gesellschaften. Wenn sich die Bürger*innen verändern, verändert sich die Gesellschaft und damit verändern sich auch die hospizlichen Ehrenamtlichen.

> *„Damit Menschen, Bürger, damit die sich weiter engagieren und auch in Zukunft neue Menschen kommen und sich engagieren in der Hospiz-Arbeit … Also wir werden nicht mehr die Ehrenamtlichen haben, die sich 20, 25 Jahre bei uns engagierten. In den Städten haben wir das zum Teil schon. Studentenstädten wie Münster oder ich denke auch hier in Berlin werden wir Ehrenamtliche in Hospiz-Vereinen haben, die sind Ehrenamtliche auf Zeit im Hospiz-Verein und dann gehen sie. Für dieses Engagement und dieses Wissen, was sie als Ehrenamtliche aus ihrer Tätigkeit mitgenommen haben, das werden sie, glaube ich, in die Gesellschaft wieder reintragen"* (Lange, Abs. 70).

Wie bereits mehrfach in dieser Arbeit angesprochen, haben sich die Beweggründe, ein hospizliches Ehrenamt zu ergreifen, teilweise verändert und/oder sind im Wandel. Da die Ehrenamtlichen wichtiger Bestandteil der Hospizbewegung sind, werden sie auch die Bürger*innenbewegung verändern. Lange führt hier exemplarisch die Verkürzung der Ehrenamtszeit an. Dies wird seines Erachtens auch dazu führen, dass s*ie andere Aufgaben kriegen* werden (Lange, Abs. 70). Aber die Menge an Ehrenamtlichen, die dann benötigt werden, um die anstehenden Begleitungen zu realisieren, wird eine Herausforderung werden.

Aber Lange sieht hier auch eine positive Seite: Die Ehrenamtlichen haben etwas aus ihrer Tätigkeit mitgenommen und das tragen sie in die Gesellschaft zurück. Das erzählen sie Menschen, die sie kennen, denen sie begegnen. Wie sich das auswirken wird, ist ungewiss.

Zusammenfassend wurde in diesem Kapitel nach der Zukunft der Bürger*innenbewegung Hospiz gefragt. Wird sie eine Bürger*innenbewegung bleiben? Die Experten waren sich grundsätzliche einig, dass es die Bürger*innenbewegung Hospiz in Zukunft weiterhin geben wird, weil sie der Garant für das mitmenschliche Fühlen und Begleiten ist. Der DHPV sieht es als seine Aufgabe an, das Ehrenamt im Sinne eines bürgerschaftlichen Engagements zu erhalten. Professionelle können versorgen, Ehrenamtliche können sorgen. Ob die Bürger*innenbewegung so definitorisch noch vorhanden ist, ist nicht der bedeutende Faktor; wichtig sind das Vorhandensein und das Handeln der Ehrenamtlichen. Nur sie werden Verbesserungen erzielen, nicht die Professionellen.

Als Beispiele dafür, was die Bürger*innenbewegung zukünftig verändern könnte, wurden genannt: sorgende Gemeinschaften (auf-)bauen, zusätzliche soziale Gruppierungen erreichen, auf die reagiert werden muss, und das Problem, eine sehr große neue Gruppe von Betroffenen langfristig in Altenheimen und Krankenhäusern begleiten zu können.

Aber es wurden auch zukünftige Herausforderungen angesprochen, etwa ein Mangel an ehrenamtlichen Hospizverein-Vorständen und an Ehrenamtlichen im Bereich Verwaltung/Organisation. Diese Tendenzen werden sich voraussichtlich verstärken. Die neuen Ehrenamtlichen werden für eine kürzere Zeit ein Ehrenamt im Hospiz übernehmen. Somit müssten zukünftig wesentlich mehr Menschen dieses Ehrenamt ergreifen. Doch darüber zu sprechen ist ein Tabu. Vielmehr wird die positive Wirkung in den Vordergrund gestellt; wenn es mehr Menschen gibt, die dieses Ehrenamt ausgeübt haben, steigt der Verbreitungsgrad der Hospizidee und vielleicht auch der Hospizbewegung. Eine weitere wichtige Herausforderung ist die ethische Erdung der nicht nur ehrenamtlich Tätigen im Hospiz. Das Fundament der Hospizbewegung als Bürgerbewegung ist die Orientierung an den Bedürfnissen der Sterbenden und deren Nahestehenden auf Grundlage von Elisabeth Kübler-Ross und Cicely Saunders und als Gegenstück zur Menschenverachtung und -vernichtung des III. Reiches.

Teil VI Conclusio

In dieser Arbeit wurde gefragt, ob sich das hospizliche Ehrenamt seit seinen Anfängen verändert hat, und wenn ja, in welcher Weise und warum. Zugleich wurde versucht, die künftigen Entwicklungen in der Hospizbewegung und die sich zukünftig verändernden Rahmenbedingungen in Gesellschaft und Gesundheitssystem, die das hospizliche Ehrenamt verändern könnten, aufzuzeigen und zu bewerten.

Das hospizliche Ehrenamt hat sich seit seinen Anfängen verändert und befindet sich in einem fortdauernden Wandlungsprozess. Die Gründe für die Veränderungen entstammen einerseits den gesamtgesellschaftlichen Entwicklungen und andererseits der Entwicklung der Hospizbewegung selbst, wobei diese wiederum nicht losgelöst von der gesellschaftlichen Entwicklung gesehen werden kann.

Ausgangspunkt, um die Veränderungen im hospizlichen Ehrenamt zu ergründen, ist die Entwicklung/Veränderung seit den Anfängen der Hospizbewegung in Deutschland und Österreich.

Die Hospizbewegung entstand als Protestbewegung für ein würdigeres Sterben; gegen die in den 60er und 70er Jahren des vergangenen Jahrhunderts herrschende Sterbe-Praxis in den Krankenhäusern forderte sie eine gute, (auch) professionelle Versorgung der Sterbenden. Die Protestierenden waren Menschen, die diese Praxis in ihrem Berufsalltag erlebten. Sie wurden frühzeitig und überwiegend von Frauen unterstützt, die sich ehrenamtlich der Begleitung von Sterbenden annehmen wollten. Strukturen für ein gutes Sterben waren nicht vorhanden, die Rollen gaben sie sich die dort Tätigen selbst, gemacht wurde, was gebraucht wurde. Diese Arbeit wurde ausschließlich ehrenamtlich erbracht.

Um eine verbesserte, professionelle, ganzheitlich pflegerisch-medizinische, spirituelle und psychosoziale Begleitung zu erreichen, wurde gefordert, dass diese Aufgaben von Professionellen in den Hospizen ausgeführt werden sollten, die vom Gesundheitssystem bezahlt werden sollten. Zur Durchsetzung dieser gesellschaftspolitischen Ziele organisierte sich die Hospizbewegung in Verbänden. Der Erfolg stellte sich ein – dies bedeutete eine Zäsur für die Hospizbewegung; mit Auswirkungen auf die Organisation von Hospiz und einer damit einhergehenden einschneidenden Veränderung des ursprünglichen, hospizlichen Ehrenamtes.

Hospize wurden schrittweise in das Gesundheitssystem integriert. Regelungen, Institutionen und Organisationen wurden geschaffen, in den Hospizen entstand zusätzlich zum Ehrenamt das professionell arbeitende Hauptamt. Nun mussten Rollen definiert werden, denn die Hauptamtlichen wurden für ihre Tätigkeiten bezahlt und mussten sich dafür legitimieren. Ehrenamtliches Wirken war nur noch dort vorhanden, wo das Hauptamt die Leistung nicht erbringen konnte. Verantwortlichkeiten wurden auf das Hauptamt verlagert, im ambulanten Hospiz entstand die hauptamtlich besetzte Koordination, im stationären Hospiz die hauptamtliche Hospiz- und die Pflegedienstleitung. Somit wurden den Ehrenamtlichen Rollen, Kompetenzen und Tätigkeiten entzogen, was von vielen damaligen Ehrenamtlichen als Degradierung empfunden wurde, im Besonderen da das Vorhandensein von bezahlten, professionell ausgebildeten Hauptamtlichen mit einer Hierarchisierung einher ging. Heute werden Ehrenamtliche (teilweise) mit patriarchalischer Fürsorge begleitet.

Auch die Trägerschaften der Hospize veränderten sich zunehmend; waren es anfangs bürgerschaftlich organisierte Hospizvereine, so sind heute bereits über 50 Prozent dieser Einrichtungen in kirchlicher, in wohlfahrtsunternehmerischer Hand oder gehören Einrichtungen des Gesundheitswesens mit ihren meist hierarchischen und patriarchalischen Systemlogiken an. Es besteht zum einen die Gefahr, dass hospizliche Begleitung in totalen Institutionen stattfinden wird. Zum anderen hat sich bereits in der Weimarer Republik gezeigt, dass professionelle Wohlfahrtsverbände bürgerschaftliches Engagement verdrängen können, geben sie doch vor, die Leistung besser erbringen zu können. Sterbende und deren Zugehörige könnten so in ihrer Selbstbestimmung eingeschränkt werden, was ein möglicher Rückschritt für die bedürfnisorientierte Sorge um Sterbende bedeuten würde. Hospizliche Ehrenamtliche, wenn sie dort überhaupt noch existieren würden, müssten sich hierarchisch und der Systemlogik unterordnen. Die Bedürfnisse der Organisation, nicht die Bedürfnisse der Betroffenen würden dann im Vordergrund stehen. Ob dieses Ehrenamt mit der heutigen Auffassung von Hospizlichkeit zu vereinbaren ist, ist fraglich.

Mit der Verabschiedung des HPG im Jahr 2015 in Deutschland wurden stationäre Hospize weiter professionalisiert, der Personalschlüssel wurde erhöht; dies wird mit einer Verringerung der Tätigkeiten oder der Verdrängung der Ehrenamtlichen einhergehen. Der Wirkungskreis von ambulanten Hospizen hingegen wird erheblich gesteigert, nun können auch die Begleitungen der hospizlichen Ehrenamtlichen im (Akut-) Krankenhaus und im Altenpflegeheim mit den Krankenkassen abgerechnet werden. Diese Regelung stellt das hospizliche Ehrenamt vor eine Aufgabe, die zumindest in absehbarer Zeit nicht erfüllt werden kann. Mehr als 16 000 Krankenhäuser und Altenpflegeheime mit ca. 1 500 ambulanten Hospizen zu versorgen ist allein aufgrund der Zahl an hospizlichen Ehrenamtlichen nicht möglich. Wie diese Begleitungen zukünftig stattfinden werden, ist daher vollkommen offen.

Diese Veränderungen und Regelungen gelten nur für hospizliche Einrichtungen, die sich entschieden haben, Teil des Gesundheitssystems zu sein. Der verbleibende

Anteil, der nach Schätzungen bei bis zu 40 Prozent der ambulanten Hospize liegt, kann bürgerschaftlich, aber ohne staatliche finanzielle Unterstützung, seine Ziele verfolgen. In diesen Hospizen können ehrenamtlich-bürgerschaftlich organisierte Trägervereine, in denen die Vereinsmitglieder gleichberechtigt sind, bürgerschaftlich Entscheidungen herbeiführen. Ehrenamtliche Begleitungen und Entscheidungen können zu einer Begleitung auf Augenhöhe mit den Hauptamtlichen führen.

Die genannten Ergebnisse wurden durch die Expert*inneninterviews in der ganzen Bandbreite bestätigt. Die zunehmende Institutionalisierung und Professionalisierung spiegelte sich in den Rollenveränderungen, den Veränderungen in der Rollenvergabe und dem Rollenselbstverständnis der Ehrenamtlichen wider. Mit der Professionalisierung verloren Ehrenamtliche einen Teil ihrer Rollen, diese gingen ins Hauptamt über. Hatten sich in den Anfängen die Ehrenamtlichen ihre Rolle selbst gegeben, wurde mit Einzug des Hauptamtes die Rollenvergabe an das Hauptamt abgegeben, die Ehrenamtlichen mussten sich anpassen. Aber das Rollenselbstverständnis wurde generationenbezogen eingeschätzt; während die Anfangsgeneration sich im Zeitablauf in ihrem Selbstverständnis degradiert fühlte, sehen die neuen Ehrenamtlichen ihre Rolle als selbstbestimmt an. Die Hauptamtlichen werden nicht hierarchisch einschränkend, sondern als unterstützendes Element gesehen. Grund hierfür ist eine veränderte Sozialisierung der nachfolgenden Generationen, die mit dem Wertewandes und der Frauenbewegung begründet wird.

Auffallend war die Sicht des Hauptamtes auf die Ehrenamtlichen. Hauptamtliche vertrauen heute nicht mehr auf die Fähigkeiten der Ehrenamtlichen, Ehrenamtliche müssen geführt und kontrolliert werden. Es gab auch die Äußerungen von Hauptamtlichen gegenüber einer Expertin, die das Ehrenamt für überflüssig hielten.

Wo steht die Hospizbewegung heute? In ihren Anfängen war die Hospizbewegung eine Bürger*innenbewegung, in der Bürger*innen für sterbende Mitbürger*innen ein gutes Sterben ermöglichen wollten. In stationären Hospizen wird heute in einer Institution gestorben, die von Professionellen dominiert wird und wo das Ehrenamt aussterben könnte. Ambulante Hospize werden von Professionellen koordiniert, sie besitzen Entscheidungshoheit gegenüber den Ehrenamtlichen. Ist die Hospizbewegung noch eine Bürger*innenbewegung? Zweifel sind anzumerken, was auch auf die Frage zurückzuführen ist, dass es keine einheitliche Auffassung darüber gibt, was eine Bürger*innenbewegung ist. Wenn Bürger*innenbewegung bedeutet, dass sich darin ehrenamtliche Bürger*innen engagieren, dann müsste die Frage bejaht werden. Ist es, um eine Bürger*innenbewegung zu sein, auch notwendig, dass Bürger*innen dort zumindest mitentscheiden dürfen, dann sind die heutigen hospizlichen Einrichtungen, die Teil des Gesundheitssystems sind, nicht mehr Teil der Bürgerbewegung. Die voranschreitende Professionalisierung wird diesen Trend verstärken.

Bezüglich der Existenz der Hospizbewegung als Bürger*innenbewegung in der Zukunft herrschte Einstimmigkeit. Die Befragten waren der Meinung, dass die Hospizbewegung alleine wegen der Anwesenheit der Ehrenamtlichen eine Bürger*innenbewegung geblieben ist. Dieser Standpunkt kann angezweifelt werden, da die reine Anwesenheit von Ehrenamtlichen kein Kriterium für eine Bürgerbewegung darstellt. Aber es herrschte auch Zweifel darüber, ob an den Orten, an denen hospizliche Begleitung stattfinden wird, auch in Zukunft die Selbstbestimmung gewahrt werden wird/ kann. Zudem wurde ein Mangel an Ehrenamtlichen in Verwaltung, Organisation und bei Hospizvereinsvorständen festgestellt. Fraglich war, wer diese Lücken füllen soll.

M. E. sollten zukünftig zwei Fragen im Vordergrund stehen: Wie sieht eine gute Sorge, einschließlich der notwendigen professionellen Hilfen, aus und wie kann diese erreicht werden? Wie solche Strukturen, Systeme, Einrichtungen und Organisationen benannt werden, stand nicht im Vordergrund. Bedacht werden sollte aber, dass beteiligte Bürger*innen am besten ihre eigenen Wünsche und Bedürfnisse, aber auch ihre Befürchtungen zum Ausdruck bringen können. Werden Bürger*innen beteiligt, so machen sie es auch zu ihrer eigenen Angelegenheit, und dadurch kann gutes Sterben in der Gesellschaft geschehen. Das Konzept des Bürger*innen-Profi-Mixes oder der caring communities könnte eine solche Versorgung beinhalten. Die Verwirklichung dieser Idee steckt in den Anfängen und muss noch weiter praktiziert, beforscht und verbessert werden.

Eine weitere wichtige Entwicklung, die bis heute andauert, trat aufgrund der Veränderungen des Warum, Wer und Wann ein Ehrenamt ausgeübt wurde, ein. Für das hospizliche Ehrenamt waren zwei Entwicklungen ausschlaggebend: der Wertewandel und die Frauenbewegung.

Der Wertewandel, der in den 70er Jahren des vergangenen Jahrhunderts in Deutschland einsetzte, veränderte die Gesellschaft nachhaltig. Die obrigkeitsorientierte, materialistische Wertewelt verlor ihre Gültigkeit, postmaterialistische Werte entstanden und charakterisieren bis heute unsere Gesellschaft. Die heutige Gesellschaft, und damit auch die heutigen Ehrenamtlichen als Teil dieser Gesellschaft, sind geprägt von Pluralismus und individueller Lebensführung. Zu den wichtigsten postmaterialistischen Werten gehört die Selbstbestimmung und -verwirklichung. Menschen handeln rational und erstreben soziale Anerkennung. Das hat Auswirkungen auf das Ehrenamt. Nun wird es nur dann ergriffen, wenn es soziale Anerkennung genießt und aus eigener Sicht der eigenen Selbstverwirklichung nutzt. Selbstverwirklichung ist zwar ein selbstbezogenes Motiv, doch wenn der Sinn für den Einzelnen in der Begleitung oder der Hilfe für Sterbende gesehen wird, was ein wichtiges bürgerschaftliches Engagement für die Gesellschaft ist, dann kann Selbstbezogenes zugleich positive Auswirkungen auf die Gesellschaft haben. Aber Selbstorientierung kann auch für die Betroffenen und deren Nahestehenden Nachteile bringen. Ehrenamtliche machen nicht, was zu tun ist. Was sie machen, muss ihren Ansprüchen an die Begleitung zugleich gerecht werden. Werden diese nicht erfüllt, wird kein oder ein nicht an den Bedürfnissen der Betroffen orientiertes Ehrenamt ausgeübt. Hospizliche Ehrenamtsarbeit muss neu organisiert werden.

Anders gestaltete sich die Auswirkung der Frauenbewegung auf das Ehrenamt, insbesondere auf das soziale/hospizliche Ehrenamt, da dort die Ehrenamtlichen zu

einem sehr hohen Prozentsatz dem weiblichen Geschlecht angehören. Bis Ende der
6oer Jahre waren die Geschlechterrollen in Deutschland klar definiert: Die Erwerbsarbeit war männlich, Versorgungsarbeit weiblich. Das bedeutet für Frauen, dass sie meist
mit der Heirat, spätestens mit dem ersten Kind aus dem Berufsleben ausschieden und
von diesem Zeitpunkt an nur meist häusliche, unentgeltliche Versorgungsarbeit leisteten. Waren die Kinder erwachsen, gingen Frauen nicht wieder in den Beruf zurück,
sie hatten aber Zeit. Als Ende der 6oer Jahre in Deutschland die Student*innenbewegung entstand, erfolgte bereits 1968 eine Abspaltung der Frauen, die die neue Frauenbewegung begründeten. Ihr Ziel war die Gleichberechtigung als Gleichberechtigung
der Lebensformen, was auch bedeutete, dass Frauen nicht mehr auf die häusliche Versorgungsarbeit reduziert werden wollten. Die Frauenbewegung war (teilweise) erfolgreich; Frauen, die nach 1968 sozialisiert waren, wuchsen zunehmend mit diesem neuen
Werteschema auf. Dies führte zu einer heute hohen Erwerbsquote der Frauen bis ins
Rentenalter.

Die ehrenamtlichen Frauen der ersten Generation waren in den 70er, 80er Jahren im
Hospiz tätig, d. h. sie waren ca. zwischen 1920 und 1940 geboren und waren somit mit
einem Werteschema aufgewachsen/sozialisiert, das für sie in der Post-Kinder-Fami-
lienphase die unentgeltliche Versorgungsarbeit vorsah. Ehrenamtliche Hospizarbeit
war in diesem Werteschema eine gute, eine sinnvolle und sozial anerkannte Tätigkeit.
Diese Generation beendet oder hat schon seine ehrenamtliche Tätigkeit aufgrund des
eigenen Alters beendet. Die heutige Generation wurde bereits nach 1968 sozialisiert.
Die hohe Erwerbsquote bei Frauen gibt ihnen heute nicht mehr die Zeit für ein Ehrenamt, die ihre Vorgängerinnengeneration hatte. Entweder fallen sie als hospizliche
Ehrenamtliche ganz aus oder sie besitzen nur gewisse Zeitfenster für dieses Ehrenamt.
Diese, für das Ehrenamt nur begrenzt zur Verfügung stehende Zeit, verstärkt zudem
den Wunsch/das Bedürfnis, im Ehrenamt dann auch Sinnhaftigkeit/Selbstverwirkli-
chung im eigentlichen Sinne erleben zu können.

In den Expert*inneninterviews wurden diese Ergebnisse anhand von Motivver-
änderungen bei den hospizlichen Ehrenamtlichen hinterfragt. Hier konnte eine Verschiebung der Motivstruktur festgestellt werden. Altruistische Motive nehmen ab,
selbstbezogenen Motive nehmen zu. Bei den selbstbezogenen Motiven steht zukünftig
die Frage im Raum, ob Hospize hier zukünftig verstärkt Motive vorfinden werden, die
einer hospizlichen Begleitung entgegenstehen. Wenn das Motiv, dieses Ehrenamt auszuüben, beispielsweise in der Verbesserung der Karrierechancen (meist hospizliche
Ehrenamtliche der heute jungen Generation) liegt, dann wird die radikale Orientierung an den Bedürfnissen der Sterbenden und deren Nahestehenden zumindest fraglich.

Einrichtungen und Institutionen, die heute und zukünftig Ehrenamtliche einsetzen
möchten, müssen heute zwei Bedürfnisse berücksichtigen: Was braucht die Institution und wie kann ich dem Bedürfnis der Ehrenamtlichen entsprechen? Die Ehrenamtlichen in den Anfängen haben gemacht, was anfiel, haben begleitet, wer begleitet

werden musste. Die Nachfolgegeneration denkt anders, sie fragt immer auch danach, welchen Nutzen ihre Tätigkeit für sie selbst hat.

Die neuen Ehrenamtlichen stellen Anforderungen an das Ehrenamt. Sie haben zunehmend weniger frei für dieses Ehrenamt verfügbare Zeit, oft nur bestimmte Tage oder Stunden. Sie sind teilweise auch nur für einige Monate verfügbar und gehen dann. Sie möchten passgenau zu begleitende Sterbende. Sie möchten zusätzliches Wissen, wie beispielsweise Soft Skills erwerben, die sie auch an- und weiterhin verwenden können und/oder Karriereaspekte in den Vordergrund ihres hospizlichen Engagements stellen. Hospize werden auf den Anspruch auf Selbstbestimmung und auf zeitliche Einschränkungen der Ehrenamtlichen reagieren müssen, sonst wird zukünftig die Zahl an Ehrenamtlichen zurückgehen.

Es könnte einerseits zu der von Schneider angesprochenen Spezialisierung von Ehrenamtlichen kommen, sodass Ehrenamtliche nur eine bestimmte Tätigkeit ausüben. Es könnte allgemein zu einer Standardisierung von ehrenamtlichen Rollen und Tätigkeiten kommen, denn der Zeitmangel der Ehrenamtlichen könnte dazu führen, dass Ehrenamtliche in der Begleitung auswechselbar/ersetzbar sein müssen (und dies auch wünschen). Es wird aber auch dazu führen, dass es zunehmend Begleitungsanfragen geben wird, die nicht angenommen werden können, weil es keine Ehrenamtlichen mehr gibt, die einen ‚unattraktiven‘ Sterbenden begleiten möchten.

Doch sollte das HPG erfüllt werden, müssten zukünftig ambulante Hospize sehr viele Ehrenamtliche rekrutieren, um auch in Altenheimen und Krankenhäusern eingesetzt zu werden. Auch die Expert*innen stellten hier die Frage, ob es weiterhin sinnvoll ist, dass Ehrenamtliche eine einjährige Ausbildung für ihre Begleitung benötigen. Könnten gezieltere und dadurch kürzere Ausbildungszeiten zu einer Erhöhung der Anzahl an Ehrenamtlichen führen? Und würde mit einer kürzeren Ausbildungszeit und einer klar abgegrenzten Aufgabe das Ehrenamt nicht sogar attraktiver? Denn aus Sicht der Ehrenamtlichen könnten so Zeitmanagement und Selbstverwirklichung besser vereinbart werden.

Die Bereitschaft für bürgerschaftliches Engagement ist in der Gesellschaft grundsätzlich groß, doch gibt es genügend Alternativen, sich selbstbestimmt ehrenamtlich zu engagieren. Bürgerschaftliches Engagement im eigenen Umfeld, dort, wo der Einzelne mitgestalten und auch die Auswirkungen nachhaltig erleben kann, ist hoch. Die Expert*innen waren sich einig, dass in caring communities, im bürgerschaftlichen Engagement im eigenen Umfeld, sich die Hospizbewegung einerseits einbringen oder andererseits sogar darin aufgehen könnte. Zwei Wissenschaftlerinnen sahen bereits den Beginn einer neuen sozialen Bewegung in dem Compassionate Neighbour Project, das eine Verbindung zwischen dem hospizlichen Ehrenamt und mitfühlenden Nachbarn*innen herstellen und verstetigen konnte. Besonders interessant an diesem Projekt war, dass Ehrenamtliche, wie in den Anfängen der hiesigen Hospizbewegung, getan haben, was gebraucht wurde und dies auch durften. Sie waren keinen Hierarchien unterworfen und haben ein hohes Maß an Selbstbestätigung, Sinnfindung und Zufriedenheit empfunden.

Doch der Weg zur neuen, möglichen gesellschaftlichen Daseinssorge ist noch weit und sehr unbestimmt. Viele Fragen sind nicht geklärt. Beispielsweise ist der politische Wille zur Umsetzung noch nicht zu erkennen; dieser wäre aber notwendig, denn eine Daseinsvor- und/oder -fürsorge muss letztverlässlich und deshalb flächendeckend und auf Dauer gestellt sein. Dies ist noch nicht in Sicht. Zudem gibt es auch andere Organisationen, im Besonderen Kirchengemeinden und Kommunen, die dieses Feld bedienen möchten.

Bezüglich der Herkunft der zukünftigen Ehrenamtlichen wurden zwei Gruppen erwähnt: die Jugendlichen und jungen Erwachsenen, die dieses Ehrenamt ausbildungsbegleitend ausüben könnten, und die ‚neuen Alten‘, Menschen, die sich im Ruhestand befinden. Laut Expert*innenmeinung sind beide Zielgruppen willkommen, eine Abwägung wurde nicht vorgenommen.

Anzumerken ist hier, dass in einer alternden Gesellschaft allein aufgrund des Zahlenverhältnisses die Gruppe der ‚neuen Alten‘ ein größeres Potential aufweist. Zudem könnten sie über einen längeren Zeitraum tätig sein und auch ein größeres Zeitkontingent mitbringen. Begleiter*innen und Begleitende sind sich in ihren Wertvorstellungen und ihrem Erfahrungswissen näher als dies bei jungen Menschen der Fall ist. Und es stellt sich die Frage, ob ein junger Mensch von einem sterbenden alten Menschen beispielsweise als Gesprächspartner*in bei Sinnfragen akzeptiert werden würde. Junge Ehrenamtliche werden voraussichtlich über einen wesentlich geringeren Zeitraum und mit geringerem Zeitaufwand Sterbende begleiten. Hinzu kommt eine einjährige Ausbildungszeit. Ob hier Ausbildungs- und Einsatzzeit in einem sinnvollen Verhältnis zueinander stehen, auch das muss hinterfragt werden.

Es gibt viele, hier beschriebene Stellschrauben und Weichen, die gestellt werden müssen. In welche originär ausgestaltete Richtung sich die Hospizbewegung, d.h. ambulante und stationäre Hospize, und damit auch das Ehrenamt entwickeln werden, darüber herrscht bei den Expert*innen eine gewisse Ratlosigkeit. Das ist nicht verwunderlich, da die Gesellschaft vor großen Herausforderungen und Veränderungen steht, die gesellschaftspolitisch gelöst werden müssen. Hinzu kommt die Frage, welche Strömungen und Meinungen sich durchsetzen werden. Um die Conclusio in Anlehnung an W. Schneider zu formulieren und zu beschließen: Die Pluralität und die Eigenverantwortlichkeit in unserer Gesellschaft werden zu vielfältigen Lösungen führen. Es ist zu hoffen, dass zukünftig Gießkannenlösungen als nicht mehr zeitgemäß angesehen werden, denn sie lassen sich nicht mit der Individualität der Menschen, der Sterbenden und deren Nahestehenden in Einklang bringen.

Ein Nachsatz: Kurz vor der Fertigstellung dieser Arbeit bestätigte das Deutsche Bundesverfassungsgesetz das Recht auf selbstbestimmtes Sterben, auch mit freiwilliger Hilfe Dritter, ausdrücklich. Dies wird eine schwerwiegende und nachhaltige Zäsur für die Hospizbewegung und das hospizliche Ehrenamt zur Folge haben; auch hier bleiben viele Fragen offen.

Literaturverzeichnis

Abels, H., 2009, Einführung in die Soziologie Band 2: Individuen in ihrer Gesellschaft, 4. Auflage, VS Verlag für Sozialwissenschaften, Wiesbaden.

Adorno, T. W., 1965, Erziehung nach Auschwitz, in: Band 20, Vermischte Schriften I/II, Hrsg. Horkheimer, M., Adorno, T., Seite 17261. https://www.staff.unigiessen.de/~g31130/PDF/polphil/ErziehungAuschwitzOffBrief.pdf

Ahrens, P., Wegner, G., 2015, Die Angst vorm Sterben, Ergebnisse einer bundesweiten Umfrage zur Sterbehilfe, Hrsg. Sozialwissenschaftliches Institut der EKD.

Amenta, MM., 1984, Death anxiety, purpose in life and duration of service in hospice volunteer, in: Psychol-Re., Vol. 54/Nr. 3, Seite 979–984. http://www.amsciepub.com/doi/abs/10.2466/pro.1984.54.3.979?url_ver=Z39.88-2003&rfr_id=ori%3Arid%3Acrossref.org&rfr_dat=cr_pub%3Dpubmed&, 10/5/2015.

Ariès, Philippe, 1982, Geschichte des Todes, dtv, München.

Backovic, L., 2014, Österreichs größter Pflegeskandal „Wer mich ärgert, bekommt ein Gratisbett beim lieben Gott", Spiegel – Verlag, Seite 1–7, http://www.spiegel.de/einestages/oesterreichs-groesster-pflegeskandal-die-todesengel-von-lainz-a-962376.html, 11/30/2018.

Bahnsen, U., 2017, Für immer jung? Wissenschaftler arbeiten daran, den größten Traum der Menschheit wahr werden zu lassen: Ein längeres Leben. Diesem Ziel sind sie schon sehr nahe gekommen, in: Die Zeit, Nr. 15, Zeitverlag, Hamburg, Seite 29–31.

Baumann-Hölzle, R., Wils, J., Huber, H., Graf, G., 2017, Caring communities als gelebte Sorgekultur, Gemeinsame Sorge um vulnerable Menshcne in den Kommunen, in: die hospiz zeitschrift, 19. Jg., Nr 73, Hrsg. DHPV e. V., der hospiz verlag, Esslingen, Seite 38–47.

Begemann, V., Seidel, S., 2015, Nachhaltige Qualifizierung des Ehrenamtes in der ambulanten Hospizarbeit und Palliativversorgung, der hospiz verlag, Esslingen.

Beine, K., Turczynski, J., 2017, Tatort Krankenhaus, wie ein kaputtes System Misshandlungen und Morde an Kranken fördert, Droemer Verlag, München.

Bender, R., Feyerabend, E., Gerdes, V., 2018, Das Ehrenamt – Säule oder Störfaktor im Versorgungssystem, in: die hospiz zeitschrift, 20. Jg. Nr. 5, Hrsg. DDDHPV e. V., der hospiz verlag, Esslingen, Seite 19–23.

Bickel, H., 2018, Die Häufigkeit von Demenzerkrankungen, Hrsg. Dt. Alzheimer Gesellschaft e. V., https://www.deutsche-alzheimer.de/fileadmin/alz/pdf/factsheets/infoblatt1_haeufigkeit_demenzerkrankungen_dalzg.pdf, 1/22/2019.

Biddle, B. J., 1986, Recent Developement in Role Theory, in: Annual Review of Sociology, Vol. 12/1, Seite 67–92, https://www.jstor.org/stable/2083195?newaccount=true&read-now=1&seq=7#page_scan_tab_contents, 8/6/2018.

Bitschnau, K., 2001, Ehrenamtliche Begleitung von Schwerkranken und Sterbenden: Die Hospizbewegung in Vorarlberg, in: Eine grosse Vision in kleinen Schritten, aus Modellen der Hospiz- und Palliativbetreuung lernen, Hrsg. Bischof, H.-P., Heimerl, K., Heller, A., Lambertus, Freiburg, Seite 17–30.

Black, B., Kovacs, PJ., 1999, Age-related variation in roles performed by hospice vounteers, in: Journal of Appl. Geron., Vol. 18/Nr. 4, Hrsg., Seite 479–497.

Bleil, A., 2002, Ein Stück des Weges gemeinsam gehen – Ehrenamtliche Hospizbegleitung in Vorarlberg, in: Für alle, die es brauchen, Integrierte palliative Versorgung – das Vorarlberger Modell, Hrsg. Bischof, H.-P., Heimerl, K., Heller, A., Lambertus, Freiburg, Seite 218–223.

Blümke, D., Haftwig, C., Fuchs-Enzminger, H., Neumann, U., Otto, P. Rieffel, A., 2005, Qualitätsanforderungen zur Vorbereitung Ehrenamtlicher in der Hospizarbeit, Hrsg. BAG Hospiz, http://www.dhpv.de/tl_files/public/Service/Broschueren/broschuere_qualitaetsanforderung_ehrenamtliche.pdf, 3/14/2016.

Bödiker, M., 2004, Ehrenamtliche in der Hospizarbeit. Mit aufrechtem Gang trotz schwerem Gepäck, in: Ambulante Hospizarbeit. Grundlagentexte und Forschungsergebnisse zur Hosiz- und Palliativarbeit – Teil 1, Hrsg. Bundesarbeitsgemeinschaft Hospiz e.V, der hospiz verlag, Wuppertal, Seite 7–64.

Bödiker, M., 2011, Zugpferd oder Paradiesvogel? Grundsätzliches zum Thema Ehrenamt, in: Hospiz ist Haltung, Kurshandbuch Ehrenamt, Hrsg. Bödiker, Marie-Luise, Graf, Gerda, Schmidbauer, Horst, der hospiz verlag, Ludwigsburg, Seite 51–61.

Bödiker, M., 2011, Begleitung der BegleiterInnen, in: Hospiz ist Haltung Kurshandbuch Ehrenamt, Hrsg. Bödiker, M., Graf, G., Schmidbauer, H., der hospiz verlag, Ludwigsburg, Seite 126–133.

Bödiker, M., 2011, Hospiz ist Haltung – nicht Ort: Grundsätzliches zum Hospiz, in: Hospiz ist Haltung, Kurshandbuch Ehrenamt, Hrsg. Bödiker, M., Graf, G., Schmidbauer, H., der hospiz verlag, Ludwigsburg, Seite 62–67.

Bödiker-Lange, M. L., 2003, Ehrenamtliche Hospizarbeit, „Trotz zitternder Knie mit aufrecher Haltung", in: die hospiz zeitschrift, Ausgabe 15, Hrsg. DHPV, Wuppertal, Seite 20–23.

Bogner, A., Littig, B., Menz, W., 2014, Interviews mit Experten – eine praxisorientierte Einführung, Hrsg. Bohnsack, R., Flick, U., Lüders, Ch., Reichertz, J., Reihe Qualitative Sozialforschung, Praktiken – Methodologien – Anwendungsfelder, Wiesbaden.

Bolze, B., 2012, Überblick über Aufgaben und Aktivitäten, in: 20 Jahre Deutscher Hospiz- und PalliativVerband, eine Zeitreise, der hospiz verlag, Ludwigsburg, Seite 75–77.

Bolze, B., Bethke-Meltendorf, C., 2018, Drei Jahre Hospiz- und Palliativgesetz, Bilanz und Blick auf die zukünftige Ausgestaltung der Hospiz- und palliativarbeit, in: die hospiz zeitschrift, Nr 5/2017, Hrsg. DHPV, Seite 5–7.

Bolze., B., 2017, in: Bundes-Hospiz-Anzeiger, Nr. 6, Hrsg. DHPV, Seite 14–15.

Bowles, J., 2014, The computerisation of european jobs, http://bruegel.org/2014/07/the-computerisation-of-european-jobs/, 10/20/2018.

Brand, K.-W., 1999, Transformation der Ökologiebewegung, in: Neue soziale Bewegungen, Impulse, Bilanzen und Perspektiven, Hrsg. Klein, A., Legrand, H.-J., Leif, T., Westdeutscher Verlag, Opladen, Seite 237–256.

Brand, K.-W., 2011, Soziale Bewegungen, in: Handbuch Bürgerschaftliches Engagement, Hrsg. Olk, T., Hartnuß, B., Juventa Verlag, Weinheim und Basel, Seite 487–497.

Brichacek GB., 1988, Hospice volunteer turnover: a measure of qualit assurance in the utilization of volunteers, in: American Journal of Hospice care, Vol. 5/Nr. 6, Seite 32–35.

Briggs JS., 1987, Volunteers qualities: a survey of hospice volunteers, in: Onc. Nurs For., Vol. 14/Nr. 1, Seite 27–31.

Buckingham, W., Burnham, D., Hill, C., King, P., Marenbon, J., Weeks, M., 2011, Das Philosophie-Buch, Dorling Kindersley, München.

Bude, H., 2013, Die Kunst der Interpretation, in: Qualitative Forschung, ein Handbuch, Hrsg. Flick, U., Kardorff, v., E., Steinke, I., Rowohlt, Reinbek, Seite 569–577.

Bundesministerium für Familie, Senioren, Frauen und Jugend (BMFSFJ) (Hrsg.), 2016, Freiwilliges Engagment in Deutschland, Hrsg. Simonson, J., Vogel, C., Tesch-Römer, C., https://www.bmfsfj.de/blob/93916/527470e383da76416d6fd1c17f720a7c/freiwilligensurvey-2014-langfassung-data.pdf, 10/20/2018.

Bundesministerium für Familie, Senioren, Frauen und Jugend (BMFSFJ) (Hrsg.), 2017, „Demografischer Wandel und bürgerschaftliches Engagement: Der Beitrag des Engagements zur lokalen Entwicklung", Zweiter Bericht über die Entwicklung des bürgerschaftlichen Engagements in der Bundesrepublik Deutschland, Berlin.

Burbeck, R., Candy, B., Low, J., Rees, R., 2014, Underrstanding the role of the vounteer in specialist palliative care: a systematic review and thematic synthesis of qualitative studies, in: BMC Palliative Care, Vol. 13/3, Seite 42705, www.biomedcentral.com/1472-684X/13/3.

Burbeck, R., Low, J., Sampson, E., Bravery, R., Hill, M., Morris, S., Ockenden, N., Payne, S., Candy, B., 2014, Volunteers in Specialist Palliative Care: A survey of Adulut Services in the United Kingdom, in: Journal of Palliative Medicine, Vol. 17/X, http://www.ncbi.nlm.nih.gov/pmc/articles/PMC4012622/, 1/18/2016.

Bürsch, M., 2002, Vorwort: Für eine starke Bürgergesellschaft, Bericht der Enquete-Kommission „Zukunft des Bürgerschaftlichen Engagements", Hrsg. Deutscher Bundestag Drucksache 14/8900, http://dip21.bundestag.de/dip21/btd/14/089/1408900.pdf, 7/27/2018.

Caro, K., 2019, Macht Trauer krank?, in: Bundes-Hospiz-Anzeiger, Nr. 2, Hrsg. DHPV e. V. , der hospiz verlag, Seite 17–18.

Caro, K., 2012, Sterben in Deutschland, in: Bundes-Hospiz-Anzeiger, Vol. 10/Nr. 5, Hrsg. DHPV e. V. , Seite 10–11.

Chevrier, F., Steuer, R., MacKenzie, J., 1994, Factors affecting satisfaction among community-based hospice volunteer visitors, in: American Journal of Hospice Care, Vol. 11/Nr. 4, Seite 30–37.

Clark, D., Small, N., Wright, M., Winslo, M., Hughes, N., 2005, A bit of heaven for the few? An oral history of the modern hospice movement in the United Kingdom, Observatory Publications, Lancaster.

Clary, G., Snyder, M., Ridge, R., Copeland, J., Stukas, A., Haugen, J., Meine, P., 1998, Understanding and assessing the motivations of volunteers: A functional approach, in: J. Pers. Social Psychol., Nr. 74, Seite 1516–1530.

Claxton-Oldfield, S., Gosselin, N., 2011, How Can I Help You? A Study of the Perceived Importance of Different Kinds of Hospice Palliative Care Volunteer Support, in: American Journal of Hospice & Palliative Medicine, Vol. 28 (4), Seite 271–275.

Claxton-Oldfield, S., Jefferies, J., Fawcett, C., Wasylsiw, L., Claxon-Oldfield, J., 2004, Palliative Care Volunteers: Why Do They Do It?, in: Journal of Palliative Care, Vol. 20/Nr. 2, Seite 78–84.

Claxton-Oldfield, S., Wasylkiw, L., Mark, M., Claxton-Oldfield, J., 2011, The inventory of Motivations for Hospice Palliative Care Volunteerism: A Tool for Recruitment and Retention, in: American Journal of Hospice & Palliative Medicine, 28 (I), Seite 35–43.

Claxton-Oldfield, S., Claxton-Oldfield, J., 2012a, Should I Stay or Should I Go: A Study of Hospice Palliative Care Volunteer Satisfaction and Retention, in: American Journal of Hospice & Palliative Medicine, Vol. 29/ Nr. 7, Seite 525–530.

Claxton-Oldfield, S., Claxton-Oldfield, J., Paulovic, S., Wasylkiw, L., 2012b, A Study of the Motivation of British Hospice Volunteers, in: American Journal of Hospice & Palliative Medicine, Vol. 30/Nr. 6, Seite 579–586.

Claxton-Oldfield, S., Hastings, E., Claxton-Oldfield, J., 2008, Nurses' perceptions of hospice palliative care volunteers, in: Am.J.Hosp.Palliat.Med., 25(3), Seite 169–178.

Claxton-Oldfield, S., Claxton-Oldfield, J., 2008, Some Common Problems Faced by Hospice Palliative Care Volunteers, in: American Journal of Hospice & Palliative Medicine, 25 (2), Seite 121–126.

Coenen-Marx, C., 2019, Tragfähige Netze in gesellschaftlichen Umbrüchen: Was die Hospizbewegung zum Aufbau sorgender Gemeinschaften beitragen kann, Power-Point-Präsentation, Bad Herrenalb, 20. Süddeutsche Hospiztage, vorgetragen am 4. Juli 2019.

Dasch, B., Blum, K. Gude, P., Bausewein, C., 2016, Sterbeorte: Veränderung im Verlauf eines Jahrzehnts, in: Deutsches Ärzteblatt, Jg. 112/Nr. 29–30, Seite 496–504, https://www.aerzteblatt.de/treffer?mode=s&wo=17&typ=16&aid=171320&s=2015&s=Dasch#group-2, 11/15/2018.

Davies, E., Higginson, I., 2004, The solid facts Palliative Care, Hrsg. WHO Europe, CopenhagenDX

Dimbath, O., 2011, Einführung in die Soziologie, 2. korrigierte Auflage, Wilhelm Fink Verlag, München.

DHPV – Deutscher Hospiz- und PalliativVerband e.V (Hsrg.), 2012, 20 Jahre Deutscher Hospiz- und PalliativVerband, eine Zeitreise, Hrsg. DHPV e. V., der hospiz verlag, Ludwigsburg.

Dörner, K., 2007, Leben und Sterben, wo ich hingehöre, Dritter Sozialraum und neues Hilfesystem, Neumünster.

Dörner, K., 2012, Helfensbedürftig, Heimfrei ins Dienstleistungsjahrhundert, Neumünster.

Draper, J., Kernohan, G., MacNamara, A., 2014, The role of the hospice volunteer in community settings, Hrsg. KEES. http://www.niassembly.gov.uk/globalassets/documents/raise/knowledge_exchange/briefing_papers/series3/draper060214.pdf, 12/28/2015.

Dreßke, S., 2012, Das Hospiz als Einrichtung des guten Sterbens – Eine soziologische Analyse der Interaktion mit Sterbenden, in: Perspektiven zum Sterben – Auf dem Weg zu eier Ars moriendi nova?, Hrsg. Schäfer, D., Müller-Busch, C., Frewer, A., Franz Steiner Verlag, Stuttgart, Seite 103–119.

Eberding, G., 2012, Zu den Anfängen des Verbands, in: 20 Jahre Deutscher Hospiz- und Palliativ-Verband, eine Zeitreise,Hrsg. DHP e. V., der hospiz verlag, Ludwigsburg, Seite 38–40.

Edinger, M., 1999, Bürgerbewegung, in: Staatsbürgerlexikon: Staat , Politik, Recht und Verwaltung In Deutschland und der Europäischen Union, Hrsg. Sommer, G., Westphalen von, R., Oldenbourg, Seite 103–106.

Eggen, B., 2012, Hochaltrigkeit, Aspekte einer späten Lebensphase, in: Statistisches Monatsheft Baden-Würrtemberg, Jan.12, Hrsg. Statistisches Landesamt Baden-Württemberg, Seite 11–16, https://www.statistik-bw.de/Service/Veroeff/Monatshefte/PDF/Beitrag12_01_02.pdf, 12/31/2019.

Eichhorst, W., Hinte, H., Rinne, U., Tobsch, V., 2016, Digitalisierung und Arbeitsmarkt: Aktuelle Entwicklungen und sozialpolitische Herausforderungen, Schriftenreihe IZA Standpunkte Nr. 85, http://ftp.iza.org/sp85.pdf, 8/15/2018.

Endewardt, U., Wegner, G., 2018, Was bestimmt mein leben? Ich!, Hrsg. Sozialwissenschaftliches Institut der EKD, https://www.siekd.de/wp-content/uploads/2018/11/Broschuere-Was-mein-Leben-bestimmt.pdf, 7/22/2019.

Ernst, T., 2003, Die Elberfelder Armenpflege 1800–1919, http://homepage.ruhr-uni-bochum.de/thilo.ernst/Elberfelder-Armenpflege.pdf, 3/20/2015.

Evers, A., Klie, T., Roß, P., 2015, Die Vielfalt des Engagements. Eine Herausforderung an Gesellschaft und Politik, in: APuZ aus Politik und Zeitschichte, 65. Jg. 14–15, Hrsg. Bundeszentrale für politische Bildung, Berlin, Seite 3–9.

Evers, A., Olk, T., 2002, Bürgerengagement im Sozialstaat – Randphänomen oder Kernproblem?, in: Das Parlament, B9/2002, Hrsg. Bundeszentrale für politische Bildung, Berlin, Seite 6–14.

Fabio, de U., 2018, Erwerbserlaubnis letal wirkender Mittel zur Selbsttötung in existenziellen Notlagen, Rechtsgutachten zum Urteil des Bundesverwaltungsgerichts vom 2.3. 2017–3c 19/15 https://www.bfarm.de/SharedDocs/Downloads/DE/Service/Presse/Rechtsgutachten. pdf?__blob=publicationFile&v=2, 4/6/2018.

Faida, A., 2010, Motivation und Demotivation von Ehrenamt im Hospiz, in: die hospiz zeitschrift, Vol. 12/Nr. 44, Hrsg. DHPV e. V., Seite 17–18.

Field, D., Johnson, I., 1993, Satisfaction and change: a survey of volunteers in a hospice organization, in: Soc. Sci. Med., Vol. 36/Nr. 12, Seite 1625–1633.

Field-Richards, S., Arthur, A., 2012, Negotiating the Boundary Between Paid and Unpaid Hospice Workers: a Qualitative Study of How Hospice Volunteers Understand Their Work, in: American Journal of Hospice & Palliative Medicine, Vo. 29(8), Seite 627–631.

Fink, M., 2012, Von der Initiative zur Institution, die Hospizbewegung zwischen lebendiger Begegnung und standardisierter Dienstleisutng, Hrsg. Allert, R., Ewers, M., Gronemeyer, R., Heller, A., Höver, G., Klie, T., Perrar, K.-M, Radbruch, L., Schneider, W., Wilkening, K., Schriftenreihe des WissenschaftlichenBeirats im DHPV e. V., Band V, Ludwigsburg.

Finn Paradis, L., Usui, WM., 1987, Hospice volunteers: the impact of personality characteristics on retention and job performance, in: Hospice Journal, Vol. 3/Nr. 1, Seite 3–30.

Fleckinger, S., 2019, Hospizarbeit und Palliative Care, Zum wechselseitigen Arbeitsverhältnis von Haupt- und Ehrenamt, Berlin.

Flick, U., 2011, Qualitative Sozialforschung, Eine Einführung, 4. Auflage, Reinbek.

Flickinger, JT., 1990, Hospice volunteer programs: foundational beliefs behind recruitment, training, and retention, in: Journal of Home Health Care Prac., Vol. 3/Nr. 1, Seite 48–54.

Flügge, S., 2018, Aufbruchstimmung im „Weiberrat", in: Forschung Frankfurt, Das Wissenschaftsmagazin der Goethe-Universität, Jan.18, Seite 67–69.

Franzen, A., 2000, Kleine Kirchengeschichte, Herder Verlag, Freiburg.

Frey, C. D., Osborne, M. A., 2013, The future of employment: How susceptilbe are jobs to computerisation?, https://www.oxfordmartin.ox.ac.uk/downloads/academic/The_Future_of_Employment.pdf, 10/20/2018.

Gensicke, T., Geiss S., 2010, Hauptbericht des Freiwilligensurveys 2009, Zivilgesellschaft, soziales Kapital und freiwilliges Engagement in Deutschland 1999-2004-2009, Hrsg. Bundesministerium für FSFuJ, München, https://www.bmfsfj.de/blob/93170/73111cb56e58a-95dacc6fccf7f8co1dd/3-freiwilligensurvey-hauptbericht-data.pdf, 1/14/2017.

Gerhard, U., 2008, Frauenbewegung, in: Die sozialen Bewegungen in Deutschland seit 1945, Ein Handbuch, Hrsg. Roth, R., Rucht, D., campus verlag, Frankfurt, Seite 187–218.

Giers, J., 1972, Der Weg der katholischen Soziallehre, in: Jahresbuch für Christliche sozialwissenschaften, Münster, Seite 9–25, www.jcsw.de.

Goebel, S., 2012, Die eigene Sterblichkeit im Blick, Wilhelm Fink Verlag, München.

Goffman, E., 1959, Wir alle spielen Theater, Die Selbstdarstellung im Alltag, Piper Verlag GmbH, München.

Goffman, E., 1973, Asyle, Über die soziale Situation psychiatrischer Patienten und anderen Insassen, suhrkamp verlag, Frankfurt.

Gomes, B., Higginson, J., Calanzani, N., Cohen, J., Deliens, L., Daveson, B., Beschinder-English, D., Bausewein, C., Ferreira, P., Toscani, F. A. Meñaca M. Gysels L. Ceulemans S. T. Simon H. R. W. Pasman G. Albers S. Hall F. E. M. Murtagh D. F. Haug, 2012, Preferences for place of death if faced with advanced cancer: a population survey in England, Flanders, Germany, Italy, the Netherlands, Portugal and Spain, in: Annals of Ondology, Vol. 23/ Nr. 8, Seite 2006–2015, https://academic.oup.com/annonc/article/23/8/2006/136205, 1/6/2018.

Goossensen, A., Somsen, J., Scott, R., Pelttari, L., 2016, Definding Volunteering in Hospice and PalliativeCcare in Europe: an EAPC Paper, in: European Journal of Palliative Care, 23 (4), Seite 184–191.

Goossensen, A., Sakkers, M., 2019, Darum mache ich es, Erfahrungen von Ehrenamtlichen in der Palliative Care, der hospiz verlag, Esslingen.

Götz, C., 2014, Was macht das Ehrenamt aus? – Visionen für die Zukunft, in: die hospiz zeitschrift, 16. Jg./NR. 59, Hrsg. DHPV e. V., der hospiz verlag, Ludwigsburg, Seite 11–12.

Graf, G., Hagedorn, B., Hoppermanns, C., Lentzen, A., Melvander, U., Schmitz, M., Schnebel, J., Waffenschmidtt, M., Weber, K., Wester, I., 2014, Hospiz macht Schule, der hospiz verlag, Ludwigsburg.

Graf, G., Klumpp, M., Neumann, U., Schmidbauer, H., 2011, Ehrenamt in der Hospizarbeit, zehn Bausteine zur Erarbeitung eines Leitbilds, Hrsg. DHPV e. V., http://www.dhpv.de/tl_files/public/Service/Broschueren/Zehn%20Bausteine.pdf, 3/14/2016

Griese, H., Nikles, B., Rülcker, C., 1977, Soziale Rolle, UTB, Opladen.

Gronemeyer, R., 2013, Das 4. Lebensalter, Demenz ist keine Krankheit, Pattloch, München.

Gronemeyer, R., 2018, Die Erfahrungen auf einen Blick, in: Die Kunst der Begleitung, Was die Gesellschaft von der ehrenamtllichen Hospizbewegung wissen sollte, Hrsg. Schuchter, P., Fink, M., Gronemeyer, R., Heller, A., der hospiz verlag, Esslingen, Seite 13–18.

Gronemeyer, R., Heller, A., 2014, In Ruhe sterben, Pattloch, München.

Gronemeyer, R., Heller, A., 2007, Stirbt die Hopsizbewegung an eigenen Erfolg? Ein Zwischenruf, in: Wenn nichts mehr zu machen ist, ist noch viel zu tun, Hrsg. Heller, A., Heimerl, K., Husebo, S., Lambertus, Freiburg, Seite 576–586.

Grote-Westrick, M., Volbracht, E., 2015, Palliativversorgung, Leistungsangebot entspricht (noch) nicht dem Bedarf – Ausbau erfordert klare ordnungspolitische Strategie, Hrsg. Bertelsmannstiftung, Faktencheck Gesundheit, Gütersloh.

Grunfeld, E., Whelan, T., Zitzelsberger, L., Motesanto, B., Evans, W., 2000, Cancer Care workers in Ontario: prevalende of burnout, job stress and job satisfaction, in: Canadian Medical Association Jounal, Vol. 163/Nr. 2, Seite 166–169.

Guirguis-Younger, M., Grafanaki, S., 2008, Narrative Accounts of Volunteers in Palliative Care Settings, in: American Journal of Hospice & Palliative Medicine, Vol. 25/ Nr. 1, Seite 16–23.

Hackethal, J., 1984, „Laut Bravo gerufen und dann geklatscht", in: Der Spiegel, 18/1984, o. S., http://www.spiegel.de/spiegel/print/d-13510723.html, 11/30/2018.

Hahn, H.-W., 2011, Die industrielle Revolution in Deutschland, 3. Auflage, Oldenbourg Verlag, München.

Harari, Y. N., 2013, Eine kurze Geschichte der Menschheit, Dt. Verlags-Anstalt, München.

Hardinghaus, W., 2017, Blick zurück nach vorn, in: , 25 Jahre DHPV Bürgerbewegt. Initiativ. Zugewandr. Am Ende zählt der Mensch, Hrsg. Dt. Hospiz- und PalliativVerband e. V., Berlin, Seite 8–9.

Harris, MD, Olson, JM, 1998, Volunteers as members of the home healthcare and hospice teams, in: Home Health Nurse, Vol. 16/Nr. 5, Seite 289–293.

Hayek, J. von, Pfeffer, Ch., Schneider, W., 2009, Sterben dort, wo man zuhause ist ... – Organisation und Praxis von Sterbebegleitungn in der ambulanten Hospizarbeit, Ergebnisbericht (Langfassung), nicht veröffentlicht, Augsburg.

Heimerl, K., 2008, Orte zm Leben – Orte zum Sterben, Palliative Care in Organisationen umsetzen, in: Hrsg. Heimerl, K., Heller, A., Husebö, S., Kojer, M., Metz, Ch., Palliative Care und OrganisationsEthik Band 15, Lambertus, Freiburg.

Heine, M., Bolz, H., Völcker, J., Rudolh, K., Hesse, T., Schmidt, D., Vagst, D., 2018, Konzept zur Implementierung palliativer Kompetenz und hospizliher Kultur, in: die hospiz zeitschrift, 20. Jg/Nr. 77, Esslingen, Seite 39–45.

Heller, A., 2007, Die Einmaligkeit von Menschen verstehen und bis zuletzt bedienen, in: Wenn nichts mehr zu machen ist, ist noch viel zu tun, Hrsg. Heller, A., Heimerl, K., Hubeso, S., Lambertus, Freiburg, Seite 191–208.

Heller, A., Dressel, G., 2012, „Es gab vorbereitende und Schlüsselerlebnisse!", in: Praxis Palliative Care, Seite 13–15.

Heller, A., Heimerl, K., 2007, Zur Institutionalisierung und Deinstitutionalisierung des Sterbens – Oder: Wollen wir wirklich alle zu Hause sterben?, in: Wenn nichts mehr zu machen ist, ist noch viel zu tun, Hrsg. Heller, A., Heimerl, K., Husebo, S., Lambertus, Freiburg, Seite 480–491.

Heller, A., Knipping, C., 2006, Palliative Care – Haltung und Orientierung, in: Lehrbuch Palliative Care, Hrsg. Knipping, C., Verlag Hans Huber, Bern.

Heller, A., Lehner, E., Metz, C., 2000, Ehrenamtlichkeit – Eine unverzichtbare Dimension von Palliative Care?, in: Kultur des Sterbens, Bedingungen für das Lebensende gestalten, Hrsg. Heller, A., Heimerl, K., Metz, C., Lambertus, Freiburg, Seite 162–176.

Heller, A., Pleschberger, S., Fink, M., Gronemeyer, R., 2012, Eine kurze Geschichte der Hospizbewegung in Deutschland, in: Praxis Palliative Care, Nr. 16, Seite 10–11.

Heller, A., Pleschberger, S., Fink, M., Gronemeyer, R., 2013, Die Geschichte der Hospizbewegung in Deutschland, der hospiz verlag, Ludwigsburg.

Heller, A., Schneider, W., 2017, Hospizbewegung in Deutschland, Impulsgeber für eine sorgende Gesellschaft, in: 25 Jahre DHPV, Bürgerbewegt. Initiativ. Zugewandt., Hrsg. DHPV e. V., Seite 17–19.

Hennerkes, B., Augustin, G., 2012, Vorwort der Herausgeber, in: Wertewandel mitgestalten, Gut handeln in Gesellschaft und Wirtschaft, Hrsg. Hennerkes, B., Augustin, G., Freiburg, Seite 11–13.

Hilbert, K., 2009, Der Begriff der Spiritualität. Eine theologische Perspektive, in: Spiritualität und Medizin. Gemeinsame Sorge für den kranken Menschen, Hrsg. Frick, E., Traugott, R., Kohlhammer, Stuttgart, Seite 18–25.

Hinse, H., 2011, Angehörige außer Takt, Zehn Pflegemittel, in: Hospiz ist Haltung, Kurshandbuch Ehrenamt, Hrsg. Bödiker, M. L., Graf, Gerda, Schmidbauer, H., Ludwigsburg, Seite 139–140.

Höffe, O., 1999, Demokratie im Zeitalter der Globalisierung, C. H. Beck, München.

Höffe, O., 2013, John Rawls: Eine Theorie der Gerechtigkeit, 3. überarb. Auflage, Akademie Verlag.

Höfler, A., 2001, Die Geschichte der Hospizbewegung in Österreich, Zukunft braucht Vergangenheit, in: Kurshandbuch Palliative Care, Hrsg., www.hospiz.at/pdf_dl/broschuere_hospizgeschichte.pdf, 2/20/2016.

Hopf, C., 2013, Qualitative Interviews – ein Überblick, in: Qualitative Forschung, ein Handbuch, Hrsg. Flick, U., Kardorff, E. v., Seinke, I., 10. Auflage, Rowohlt Taschenbuch Verlag, Reinbek, Seite 349–359.

Howlett, S., Scott, R., 2017, Pulling it all together, in: The Changing Face of Volunteering in Hospice and Palliative Care, an interantional perspective, Hrsg. Scott, R., Howlett, S., Oxford University press, Oxford, Seite 185–196.

Illich, I., 1983, Entmündigende Expertenherrschaft, in: Entmündigung durch Experten, Hrsg. Duve, F., Rowohlt, Reinbek, Seite 7–36.

Illich, I., 2007, Die Nemesis der Medizin, C. H. Beck, 5. Auflage, München.

Inglehart, R., 1995, Kultureller Umbruch Wertwandel in der westlichen Welt, Campus Verlag, Frankfurt a. M.

Jox, R. J., 2011, Sterben lassen, Über die Entscheidungen am Ende des Lebens, edition Körber-Stiftung, Hamburg.

Kaniowski, A. M., o. J., Die Euthanasie-/Sterbehilfedebatte in Polen, https://www.uni-ulm.de/fileadmin/website_uni_ulm/med.inst.085/Medizin_Ethik/Kaniowski_Die-Euthanasie-Sterbehilfe-Problematik-in-Polen.pdf, 02.10.2018.

Käppeli, S., 2004, Vom Glaubenswerk zur Pflegewissenschaft, Verlag Hans Huber, Bern.

Keil, A., 2013, Menschenrechtsbewegung und zivilgesellschaftliche Aufgabe, in: die hospiz zeitschrift, 15. Jg., 56, Hrsg. DHPV e. V., der hopiz verlag, Ludwigsburg, Seite 24–26.

Kellehear, A., 2013, Compassionate communities: end-of-life care as everyone's responsibiity, in: QJM, http://qjmed.exfordjournals.org/ at OUP, 10/30/2013.

Kellehear, A., Sallnow, L., 2005, Compassionate Cities, Public Health and end-of-life care, Routledge, New York.

Kellehear, A., Sallnow, L., 2012, Public health and palliative care: an historical overview, in: International Perspecktives on Public Health and Palliative Care, Hrsg. Sallnow, L., Kumar, S., Kellehear, A., Routledge, New York, Seite 1–12.

Kirschner, J., 1996, Die Hospizbewegung in Deutschland am Beispiel Recklinghausen, Hrsg. Peter Lang, Europäischer Verlag der Wissenschaften, Frankfurt a. M.

Kiyange, F., 2017, Volunteering in hospice and palliative care in Africa, in: The Changing Face of Volunteering in Hospice and Palliative Care – an international perspective, Hrsg. Scott, R., Howlett, S., Oxford, Seite 142–156.

Klages, H., Vetter, A., 2001, Brauchen wir eine Rückkehr zu traditionellen Werten?, in: Aus Politik und Zeitgeschichte, B29, Seite 7–14

Klages, H., Vetter, A., 2013, Bürgerbeteiligung auf kommunaler Ebene, edition sigma, Berlin.

Klein, A., 2015, Grundlagen und Perspektiven guter Engagementpolitik, in: APuZ, 65. Jg. 14–15, Hrsg. Bundeszentrale für politische Bildung, Berlin, Seite 10–14.

Klie, T., 2014, Wen kümmern die Alten? Auf dem Weg in eine sorgende Gesellschaft, Pattloch Verlag, München.

Klie, T., 2015, Caring Communities als Perspektive für Sorge und Plege in einer Gesellschaft des langen Lebens, in: Freiräume für die Zukunft. Ein Plädoyer für einen neuen Gesellschaftsvertrag, Hrsg. Heinrich-Böll-Stiftung, Band 17, Berlin, Seite 31–44.

Klie, T., 2016a, Caring Community – auf dem Weg in eine sorgende Gemeinschaft?, Kulturen des Alterns – Plädoyes für ein gutes Leben bis ins hohe Alter, Hrsg. Zimmermann, H., Kruse, A., Rentsch, T., Campus Verlag GmbH+A91, Frankfurt a. M., Seite 269–286.

Klie, T., 2016b, Engagement, Tugend statt Pflicht, Vielfalt statt Engführung, powerpoint-Vortrag von Prof. Dr. Klie, Wien, gehalten am 6/20/2016.

Klie, T., 2017 , Pflegereport 2016. Palliativversorgung: Wunsch, Wirklichkeit, und Perspektiven., Hrsg. Rebscher, H., Hamburg, www.dak.de/dak/download/DAK-Pflegereport_2016_1851234.pdf, 11/2/2016.

Klie, T., Roß, P., 2005, Wie viel Bürger darf's denn sein!? Bürgerschaftliches Engagement im Wohl-fahrtsmix – eine Standortbestimmung in acht Thesen, in: Archiv für Wissenschaft und Praxis der sozialen Arbeit, 36. Jg. 04/2005, Frankfurt a. M.

Klie, T., Roß, P., 2007, Welfare Mix: Sozialpolitische Neuorientierung zwischen Beschwörung und Strategie, in: Sozialarbeitswissenschaft und angewandte Forschung in der Sozialen Arbeit, Hrsg. Klie,T., Roß, P., FEL, Freiburg, Seite 67–108.

Klie, T., Schneider, W., o. J., Gegenwart und Perspektiven von (neuer?) Ehrenamtlichkeit in der Hospizarbeit: Innensichten, Außensichten, und die Frage nach dem ungleichen Sterben, Hrsg. DHPV e. V., https://www.dhpv.de/tl_files/public/Service/Forschungsprojekte/2018-07-12_EbEH-Ergebnisfolien_WS2%20FINAL.pdf, 7/22/2018.

Klie, T., Schneider, W., Moeller-Bruker, C., Greißl, K., 2019, Ehrenamtliche Hospizarbeit in der Mitte der Gesellschaft?, der hospiz verlag, Esslingen.

Klumpp, M., 2017, Das Sterben und damit auch die Sterbenden in die Gesellschaft integrieren, in: die hospiz zeitschrift, Hrsg. DHPV e. V., 19.Jg/Nr. 75, Esslingen, Seite 34–37.

Krakowiak, P., Pawlowski, L., 2017, Volunteering in hospice and palliative care in Poland and Eastern Europe, in: The Changing Face of Volunteering in Hospice and Palliative Care, an international perspective, Hrsg: Scott, R., Howlett, S., Oxford, Seite 83–95.

Kreutzberg, U., 2018, Nicht auf den Erfolgen ausruhen, Das HPG und die Förderung der ambu-lanten Hopsizarbeit, in: die hospiz zeitschrift, Nr. 5/2018, Hrsg. DHPV e. V., Seite 13–17.

Kübler-Ross, E., 1997, Das Rad des Lebens Autobiographie, Droemer Knaur, München.

Kuklau, N., 2014, Ambulante ehrenamtliche Hospizbegleitung für Menschen mit Demenz, in: die hospiz zeitschrift, 16/59, Hrsg. DHPV e. V., Seite 21–24.

Lafer, B., 1987, Predicting performance and persistence in hospice volunteers, in: Psychol.Report, Vol. 18/Nr. 2, Seite 467–472, www.amsciepub.com/doi/10.2466/pro.1989.65.2.467?url …9.88-2003&rfr_id=ori:rid:crossref.org&rfr_dat=cr_pub%3dpubmed, 10/5/2015.

Lenz, I., 2008, Die unendliche Geschichte? Zur Entwicklung und den Transformationen der Neuen Frauenbewegung in Deutschland, in: Die Neue Frauenbewegung in Deutschland, Ab-schied vom kleinen Unterschied, Eine Quellensammlung, VS Verlag, Wiesbaden, Seite 21–44.

Lies, J., o. J., Soft skills, in: Gablers Wirtschaftslexikon, Hrsg. Gablers Wirtschaftslexikon, https://wirtschaftslexikon.gabler.de/definition/soft-skills-53994, 12/23/2018.

Lübbe, H., 2012, Werte – ihr Begriff, ihr Wandel und ihr moralistischer Missbrauch, in: Wertewan-del Mitgestalten, Guthandeln in Gesellschaft und Wirtschaft, Hrsg. Hennerkes, B., Augustin, G., Verlag Herder GmbH, Freiburg, Seite 29–39.

Lüders, Ch., 2013, Beobachten im Feld und Ethnograhie, in: Qualitative Forschung, ein Hand-buch, Hrsg. Flick, U., Kardorff, E. v., Seinke, I., Rowohlt, Reinbek, Seite 384–401.

Marckmann, G., 2012, Geriatrie im Spannungsfeld zwischen Ethik und Ökonomie, http://www.egt.med.uni-muenchen.de/personen/leitung/marckmann/materialien/vortragsfolien/offen-bach-13_11_2012.pdf, 9/11/2017.

Mayring, P., 2002, Einführung in die Qualitaitve Sozialforschung, Beltz Verlag, Weinheim und Basel,

McClelland, D., 1961, The achieving society, https://babel.hathitrust.org/cgi/pt?id=mdp.39015003646802;view=1up;seq=15, 8/15/2018.

McKee, M., Kelley, M. L., Guirguis-Younger, M., MacLean, M., Nadin, S., 2010, It takes a Whole Community: The contribution of rural hospice volunteers to whole-person pallaitve care, in: Journal of Palliative Care, Vol. 26(2), Seite 103–111.

Melching, H., 2015, Palliativversorgung – Modul 2 – Strukturen und regionale Unterschiede in der Hospiz- und Palliativversorgung, Hrsg. Bertelsmannstiftung, Faktencheck Gesundheit.

Meuser, M., Nagel, U., 2009, Dass Experteninterview – konzeptionellle Grundlagen und metho-dische Anlage, in: Methoden der vergleichenden Politik- und Sozialwissenschaft, VS Verlag für Sozialwissenschaften, Wiesbaden, Seite 465–479.

Meyer, D., Schmidt, P., Zernikow, B., Wager, J., 2014, Ehrenamtliche auf einer Kinderpallia-tivstation – Zwei Betrachtungsweisen, in: Zeitschrift für Palliativmedizin, Vol. 15/ Nr. 6, Hrsg. DGP, Seite 276–285.

Miebach, Bernhard, 2006, Soziologische Handlungstheorie, 2. Aufl., Wiesbaden.

Mont, B., 2017, Interview mit Balfour Mont, Hrsg. McGill University, https://www.mcgill.ca/ palliativecare/portraits-0/balfour-mount, 12/6/2017.

Müller, K., 2012, „Ich habe ein Recht darauf, so zu sterben wie ich gelebt habe! Die Geschichte der Aids-(Hospiz) Versorgung in Deutschland, Ludwigsburg.

Neumann, D., 2016, Das Ehrenamt nutzen. Zur Entstehung einer staatlichen Engagementpolitik in Deutschland, Transkript Verlag, Bielefeld.

Neumann, U., Klumpp, M., Graf, G., Schmidbauer, H., 2011, Was uns leitet – Leitbild Ehrenamt in der Hospizarbeit, in: Hospiz ist Haltung, Kurshandbuch Ehrenamt, Hrsg. Bödiker, M.-L., Graf, G., Schmidbauer, H., der hospiz verlag, Ludwigsburg, Seite 166–69.

Noelle-Neumann, E., Petersen, T., 2001, Zeitenwende, Der Wertewandel 30 Jahre später, in: Aus Politik und Zeitgeschichte, B 29, Seite 15–22.

Olef, A., 2011, Unsere Arbeit kann sich sehen lassen: Verpflichtng, Arbeitsfelder und Dokumenta-tion, in: Hospiz ist Haltung, Kurshandbuch Ehrenamt, Hrsg. Bödiker, M.-L., Graf, G., Schmid-bauer, H., der hospiz verlag, Ludwigsburg, Seite 88–93.

Olk, T., Hartnuss, B., 2011, Bürgerschaftliches Engagement, in: Handbuh Bürgerschaftliches Engagement, Hrsg. Olk, T., Hartnuss, B., Beltz Juventa, Weinheim und Basel, Seite 145–162.

Omoto, Snyder, 1995, Sustained help without obligation: Motivation, longevity of services, and perceived attitude change among AIDS volunteers, in: J. Pers. Soc. Psychol., Nr. 68, Sei-te 671–686.

Öxler, E., 2018, Spiritualität am Ende des Lebens, der hospiz verlag, Esslingen.

Pabst, Katharina, Hesse, Michaela, 2015, Die Rolle und Motivation Ehrenamtlicher in der Hos-pizarbeit und Palliatiatvmedizin in Europa, Präsentation: 2nd Symposium Colourful Life of Hospice Volungteers in Europe, 9th April 2015, Wien.

Parsons, T., 1972, Das System moderner Gesellschaften, Juventa, Weinheim und München.

Patchner MA, Finn MB, 1987, Volunteers: the life-line of hopsice volunteers, in: Omega, Vol. 18/ Nr. 2, Seite 135–144.

Pelttari, L., Pissarek, A., Zottele, P., 2015, Hospiz und Palliative Care in Österreich, Hrsg. Hospiz Österreich, http://www.hospiz.at/pdf_dl/HOSPIZ_datenbericht_fin_web_barr.pdf, 1/2/2017.

Pelttati, L., Pissarek, A., Zottele, P., 2017, Hospiz- und Palliative Care in Österreich 2017, https:// www.hospiz.at/wordpress/wp-content/uploads/2018/11/HOSPIZ_datenerhebung_9–18_ Web.pdf.

Phillips, Jane, RN,BN, PhD, Andrews, Lisa, RN, BN, Hichman, Louise, RN, BN, PhD, 2014, Role Ambiguity, role conflict, or Burnout: Are These Areas of Concern for Australian Palliative Care Volunteers? Pilot Study Results, in: American Journal of Hospice and Palliative Medicine, Vol. 31/Nr. 7, Seite 749–755.

Planalp, S., Curriculum vitae, https://faculty.utah.edu/bytes/curriculumVitae.hml?id=u0341782, 10/1/2015.

Planalp, S., Trost, M., 2009a, Motivation of Hospice Volunteers, in: American Journal of Hospice and Palliative Medicine, Vol. 26/Nr. 3, Seite 188–192.

Planalp, S., Trost, M., 2009b, Reasons for Starting and Continuing to Volunteers for Hospice, in: American Journal of Hospice and Palliative Medicine, Vol. 26/ Nr. 4, Seite 288–294.

Platon, o. J., Des Sokrates Verteidigung (Apologie), in: Platon-Sämtliche Werke, übersetzt von Schleiermacher, F., Müller, H., www.alenck.de/pdf/Platon/01_Platon_Apologie.pdf, 3/25/2017.

Platon, 1861 bearbeitet, Phaidon (De animo), in: Platons Werke, Zweiter Teil, 3. Band, 3. Auflage, übersetzt von Schleiermacher, F., Berlin, www.opera-platonis.de/Phaidon.pdf, 3/31/2017.

Pleschberger, S., 2016, Einführung, in: Tageshospize, Orte der Gastfreundschaft, Teilstationäre Angebote in Palliative Carre, der hospiz verlag, Esslingen, Seite 13–23.

Pleschberger, S., 2013, Palliative Care -Perspektiven auf die Schattenseite einer Erfolgsgeschichte, in: Zeitschrift für Palliativmedizin, 14. Jhrg./Nr. 6, Stuttgart, Seite 243–245.

Plötz, 1998, Der grosse Plötz, Hrsg. Redaktion Ploetz, 32. neubearbeitete Auflage, zweitusendeins.

Pries, Ludger, 2014, Soziologie, Schlüsselbegriffe, Herangehensweisen, Perspektiven, Beltz Juventa, Weinheim und Basel.

Radbruch, L., Payne, S., 2011, Standards und Richlinien für Hospiz- und Palliativversorgung in Europa: Teil 1, Weißbuch zu Empfehlungen der Europäischen Gesellschaft für Palliative Care (EAPC), in: Zeitschrift für Palliativmedizin, Vol. 12/Nr. 5, Hrsg. DGP, Original: White Paper on standards and norms for hospice and palliative care in Europe: part 1, European Jounal of Palliative Care 2009, 16(6): 278–289, Seite 216–227.

Radbruch, L., Payne, S., 2011, Standards und Richlinien für Hospiz- und Palliativversorgung in Europa: Teil 2, Weißbuch zu Empfehlungen der Europäischen Gesellschaft für Palliative Care (EAPC), in: Zeitschrift für Palliativmedizin, Vol. 12/Nr. 6, Hrsg. DGP, Original: White Paper on standards and norms for hospice and palliative care in Europe: part 2, European Jounal of Palliative Care 2010, 17(1): 22–33, Seite 260–270.

Radbruch, L., Leget, C., Bahr, P., Müller-Busch, Ch., Ellershaw, J., Conno de, F., Berghe van den, P., 2015, Euthanasie und ärztlich assisierter Suizid: ein Weißbuch der European association for Palliative Care, http://www.eapcnet.eu/Portals/0/Ethics/Publications/PM2015_Euthanasia_German.pdf, 6/10/2018.

Radbruch, L., Payne, S., Board of Directors of the EAPC, 2009, White Paper on standards and norms for hospice and palliative care in Europe: part 1, in: European Journal of Palliative Care, Vol. 16/Nr. 6, Seite 278–298, http://www.eapcnet.eu/LinkClick.aspx?fileticket=f63pXXzVNEY%3D&tabid=735, 12/20/2017.

Radbruch, L., Payne, S., board of Directors of the EAPC, 2009, White Paper on standards and norms for hospice andd paliative care in Europe: part 1, in: European Journal of Palliative Care, Hrsg. EAPC, http://www.eapcnet.eu/LinkClick.aspx?fileticket=f63pXXzVNEY%3D&tabid=735, 7/2/2018.

Rosenbladt, B. v., 2001, Der Freiwilligensurvey 1999: Konzeption und Ergebnisse der Untersuchung, in: Freiwilliges Engagememtn in Deutschland – Ergebnisse der Repräsentativerhebung 1999 zu Ehrenamt, Freiwilligenarbeit und bürgerschaftlichem Engagement, Hrsg. Rosenbladt, B. V., 31–134, http://www.dza.de/fileadmin/dza/pdf/fws/BMFSFJ_2001_FWS-Gesamtbericht_1999.pdf, 11/15/2018.

Roß, J., 2001, Ehrenamtliche im Hospiz, in: die hospiz zeitschrift, Vol. 3/Nr. 1,Hrsg. DHPV e. V., Seite 4–12.

Roth, R., 1999, Neue soziale Bewegungen und liberale Demokratie. Herausforderungen, Innovationen und paradoxe Konsequenzen, in: Neue soziale Bewegungen, Westdeutscher Verlag, Opladen, Seite 47–63.

Sachße, C., 2002, Traditionslinien bürgerschaftlichen Engagements in Deutschland, in: Das Parlament, B9,Hrsg. Bundeszentrale für politische Bildung, Berlin, Seite 3–5.

Sachße, C., 2011, Traditionslinien bürgerschaftlichen Engagements in Deutschland, in: Handbuh Bürgerschaftliches Engagement, Beltz Juventa, Weinheim und Basel, Seite 17–28.

Sallnow, L., Richardson, H., 2018, Volunteering and community, in: The Chancing Face of Volunteering in Hospice and Palliative Care, an international perspective, Hrsg. Scott, R., Howlett, S., Oxford, Seite 185–196.

Sandel, M., 2013, Gerechtigkeit – Wie wir das Richtige tun, Ullstein, Berlin.

Sandel, M., 2014, Was man für Geld kaufen kann – die moralischen Grenzen des Marktes, Ullstein, Berlin.

Sauer, S., 2012, Was kostet die Demografie?, Hrsg. Frankfurter Rundschau http://www.fr.de/wirtschaft/gesundheitskosten-was-kostet-die-demografie-a-817635, 9/2/2017

Saunders, C., 1993, Hospiz und begleitung im Schmerz, Wie wir sinnlose Apparatemedizin und einsames Sterben vemeiden können, in: , Hrsg. ,Herder Verlag, Freiburg.

Saunders, C., 1999, Brücke in eine andere Welt, Hrsg. Hörl, C., Herder Verlag, Freiburg.

Saunders, C., 2004, Preface, in: Palliative Care the solic facts, Hrsg. Davies, E., Higginson, J., Copenhagen, Seite 7.

Schmacke, N., 2007, Palliativmedizin unter Betrachtung des demografischen Wandels, Was kann sich die Gesellschaft leisten?, in: Medizinische Klinik, NR. 7, Urban & Vogel, München, Seite 582–585.

Schmidbauer, H., 2011, … die Menschen teilhaben lassen, auch an dem, was außerhalb geschieht …, in: Hospiz ist haltung, Krushandbuch Ehrenamt, Hrsg. Bödiker, M.-L., Graf, G., Schmidbauer, H., der hospiz verlag, Ludwigsburg, Seite 22–27.

Schneider, W., 2018, Ergebnispräsentation: Ehrenamtlichkeit und bürgerschaftliches Engagement in der Hospizbewegung (EbEH) – Merkmale, Entwicklungen und Zukunftsperspektiven, Hrsg. DHPVe.V., https://www.dropbox.com/sh/ptm6090rkl9u1fr/AADMhswQLBvOv2hf4WeXT-DQla?dl=0&preview=DHPV_Ehrenamtverbundstudie_Ergebnisse.doc, 8/2/2018.

Schneider, W., Hayek von, J., Pfeffer, C., Erb, R., Radisch, F., 2009, „Sterben dort, wo man zuhause ist …" – Organisation und Praxis von Sterbebegleitung in der ambulanten Hospizarbeit, Augsburg, unveröffentlichte Studie.

Schönhofer-Nellessen, V., 2017, o. T., in: Spirituelle Begleitung, Befähigungskurs für Mitarbeitende in der Hospiz- und Palliativversorgung – ein Curriculum, der hospiz verlag, Esslingen, Seite 10–11.

Schuchter, P., 2016, Sich einen Begriff vom Leiden Anderer machen, transcript, Bielefeld.

Schuchter, P., 2018, Sieben Fragen und was Ehrenamtliche dazu sagen, wie fing alles an?, in: Die Kunst der Begleitung, Was die Gesellschaft von der ehrenamtlichen Hospizarbeit wissen sollte, Hrsg. Schuchter, P., Fink, M., Gronemeyer, R., Heller, A., der hospiz verlag, Esslingen, Seite 21–27

Schuchter, P., 2018, Was bleibt?, in: Die Kunst der Begleitung, Was die Gesellschaft von der ehrenamtlichen Hospizarbeit wissen sollte, Hr der hospiz verlag, Esslingen, Seite 110–125.

Schuchter, P., Wegleitner, K., 2017, Die Philosophie „Sorgender Gemeinden": Lebenskunst und Lebensklugheit, in: die hospiz zeitschrift, Nr. 74/19.Jhrg., Hrsg. , DHPV e. V., der hospiz verlag, Seite 18–23.

Schwarzer, A., 2011, Abtreibung: Stern-Aktion und ihre Folgen, https://www.emma.de/artikel/wir-haben-abgetrieben-265457, 4/6/2018.

Schwerdt, R., 2010, Ethische Voraussetzungen für eine gute Altenhilfe, in: Hospizkompetenz und Palliative Care im Alter – eine Einführung, Hrsg. Heller, A., Kittelberger, F., Lambertur-Verlag, Freiburg, Seite 222–238.

Silbert, D., 1985, Assessing volunteer satisfaction in hospice work: protection of an investment, in: American Journal of Hospice Care, Vol. 2/Nr. 2, Seite 36–40.

Sitte, C., 2001, Grundzüge der katholischen Soziallehre, Hrsg. Universität Wien, http://homepage.univie.ac.at/christian.sitte/Pakrems/zerbs/volkswirtschaft_l/beisüiele/wio_b04.html, 6/13/2017.

Smeding, R. M., 2014, Engel, Trübsall-Sucher oder ZivilwertträgerInnen? Internationales Ehrenamt in Hospiz und Palliativ Care, in: die hospiz zeitschrift, Vol. 16/Nr. 1, Teil 1, Hrsg. DHPV e. V., der hospiz verlag, Ludwigsburg, Seite 6–10.

Smeding, R. M., 2014, Engel, Trübsall-Sucher oder ZivilwertträgerInnen? Internationales Ehrenamt in Hospiz und Palliativ Care, in: die hospiz zeitschrift, Vol. 16/ Nr. 2, Teil 2, Hrsg. DHPV e. V., der hospiz verlag, Ludwigsburg, Seite 36–40.

Soeffner, H.-G., 2013, Sozialwissenschaftliche Hermeneutik, in: Qualitative Forschung, ein Handbuch, Hrsg. Flick, U., Kardorff, v., E., Steinke, I., Reinbek, Seite 164–174.

Sörries, R., 2015, Vom guten Tod, Butzon & Bercker GmbH.

Spörk, e., Heller, A., 2012, Die Hospizidee hat viele Väter und Mütter. Die Geschichte der Hospizbewegung in Österreich und die Hospizarbeit der Caritas Socialis, Hrsg. Spörk, E., Heller, A., Tyrolia Verlag, Wien.

Storost, U., 2006, Das Soziale muss neu gedacht werden, Eine Vortragsreihe im Hamburger Institut für Sozialforschung, DeutschlandRadio, Köln.

Stricker, M., 2002, Ehrenamt, in: Das Parlament, Hrsg. Bundeszentrale für politische Bildug, Berlin, Seite 3–5.

Thöns, M., 2016, Patient ohne Verfügung, piper, München/Berlin.

Thym, R., Atrott, H.-H., 1986, Hackethal und die Folgen, in: Die Zeit Online, Mrz.86, https://www.zeit.de/1986/03/hackethal-und-die-folgen/komplettansicht, 11/30/2018.

Titmuss., R., 1997, The Gift Relationship: From Human Blood to Social Policy, Hrsg. Oakley, A., Ashton, J., The New Press, New York.

Trost, M., Profiles, https://studentaffairs.duke.edu/studenthealth/about-us/staff/profiles, 10/1/2015.

Walser, A., 2010, Autonomie und Angewiesenheit: ethische Fragen einer relationalen Anthropologie, in: Geschlechtersensible Hopsiz- und Palliativkultur in der Altenpflege, Hrsg. Reitinger, E., Beyer, S., Mabuse-Verlag, Frankfurt a. M., Seite 33–43.

Weber, M., 1980, Wirtschaft und Gesellschaft, J. C. B.Mohr, Tübingen.

Wegner, M., 2017, Ein Plädoyer für die (Bürger-)Tugend, in: Zweiter Bericht über die Entwicklung des bürgerschaftlichen Engagements in der Bundesrepublik Deutschland, Schwerpunktthema: Demografischer Wandel und bürgerschaftliches Engagement: Der Beitrag des Engagements zur lokalen Entwicklung, Hrsg. BMFSFJ, Seite 89–107.

Wegleitner, K., 2015, Compassionate Communities, in: Leidfaden, Fachmagazin für Krisen, Leid, Trauer, 4.Jg., Nr. 4, Seite 23–29.

Wischermann, U., 2018, Vom Weiberrat zur Frauenprofessur, Die neue Frauenbewegung und der 1968-er-Aufbruch, in: forscung Frankfurt, Das Wissenschaftsmagazin der Goethe-Universität, Jan. 18, Seite 62–66.

Zimmer, A., 2011, Vereine, in: Handbuch Bürgerschaftliches Engagement, Beltz Juventa, Weinheim und Basel, Seite 453–464.

Zola, I., K., 1983, Gesundheitsmanie und entmündigende Medikaisierung, in: Entmündigung durch Experten, Hrsg. Duve, F., Rowohlt, Reinbek, Seite 57–80.

Verzeichnis der Internetquellen

BÄK, DHPV e.V, DGP e. V., o. J., CHARTA Zur Betreuung schwerstkranker und sterbender Menschen in Deutschland, www.charta-zur-betreuung-sterbender.de, 3/10/2016.

Braun sharing exptertise, 2016, Geschichte Fachwissen Palliative Care, www.palliativecare. bbraun.de/cps/rde/xchg/om-palliativecare-de-de/hs.xsl/7216.html, 2/19/2016.

Bundesministerium für Gesundheit (BMG), o. J., Def. zweiter Gesundheitsmarkt, https:// www.bundesgesundheitsministerium.de/themen/gesundheitswesen/gesundheitswirtschaft/ gesundheitswirtschaft-im-ueberblick.html, 10/2/2018.

Bundesministerium für Gesundheit, 2017, Pflegefachkräftemangel, https://www.bundesgesund-heitsministerium.de/index.php?id=646, 5/11/2017.

Bundesagentur für Arbeit, 2017, Faktencheck zum Arbeitsmarkt, https://arbeitsmarktmonitor. arbeitsagentur.de/faktencheck/fachkraefte/karte/515/1/2/F7/, 8/15/2017.

Bundesministerium für Familie, Senioren, Frauen und Jugend (BMFSFJ), 2012, Für eine Kultur der Mitverantwortung, Erster Engagementbericht, Bürgerschaftliches Engagement in Deutschland, https://www.bmfsfj.de/blob/93678/b9388038c7a0cfb3441f5c2cae98c40d/erster-engagementbericht-bericht-der-bundesregierung-data.pdf, 11/28/2019.

Bundesverfassungsgericht, 2020, Verbot der geschäftsmäßigen Förderung der Selbsttötung ver-fassungswidrig, https://www.bundesverfassungsgericht.de/SharedDocs/Pressemitteilungen/ DE/2020/bvg20-012.html, 3/20/2020.

Bundeszentrale für politische Bildung (bpb), 2018, Altersaufbau, Geburtenentwiclung und Lebenserwartung, http://www.bpb.de/nachschlagen/datenreport-2018/bevoelkerung-und-demografie/277802/altersaufbau-geburtenentwicklung-und-lebenserwartung, 17.1.2020.

Canada Medical Association, o. J., Dr. Balfourt Mont, http://www.cdnmedhall.org/inductees/ balfourmount, 7/12/2018.

Caritasverband der Diözese Rottenburg-Stuttgart e. V., Caritasverband für die Erzdiözese Freiburg e. V., Diakonisches Werk Baden e. V., Diakonisches Werk Württemberg e. V., Hospiz- und PalliativVerband Baden-Württemberg e. V., 2018, Rahmunempfehlung Vor-bereitungsseminar für ehrenamtliche Mitarbeiterinnen und Mitarbeiter in der psychosozialen Begleitung Sterbender und ihrer Angehörigen im Rahmen der Hospizarbeit.pdf, 11/11/2018.

Commission of the European Cummunities, 2007, Together for Health: A Strategic Approach for the EU 2008–20013, http://ec.europa.eu/health-eu/doc/whitepaper_en.pdf, 12/28/2015.

Department of Health, UK, 2008, End of life strategy, https://www.gov.uk/government/up-loads/system/uploads/attachment_data/file/136431/End_of_life_strategy.pdf, 1/17/2016.

Deutscher Bundestag, 2015, Geschäftsmäßige Hilfe zum Suizid wird bestraft, https://www.bun-destag.de/dokumente/textarchiv/2015/kw45_de_sterbebegleitung/392450, 7/12/2017.

Deutscher Hospiz- und PalliativVerband e.V (DHPV), o. J.a, Zahlen und Fakten, http://www.dhpv.de/service_zahlen-fakten.html, 5/11/2017.

Deutscher Hospiz- und PalliativVerband e.V (DHPV), o. J.b, Hospize: ambulant vor stationär, https://www.dhpv.de/themen_hospize.html, 12/29/2019.

Deutscher Hospiz- und PalliativVerband e.V (DHPV), o. J.c, Palliativstationen, Definition und Merkmale, https://www.dhpv.de/themen_palliativstationen.html, 12/29/2019.

Deutscher Hospiz- und PalliativVerband e.V (DHPV), o. J.d, Willkommen, www.dhpv.de, 10/19/2015.

Deutscher Hospiz- und PalliativVerband e.V (DHPV), 2012a, Sterben und Todkein Tabu mehr – Doe Bevölkerung fordet eine intensivere Auseinandersetzung mit diesem Theman, http://www.dhpv.de/tl_files/public/Aktuelles/presseerklaerungen/2012-08-20_PK-Sprechzettel-Bevoelkerungsumfrage.pdf, 1/6/2018.

Deutscher Hospiz- und PalliativVerband e.V (DHPV), 2012b, Bevölkerungsbefragung zum Thema „Sterben in Deutschland – Wissen und Einstellungen" 2012. https://www.dhpv.de/service_forschung_detail/items/bevoelkerungsbefragung-zum-thema-sterben-in-deutschland-wissen-und-einstellungen-zum-sterben-2012.html, 10/27/2018.

Deutscher Hospiz- und PalliativVerband e.V (DHPV), 2014, Stellungnahme des Deutschen Hospiz- und PalliativVerbandes zur Diskussion über ein Verbot gewerblicher und organisierter Formen der Beihilfe zum Suizid sowie über ärztliche Beihilfe zum Suizid, https://www.dhpv.de/tl_files/public/Aktuelles/Stellungnahme/Stellungnahme_Beihilfe_zum%20Suizid_Sept2014.pdf, 10/7/2018.

Deutscher Hospiz- und PalliativVerband e.V (DHPV), 2015, Palliativversorgung in Deutschland ist auch eine zivilgesellschaftliche Aufgabe, www.dhpv.de/presseerklaerung_detail/items/palliativversorgung-in-deutschland-ist-auch-eine-zivilgesellschaftliche-aufgabe.html, 6/2/2015.

Deutscher Hospiz- und PalliativVerband e.V (DHPV), 2016, Handreichung des DHPV zu den Änderungen der Rahmenvereinbarungen gem. § 39a Abs. 2 SGB V für die ambulante Hospizarbeit sowie zum weiteren Einbezug der Privaten Krankenversicherung und der Beihilfestellen in der Förderung der ambulaten Hospizdienste, http://www.dhpv.de/tl_files/public/Service/Gesetze%20und%20Verordnungen/DHPVHrRvAmb160321.pdf, 3/31/2016.

Deutscher Hospiz- und PalliativVerband e.V (DHPV), 2017, DHPV aktuell, https://www.dhpv.de/dhpv-aktuell-online/item/dhpv-aktuell-nr-109.html, 12/01/2020.

Deutscher Hospiz- und PalliativVerband e.V (DHPV), 2018, Ehrenamtliche Hospizarbeit: Wirklichkeiten, Einsichten, Zahlen und die Kunst der Begleitung, https://www.dhpv.de/tl_files/public/Service/Forschungsprojekte/2018-07-12_EbEH-Ergebnisfolien_VORMITTAG%20FINAL.pdf, 7/22/2018.

Deutscher Hospiz- und PalliativVerband e. V. (DHPV), 2020, Entscheidung des Bundesverfassungsgerichts am 26.02.2020 zum § 217 StGB Verbot der geschäftsmäßigen Förderung der Beihilfe zum Suizid, Information für die Mitglieder des Deutschen Hospiz- und PalliativVerbandes (DHPV), https://www.dhpv.de/tl_files/public/Aktuelles/News/20200323_DHPV_InformationBVerfGUrteil_EF.pdf, 06/08/2020.

Deutsche Gesellschaft für Palliativmedizin (DGP), o. J., Hospiz- und Palliativversorgung im Überblick: Wer bietet was wo?, https://www.dgpalliativmedizin.de/neuigkeiten/informationen-fuer-patienten-und-angehoerige.html, 12/29/2019.

Deutsche Gesellschaft für Palliativmedizin (DGP), 2015, Positionspapier 2015, https://www.dgpalliativmedizin.de/images/stories/Positionspapier_AG_Ehrenamtlichkeit_Babenderde_Boss_Fleckinger_Heiss_Meyer_Münch_Ritterbusch_2015.pdf, 12/15/2015.

Deutsche Gesellschaft für Palliativmedizin (DGP), 2016, Deutsche Gesellschaft für Palliativmedizin: Definitionen zur Hospiz- und Palliativversorgung, https://www.dgpalliativmedizin. de/images/DGP_GLOSSAR.pdf, 12/30/2016.

Deutsche Gesellschaft für Palliativmedizin (DGP), 2017, Deutsche Gesellschaft für Palliativmedizin kommentiert Vereinbarung nach § 87 Abs. 1b SGB V zur besonders qualifizierten und koordinierten palliativ-medizinischen Versorgung (BQKPMV), https://www.dgpalliativmedizin.de/category/138-stellungnahmen-2017.html, 10/2/2018.

Deutsche Gesellschaft für Palliativmedizin (DGP), 2017a, Hospiz- und Palliativversorgung 2016 in Deutschland, https://www.dgpalliativmedizin.de/images/stories/pdf/Bericht_Wegweiser_2016.pdf., 9/11/2017.

Deutsche Gesellschaft für Palliativmedizin (DGP), 2020, Pressemitteilung vom 26.2.2020, https://www.dgpalliativmedizin.de/images/200226_DGP_zur_Entscheidung_BVerfG_217. pdf, 06/08/2020.

Deutsche Gesellschaft für Palliativmedizin (DGP), Deutscher Hospiz und PalliativVerband e.V (DHPV) , 2009, Definition SAPV, https://www.dgpalliativmedizin.de/images/stories/ SAPV_Glossar_DGP_DHPV_15_01_2009.pdf, 06/08/2020.

Deutsche Alzheimer Gesellschaft e. V., 2016, Zahlen zu Häufigkeit, Pflegebedarf und Versorgung Demenzkranker in Deutschland, https://www.pflegeversicherung-direkt.de/_Resources/Persistent/5cd8c700bdeb89e0795b2480b1a9d99c8c1523c1/Daten-Zahlen_2016-10-von-DALZG. pdf, 1/22/2019.

European Association for Palliative Care (EAPC), o. J., Board of directors 2015–2019, http:// www.eapcnet.eu/Themes/AbouttheEAPC/EAPCOfficials/EAPCBoardofDirectors20152019. aspx, 1/1/2018.

European Association for Palliative Care (EAPC), o. J., Task Force on Volunteering in Hospice and Palliative Care, http://www.eapcnet.eu/Themes/Organisation/Volunteering.aspx, 2/24/2016.

European Association for Palliative Care (EAPC), o. J.a, About the EAPC, http://www.eapcnet. eu/Corporate/AbouttheEAPC.aspx, 2/24/2016.

European Commission, 2011, Final report Summary – OPCARE9 (Aeuropean Collaboration to optimise research for the care of cancer patients in the last days of life), https://cordis.europa. eu/projectid/202112/reporting.de.

Maier, G., Gablers Wirtschaftslexikon, o. J., Zweifaktorentheorie, https://wirtschaftslexikon. gabler.de/definition/zweifaktorentheorie-48072, 1/5/2020.

Gesundheit Österreich GmbH, 2018, Hosizkultur und Palliative Care für Erwachsene in der Grundversorgung, Praxisleitfaden zur systematitschen Umsetzung vion Hospiz- und Palliative Care in der Grundversorgung, https://jasmin.goeg.at/389/1/Hospizkultur%20und%20Palliative%20Care%20of%C3%BCr%20Erwachsene%20in%20oder%20Grundversorgung_Leitfaden. pdf, 8/26/2019, 4.

Hans-Böckler-Stiftung, 2019, Erwerbstätigenquoten und Erwerbsquoten 1991–2017, https:// www.boeckler.de/53509.htm, 12/31/2019.

Horizon Health Network, 2015, Biography – Jane Claxton-Oldfield, http://en.horizonnb.ca/ about-us/patient-and-family-centred-care/horizon-patient-and-family-advisory-council/membership/biography-jane-claxton-oldfield.aspx, 10/18/2015.

Hospiz Österreich, o. J., Symposium am 13. EAPC-Kongress in Prag am 30.5.2013, http://www. hospiz.at/index.html?http://www.hospiz.at/dach/13_EAPC_Kongress_Prag.htm, 2/24/2016.

Institut für Demoskopie Allensbach, 2013, Motive des bürgerschaftlichen Engagements, Ergebnisse einer bevölkerungsrepräsentativen Befragung, http://www.ifd-allensbach.de/uploads/tx_studies/Engagement_Motive_Bericht.pdf, 10/10/2017.

McGill University, o. J., Dr. Balfourt Mont, https://www.mcgill.ca/palliativecare/portraits-0/balfour-mount, 12/27/2019.

Mediscope AG, 2015, Schweizer Hospizbewegung: Zusammenschluss zu nationalem Dachverband, www.tellmed.ch/?crd=0,32,0,0,0,39621, 2/20/2016.

Mount Allison University, 2014, Information Claxton-Oldfield, S., www.mta.ca/Community/Bios/Stephen_Claxton-Oldfield/Stephan_Claxton-Oldfield, 6/22/2015.

National Association of Hospice Fundraisers, o. J., History of the Hospice Movement, www.nahf.org.uk/what-is-a-hospice/history-of-the-hospice-movement.html, 2/11/2016.

National Hospice and Palliative Care Organization, 2014, NHPCO's Facts and Figures, Hospice Care in America, www.nhpco.org/sites/default/files/public/Statistic-Research/2014_Facts_Figutes.pdf, 1/3/2015.

Nachbarschaftliche Unterstützung und Zeitvorsorge NUZ e. V., o. J., Nachbarschaftliche Unterstützung und Zeitvorsorge e. V., https://www.nuz-pfronten.de/verein/, 2/9/2019.

Österreichisches Institut für Gesundheit (ÖBIG), 2004, Abgestufte Hospiz- und Palliativversorgung für Erwachsene, www.hospiz.at/pdf_dl/broschuere_hospizgeschichte.pdf, 3/10/2016.

Österreichische Palliativgesellschaft (OPG), o. J., Österreichische Palliativgesellschaft, https://www.palliativ.at/, 7/15/2018.

Österreichische Palliativgesellschaft (OPG), o. J., Aufgaben und Ziele, www.pallitiv.at/die-opg/aufgaben-und-ziele.html, 2/20/2016.

palliative ch, o. J., Fachgesellschaft, www.palliative.ch/de/ueber-uns/fachgesellschaft, 2/20/2016.

palliative ch, o. J.a, Die Geschichte der Palliative care, www.palliative.ch/de/palliative-care/die-geschichte-der-palliative-care, 2/20/2016.

Fraunhofer-Institut für System- und Innovationsforschung, 2018, Der Erfolg von Gleichstellungsmaßnahmen ist messbar, https://idw-online.de/de/news691825, 4/6/2018.

Sepp, C., Bayerische Rundfunk, 2019, Frauenrechte in BRD und DDR, https://www.br.de/radio/bayern2/sendungen/radiowissen/geschichte/frauenrechte-emanzipation-brd-ddr-100.html, 12/31/2019.

Spiegel online, 1984, „Helfen Sie, ich kann so nicht weiterleben", Spiegel Verlag, Nr. 18, http://www.spiegel.de/spiegel/print/d-13510714.html, 7/13/2018.

Spiegel online, 2015, Palliativmedizin, Die meisten sterben im Krankenhaus, Spiegel Verlag, https://www.spiegel.de/gesundheit/diagnose/palliativmedizin-studie-zeigt-grosse-regionale-unterschiede-a-1060629.html, 1/1/2020.

Statista, 2015, An welchem Ort möchten sie am liebsten sterben, wenn es einmal soweit ist?, https://de.statista.com/statistik/daten/studie/227365/umfrage/bevorzugte-sterbeorte/, 1/3/2017.

Radtke, R., statista, 2017, Anzahl der zuhause wie in Heimen lebenden Plfegebedürftigen in Deutschland in den Jahren 1998 bis 2017 (in tausend), https://de.statista.com/statistik/daten/studie/36438/umfrage/anzahl-der-zu-hause-sowie-in-heimen-versorgten-pflegebeduerftigen-seit-1999/, 7/17/2019.

Radtke, R., Statista, 2019, Anzahl der Krankenhausbetten in Deutschland in den Jahren 1998 bis 2017, https://de.statista.com/statistik/daten/studie/157049/umfrage/anzahl-krankenhausbetten-in-deutschland-seit-1998/, 7/15/2019.

Radtke, R., statista, 2019, Anzahl der Krankenhäuser in Deutschland in den Jahren 2000 bis 2017, https://de.statista.com/statistik/daten/studie/2617/umfrage/anzahl-der-krankenhaeuser-in-deutschland-seit-2000/, 7/15/2019.

Radtke, R., statista, 2019a, Statistiken zur Pflege in Deutschland, https://de.statista.com/themen/785/pflege-in-deutschland/, 1/2/2020.

Statistik austria, 2019b, Ergebnisse im Überblick: Bevölkerung nach Erwerbsstatus und Geschlecht von 2009 bis 2018. https://pic.statistik.at/web_de/statistiken/menschen_und_gesellschaft/bevoelkerung/volkszaehlungen_registerzaehlungen_abgestimmte_erwerbsstatistik/bevoelkerung_nach_erwerbsstatus/index.html.

Statistik Austria, o. J., Bevölkerung, https://www.statistik.at/web_de/statistiken/menschen_und_gesellschaft/bevoelkerung/index.html, 11/1/2018.

Statistisches Bundesamt, o. J., Erwerbstätigkeit von Frauen: Detuschland mit dritthöchster Quote in der EU, https://www.destatis.de/Europa/DE/Thema/BevoelkerungSoziales/Arbeitsmarkt/ArbeitsmarktFrauen.html, 2/10/2019.

Statistisches Bundesamt, 2014, 132. koordinierte Bevölkerungsvorausberechnung für Deutschland, https://service.destatis.de/bevoelkerungspyramide/, 5/6/2017.

Statistisches Bundesamt, 2018, Die Erwerbstätigkeit von Frauen: Deutschland mit dritthöchster Quote in der EU, https://www.destatis.de/Europa/DE/Thema/BevoelkerungSoziales/Arbeitsmarkt/ArbeitsmarktFrauen.html, 10/17/2018.

Statistisches Bundesamt, 2018a, Anteil der Akademikerinnen bei 30–34-Jährigen doppelt so hoch wie vor einer Generation, https://www.destatis.de/DE/Presse/Pressemitteilungen/2018/09/PD18_332_217.html, 12/31/2019

Statista, o. J., Statistiken zum Ehrenamt in Deutschland, https://de.statista.com/themen/71/ehrenamt/, 01/15/2020.

Universität Essen-Duisburg, o. J., Der Genderbegriff, https://www.uni-due.de/genderportal/gender.shtml, 10/17/2018.

Weltärztebund, 2017, Deklaration von Genf, https://www.bundesaerztekammer.de/fileadmin/user_upload/downloads/pdf-Ordner/International/Deklaration_von_Genf_DE_2017.pdf, 1/2/2020.

World Health Organisation (WHO), o. J., Definition of Palliative Care, http://www.who.int/cancer/palliative/definition/en/, 12/30/2016.

Tabellen- und Abbildungsverzeichnis

Abkürzungsverzeichnis

AAPV	Allgemeine ambulante Palliativversorgung
Abs.	Absatz
ALS	Amyotrophe Lateralsklerose
Anm.	Anmerkung
BAG Hospiz	Bundesarbeitsgemeinschaft Hospiz
BDF	Bund Deutscher Frauen
BGB	Bürgerliches Gesetzbuch
BMG	Bundesministerium für Gesundheit
BMFSFJ	Bundesministerium für Familie, Senioren, Frauen und Jugend
CHV	Christophorus Hospizverein, München
EAPC	European Association for Palliative Care
EDV	Elektronische Datenverarbeitung
EKD	Evangelische Kirchen Deutschland
e. V.	eingetragener Verein
DAK	Deutsche Angestelltenkrankenkasse
DDR	Deutsche Demokratische Rebublik
DGP	Deutsche Gesellschaft für Palliativmedizin
DHPV	Deutscher Hospiz- und Palliativverband
d. h.	das heißt
DIHK	Deutsche Industrie- und Handelskammer
DRG	Diagnosis Related Groups = Diagnosebezogene Fallgruppen
e. V.	eingetragener Verein
GKV	Gesetzliche Krankenversicherungen
HPG	Hospiz- und Palliativgesetz
IF	Internationaler Friedensdienst
i. R.	in Rente
IMPCV	Inventory of Motivations for Palliative Care Voluntarism
Kap.	Kapitel
m. E.	meines Erachtens
Mio.	Million

o. g.	oben genannt
OPG	Österreichische Palliativgesellschaft
SAPV	Spezialisierte ambulante palliative Versorgung
SED	Sozialistische Einheitspartei Deutschlands
SDS	Sozialistischer Deutscher Studentenbund
SGB	Sozialgesetzbuch
s. o.	siehe oben
SWR	Südwestdeutscher Rundfunk
s. u.	siehe unten
Tab.	Tabelle
UK	United Kingdom
u. U.	unter Umständen
WHO	World Health Organisation
z. B.	zum Beispiel

Anhang

Interviewleitfaden

Sehr geehrte/r ...

Vorab möchte ich mich gerne bei Ihnen vorstellen: Mein Name ist Karin Caro, und ich möchte gerne mit Ihnen im Rahmen meiner Dissertation ein Experteninterview führen. Thema meiner Dissertation ist der Wandel des Ehrenamtes in der modernen Hospizbewegung. Veranschaulichen möchte ich diesen Wandel, indem ich Ehrenamtlichkeit anhand der Kriterien Motivation, Rolle und Aufgabe zu drei verschiedenen Zeitpunkten unter besonderer Berücksichtigung der Hospizbewegung als Bürgerbewegung betrachte und vergleiche. Grenzen, wie meist bei Veränderungen, sind fließend, dennoch eignen sich die folgenden Zeitpunkte für einen Vergleich: der Zeitpunkt der Entstehung der modernen Hospizbewegung in Deutschland, die heutige Situation der Ehrenamtlichen und die Frage: Wie wird, wie kann es weitergehen? Wohin kann/wird der Weg führen? Die Betrachtungen werden auf die Ehrenamtlichen im ambulanten Hospizbereich beschränkt.

An dieser Stelle möchte ich mich vorab bei Ihnen bedanken, dass Sie sich die Zeit genommen haben, dieses Interview zu ermöglichen.

Das Interview wird max. 1,5 Stunden in Anspruch nehmen. Sind Sie damit einverstanden, dass ich das Gespräch mit diesem Tonbandgerät aufzeichne, danach transkribieren und inhaltsanalytisch auswerten werde?

Bekannte und anerkannte ExpertInnen zu diesem Thema sind in der Hospizlandschaft, einer relativ kleinen Gruppe, wohlbekannt, weshalb eine Anonymisierung nicht möglich ist. Deshalb meine Frage: Sind Sie damit einverstanden, dass Sie namentlich genannt werden?

Am Ende des Interviews werde ich Sie bitten, schriftlich Ihr Einverständnis zur Nutzung der Daten im Rahmen meiner Dissertation zu geben.

Am Ende unseres Gesprächs werde ich Sie bitten, eine Einverständniserklärung zur Veröffentlichung zu unterzeichnen.

Zu Beginn bitte ich Sie, sich selbst kurz, am besten in Bezug auf das Thema, d. h. warum Sie sich so intensiv gerade mit dem Thema Hospiz befasst haben, vorzustellen. Vielen Dank.

Teil 1

Meine erste Frage: Wann sind Sie mit der Hospizbewegung und dem Ehrenamt im Hospiz zum ersten Mal in Berührung gekommen?

H.: Wie eingangs erwähnt, möchte ich, um Wandel aufzeigen zu können, in die drei o. g. Perioden/Zeitpunkte unterscheiden. Beginnen würde ich gerne mit der Entstehungsgeschichte der Hospizbewegung in Deutschland in den 70er/80er/90er Jahren.

Wie würden Sie eine/n typische/n Ehrenamtliche/n dieser Zeit beschreiben, welche typische Eigenschaften besaßen sie?

H: Die moderne Hospizbewegung in Deutschland entstand, weil in den Krankenhäusern der 70er Jahre „austherapierte PatientInnen" einfach ins Bad zum Sterben abschoben wurden, die Menschen also so sterben mussten, wie wir es uns nicht wünschen.

Welche Motive leiteten die damaligen Ehrenamtlichen, sich an dieser Stelle gegen die herrschende Praxis aufzulehnen?

War das ein gewollter Tabubruch?

Welche Rolle/n haben die Ehrenamtlichen damals gespielt?

Haben Sie sich diese Rollen selbst gegeben? Und welches Selbstverständnis hatten die Ehrenamtlichen bezüglich ihrer Rolle?

Welche Aufgaben übernahmen Ehrenamtliche in den 70er/80er Jahren?

Gab es unterschiedliche „Typen" von Ehrenamtlichen? (Frage zielt darauf ab, dass sich die Ehrenamtlichen irgendwann organisiert haben. Wann war das? Und sind dann unterschiedliche Typen von Ehrenamtlichen entstanden?)

Die berühmten 68er waren der Beginn des Protests in Deutschland. Neue Organisations- und Aktionsformen entstanden und erreichten auch einiges. Dadurch entstand bei uns ein Klima mit einer konfliktorientierten, partizipativen politischen Kultur. Es entstanden viele Bürgerinitiativen und soziale Bewegungen als Protest gegen herrschende Verhältnisse. Die 70er und 80er Jahre waren die Jahre der großen sozialen Bürgerproteste.

Kann man die Hospizbewegung in ihrer Gründungsphase auch zu diesen Bürgerprotesten und Bürgerbewegungen zählen? Und warum oder warum eben nicht?

Sahen Sie, die Ehrenamtlichen, sich selbst als Bürgerbewegung?

Falls ja, welche Ziele hatten sie als Bürgerbewegung? Und inwieweit spielte der Protest eine Rolle?

Teil 2

Nun möchte ich gerne zum Heute übergehen. Wie würden sie die heutige typische Ehrenamtliche beschreiben? Welche Eigenschaften oder typischen Charakteristika fallen Ihnen dabei ein?

Welche Motive haben heutige Ehrenamtliche, sich in der Hospizbewegung zu engagieren?

Wir haben heute eine veränderte Sterbesituation im ambulanten Bereich, d. h. haben Institutionen und Profis (SAPV oder laut Prof. Gronemeyer: Das Krankenhaus kommt nach Hause) mit zuhause am Bett. Das ist eine „neue" Sterbesituation. Welche Auswirkungen hat das auf das Ehrenamt (Motive, Rolle, Aufgaben)?

Welche Rolle spielen die Ehrenamtlichen heute in der Hospizbewegung ein? Wer bestimmt ihre Rolle? Wie ist ihr heutiges Selbstverständnis?

Welche Veränderungen hatten/haben Einfluss auf die Rolle und das Selbstverständnis der Ehrenamtlichen?

Welche Aufgaben nehmen Ehrenamtliche heute in der Hospizbewegung wahr?

Wenn wir jetzt die Motive und Rollen und/oder Rollenverständnis der damaligen und der heutigen Ehrenamtlichen ansehen, gibt es da Unterschiede und Veränderungen? Und wenn ja, welche?

Woher kommen diese Veränderungen? Aus dem Selbstverständnis oder aus der Hospizbewegung oder von beiden? Welche Zäsuren haben diese Veränderungen herbeigeführt? (Degradierung oder neues Selbstverständnis?)

Die Hospizbewegung selbst hat sich verändert. Sie war/ist erfolgreich, viele Ziele wurden erreicht, sie sind heute Teil des Gesundheitswesens, es gibt Orte, wo „gut" gestorben werden kann; die Hospizbewegung hat das Sterben aus der Tabuzone geholt. Aber es sind auch Professionalisierung, Institutionalisierung, Ökonomisierung und Medikalisierung längst in die „Arbeit" am Ende des Lebens eingezogen.

Kann man die Hospizbewegung heute noch als Bürgerbewegung bezeichnen? Oder hat sie sich längst davon verabschiedet, warum oder warum nicht?

Die Ziele der Hospizbewegung als Bürgerbewegung und Ziele der neu entstandenen (professionellen) Institutionen (palliative und hospizliche Institutionen, stationäre Hospize, Palliativstationen, Verbände): Haben sie die gleichen Ziele? Und wenn nicht, welche Auswirkungen hat das auf das Ehrenamt?

Nochmal zurück zu den Stichwörtern Professionalisierung und Institutionalisierung, wozu auch Verbände als institutionalisierte und professionelle Interessensvertreter zählen. DGP und DHPV, die beide für sich beanspruchen, Ehrenamtliche mit zu vertreten, haben je einen Arbeitskreis Ehrenamt, aber dort sitzt kein Ehrenamtlicher! Man spricht nicht mehr *mit*, sondern nur noch *über* den Ehrenamtlichen.

Wo erkennen wir die Stimme der Ehrenamtlichen? Welche Auswirkungen hat oder wird das für die Ehrenamtlichen haben?

Welche Rolle, welche Kompetenzen geben die Verbände den Ehrenamtlichen?
Was „dürfen" Ehrenamtliche aus Sicht der Verbände noch „machen"?

Teil 3

Ich möchte nun auf die möglichen zukünftigen Entwicklungen eingehen und Sie um ein kleines Gedankenspiel bitten: Nehmen wir jetzt hypothetisch und vereinfacht an, die Hospizbewegung ist keine Bürgerbewegung mehr, sie hat ihre Ziele im Gesundheitswesen verwirklicht und wir nennen es jetzt die Hospiz-Palliativ-Institution, die darauf achtet, dass die Ziele weiterhin durchgesetzt werden. *Welche Rolle spielten dann die Ehrenamtlichen? Oder ist Ehrenamt dann gar nicht mehr vorgesehen, nur noch Profis? Und für wie realistisch halten Sie dieses oder ein ähnliches Szenario?*

Die Gesellschaft (Erwerbstätigkeit der Frauen, alternde Gesellschaft, chronische Krankheiten, Demenz …) verändert sich, die Hospizbewegung verändert sich und unsere Einstellung zu ehrenamtlichem Engagement in der Gesellschaft verändert sich.

Können Sie mir die typische Ehrenamtliche der Zukunft beschreiben? Welche Eigenschaften sollte sie und welche wird sie Ihrer Einschätzung nach haben?

Warum wird man/frau zukünftig Ehrenamtliche im ambulanten Hospiz? Was sind heute die Motive?

Welche Rolle sollte sie und welche Rolle wird sie voraussichtlich spielen?

Welche Aufgaben werden die „neuen" Ehrenamtlichen übernehmen wollen? Und welche sollten sie übernehmen?

Was sehen Sie als die wichtigste oder gravierende Veränderung im Ehrenamt für die Zukunft an? Und welche Schlussfolgerungen ziehen Sie daraus oder welche Konsequenzen hätte das und/oder wird das haben?

Wird es in Zukunft noch möglich sein, Ehrenamtliche für das Hospiz in ausreichender Zahl zu finden? Meine Frage zielt auf zwei Aspekte ab; zum einen: Ist das hospizliche Ehrenamt noch attraktiv im Sinne von Selbstverwirklichung, Freiheit, Absichtslosigkeit? Oder wird zu starke Standardisierung der Ehrenamtlichen dazu führen, dass keine Ehrenamtlichen mehr gewonnen werden können? Zum anderen: Hospizliche Begleitung erfordert Kontinuität und möglichst langfristige Engagement. Entspricht das noch den heutigen Erwartungen an ein Ehrenamt?

Ein letztes Stichwort, neues HPG: Der Gesetzgeber setzt ein Stück weit auf Ehrenamtliche, vermutlich aus Kostengründen. Welche Auswirkungen wird das auf das Ehrenamt haben?

Die Hospizbewegung als Bürgerbewegung.

Wird sie das bleiben, wird sie sich verändern, wenn ja wohin oder wird gutes Sterben in der Gesellschaft in Zukunft anders organisiert werden? Wie ist Ihre Einschätzung und was halten Sie für richtig?

Es gibt bereits viele vereinzelte Projekte, die Pflegebedürftigkeit und Sterben in der Gemeinschaft, Stichwort caring society, sehen. Es entsteht eine lokale Solidarität, die weg von der Institution hin zu ganz individuellen und vielfältigen Ansätzen führt (Prof. Klie oder Prof. Dörner, KDA). Auch die Charta soll die Sorge am Ende des Lebens zurück in die Gesellschaft auf regionale und kommunale Ebene bringen.

Wird Hospiz in diesen neuen Formen des Zusammenlebens und des Sterbens einer der sorgenden Partner? =der wird Hospiz als Bürgerbewegung ersetzt werden? Wie ist Ihre Einschätzung? Und wie glauben Sie, wird es sich in Deutschland entwickeln?

Codierung der Aussagen mithilfe von MAXQDA

Liste der Codes	Memo	#
Codesystem		780
EA in den Verbänden		36
HPG		31
Zukunft Veränderungen		28
Zukunft Bürgerbewegung		29
Zukunft Grund der Veränderung		12
caring community Zukunft Bürger?		38
Zukunft Veränderung Rolle und Selbstverständnis		18
Zukunft Veränderung Aufgaben		29
Zukunft Szenario ohne EA		27
Zukunft Veränderung Motivation		10
Veränderungen z1 zu 2		30
Einfluss der Institutionen auf EA heute		5
Grund der Veränderungen z1 zu z2		11
Veränderungen Rolle z1 zu z1		17
Veränderungen Aufgaben z1 zu z2		13
Veränderung Motive		10
Auswirkungen der veränd. Sterbesituation auf EA		14
Aufgaben der EA		0
Aufgaben der EA heute		42
Aufgaben der EA in den 80/90ern		26
wer gibt den EA die Rolle?		0
wer gibt dem EA die Rolle heute?		17
wer gibt EA die Rolle in den 80ern?		9
Rolle der Ehrenamtlichen und Selbstverständnis		0
Rolle des EA und Selbstverst. Zukunft		4
Rolle der EA und Selbstverst. heute		44
Rolle der Ehrenamtlichen und Selbstverständnis in den 80/90ern		23

Liste der Codes	Memo	#
Ziele der Bürgerbewegung		2
Ziele der Bürgerbewegung heute		3
Ziele der Bürgerbewegung in den 80ern		3
Ist die Hospizbewegung eine Büergerbewegung?		5
ist es heute noch eine bürgerbewegung?		32
ist sie Bürgerbewegung in den 80ern?		20
Selbstverständnis der EA von der Bürgewegung zum sozialen E		1
Selbstverständins als Bürgerbewegung Zukunft		1
Selbstverständnis als Bürgerbewegung heute		4
selbstverständinis der EA in den 80/90ern		24
Motivation der Ehrenamtlichen		1
Motivation Zukunft		14
Motivation der EA heute		46
Motivation in den 80/90ern		30
typische Eigenschaften einer/s Ehrenamtlichen		1
Eigenschaften Zukunft		8
typische Eigenschaften EA heute		13
typische Eigenschaften in den 80/90ern		17
Sebstvorstellung		4
erste Berührung mit dem Thema Hospiz		16
sonstiges		12

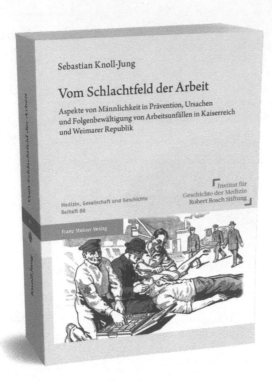

Sebastian Knoll-Jung

Vom Schlachtfeld der Arbeit

Aspekte von Männlichkeit in Prävention,
Ursachen und Folgenbewältigung von
Arbeitsunfällen in Kaiserreich und Weimarer
Republik

MEDIZIN, GESELLSCHAFT UND GESCHICHTE –
BEIHEFT 80
2021. 597 Seiten mit 16 s/w-Abbildungen,
4 s/w-Grafiken und 8 Tabellen
978-3-515-12972-5 KARTONIERT
978-3-515-12976-3 E-BOOK

Sebastian Knoll-Jung analysiert Arbeitsunfälle im Kaiserreich und der Weimarer Republik aus zwei Perspektiven: Aus sozialgeschichtlicher Sicht befasst er sich mit Wirkung und Akzeptanz der 1884 eingeführten Unfallversicherung. Aus geschlechtergeschichtlicher Perspektive liegt der Fokus in der männlich-dominierten Arbeitswelt der Untersuchungszeit primär auf Arbeitsunfällen von Männern. Knoll-Jung untersucht die gesamte Bandbreite der Arbeitsunfallthematik – vom Gefahrenbewusstsein, der Unfallverhütung, der Ursachenebene bis zur Folgenbewältigung in gesundheitlicher, finanzieller wie gesellschaftlicher Hinsicht. Die Analysekategorie Männlichkeit zeigt sich im Spannungsfeld mit ökonomischen Einflussfaktoren. Rollenerwartungen, Schmerzunterdrückung und Ablehnung von Heilbehandlungen erwiesen sich als gesundheitsgefährdend. Männlich konnotierte Unfallursachen waren Leichtsinn, Spielerei, Mutproben, Alkoholkonsum und Gewalt. Als protektive Faktoren stellten sich hingegen die Rolle des Familienernährers und der Unterstützungsnetzwerke im Kollegenkreis heraus. Als Quellenbasis wird auf Selbstzeugnisse, Arbeiterpresse, Unfallakten und -gutachten rekurriert.

DER AUTOR
Sebastian Knoll-Jung studierte Wirtschafts- und Sozialgeschichte an der Universität Mannheim. Sein dort angesiedeltes Promotionsprojekt wurde gefördert durch ein Stipendium des Instituts für Geschichte der Medizin der Robert Bosch Stiftung in Stuttgart. Zurzeit arbeitet er an einem Projekt zur Humanisierung der Arbeitswelt an der Professur für Wirtschafts- und Sozialgeschichte der Universität Heidelberg.

AUS DEM INHALT
Vorwort | Einleitung | Einführung | Gefahrenbewusstsein und Gefahrenverhalten der Arbeiter | Prävention von Arbeitsunfällen | Unfallerfahrung und Unfallereignis | Formen der Folgenbewältigung | Zusammenfassende Schlussbetrachtung | Literaturverzeichnis

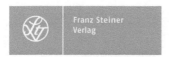

Franz Steiner
Verlag

Hier bestellen:
service@steiner-verlag.de

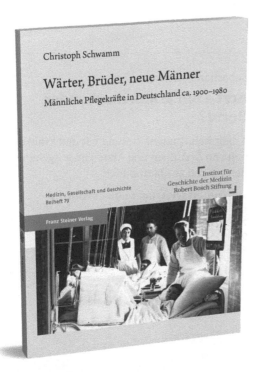

Christoph Schwamm

Wärter, Brüder, neue Männer

Männliche Pflegekräfte in Deutschland
ca. 1900–1980

MEDIZIN, GESELLSCHAFT UND GESCHICHTE –
BEIHEFT 79
2021. 160 Seiten mit 5 s/w-Abbildungen und 2 Tabellen
978-3-515-12790-5 KARTONIERT
978-3-515-12792-9 E-BOOK

Die Krankenpflege ist heute kein reiner Frauenberuf mehr. Aber ist sie je ein solcher gewesen? Zwar waren Männer ab dem späteren 19. Jahrhundert eine Minderheit in der Pflege, aber niemals eine Ausnahmeerscheinung. Wie also kam es dazu, dass pflegende Männer als Normabweichung wahrgenommen wurden? Dieser Frage geht Christoph Schwamm nach.

Lange Zeit dominierten in Deutschland Schwesternschaften und Mutterhäuser die Kliniken, eine rigide Geschlechtertrennung zwischen männlichen und weiblichen Pflegekräften war das Ergebnis. Dies änderte sich in Westdeutschland mit den großen strukturellen Reformen um 1970, in der DDR hatte dieser Prozess bereits 20 Jahre zuvor begonnen. Ab diesem Zeitpunkt wurden Männer in der Pflege gemeinsam mit den Frauen ausgebildet, sie engagierten sich in den gleichen Berufsorganisationen, absolvierten die gleichen Fort- und Weiterbildungen und hatten grundsätzlich die gleichen Karrierechancen. Das Ziel war es, aus dem „Liebesdienst" einen modernen und geschlechtsneutralen Angestelltenberuf zu machen. Stattdessen wurden weibliche Pflegekräfte zunehmend sexualisiert, während sich die pflegenden Männer von einer Selbstverständlichkeit zur gesellschaftlichen Anomalie wandelten.

DER AUTOR
Christoph Schwamm ist wissenschaftlicher Mitarbeiter am Institut für Geschichte der Medizin der Robert Bosch Stiftung. Seine Forschungsschwerpunkte sind die Patientengeschichte der Psychiatrie, die Geschlechtergeschichte, die Geschichte der Pflege und die Geschichte der ärztlichen Standesorganisationen.

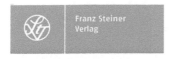
Franz Steiner
Verlag

Hier bestellen:
service@steiner-verlag.de

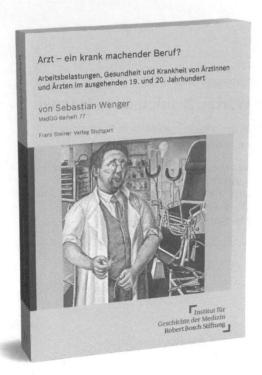

Sebastian Wenger

Arzt – ein krank machender Beruf?

Arbeitsbelastungen, Gesundheit und Krankheit von Ärztinnen und Ärzten im ausgehenden 19. und 20. Jahrhundert

MEDIZIN, GESELLSCHAFT UND GESCHICHTE –
BEIHEFT 77
2020. 219 Seiten
978-3-515-12751-6 KARTONIERT
978-3-515-12756-1 E-BOOK

Welchen Arbeitsbelastungen sind Ärzte ausgesetzt? Was sind deren gesundheitliche Folgen? Und wie stehen Ärzte zu ihrer eigenen Gesundheit? Anhand von Quellen aus öffentlichen und privaten Archiven in Deutschland sowie aus ärztlichen Standes- und Fachzeitschriften zeigt Sebastian Wenger, dass das Gesundheits- und Krankheitsverhalten der Ärzte auf einem spezifischen, ärztlichen Habitus beruht. Dieser ist geprägt von Idealen der Leistungsfähigkeit, der Aufopferungsbereitschaft und der Unverwundbarkeit. Er entstand in der zweiten Hälfte des 19. Jahrhunderts und besteht bis heute fort. Ein Resultat dieses Habitus ist das Leugnen von physischen und psychischen Leiden, welches mit der Selbstbehandlung einhergeht. Erst in einem späten Stadium ihrer Erkrankung suchen sich Ärzte professionelle Hilfe. Die Fassade des gesunden und leistungsfähigen Mediziners soll in jedem Fall aufrechterhalten und damit die Kompetenz des Gesundheitsexperten gewahrt werden. Wenger sieht darin in Kombination mit den Rahmenbedingungen in Praxis und Klinik sowie den damit verbundenen Belastungen die Hauptursache für die Anfälligkeit der Ärzte für einen Suizid oder bestimmte Krankheiten wie psychische Störungen und die Entwicklung einer Betäubungsmittelsucht.

DER AUTOR

Sebastian Wenger studierte Geschichte und Kunstgeschichte mit Schwerpunkt Neuere und Neueste Geschichte in Stuttgart und Tübingen. Er promovierte an der Universität Stuttgart und am Institut für Geschichte der Medizin der Robert Bosch Stiftung.

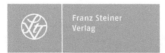

Hier bestellen:
service@steiner-verlag.de